内科実地診療必携

Manual of Practical Medical Management

池田康夫・日比紀文・鈴木洋通 編集

朝倉書店

編集者

池田康夫
慶應義塾大学医学部教授

日比紀文
慶應義塾大学医学部教授

鈴木洋通
埼玉医科大学医学部教授

序

　学問の進歩のみならず，急速な技術革新に伴って診療手段も大きく変化しつつあることから，質の高い実地診療を維持していくには多大の努力を要する時代になったとの認識は，多くの医師の共通のものになってきている．

　世の中の情報公開の流れに従い，医療の現場においてもカルテの開示，インフォームドコンセントの取得など新しい動きが加速しており，患者が医師に要求することもしだいに高度になっている．したがって，日常診療の現場で座右に置いてただちに参考となりうるマニュアルの存在は，今や欠くことのできないものである．

　本マニュアルを企画するに際しいくつかの点にとくに留意し，執筆者の選択も含めて本書の特徴が出るようにした．もっとも重要な点は，本書は教科書ではなく，患者診療に当たって，その診断・治療の指針を与え，もっとも適切な患者マネージメントを可能ならしめるように工夫したことである．そのために，編集に当たっては，重要性をランクづけして項目を整理し，読者に診断・治療のポイントがわかりやすいように工夫し，他方，各項の執筆者には平坦な記述はできる限り避けるよう記述方法にとくに留意していただいた．

　また，各領域の疾病の記述についても，日常実地診療で遭遇しやすい疾病を重点的に記載し，単なる治療法の箇条書きに終わらせず，緊急時のみならず慢性期など患者の状態に応じたマネージメントの違い・要点も含めて記載していただいた．

　執筆者はすべて臨床の現場において活発に活動し，患者マネージメントに自信をもつ臨床医であり，その意味でも本書の特徴は十分に出せた

のではないかと思っている．『ワシントン・マニュアル』を意識しつつ日本の実情に合ったよりよいマニュアルを作成したつもりであり，評価をいただければ幸甚である．

　医学・医療の進歩は近年著しいものがあり，このようなマニュアルはその進歩に合わせて折に触れて改訂すべきものである．諸兄諸姉のご批判をたまわりながら，その作業を推し進めることを終わりに約束したい．

　1999年10月

編集代表　池田康夫

執筆者

石原　傳幸	国立療養所東埼玉病院神経内科	
市瀬　裕一	聖母会聖母病院	
岡田　浩一	埼玉医科大学医学部腎臓内科	
岡本真一郎	慶應義塾大学医学部血液内科	
北原　光夫	東京都済生会中央病院内科	
熊谷　直樹	北里研究所病院内科	
栗田　康生	慶應義塾大学医学部呼吸循環器内科	
斉藤　栄造	東邦大学医学部附属大橋病院第四内科	
島田　朗	慶應義塾大学医学部内科	
新保　卓郎	京都大学医学部附属病院総合診療部	
鈴木　洋通	埼玉医科大学医学部腎臓内科	
高橋　哲夫	横浜市立市民病院循環器科	
棚橋　紀夫	慶應義塾大学医学部神経内科	
谷川原祐介	慶應義塾大学医学部薬剤部	
茅野　眞男	国立病院東京医療センター循環器科	
常松　令	神奈川歯科大学歯学部内科学教室	
中川　晋	東京都済生会中央病院循環器センター内科	
永田　博司	慶應義塾大学医学部内科	
半田　誠	慶應義塾大学医学部輸血センター	
平嶺　陽子	東京医科大学病院第一内科	
布施　淳	国立病院東京医療センター循環器科	
細川　武	埼玉医科大学医学部神経内科	
堀　進悟	慶應義塾大学医学部救急部	
三田村秀雄	慶應義塾大学医学部循環器内科	
村田　満	慶應義塾大学医学部内科	
百渓　尚子	伊藤病院	
山根　明子	慶應義塾大学医学部呼吸循環器内科	
山根　正久	足利赤十字病院循環器科	
吉岡　政洋	東京都国民健康保険団体連合会南多摩病院内科	

（五十音順）

目　　次

I．内科患者のケア

1．食　事 ——————————————————————— 1
A．総カロリーの設定　1
食事のカロリーの設定／食事のバランスについて／実際の食事指導はどうするか
B．タンパク摂取量の設定　3
タンパク制限をいつ開始するか／糖尿病性腎症の場合の注意点
C．その他　4
塩分制限／コレステロール制限／嗜好品について／尿酸と食品について

2．輸液・輸血 —————————————————————— 7
2.1　輸　液　7
- A．輸液はどのようなときに行うか　7
- B．輸液製剤の特徴　15
- C．初期輸液と維持輸液　17
- D．維持輸液療法の至適化とモニタリング　19
- E．特殊な輸液療法：乏尿患者への輸液　19

2.2　輸　血　21
- A．輸血の基本的な考え方　21
- B．輸血に伴い必要なチェック項目　22
- C．輸血製剤の基礎知識　25
- D．輸血製剤の使い方　27
- E．輸血の副作用と対策　30

3．抗生物質 ———————————————————————— 35
A．抗生物質投与を行う前に　35

B．抗生物質投与に当たって　38
C．抗生物質投与の終了に当たって　41
D．主要な抗生物質の特徴　42
E．特殊な感染症への対策　48
メチシリン耐性黄色ブドウ球菌（MRSA）／ペニシリン耐性肺炎球菌（PRSP）／大腸菌 O 157：H 7（*E. coli* O 157）／インフルエンザワクチンと肺炎球菌ワクチン

4．内科医が知っておきたい他科の知識 ―― 51
A．精神障害が疑われる患者をみるに当たって　51
B．皮診の診断の進め方と治療法　56
C．腰痛をどう診断するか　63
D．癌患者の疼痛にどう対処するか　67

II．救 急 治 療

A．救急診断のルール　73
B．心肺停止をみたらどうするか　74
C．ショックをみたらどうするか　78
D．意識障害をみたらどうするか　84
E．胸背部痛をみたらどうするか　87
F．腹痛をみたらどうするか　90
G．呼吸困難をみたらどうするか　93
H．中毒をみたらどうするか　96
I．低体温をみたらどうするか　102

III．生活習慣病

1．糖尿病 ―― 105
A．どう診断し，どう治療するか　105
B．合併症の管理と対応　114
細小血管障害／大血管障害／糖尿病性壊疽／急性代謝失調（糖尿病性ケトアシドーシス，高浸透圧性非ケトン性昏睡）

C．特殊な病態における糖尿病の管理　121
周術期／妊娠／高齢者糖尿病

2．高脂血症 ———————————————————————— 124
A．高脂血症とは　124
B．治療はどうするか　126
C．特殊な高脂血症の治療　129
D．合併症を有する高脂血症の治療　130
虚血性心疾患／糖尿病／高血圧／腎疾患／高齢者／更年期女性

3．高血圧 ———————————————————————————— 132
A．高血圧の診断　132
高血圧とは／高血圧はいかに診断するか／家庭血圧をどうするか／24時間血圧測定の意義／高血圧とわかったら臓器障害をチェックする／高血圧は生活習慣によってしばしば修飾されている
B．薬物治療　133
C．いかに外来通院を続けるような医療を行うか　138
D．高血圧緊急症　138
E．特殊な高血圧　139
高齢者高血圧／糖尿病／脂質代謝異常／妊娠／合併症を伴った高血圧

4．高尿酸血症 ——————————————————————— 142
A．高尿酸血症の原因　142
B．治療のガイドライン　142
無症候性高尿酸血症／急性痛風発作／慢性痛風関節炎
C．薬物治療　143
尿酸合成阻害薬／尿酸排泄促進薬

viii 目次

IV. 各疾患

1. 循環器 —————————————————————————— 145
 1.1 急性心筋梗塞　145
  A. 診断の進め方　145
  B. 急性期の治療　145
  C. 亜急性期のリハビリ　150
  D. 退院前のリスク評価　150
  E. 退院後の二次予防　150
 1.2 狭心症　150
  A. 安定狭心症　150
  B. 不安定狭心症　154
  C. 異型狭心症　156
  D. 無症候性心筋虚血　156
 1.3 心不全　156
  A. 急性心不全　156
  B. 慢性心不全　157
  C. 収縮機能不全　158
  D. 拡張機能不全　162
  E. 難治性心不全　162
 1.4 不整脈　163
  A. 薬物治療と非薬物治療　163
  B. 徐脈性不整脈　165
  C. 心室性不整脈　168
  D. 上室性不整脈　174
  E. めまい・失神の鑑別　179
  F. ペースメーカーの適応と選択　181
  G. カテーテルアブレーション，植え込み型除細動器　182

2. 呼吸器 —————————————————————————— 184
  A. 慢性閉塞性肺疾患　184
  B. 気管支喘息　186
  C. 間質性肺疾患　187
  D. 呼吸器感染症　193

目　　次　ix

　　　　市中肺炎／日和見感染症／肺結核と非定型抗酸菌症
　　E．肺　癌　　196
　　F．睡眠時無呼吸症候群　　198
　　G．慢性呼吸不全と在宅酸素・人工呼吸療法　　200
　　H．呼吸器疾患に対する外科療法と肺移植　　202
　　　　volume reduction surgery の適用と予後／肺移植の適用と予後

3．上部消化管 ———————————————————————————— 204
　　A．上部消化管の不定愁訴　　204
　　B．逆流性食道炎，逆流症　　208
　　C．急性胃粘膜病変　　209
　　D．消化性潰瘍　　210
　　　　発症機序／*H. pylori* の存在診断と治療／*H. pylori* 陰性潰瘍の治療／NSAID 潰瘍の予防と治療／幽門狭窄の治療
　　E．上部消化管出血　　215
　　　　出血原因と初期管理／消化性潰瘍の露出血管からの出血のコントロール／食道静脈瘤からの出血のコントロール／胃静脈瘤からの出血のコントロール

4．下部消化管 ———————————————————————————— 222
　　A．イレウス　　222
　　B．感染性腸炎　　223
　　C．潰瘍性大腸炎　　227
　　D．クローン病　　231
　　E．虚血性腸炎　　234
　　F．大腸ポリープ，大腸癌　　235
　　G．過敏性腸症候群　　238
　　H．憩室症，憩室炎　　240
　　I．痔核，痔瘻　　241

5．肝　臓 ———————————————————————————————— 242
　　A．肝機能検査，肝炎ウイルスマーカー検査　　242
　　B．急性肝炎　　246
　　C．劇症肝炎　　249
　　D．慢性肝炎（B 型・C 型）　　250

x 目次

- E. 肝硬変　254
- F. 肝　癌　256
- G. 脂肪肝，アルコール性肝障害　257
- H. 自己免疫性肝炎，原発性胆汁性肝硬変　259
- I. 薬剤性肝障害　259

6. 膵・胆道 ———————————————————— 261
- A. 胆道感染症　261
- B. 胆　石　262
  胆嚢内結石／総胆管結石／胆嚢ポリープ／胆道悪性腫瘍
- C. 急性膵炎　264
- D. 慢性膵炎　267
- E. 膵　癌　268

7. 腎　臓 ———————————————————— 270
- A. 各種腎疾患の診断と治療　270
  ネフローゼ症候群／急速進行性糸球体腎炎／糖尿病性腎症／間質性腎炎／IgA 腎症／急性感染後糸球体腎炎／SLE 腎症／アミロイドーシス／クリオグロブリン血症／溶血性尿毒症と血栓性血小板減少性紫斑病
- B. 慢性腎不全の治療として　278
  血圧のコントロール／食事療法／その他の療法について
- C. 急性腎不全の診断と治療について　280
- D. 透析療法　282

8. 内分泌 ———————————————————— 284
8.1 甲状腺　284
- A. 甲状腺疾患の診断まで　284
- B. Basedow 病　287
- C. 橋本病，甲状腺機能低下症　291
- D. 亜急性甲状腺炎　293
- E. 外科に紹介すべき腫瘍性疾患　294
- F. 妊娠合併　295

8.2 下垂体疾患　296
- A. 下垂体ホルモン不足あるいは低下症　296

B．下垂体ホルモン過剰症　297
   C．下垂体偶発腫　299
  8.3　副腎不全　299
   A．診断と治療　299
   B．急性副腎不全　300
   C．ステロイド使用中の患者の注意点　300
   D．副腎ホルモン過剰産生症候群　301
  8.4　副腎偶発腫　303
  8.5　高カルシウム血症　305
   A．治　療　305
   B．急性期の治療　306
   C．SIADH（バゾプレッシン不適切分泌症候群）　307

9．神　経 ——— 308
  9.1　脳血管障害　308
   A．分類と診断の進め方　308
   B．病型診断　310
    TIA，脳梗塞／脳出血／くも膜下出血／脳血管性痴呆／高血圧性脳症
   C．急性期患者の一般的治療の原則　314
   D．急性期の病型別特殊治療　316
   E．慢性期の治療　318
  9.2　神経変性疾患　320
   A．痴呆を主症状とする神経疾患　320
    Alzheimer 型痴呆／Lewy 小体型痴呆
   B．錐体外路症状を主症状とする神経疾患　325
    Parkinson 病／Huntington 病
   C．運動ニューロン障害を主症状とする神経疾患　329
    運動ニューロン障害の分類／筋萎縮性側索硬化症
   D．運動失調を主症状とする神経疾患　330
    脊髄小脳変性症

10．筋 ——— 333
   A．神経筋疾患の概念　333
    筋萎縮症と筋ジストロフィーとは／筋萎縮とは

B．診断へのアプローチ　335
　　C．筋ジストロフィー　336
　　D．先天性ミオパチー　339
　　E．ミトコンドリアミオパチー　340
　　F．他の代謝性ミオパチー　341
　　G．多発性筋炎　342

11. 血　液 ―――――――――――――――――――――――――――― 344
  11.1　貧　血　344
　　A．評　価　344
　　B．治　療　344
　　　再生不良性貧血／骨髄異形成症候群／鉄欠乏性貧血／巨赤芽球性貧血
  11.2　造血器悪性腫瘍　347
　　A．患者へのアプローチ　347
　　B．治　療　348
　　C．支持療法　352
  11.3　止血異常　355
　　A．止血異常の評価　355
　　B．血小板の異常とその治療計画　357
　　　特発性血小板減少性紫斑病（ITP）
　　C．凝固異常とその治療計画　359
　　　血友病／DIC
　　D．止血異常をもつ患者の外科的処置への対応　363

12. リウマチ ―――――――――――――――――――――――――――― 365
　　A．リウマチ治療の基本　365
　　　リウマチ性疾患とは／治療の基本的な考え方／ステロイド薬／
　　　非ステロイド抗炎症薬（NSAID）／免疫抑制薬／免疫調節薬
　　B．慢性関節リウマチ（RA）　371
　　C．全身性エリテマトーデス（SLE）　375
　　D．抗リン脂質抗体症候群（APS）　377
　　E．強皮症（SSc）　378
　　F．多発性筋炎（PM）・皮膚筋炎（DM）　380
　　G．全身性血管炎　381

H．Behçet 病　382
I．Sjögren 症候群　383

V．臨床薬理学

A．薬物療法における臨床薬理学的視点　385
B．TDM と投与設計　386
　TDM の臨床的意義／薬物血中濃度測定の実際／異常値が認められたときの対応／薬物動態パラメータ／投与設計の実際
C．薬物相互作用　395
　薬物相互作用をとらえる臨床薬理学的枠組み／薬物動態学的相互作用／薬力学的相互作用
D．医療保険制度　402

最近出された主な緊急安全性情報 ———————————————— 405

事項索引 ———————————————————————————— 411
病名索引 ———————————————————————————— 418
薬剤名索引 ——————————————————————————— 425

I. 内科患者のケア

1. 食　　事

　食事療法は，健常人と同様の日常生活を営むことができるために必要な栄養を補給することを基本とし，適正な栄養と健康の維持，理想体重の維持，成長，妊娠，授乳などに必要な栄養の補給，疾患に伴う代謝異常の是正を目的とする．原則は，適正なエネルギー量の食事，栄養素のバランスのよい食事，規則的な食事習慣である．

　実際の臨床の現場で食事療法がとくに問題になるのは，糖尿病，耐糖能異常，肥満などの場合である．本章においては，とくにこれらの疾患の場合を中心に述べる．

A. 総カロリーの設定

a) 食事のカロリーの設定

　一般的には，理想体重：BMI (body mass index＝体重 (kg)/身長 $(m)^2$)＝22 となる体重で疾患罹病率がもっとも低いことからこの体重を標準体重として使用し，生活活動強度を考慮し，25（〜30）kcal/kg×標準体重で1日摂取エネルギー量の目安とすることが多い．個々の理想体重に関しては，単純に決められるものではないことから，17〜20歳頃の体重を目標にしたほうがよいとする意見もある（その頃に柔道，相撲などの競技スポーツをしていた場合は参考にならない）．

　例）身長 165 cm，体重 80 kg の場合；たとえば，目標体重を 60 kg にするなら，25 kcal/kg×60 kg＝1500 kcal/日 とする．

　ただし，重篤な肝障害，腎障害が存在する場合は，やや高めのカロリーに設

定し,逆に,高度の肥満が存在する場合は,少なく設定するなど,主治医のさじ加減も必要である(1日600〜1000 kcalのこともあり,この際は,ビタミン不足,高尿酸血症,水分・尿量不足,ケトン体の有無などにも十分注意を払う必要がある).

b) 食事のバランスについて

日本における栄養指導は,日本糖尿病学会の食品交換表を用いて行われることが多く,80 kcalを1単位として食品を表1〜6に分類(表1)しているが,指示カロリーにより三大栄養素配分に違いがあるなど,問題もないわけではない.理想的には,日本人の食習慣も考慮し,エネルギー比で糖質55〜60%,タンパク質15〜20%,脂肪20〜25%(飽和脂肪酸は10%以内,コレステロールは300 mg/日以内)に配分するのが適正であるとされているが,近年の米国糖尿病学会の勧告にあるように今後は個々の症例に関しその人の代謝指標(血糖,総コレステロール,中性脂肪など)を正常に保つところを目安に総エネルギー量および三大栄養素の配分を個々に設定していく必要があると考えられる.

肥満者では,摂取エネルギーとともに脂質摂取が多い傾向にあり,脂質を意識して減らすことはとくに重要である.

表1 食品分類表

食品の分類	食品の種類	1単位(80 kcal)当りの栄養素の平均含有量		
		糖質(g)	タンパク質(g)	脂肪(g)
おもに糖質を含む食品〈I群〉				
表1	・穀物 ・いも ・糖質の多い野菜と種実 ・豆(大豆を除く)	18	2	0
表2	・くだもの	20	0	0
おもにタンパク質を含む食品〈II群〉				
表3	・魚介 ・肉 ・卵,チーズ ・大豆とその製品	0	9	5
表4	・牛乳と乳製品(チーズを除く)	6	4	5
おもに脂肪を含む食品〈III群〉				
表5	・油脂 ・多脂性食品	0	0	9
おもにビタミン,ミネラルを含む食品〈IV群〉				
表6	・野菜(糖質の多い一部の野菜を除く) ・海草 ・きのこ ・こんにゃく	13	5	1
調味料	・みそ,さとう,みりんなど			

(日本糖尿病学会,1965.一部改正,1993)

c） 実際の食事指導はどうするか

まず第一に総カロリーを守らせ，それができたうえではじめてバランスを考えるように指導せざるをえない場合が多いが，患者の理解力に応じて指導法を検討する．また，食事のカロリー設定以前に，アルコール，ジュース，甘い菓子類，油ものの多い外食，果物の取り過ぎなど，嗜好品を含めた食生活に問題がないかどうかを十分に患者に認識させ，どうしたら改められるか，親身になって検討することが必要である．空腹感を訴える患者には，血糖値が変動して不安定なときほど空腹感が強くなることなども十分に説明し，さらに，食事の設定カロリー内でも，ボリューム感のある食事をする工夫の必要性なども含めて指導し，食事療法に対するコンプライアンスをあげる努力をしなければ，なかなか長続きさせることは困難な場合が多い．

B．タンパク摂取量の設定

総カロリーの設定のつぎにタンパク摂取量の設定を行う必要があるのは，腎障害を有する場合である．肝障害時はむしろ高タンパクの摂取も必要な場合があるが，ここではタンパク摂取の制限に焦点を当てる．

a） タンパク制限をいつ開始するか

顕性タンパク尿を認めたら，1日 $0.8～1.0\,g/kg×$ 標準体重 のタンパク制限が望ましい．さらに，腎不全状態（血清クレアチニン値 $>2\,mg/dl$）となったら，$0.6～0.8\,g/kg×$ 標準体重 のタンパク制限食とすることが望ましい．

例）顕性タンパク尿；標準体重 50 kg なら，タンパク 40～50 g/日
　　腎不全　　　　；標準体重 50 kg なら，タンパク 30～40 g/日

ただし，日本糖尿病学会では，微量アルブミン尿が出現したら，タンパクの過剰摂取（1日 $1.2\,g/kg×$ 標準体重以上）を禁じるように指導している（最近，タンパク制限のための新しい食品交換表が作成されている）．最近では，ネフローゼ症候群でも低タンパク食が奨励されている．

b） 糖尿病性腎症の場合の注意点

病期に応じて指導が変わる（表2）ことから，患者が混乱することもあり，安易にタンパク制限の指示を出すことは，慎まねばならない．臨床の現場でよく遭遇するのは，同じ総カロリーでもタンパク制限食にした場合，当然，タンパク質以外のもので，タンパク制限した分のエネルギーを補うことになるため，相対的に糖質，脂質が増え，いままで当然のことのように禁止されていたアイスクリームやあめなどが，突然，病院食においても出てきて，患者から困

表2 糖尿病性腎症の食事療法

病　期	総エネルギー (kcal/標準体重 kg/日)	タンパク質 (g/標準体重 kg/日)	食塩 (g/日)	カリウム (g/日)	備　考
第1期 (腎症前期)	25〜30		制限せず	制限せず	糖尿病食を基本とし，血糖コントロールに努める
第2期 (早期腎症)	25〜30	1.0〜1.2	制限せず	制限せず	タンパク質の過剰摂取は好ましくない
第3期-A (顕性腎症前期)	25〜30	0.8〜1.0	7〜8	制限せず	
第3期-B (顕性腎症後期)	30〜35	0.8〜1.0	7〜8	軽度制限	浮腫の程度，心不全の有無から水分を適宜制限する
第4期 (腎不全期)	30〜35	0.6〜0.8	5〜7	1.5	
第5期 (透析療法期)	HD：35〜40 CAPD：30〜40	1.0〜1.2 1.1〜1.3	7〜8 8〜10	<1.5 軽度制限	水分制限（透析間体重増加率は標準体重の5％以下）

HD：血液透析，CAPD：持続的携帯型腹膜透析法．
(厚生省糖尿病調査研究報告，1992 より引用，一部改変)

惑されることがある．このように，実際，タンパク制限食の指示を出した場合，どのように食事が変化するのか，よく患者に説明をしなければならない．また，総カロリーの制限もきちんとできない患者にタンパク制限を望むことは現実的に困難であり，患者のコンプライアンス，理解力を十分に検討したうえでタンパク制限食指導の必要性と妥当性を判断することが肝要である．

C. その他

1) 塩分制限

原則的には，高血圧が存在する場合に1日当りの塩分摂取量を6〜8g以下に制限するように指導するが，心疾患が存在する場合は，入院中一律に塩分制限を行っていることが多い．日常臨床においては，味噌汁や漬け物などを避けるように指導するにとどまることが多いが，高血圧は，腎障害を悪化させるのみならず，糖尿病性網膜症をも悪化させ，さらに，動脈硬化の危険因子でもあることから，塩分制限を軽んじてはならない．なお，健常人にも塩分制限を適応したほうがよいかどうかは結論を得ていないものの，一般的には，日頃から塩分過剰にならないようにすることが望ましいと考えられている．

2) コレステロール制限

食事中のコレステロール量が過剰にならないように指導することなく，高コレステロール血症に対して投薬が開始されている場合が散見されるが，これは問題である．1日に摂取するコレステロール量は，300 mg以下にとどめるように指導する（鶏卵1個でも250 mgあり，実際，卵黄を避けるように指導するだけでも効果があることが多い）．脂肪酸の質も重要であり，動物性脂肪，バターなどに多く含まれる飽和脂肪酸を制限し，逆に，魚や大豆製品に多い多価不飽和脂肪酸を多めにとるように指導する．また，油は，一価不飽和脂肪酸を多く含むオリーブ油など植物油をとるようにすすめる．肥満者においては，減量だけでも高コレステロール血症が改善することもしばしば経験する．

3) 嗜好品について

嗜好品は，耐糖能の悪化や肥満の助長につながることが多く，原則的には，極力避けるように指導せざるをえない．しかし，患者のコンプライアンスを十分考慮し，実行可能な量，あるいは，期間を限定すること，などを検討することが必要な場合も日常臨床の現場では少なくない．要は，長続きする方法を患者と模索することがたいせつである．

a) アルコールについて

アルコールは，糖尿病患者の血糖コントロール状態に悪影響を及ぼすのみならず，肝臓で代謝されてエネルギー源として利用され，さらに脂肪酸にも合成されて中性脂肪として貯蔵されるため，高中性脂肪血症や肥満の原因となる．さらに，肝臓において尿酸の産生を促進し，高尿酸血症の原因となるほか，食事を摂取することなく飲酒した場合は，肝臓における糖新生が抑制され，逆に低血糖をきたすこともある．現実的には主治医の判断に委ねられる場合が多いが，糖尿病患者に対して飲酒がとくに許容されるのは，一般に合併症がなく，食事療法のみでコントロールが良好と認められる症例に限られる．

① アルコール許容の際の注意点：指示された総カロリーとは別に，少量（一般的には，1日160 kcal（2単位）まで）とし，かつ禁酒日を設ける．さらに，飲酒時には過食も伴いやすいので注意する．

　アルコール2単位の例）日本酒150 ml，ビール400 ml，ウイスキーダブル30 ml，ワイン200 ml相当．

② アルコールを厳禁すべき場合
・糖尿病の代謝状態が不良（空腹時血糖＞200 mg/dl，尿ケトン体陽性，血糖値の変動幅が大きい場合）
・中等度以上の網膜症や腎症の合併

- 著しい神経障害
- 活動性の肝・胆道・膵疾患の随伴
- 胃切除後ダンピング症候群の合併など

b) 人工甘味料について

　欧米と日本とでは，やや考え方に違いがあるものの，薄い甘味に慣れるほうが望ましいという考え方からは，一般的には極力すすめないほうが望ましいとされている（長期的な安全性も確立されていない）．どうしても甘味を欲する人にはできるだけ少量にとどめるよう指導する．

c) 清涼飲料について

　電解質，ビタミンなどの補給には役立つが，糖質も多く，吸収も早いことから，通常は避けるように指導する．とくに，近年，ペットボトル症候群（清涼飲料水ケトーシス）とよばれる病態が，とくに糖尿病の家族歴とは無関係に，比較的若い肥満男性を中心に認められており，清涼飲料の多飲は禁物である．

4) 尿酸と食品について

　果糖，アルコール（とくにビール），プリン体を多く含む食品（油漬けいわし，内臓，シチュー，コンソメスープなどの肉エキス，きなこ，肉類，豆類など）の過剰摂取は，高尿酸血症の際は避けることが望ましいが，食事による影響は血中尿酸値で 1 mg/dl 程度であり，むしろ，高尿酸血症の原因を取り除くことが肝要である．実際は，肥満を解消すると高尿酸血症も改善することが多く，肥満者には，減量を指示する．

2. 輸液・輸血

2.1 輸　　液

A. 輸液はどのようなときに行うか

　経口摂取により栄養状態，体液および電解質の恒常性が保てないあらゆる病態の患者が輸液療法の対象となる．輸液療法を実施する際の原則は，その患者が必要としている水，電解質，カロリーを決め，それをその患者に適した組成で投与することである．輸液療法を始めるに当たって，最小限の基礎知識を以下にまとめておく．

1）水　　分

　正常成人の体重の60％は水がしめており，体内の水分は次の分画に分けられる．

　① 細胞内液：骨格筋を中心とする生体の細胞集団内に存在し，体重の40％をしめる．主たる陽イオンはKとMgであり，リン酸とタンパク質が陰性に荷電している．

　② 細胞外液：細胞間に存在する間質液（15％）と血漿（5％）に分けられる．おもな陽イオンはNaであり，ClとHCO_3が陰イオンである．

　細胞内液と細胞外液のイオン組成の相違は細胞膜の半透膜作用によって維持される．浸透圧活性を有する溶質の粒子数は膜の両側で等量（約300 mOsm）であり，細胞外液の浸透圧は以下の式で求められる．

　　Posm $[mOsm/l]$ = PNa $[mEq/l]$ ×2 + BUN $[mg/dl]$ /2.8
　　　　　　　　+ 糖 $[mg/dl]$ /18

血漿と間質液を隔てる毛細管壁では血漿タンパク質による膠質浸透圧がはたらき，血管内静水圧との平衡関係で血管内外の水分バランスがとられている．

　全身の水分バランスは水分摂取（投与）量と喪失量で決まり，水分摂取量は経口もしくは非経口水分量と代謝水からなり，代謝水は5 ml/kg体重/日で計算される．水分喪失量は尿量，便と不感蒸泄であり，前2者は計量可能であ

る。不感蒸泄は半分は呼気により、また残りは発汗により排泄され、成人では15×体重[kg]+200×(体温−36.8度)で概算される。正常成人の水分喪失量は尿として900〜1400 ml、糞便で100 ml、不感蒸泄として800 ml程度であり、代謝水が300 mlとすると適切な水分摂取量は1500〜2000 mlとなる。これは体液量を変えない維持輸液量に相当し、体液量の異常(脱水〜溢水)があれば、この量を加減する必要がある。

体液量の評価はさまざまな方法が紹介されているが、一般的な臨床症状を参考に体液量を推定してとりあえずの輸液療法を行い、その反応をみながら軌道修正する。脱水症は体液からの食塩水の喪失と考えることができ、失われた食塩水の濃度によって高張性から低張性までの脱水のスペクトルができあがる。

・薄い食塩水の喪失〜高張性脱水―細胞外液の浸透圧上昇:口渇、濃縮尿
・等張食塩水の喪失〜等張性脱水―間質液減少:粘膜皮膚の乾燥および―循環血漿減少:頻脈、表在静脈の虚脱、起立性低血圧
・濃い食塩水の喪失〜低張性脱水―細胞内溢水:頭痛、嘔吐、痙攣

と分類されるが、治療に際しては脱水症としての重症度をとらえる必要がある。とりあえずはっきりと脱水症と診断されるものは中等度で2 l、軽い脱水状態が推定されるものは軽度で1 l、低血圧や神経症状を伴うものは重度で3 lを水分欠乏量として考え、1日分の維持輸液量にこのまま上乗せする。ただし微妙な輸液管理が必要な重症心不全やショックの場合には、少なくとも中心静脈圧(central venous pressure:CVP)を、できればPCWPを測定する。

2) 電 解 質

a) Na

Naの摂取量と排泄量はバランスがとれており、通常輸液による投与量はNaClとして4〜7 g、Naとして70〜120 mEq程度でよく、よって1日必要量は、1〜2 mEq/kg体重 と覚えておく。下痢などのNa欠乏状態および浮腫などの過剰状態で投与量を加減するのは一般的な食事療法と同じである。微調整のためには、尿中排泄量は測定するとして、下痢や消化液からの喪失量は実測が困難なため、100 mEq/lの食塩水の喪失として考える。

細胞外液の浸透圧は主としてNaによって決定され、血清Na濃度が体液浸透圧を反映すると考えてよい。つまりNa濃度は水分量と溶質量のバランスを示しており、一般的には高ナトリウム血症では脱水状態を考える。低ナトリウム血症では溢水を考えるが、脱水の場合もある(図2)。SIADHでは明らかな溢水所見は伴わず、低ナトリウム血症と低浸透圧症を認めるにもかかわらず尿中Na排泄が持続し尿浸透圧が血清浸透圧より高値であることが特徴で、そ

の診断にADHレベルは関与しない．前述のように火傷や出血などでは等張食塩水が失われ等張性（正Na性）脱水となり，発汗過剰などでは主として水分が失われ高張性（高Na性）脱水になるが，消化液喪失などではNaが主として失われ低張性（低Na性）脱水となる．図1，2にNa濃度異常の際の鑑別法をあげる．

b) K

経口摂取されるKは40～80 mEqであり，大部分が尿中に排泄される．よって1日必要量は，1 mEq/kg体重と覚えておく．微調整のためには，尿中排泄量は測定するとして，下痢や消化液からの喪失量は実測は困難なため，10 mEq/lのK溶液の喪失として考える．

体内Kの98%は細胞内に分布し，その濃度は約150 mEq/lである．一方，

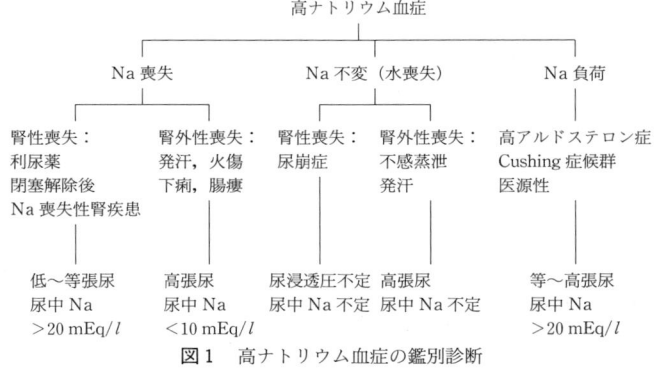

図1　高ナトリウム血症の鑑別診断

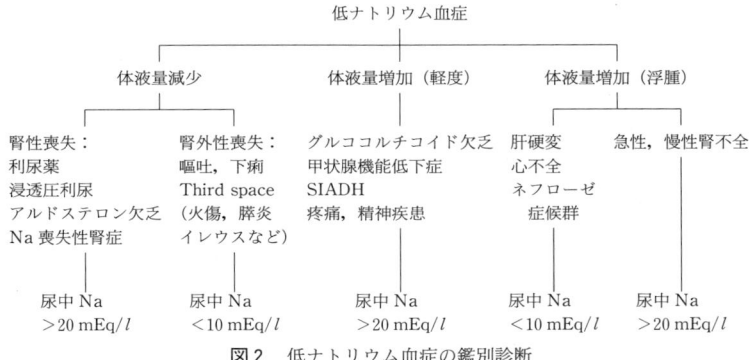

図2　低ナトリウム血症の鑑別診断

血清 K 濃度は約 4 mEq/l であり,大量の K が細胞内外を移動すると容易に血清 K 値は変動する.たとえば代謝性の酸塩基平衡異常の場合,H イオンの細胞内外の移動に伴い K が逆に移動するため,pH 0.1 の変化に対し血清 K 濃度は 0.5 mEq/l 程度逆に変化する(ただし有機酸の蓄積(乳酸アシドーシス,ケトアシドーシスなど)では血清 K 濃度は変動しない).このように,血清 K の異常は細胞内 K の異常が反映されていることに注意する.通常,腎機能が正常であるかぎり 6 mEq/l 以上の危険な高カリウム血症を生じることはまれである.心電図異常を伴う高カリウム血症は内科的緊急症であり,適切に治療する必要がある.応急処置としては,

- 10%グルコン酸カルシウム(カルチコール®)10~60 ml の静注,もしくは重炭酸ナトリウム(メイロン®)60 ml の静注:約 1 時間有効.
- 10%ブドウ糖液(500 ml)+インスリン(10 単位)1 時間で点滴静注:2~4 時間有効.
- イオン交換樹脂(ケイキサレート®,カリメート®)30~60 g とソルビトール 10 g を 100 ml の水に素早く溶解注腸:効果発現に 2~4 時間,その後反復投与する.
- 透析療法:以上の方法を試みる間に,透析療法を準備し,速やかに施行する.

一般的に血清 K 値が 3.5 mEq/l 以下では 1 mEq/l 低下するごとに約 100 mEq の欠乏があると推定されるが,1 日投与量としては 240 mEq 程度を上限とする.図 3,4 に K 濃度異常の際の鑑別法をあげる.

c) Ca, Mg, P

経口的な Ca 摂取量は 1~3 g/日であり,大部分はそのまま便中に排泄される.血清 Ca 濃度は 8~10 mg/dl であり,そのうち 50%はタンパク結合型の非イオン化 Ca であり,45%がイオン化 Ca で生理的活性を担っている.イオン化 Ca は,

$$\text{イオン化 Ca 値 [mg/dl]} = \text{測定 Ca 値 [mg/dl]} - \text{アルブミン [g/dl]} + 4$$

で計算される.短期間の摂取不良は問題とならないが,長期的には Ca 投与が必要となる.

Mg は体内に約 2000 mEq 存在し,その 50%は骨の成分で,また残りの大部分は細胞内に存在する.血清 Mg 値は 1.5~2.5 mEq/l で,そのうちタンパクと結合しているのは 30%にすぎず,血清アルブミン値による影響は軽度である.

P の代謝は Ca と深い関係があり,逆の変化を示すことが多い.P も短期間

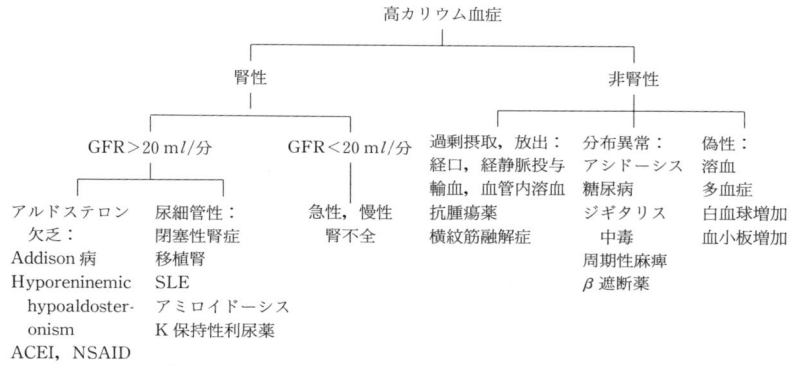

図3 高カリウム血症の鑑別診断

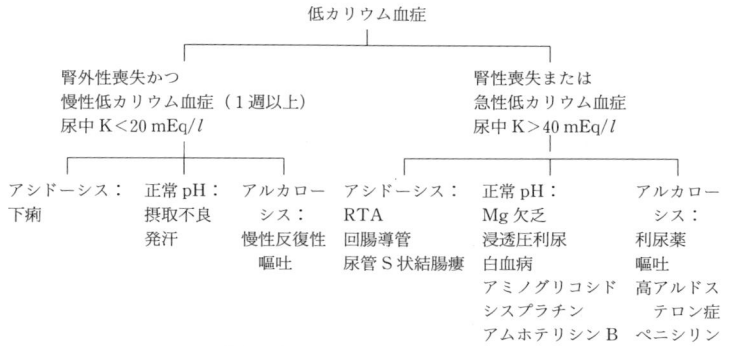

図4 低カリウム血症の鑑別診断

の摂取不良は問題とならないが,長期的には補充が必要となる.腎不全では高P血症を呈することがあり,薬物療法には抵抗性のため透析を行う.

Ca, Mg, Pの必要量,とくに非経口投与量はいまだ確定したものはなく,ここでは0.1 mmol/kg体重と覚えておく(mgで表現すれば,それぞれ4,2.4,9.6 mg/kg体重となる).

d) 酸,塩基

代謝産物として体内で大量に産生される酸は,以下に示すHenderson-Hasselbalchの式にそってH_2CO_3(CO_2と平衡)およびHCO_3からなる緩衝系によって中和される.

$$pH = 6.10 + \log(HCO_3/0.03 \times Pa_{CO_2})$$

上式の括弧内の値が約 20 となるよう腎および肺での代償が行われる結果，pH は 7.4 に保たれる．腎での調節は近位尿細管における HCO_3 の再吸収と遠位尿細管による酸の分泌（滴定酸（リン酸および硫酸）と NH_4 の生成）である．アシドーシスにおいては近位尿細管における HCO_3 の再吸収が亢進し，また脱水や低カリウム血症では HCO_3 の再吸収が亢進するため代謝性アルカローシスとなる．肺における呼吸性代償は延髄の中枢性化学受容体により制御されており，アシドーシスの状態では過換気により CO_2 を排泄し，$Paco_2$ が低下する．表 3 に代表的な酸塩基平衡異常と腎臓および肺による代償作用の一覧をあげる．輸液療法で重要になるのは代謝性アシドーシスとアルカローシスであり，pH 7.2 以下もしくは 7.5 以上は治療適応である．代謝性アシドーシスに

表 3　酸塩基平衡異常と代償作用

代謝性アシドーシス

検査データ;	原因	
pH ↓	アニオンギャップ上昇	アニオンギャップ減少
$Paco_2$ ↓	ケトアシドーシス	下痢
HCO_3 ↓↓	乳酸アシドーシス	腸瘻
	腎不全	尿細管性アシドーシス
代償作用	$\Delta Paco_2$ ↓ : 1.0〜1.5×ΔHCO_3 ↓↓	

代謝性アルカローシス

検査データ;	原因	
pH ↑	Cl 反応性	Cl 抵抗性
	尿中 Cl<10 mEq/l	尿中 Cl>10 mEq/l
$Paco_2$ ↑	嘔吐	原発性および偽性アルドステロン症
HCO_3 ↑↑	胃液吸引	原発性および偽性 Bartter 症候群
	利尿薬	
代償作用	$\Delta Paco_2$ ↑ : 0.25〜1.0×ΔHCO_3 ↑↑	

呼吸性アシドーシス

検査データ;	原因
pH ↓	中枢神経障害（脳腫瘍，脳血管障害，薬剤）
$Paco_2$ ↑↑	胸郭運動障害（重症筋無力症，Guillain-Barré 症候群）
HCO_3 ↑	肺疾患（COPD）
代償作用(慢性)	ΔHCO_3 ↑ : 4×$\Delta Paco_2$ ↑↑/10

呼吸性アルカローシス

検査データ;	原因
pH ↑	過換気症候群
$Paco_2$ ↓↓	SIRS
HCO_3 ↓	肝硬変
代償作用(慢性)	ΔHCO_3 ↓ : 2〜5×$\Delta Paco_2$ ↓↓/10

は酸負荷量の増加によりアニオンギャップ：$Na-(Cl+HCO_3)$（通常は14 mEq/l以下）が上昇するタイプと，HCO_3の喪失もしくは酸排泄障害によるアニオンギャップが正常なタイプに分けられる．いずれにせよ，HCO_3が10 mEq/l以下となると呼吸性代償によっても pH を 7.2 以上に回復できないため，$NaHCO_3$の投与が必要となる．投与の目安は

　　0.8×体重 [kg]×(24－実測 HCO_3 濃度 [mEq/l])

で計算し，この半量に相当する重炭酸ナトリウム（約 1 mEq/ml）を数時間かけて投与する．

代謝性アルカローシスは，脱水が原因となり Cl の投与で改善する Cl 反応性代謝性アルカローシスと，著明な K 欠乏と高アルドステロン血症を伴う Cl 抵抗性代謝性アルカローシスに分けられる．前者では Na と Cl を含む輸液剤（生理食塩水など）で脱水と Cl 欠乏を是正することで改善する．後者では KCl の投与が必要となる．

3） 栄　　　養

経口摂取不能な状態が長期化する場合，輸液療法による栄養補給，すなわち中心静脈を用いた高カロリー輸液が必要となる．維持量として 30 kcal/kg 体重のカロリーをブドウ糖と脂質で投与し，またアミノ酸は 1.0 g/kg 体重程度を投与する．耐糖能異常のある患者でもインスリンを積極的に投与して施行する．日本人は脂肪耐用量が少なく，必須脂肪酸欠乏の予防の意味も込めて，経験的に全投与カロリーの 10％を脂肪乳剤で投与する．アミノ酸が体内で十分に活用されるためには

　　NPC（非タンパク熱量）[kcal]/N（窒素量）[g]＞150～200

となるように調整する必要がある．通常タンパク質の窒素係数（N 1 g を含有するタンパク質の質量 [g]）は 6.25 であり，また市販のアミノ酸輸液剤では含有アミノ酸の窒素係数は 6.25～7.0 である．必須ビタミンは長期の輸液管理では投与が必要となる．水溶性ビタミンは代謝排泄が早く，過剰症となりにくいため総合ビタミン製剤を利用すれば問題ない．脂溶性ビタミンに関しては必要量の評価が困難で，また腎不全状態ではビタミン A の蓄積が，抗生物質投与中にはビタミン K の欠乏が生じやすい，といった問題がある．Fe を代表とする微量元素も必要量が明らかではなく，Zn は欠乏症状が重篤なためほとんどの高カロリー基本輸液剤に含まれているが，その他のものは経験的に市販のカクテル製剤を 2 日から 1 週間に 1 回使用する．

表4　複合電解質輸液剤

	電解質濃度 (mEq/l)						糖質	カロリー	容量 (ml)
	Na	K	Ca(Mg)	Cl	Lact	H_2PO_4	g/dl	kcal/l	
第1群：細胞外液補充液									
生理食塩水 (各社)	154			154					20～1000
ラクテック (大塚)	130	4	3 (Ca)	109	28				100～1000
第2群：消化液補充液									
KN補液2B (大塚)	77.5	30		59	48.5		1.45	58	500
第3群：開始輸液									
ソリタT1号 (清水)	90			70	20		2.6	104	200, 500
KN補液1A (大塚)	77			77	20		2.5	100	100～500
第4群：細胞内液修復液									
ソリタT2号 (清水)	84	20		66	20	18	3.2	128	200, 500
KN補液2A (大塚)	60	25	2 (Mg)	49	25	13	2.35	94	500
第5群：維持輸液									
ソリタT3号 (清水)	35	20		35	20		4.3	172	200, 500
KN補液3A (大塚)	60	10		50	20		2.7	108	500
第6群：術後回復液									
ソリタT4号 (清水)	30			20	10		4.3	172	200, 500
KN補液4B (大塚)	30	8		28	10		3.75	150	500

B. 輸液製剤の特徴

現在,さまざまな輸液剤が使用可能であり,複雑な患者の病態に対応するためにはこれらを適切に組み合わせて使用する.輸液剤の一覧表(表4〜6)には空欄を設けたので,自分の施設で利用可能な輸液剤のデータを各自で記入しておくとよい.表4に複合電解質輸液の分類をあげる.この複合電解質輸液の基本は5%ブドウ糖液と生理食塩水であり,この両者を適宜混合したものが市販の複合電解質輸液である.表4の第1群は細胞外液とNaの補給を目指したもので,生理食塩水(Na 154 mEq/l)で代表される.これらは細胞外液が減少した状態,すなわち脱水症,火傷・外傷・膵炎・イレウスなどによる細胞外液の移動や出血の際に適用される.第2群は1/2等張食塩水に当たり,第1群よりマイルドなNa補充液と考えればよい.第3群は開始輸液剤であり,これも浸透圧が血清の50%前後になっており,またKが含まれておらず,病態の明らかでない患者にとりあえず投与しておくのに安全な輸液剤である.第4群

表5 単一組成高濃度電解質輸液剤

組成	製品名	陽イオン (mEq/ml)	陰イオン (mEq/ml)	容量 (ml)
10%塩化ナトリウム	10%塩化ナトリウム注 (大塚)	Na:1.711	Cl:1.711	20
1モル塩化ナトリウム	補正用塩化ナトリウム (大塚)	Na:1	Cl:1	20
15%塩化カリウム	KCL(カネボウ)	K:2.012	Cl:2.012	20
1モル塩化カリウム	1モル塩化カリウム (清水)	K:1	Cl:1	20
8.5%グルコン酸カルシウム	カルチコール(大日本)	Ca:0.38	Gluconate:0.38	2〜10
0.5モルリン酸二カリウム	コンクライト-P (ミドリ十字)	K:1	HPO$_4$:1	20
0.5モル硫酸マグネシウム	コンクライト-Mg (ミドリ十字)	Mg:1	SO$_4$:1	20
7%重炭酸ナトリウム	メイロン(大塚)	Na:0.833	HCO$_3$:0.833	20〜250

は細胞内液補充液で，1/3等張食塩水を基本としたもので高張性脱水症の治療に適用となる．第5群は生理的な水分電解質喪失を補充し，体液電解質バランスを保つための「基本維持輸液剤」である．1/4等張食塩水を基本としたいわゆる3号液に当たり，2000 ml で健常成人に1日必要量が投与される．第6群は1/5等張食塩水を基本とした，水分補給のための輸液剤である．

単一組成高濃度電解質輸液剤は患者の病態に応じて輸液剤の組成を調整するためのもので，表5にあげるように投与量の計算を容易にするため単純な濃度でつくられている．

糖質輸液剤のうち，5〜10％ブドウ糖液は水分補給を目的に高張性脱水に用いられ，20〜50％ブドウ糖液は中心静脈からの高カロリー輸液療法の際の基本輸液剤となる．

栄養輸液剤として高カロリー輸液剤，アミノ酸製剤および脂肪乳剤がある．高カロリー輸液剤として，ブドウ糖濃度を徐々に高めていくように1〜3号もしくはL〜Hと開始用から維持用まで段階別に配合された輸液剤が市販されている（表6）．基本的には糖質輸液剤に単一組成高濃度電解質輸液を組み合わせて電解質輸液もしくは高カロリー輸液を作成することが好ましい．目標とする輸液内容がもし市販の輸液剤に近いものなら，それを使用する．

アミノ酸製剤は最終アミノ酸濃度を3〜4％とし，有効利用のためにカロリー/N＞200のカロリーを同時に投与する．特殊な組成のものとして，腎不全に対しネオアミュー®，肝不全に対しアミノレバン® が市販されている．脂肪

表6 高カロリー輸液剤

製品名	容量(ml)	pH	浸透圧比	総カロリー(kcal)	Na(mEq)	K(mEq)	Ca(mEq)	Mg(mEq)
ハイカリック（テルモ）								
1号	700	3.5〜4.5	4	480		30	8.5	10
2号	700	3.5〜4.5	6	700		30	8.5	10
3号	700	3.5〜4.5	8	1000		30	8.5	10
NC-L	700	3.5〜4.5	4	480	50	30	8.5	10
NC-N	700	3.5〜4.5	6	700	50	30	8.5	10
NC-H	700	3.5〜4.5	8	1000	50	30	8.5	10
トリパレン（大塚）								
1号	600	4.0〜5.0	6	560	3	27	5	5
2号	600	4.0〜5.0	7	700	35	27	5	5

乳剤はカロリーや必須脂肪酸の補給を目的として使用され,至適投与量は不明であるが,10％液200 ml か20％液100 ml を標準の1日投与量として覚えておく.脂肪処理能力の極端に低下した肝/腎不全,膵炎,糖尿病患者および血栓症,血液凝固障害を認める患者には禁忌である.

C. 初期輸液と維持輸液

ある患者に輸液療法を施行しようとする際,病態を把握するためさまざまな検査を行う必要がある一方,まず何らかの輸液療法を開始しなければならない.このような際には,いわゆる1号輸液剤をゆっくり滴下しておく.もちろんショック状態の患者には生理食塩水などを急速に(〜1 l/時間)投与して血圧を安定化させるのは当然である.そしてその間に維持電解質輸液を組み立てる.理想体重60 kgの成人では,水分2000 ml,Na 60〜120 mEq,K 60 mEq程度が必要であるから,

　　5％ブドウ糖液(500 ml)　4本
　　10％ NaCl液(20 ml)　2本
　　15％ KCl液(20 ml)　1本

を混合すると,水分量2060 ml,Na 68 mEq,K 40 mEq,Cl 108 mEq となり,ほぼ達成される.この組成はClが相対的に過剰であり,その一部を乳酸

Cl (mEq)	SO$_4$ (mEq)	H$_2$PO$_4$ (mmol)	Zn (μmol)	Acetate (mEq)	Gluconate (mEq)	Citrate (mEq)	Lactate (mEq)	ブドウ糖 (g)
	10	4.8	10	25	8.5			120
	10	4.8	10	25	8.5			175
	10	8.1	20	22	8.5			250
49		8.1	20	11.9	8.5		30	120
49		8.1	20	11.9	8.5		30	175
49		8.1	20	11.9	8.5		30	250
9	5	5.9	10	6	5	12		79.8 (F 40.2, X 19.8)
44	5	5.7	10		5	11		100.2 (F 49.8, F 25.2)

で置換するといわゆる3号輸液と同等であり，500 ml の3号輸液を4本輸液すればよいことになる．この患者への維持輸液が長期化する場合には Ca, Mg, P およびカロリーを投与する必要が生じる．体重を維持するための目標カロリーは 30 kcal×60 kg 体重＝1800 kcal と考えられる．このうちの約80％に当たる 1400 kcal を糖質で投与するとすれば，50％ブドウ糖液 500 ml と 10％ブドウ糖液 1000 ml で達成される．残りを20％脂肪乳剤 100 ml と 10％アミノ酸製剤 400 ml で投与すると，脂肪のカロリー比は総カロリーの10％となり，またカロリー/N は 200 以上となりアミノ酸の有効利用が期待される．

まとめると，
  50％ブドウ糖液（500 ml）
  10％ブドウ糖液（500 ml）2本
  10％アミノ酸製剤（200 ml）2本
  20％脂肪乳剤（100 ml）（末梢）
  10％ NaCl 液（20 ml）2本
  15％ KCl 液（20 ml）1本

となり，これが標準の維持高カロリー輸液である（ただし，ここではアミノ酸輸液剤に含まれる NaCl を無視した）．最終のブドウ糖濃度は 18％，Na 68 mEq, K 40 mEq, Cl 108 mEq となり，生体に必要な他の陽イオン（Ca, Mg など）を加え，また Cl の一部を他の陰イオン（硫酸，酢酸，クエン酸など）に置換するといわゆる市販の3号もしくは H の高カロリー輸液の組成に近いものとなる．この維持高カロリー輸液に電解質輸液の内容（とくに糖濃度）を近づけていく．

これが一般的な維持輸液であり，常にこの組成を元にして患者の状態に応じて必要な欠乏量を加えるか，過剰量を減らした輸液を組んでいく．たとえば SIADH による低ナトリウム血症を認める患者には，上述の基本維持輸液から5～10％ブドウ糖液を 500～1000 ml 減らしたものが適している．SIADH の低ナトリウム血症が相対的水過剰であって Na 欠乏ではなく，Na 投与量は維持量のままとする．また脱水の際に上乗せする食塩水の濃度は前述の症状を参考に失われた食塩水の濃度を推定し，等張（生理）食塩水から 1/2～1/3 等張食塩水までのいずれかを選ぶ．体格や年齢で適宜加減し，発熱や下痢などの水分の異常喪失が続いている場合には，予測欠乏量を維持輸液に上乗せする．

D. 維持輸液療法の至適化とモニタリング

　身体所見（血圧，脈拍など），胸部 X 線所見，CVP，SG カテーテル所見で体液量の多寡を評価する．また検査データでは Hct 値や血清アルブミン値の変化は循環血液量の目安となり，またコレステロール値および ChE 値は栄養状態の指標となる．前述のように血清 Na 値は体液量の指標となり，その他の血清電解質のレベルおよび尿中への排泄量は電解質投与量の目安となる．

　輸液療法のモニタリングでとくに重要なのはバランスシートであり，水分・電解質の投与量と排泄量の実測値および推定値を経時的に記録し，24 時間のバランスを評価する．体重の変化は短期間なら体液量の変化を示すが，イレウスや火傷の際の体液の分布異常は体重では把握できず，また現実には測定不能な患者が多い．以上をふまえ，バランスシートから水分投与量が適切かどうかの判定法を示す．

　① 水分投与量が排泄量を上回っている場合：尿量が 1400 ml 以上出ているような場合には明らかに輸液量が過剰である．また尿量が減少している場合，腎機能が正常で尿の浸透圧が上昇していれば体液量の不足を考え，輸液量をさらに増やす．腎前性または腎性腎不全の場合は，状態に応じて輸液量を増減する．

　② 水分排泄量が投与量を上回っている場合：等張もしくは低張尿が排泄されている場合は腎の希釈力を障害する病態（尿崩症）が存在するか，急性腎不全の利尿期や浮腫の消退期を考える．前者では原因の排除をはかる一方，排泄量に応じた輸液量を投与する必要がある．後者では尿量に惑わされず，平均的な輸液量を維持する．また高張尿の場合，高血糖による浸透圧利尿を生じていることがあり，糖質濃度を下げるかインスリンを投与して血糖値を調節する．

E. 特殊な輸液療法：乏尿患者への輸液

　乏尿患者，すなわち腎不全患者への輸液療法は，患者の残存腎機能（尿量），心予備能と腎不全の治療法により大きく異なる．画一的な処方はなく，安全に施行可能な範囲で理想的な輸液を実施する．以下に体重 60 kg の腎性腎不全による乏尿患者を想定して，輸液療法の組み立て方を示す．

　最低の維持輸液量は不感蒸泄（800 ml）から代謝水（300 ml）を引いた，500 ml である．これに 2〜3 日間の平均尿量から予測される尿量を加えた量が

維持輸液量となる．間欠的に血液透析が行われている場合，安全に除水できる量をさらに上乗せすることが可能であるが，これが症例ごとに大きく異なり，心機能の低下例では血液透析自体が不可能な場合もある．持続血液濾過透析や腹膜透析を用いれば，ほとんどの症例で 1000〜2000 ml/日の除水が可能となり，輸液量の安全域が広い．

Na の投与量は不感蒸泄による排泄がほとんど無視できるため，NaCl として 2 g 前後が妥当であり，そこに尿中排泄量を加えた量が維持量となる．透析による Na の除去は除水に伴うものがほとんどであり，除水可能な水分量と同量の生理食塩水に含まれる Na 量の半分程度を上乗せする．K，Ca，Mg，P に関しては基本的に維持量を 0 とし，尿中排泄量や透析前血清レベルを参考に少量投与する．透析では自動的にかなりの K と P が除去されるため，安定した透析が行われている間は 10〜20 mEq/日の K および P の投与が必要となる．

投与カロリーは非乏尿患者と同様に 1800 kcal/日程度は必要であり，急性腎不全，とくに敗血症による多臓器不全状態では可能であれば 2400 kcal/日は投与する．

注意するのは急性腎不全の利尿期で，この際，低張尿の明らかな増加が認められる．透析療法を行っている場合，尿量の増加に応じて除水量を減らしていき，また血液データの改善に応じて透析時間を減らしていく．常識的な尿量（1400 ml 前後）までは尿量に応じた輸液量を投与するが，それ以上の多尿状態に対しては原則として輸液量は増やさず，Na，K に関しても平均的な維持量を投与して経過を観察する．脱水や低カリウム血症の傾向を認めた場合には対処するが，必要ないことが多い．

以下に禁食下の典型的な輸液療法の例をあげる．

例 1）フロセミド投与に反応して時間尿 30 ml が得られている急性腎不全患者

  50％ブドウ糖液　500 ml
  10％ブドウ糖液　500 ml
  10％ NaCl　20 ml

これで水分量 1020 ml で，1200 kcal，Na 34 mEq の輸液となる．

例 2）無尿のため持続血液濾過透析施行中（除水 80 ml/時）の急性腎不全患者

  50％ブドウ糖　500 ml×2
  10％ブドウ糖液　500 ml
  ネオアミュー®　200 ml×2

  10 % NaCl 20 ml × 2
  コンクライト-P® 10 ml

 これで水分量 1950 ml で，2200 kcal，Na 68 mEq，K 20 mEq，P 20 mEq の輸液となる．どちらも血清レベルや尿中排泄量から微調整が必要だが，例 2 では例 1 に比べて十分なカロリーが投与され，アミノ酸製剤も併用できる．

2.2 輸　　　血

A. 輸血の基本的な考え方

a) 補充療法と輸血基準

 輸血とは，一度体外に出した血液そのものかあるいはそこに含まれる成分（細胞，非細胞成分）を再度生体内に移入することであり，補充療法として基本的に位置づけられる．根本的治療法ではなくあくまで補助的手段である．ある血液成分の量的・質的減少が存在し，それにより好ましからざる症状・病態が，現にもたらされているかあるいはかなりの確からしさで起こることが予想される場合に，その成分の輸血が行われる．前者の場合を治療的投与，後者を予防的投与という．とくに予防的投与においては，その輸血基準（トリガー）は症状・病態など個人差によるバリエーションがあり，ついつい甘い基準を採用することで輸血製剤を過量投与する結果となる．

b) 利益とリスクのバランス

 一定のリスク（感染症の伝播など）を伴うことから，そのリスクを上回る効果が期待されるかどうかを十分に考慮する．そのためには，①輸血総単位数，ドナー単位数（全血 200 ml 由来のものを 1 単位とする）の減少，②輸血製剤の適正な選択，③成分採血由来血液製剤（シングルドナー由来，アフェレーシス）の使用，がすすめられる．

c) 資源の有効利用

 善意の献血でまかなわれる限りのある資源であり，国民全体の財産として，乱用は許されない．

d) コストパフォーマンス

 血液製剤は高価であり，患者への経済的負担は大きい．

e) 説明と同意（informed consent）

 事前に行うことが国により義務づけられている．

B. 輸血に伴い必要なチェック項目

1) 十分な説明に基づいた同意 (informed consent)

　臨床医は輸血の効果とともにそのリスクについても十分な知識をもち，一連の輸血を施行するときは事前に，その旨を患者に十分説明する義務がある．緊急時などやむをえない場合を除き，輸血は患者の同意を得てはじめて行うものであり，その内容は文章（同意書）として記録しなければならない．説明をする際重要な点は，当該輸血に代わる代替療法がなく適応のある輸血であることをわかりやすく説明することである．説明書を配布することがすすめられる．説明書と同意書の使用例を示す（図5 A, B）．

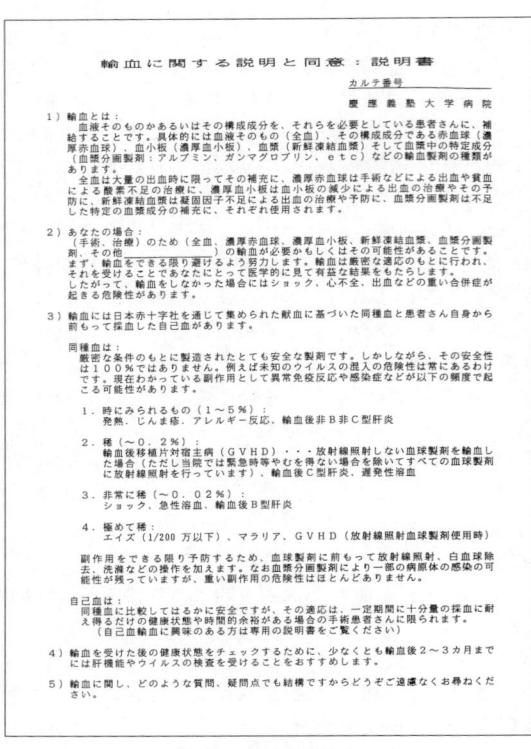

図5A　輸血の説明書

2） 血液型検査

通常不適合輸血とは，赤血球系血液型の不適合によるものをさす．赤血球輸血で起こる溶血反応，とくにABO式血液型不適合では生命の危険がある．したがって，輸血の際は，赤血球系抗原の適合性検査が不可欠である．

a） ABO式血液型

ABO式血液型判定は，スライド法と試験管法があり，おもて，うら試験を同時に行う．おもて試験では被験血球上の抗原を抗血清試薬（抗A，抗B血清）で，うら試験では被験血清中の抗体を血球試薬（A血球，B血球）で判定する．抗A，抗B抗体は，IgM型冷式であるため，室温の血球凝集反応で抗原抗体反応が判定できる．ABO式血液型では自己の血液型に対応しない自

輸血に関する説明と同意書

（患者様控）

カルテ番号＿＿＿＿＿＿＿＿

慶應義塾大学病院

＿＿＿＿＿＿＿科　主治医氏名＿＿＿＿＿＿＿＿

1．私の健康と適切な治療のため、治療期間中に、以下の種類の血液または血液製剤を以下のように輸血する必要があり、または輸血を行う可能性があることについて説明を受けた。
（輸血の種類、投与量など具体的に記載）

2．輸血を受けることの利点について、また、輸血の安全性は格段に向上しているが、感染症や免疫副作用の危険性は存在することについて説明を受けた。
3．輸血に代わる治療法について、また輸血を受けない場合の危険性と結果について説明を受けた。
4．輸血による副作用の有無を調べるため、輸血前後でウイルスや肝機能などを検査する必要性について説明を受けた。
5．その他、留意点＿＿＿＿＿＿＿＿

私は、現在の疾病の診療に関して、上記の説明を受け、質問をする機会があり、そして十分に理解したうえで、輸血を受けることに同意しました。

慶應義塾大学病院 病院長 殿

平成　　年　　月　　日

患者氏名＿＿＿＿＿＿＿＿㊞＊

家族等代理人氏名＊＊＿＿＿＿＿＿＿＿㊞＊

患者との関係（　　　　　　　）

＊　署名または捺印
＊＊患者の署名または捺印がある場合は家族等代理人の署名または捺印は不要

9．7．2×6.500円

図5B　輸血の同意書

然抗体を血清中に必ずもっている（Landsteinerの法則）ため，血液型の判定はおもて，うら試験が一致したときにのみに下される．

b) Rh式血液型

Rh式血液型のうち，Rh(D)抗原は抗原性が強く，D(−)の受血者にはD(−)血液を輸血する．感作されてた抗D免疫抗体は重篤な溶血副作用を受血者や新生児に惹起する．したがって，輸血（妊娠）の際はRh(D)抗原の判定が必須となる．Rh(D)式血液型の判定はおもて試験で行われ，被験血球上の抗原を動物に作製した抗D血清試薬を用いて，凝集反応で判定する．検査で，D(−)と判定された場合は，これが真のD(−)か，あるいは抗原性が減弱したタイプ（D^u抗原）か，間接グロブリン試験で確認する．

3) 抗体スクリーニング

赤血球輸血を予定する際，あらかじめ，受血者血清中に存在する抗赤血球免疫抗体すなわち不規則IgG抗体を検出することをいう．Rh系（D, E/e, C/c），Lewis系，MNSs系，Duffy系などの表現系がわかっているO型血球試薬パネルに被験血清を加え，間接グロブリン試験で判定する．抗体スクリーニングが陽性なら，さらに抗体を同定し，対応抗原陰性の適合血を輸血の際使用する．

4) 交差適合試験

用意された供血者血液が受血者と適合するか否かを輸血直前に最終的にチェックする検査である．供血者血球と受血者血清を用いた主試験と供血者血清と受血者血球を用いた副試験がある．前もって，受血者と供血者の血液型検査と不規則抗体スクリーニングが正しく行われていれば，副試験は省略してよい．判定は血球の凝集反応で行われ，以下の方法がある．

① 生理食塩水法：室温で行い，IgM型の規則抗体を検出する．したがって，少なくともABO式血液型の不適合をチェックできる．

② アルブミン法または酵素法：重合アルブミンを加えるかあるいはブロメリンなどの赤血球膜を修飾する酵素を加え，37°Cで凝集反応を検出する方法である．これらの処置により，赤血球同士の距離がより近接して，IgG型不規則抗体の一部では凝集反応を促進することで検出可能となる．

③ 間接抗グロブリン（間接Coombs）法：血清中のIgG抗体を37°Cで赤血球上に結合させ，動物に作製した抗ヒトIgG血清（Coombs血清）を二次抗体として加えることで，凝集反応を惹起させ，不規則抗体を検出する．赤血球に結合しても目にみえる凝集として現れない抗体を，抗グロブリンが橋渡しの

役目をして凝集が観察できるようにしたものである．本法がもっとも鋭敏な検査法であるが，時間を要する．

通常では，①＋②＋③の順に検査を行い，緊急の場合は①あるいは①＋②が用いられる．

5） その他の事前・事後検査

末梢血スクリーニング，凝固スクリーニング（PT，APTT，フィブリノゲン）はそれぞれの血液製剤の適応を決定するとともに，その効果判定に重要である．また，感染症のチェックも重要で，とくに輸血後肝炎のための事後肝機能スクリーニングは必須である．HIV 抗体の事後検査は保険で認められている．

C. 輸血製剤の基礎知識

1） 種　　類（表7）

血液製剤は輸血用血液製剤と血漿分画製剤に分けられ，輸血用血液製剤はそのままの血液である全血製剤と赤血球，血小板，血漿の各成分に分離された成分製剤に分けられる．さらに，分離された血漿はアルブミン，γグロブリンあるいは凝固第Ⅷ因子などの濃縮製剤（血漿分画製剤）を製造するための原料としても使用される（原料血漿）．わが国では，輸血用血液製剤はすべて，ボランティアからの無償の献血により賄われ，日本赤十字社が委託製造している．しかしながら，原料血漿に関してはまだその 50％以上が外国からの輸入に依存している．

2） 内　　容

静脈穿刺により抗凝固・保存液が入った血液バッグに直接採取する方法（全血採血）と成分採血装置により目的の成分（血小板か血漿）のみを採取する方法（成分採血）がある．

全血採血における標準的な成分分離法の1例は以下のようである．まず，200 ml（1単位）あるいは 400 ml（2単位）の全血が入ったバッグを軽遠心する．上から比重の軽い順に多血小板血漿，白血球バッフィコート，赤血球層の各成分が分離される．そのうち多血小板血漿は，さらに重遠心が加えられ，血漿と濃縮血小板分画（濃厚血小板 platelet concentrate：PC）に分かれ，血漿はそのまま血漿製剤として凍結保存される（新鮮凍結血漿 fresh　frozen

表7 おもな輸血用血液製剤の概要

	種類	略号	有効期限	保存条件	内容(単位当り)	適応	投与用量
全血製剤	人全血液	WB	21日	4℃	230 ml	赤血球,血漿を同時に補充,交換輸血	
成分製剤 血球成分	濃厚赤血球	RC-MAP	21日	4℃	140 ml	赤血球不足,機能低下に基づく酸素運搬能低下の補正	1回2単位でHb値1~2 g/dl 上昇が期待
成分製剤 血球成分	洗浄赤血球	WRC	24時間	4℃	200 ml	血漿成分に基づく副作用の予防	
成分製剤 血球成分	白血球除去赤血球	LPRC	24時間	4℃	200 ml	白血球成分に基づく副作用の予防	
成分製剤 血球成分	濃厚血小板(HLA適合を含む)	PC	3日	20~24℃(要振盪)	20 ml	血小板減少,機能低下に基づく出血の治療もしくは出血予防	1回10~20単位で血小板数5万/l の上昇が期待
成分製剤 血漿成分*	新鮮凍結血漿	FFP	1年	−20℃(凍結後4℃)	80 ml	凝固因子の補充複合型凝固因子欠乏症:(肝疾患,DICなど)の治療	1回5~7単位で凝固因子20~30%の上昇が期待

*:血漿分画製剤(アルブミン,凝固因子製剤,免疫グロブリンなど)は含まない.

plasma:FFP)かあるいは血漿分画製剤のための原料血漿になる.赤血球分画は専用の保存液 MAP が加えられ,濃厚赤血球製剤(赤血球 MAP red cell-MAP:RC-MAP)となる.成分採血装置を使用して分離された成分製剤(シングルドナー製剤あるいはアフェレーシス製剤ともよぶ)は,血漿に関しては5,10単位,また血小板製剤に関しては5,10,15,20単位相当分のものが採取される.

3) 保　　存

　全血製剤はクエン酸(citrate:C),リン酸(phosphate:P)そしてブドウ糖(dextrose:D)を含んだ抗凝固保存液(CPD)とともに採取され,また赤血球製剤はそれらにアデニンとマンニトールを加えた MAP 液とともに,4℃で保存される.保存液とともに4℃で保存された赤血球は21日間保存できる.成分採血では抗凝固保存液として ACD-A 液が使用される.血小板製剤は一定の振盪を加えながら室温で3日間,FFP は−20℃以下で1年間保存できる.

D. 輸血製剤の使い方

輸血用血液製剤はドナーより採取後一定の保存期間中に，患者に直接投与される．それに比較して，血漿分画製剤は，各成分に分画・精製される過程で加熱などの混入ウイルスの不活化処理がなされているため，より安全性は高い．

1） 全 血 製 剤

血液保存液（CPD液）と混合された血液である．以前には，採血後24時間以内に使用される当日新鮮血，3日以内のものを新鮮血，それ以降21日まで保存されたものを保存血と区別されていた．主要血液成分（とくに赤血球と血漿）の同時補給のために使用される．しかし成分製剤で対処することができ，必要とする病態は新生児の交換輸血などごく限られている．大量出血時にはその出血量に合わせて必要な血液成分製剤や輸液を順次選択する成分輸血療法で対処する（図6）．

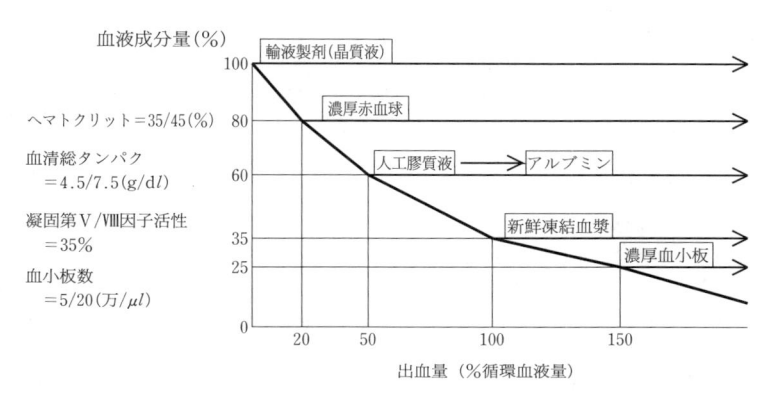

図6 出血患者における成分輸血療法

循環血液量の20％までの出血では乳酸加リンゲル液などの晶質液のみで対応し，無輸血ですませる．貧血（Ht 35％に低下）が進行してはじめて赤血球を輸血し，出血が50％以上になると低タンパク血症（TP 4.5 g/dlに低下）が出現する．膠質浸透圧を維持し，循環血液量を保つために，人工膠質液やアルブミンを追加する．さらに100％以上の出血では希釈性凝固障害や血小板減少症が出現する場合があり，それぞれの製剤を追加する．

(Lundsgaard-Hansen P : Component therapy of surgical hemorrhage : Red cell concentrates, colloids and crystalloids. *Bibl Haemat,* 46 : 147〜169, 1980 より改変して引用)

2) 赤血球製剤（CRC）

濃厚赤血球製剤（RC-MAP）は，全血から血漿や血小板を分取した残りの赤血球分画にMAP保存液を加えたものである．保存期間は21日で，残存する血漿成分を生理食塩水で洗浄除去したものが洗浄赤血球（WRC），フィルターにより残存白血球を除去したものが白血球除去赤血球（LPRC）である．

a) 適　応

赤血球不足またはその機能廃絶による酵素運搬能力の低下を補充．

① 急性貧血（手術，急性出血）（図6）

原則として出血量（循環血液量に対する割合，％）

（循環血液量(ml)＝体重(kg)×70），

　　＜15〜20％　　　　晶質液のみ（無輸血）
　　≦20〜50％＜　　　晶質液とCRCの併用
　　≦50〜100％＜　　晶質液，CRC，人工膠質液，アルブミンの併用
　　100％≦　　　　　 血漿製剤，血小板製剤を追加

② 慢性貧血（骨髄機能不全，赤血球寿命低下）

造血器疾患や化学療法時の骨髄機能に伴う赤血球産生能の低下に伴う，組織の酸素化の障害が明らかで，貧血において心肺機能などによる代償能力を評価して輸血を決定．

　　原則としてHb値　　10 g/dl　　適応なし
　　　　　　　　　　　　5〜10 g/dl　代償能力を考慮して適応決定
　　　　　　　　　　　　＜5 g/dl　　絶対適応

心不全などの代償機能低下例や活動性を要する（社会的適応）患者ではこれらの基準値は下げるべきである．

b) 洗浄赤血球

残存する血漿成分に対するアレルギー/アナフィラキシー反応（発熱，じんま疹，喘鳴など）を有する頻回輸血患者，抗IgA抗体を有する先天性IgA欠損症あるいは補体成分の補充が好ましくない発作性夜間血色素尿症（PNH），そしてカリウム投与が好ましくない慢性腎不全で適応．

c) 白血球除去赤血球

残存する白血球成分に対するアレルギー/アナフィラキシー反応やHLA同種免疫感作などの異常免疫反応を予防する目的で，頻回輸血患者（とくに骨髄移植時，造血器悪性腫瘍における化学療法後の骨髄無形成時などの免疫不全状態にある場合）で適応．

d) 評価事項

① 心肺機能（代償性か非代償性か）

② 効果判定：組織の酸素化障害に基づく臨床症状の改善を判定する．原則として，成人において 2 単位（全血 400 ml 由来）の赤血球輸血で，Hb 1～2 g/dl，Ht 3～6 ％の上昇が期待される．出血や溶血，巨大脾腫など赤血球寿命の短縮が予想される病態では，この数値が低下する．

e） 適応外

代償性貧血，他の治療により回復する慢性貧血（鉄欠乏性貧血，悪性貧血など）．

3） 血小板製剤（PC）

200 ml（1 単位）もしくは 400 ml（2 単位）の全血由来のもの（ランダムドナー PC）あるいは血液成分採血装置により得られた成分製剤（シングルドナーあるいはアフェレーシス PC：5, 10, 15, 20 単位相当）で 1 単位 20 ml の濃厚血小板浮遊血漿で約 2×10^{10} 個の血小板を含有する．

a） 適 応

血小板の減少（通常 2 万/μl 以下）もしくは機能障害に基づいた活動性出血の治療あるいは高率に予想される出血の予防．

① 血小板減少もしくは機能異常に基づく活動性出血の治療
② 血小板産生低下に基づく疾患での出血予防
③ 血小板減少症もしくは機能異常症の外科的処置における出血予防（通常血小板数 5 万/μl 以上を保つ．人工心肺手術，脳外科手術では 10 万/μl 以上）
④ 相対的適応として，ITP などの免疫性血小板減少症では，通常他の治療法を優先させる．また，MDS や再生不良性貧血などの慢性疾患においては，たとえ血小板数が基準値以下でもすぐには適応にはならない．

b） 投与方法

予想増加数（/μl）＝輸血された血小板数÷循環血液量（ml）×2/3（脾臓へのトラップ）×10^{-3} で計算する．成人男子で血小板数を 5 万/μl 増加させるには，全循環血液量を 4 l とすると，3×10^{11} 個の血小板が必要である．これは PC（単位当り 2×10^{10} 個の血小板が含有）15 単位に匹敵する．血小板の生体内での半減期は約 3～5 日で，血小板産生のまったく停止した状態においては 1 回 10～20 単位の PC を週 2～3 回投与する．

c） 評価事項

血小板輸血後 1 時間，24 時間（翌日）での血小板数の測定は輸血の効果を評価するのに重要である．予想増加値と比較し，回収率が 10 ％以下を持続する場合を血小板輸血不応状態とよぶ（輸血副作用：E.4）参照）．その原因を評価し，たとえば抗 HLA 同種抗体の存在が明らかとなれば，場合によっては

HLA適合血小板の使用を考慮する．

4) 新鮮凍結血漿 (FFP)

ランダムドナー由来各1単位 (80 ml), 2単位そしてシングルドナー由来5単位の製剤がある．採血後すぐに−20°Cにて保存され，37°Cで解凍後使用する．そのため第V, VIII因子などの不安定凝固因子も失活せず保存される．解凍後は時間とともに凝固因子活性は低下するため，少なくとも24時間以内に用いる（4°Cで保存した場合）．

a) 適 応

凝固因子の補充療法として用いる．原則として複合型凝固障害（DIC, 急性肝不全，大量出血に伴う希釈性凝固障害，クマリン系抗凝固薬の緊急補正）での出血治療，手術時出血予防に使用する．また，特定の凝固因子製剤のない第V, XI因子欠乏症もしくは循環抗凝血素でも適応となる．TTP/HUSでは例外的に患者で欠損している血漿因子 (von Willebrand因子プロセッシング酵素) の補充のために用いる．

b) 基準値と投与量

プロトロンビン活性30％以下あるいはAPTTが正常値より1.5倍以上延長あるいはフィブリノゲン100 mg/dl以下のとき．5〜7単位 (400〜700 ml) の投与で凝固因子活性は20〜30％上昇が期待される．

c) 適応外

循環血漿量の維持や慢性低タンパク血症を含め，単なる血漿タンパク濃度の維持や栄養状態の改善を目的とした場合．とくに，前2者は安全でより有効なアルブミン製剤の適応である．

E. 輸血の副作用と対策

輸血による副作用（表8）の知識とその可及的予防を常に心がける．発症の時期から即時型と遅延型に，またその発症機序から免疫性と非免疫性に区分される．主だったものについて以下に記す．

1) 溶血反応

血液型不適合により起こる．ABO式血液型規則抗体（補体結合性IgM抗体）による血管内溶血を主体とした重篤な病態である即時型，ならびに不規則抗体 (Rh, Kidd, Duffy, Diegoなどの IgG抗体) による血管外溶血を主体

表8 輸血に伴う副作用

1. 免疫学的	2. 非免疫学的
a. 同種抗体 ・赤血球 　溶血 ｛即時型／遅延型｝ ・白血球 　非溶血性発熱反応 　アレルギー/アナフィラキシー反応 　急性肺傷害（ドナー由来） ・血小板 　血小板輸血不応 　輸血後紫斑病 ・血漿タンパク 　アレルギー/アナフィラキシー反応 b. 輸血後GVHD	a. 感染症 ・細菌（敗血症） 　エルシニア ・ウイルス 　HBV, HCV, HTLV-1, HIV-1 　CMV, EBV, パルボB19, 熱帯出血熱 ・梅毒 ・マラリア原虫, リケッチャ b. 大量輸血 ・ヘモジデローシス ・クエン酸中毒 ・希釈性凝固障害, 血小板減少症 ・容量負荷（循環不全） ・高カリウム血症 c. 手技の過誤 ・機械的溶血 ・空気塞栓

とした遅延型に分類される．

a） 臨床症状

血管内溶血反応は輸血開始後15分以内に顔面紅潮，発熱，腰背部痛，胸部圧迫感などの急性症状を呈し発症する．低血圧は突発し，麻酔時などの意識のない患者では唯一の徴候であることが多い．輸血量の増加とともにDIC，ショック，腎不全となり予後不良となる．しかし200 ml以下の輸血では死亡率は低い．遅延型溶血反応は3〜10日後に発熱，黄疸，血色素尿，貧血などで気づかれるが重篤になることはまれである．

b） ベッドサイドでの対応

輸血開始後まもなく発症した発熱反応に対しは，以下の処置が推奨される．

① ただちに輸血を中止する．これは厳守すべきで，溶血反応の発症率や死亡率は輸血された不適合血の容量に依存するからである．

② 血圧をただちに測定する．もし血圧が低下しているなら，以下の処置を行う．

・輸液を開始する．できれば，血管容量を急速に拡大する作用のある膠質液を使用する．

・ドパミンを開始する．腎不全が予後不良因子であるため，腎血管の拡張作用を有する本薬剤が好んで用いられる．

・DICの発症を警戒する．

c）診　断

一度，患者の状態が安定すれば，以下の処置を行う．

① 血液検体を採取し，遊離ヘモグロビンの存在を示唆するピンク～赤の血漿の色調を調べる（血管内溶血の診断）．

② 新鮮尿を採取し，試験紙法で潜血反応を調べる（血管内溶血の診断）．

③ 血液検体の直接抗グロブリン試験を依頼する．陽性結果は溶血反応を確定する．しかし，輸血された供血者由来の赤血球のほとんどがすでに溶血していれば，直接抗グロブリン試験が陰性になる可能性もある．

d）予防対策

ABO式血液型不適合輸血の原因の70％は技術的なミスではなく事務的なミスである．確認行為の徹底と輸血開始後（15分以内）のベッドサイドでの観察を励行する．遅延型溶血に対しては頻回輸血患者との不規則抗体のチェックを繰り返すことで可及的に予防できる．

2）非溶血性急性反応

発熱，戦慄を主体として非溶血性発熱反応とじんま疹や喘鳴，さらに重篤の場合肺水腫などの呼吸不全を呈するアレルギー／アナフィラキシー反応がある．前者は混入する白血球や血小板，後者は白血球や血漿因子に対する同種抗体もしくはそれらに由来するサイトカインなどの生理活性物質（インターロイキン1β，TNFαなど）を原因とする急性反応で，日常もっとも多く遭遇する副作用である（5～10％の輸血で合併）．ショックを伴う重篤なアナフィラキシー反応はまれであるが，IgA欠損症を念頭におく．

a）ベッドサイドでの対応

原則として，輸血速度を落とし，バイタルサインを確認しながら臨床経過を追う．症状が進行するときは，輸血を中止する．軽度のアレルギー反応には抗ヒスタミン薬を，アナフィラキシー反応では副腎皮質ホルモンなどを使用する．まれではあるが，細菌混入の可能性も考えなくてはいけないため，全身硬直や呼吸困難などの全身症状を伴った発熱時には輸血製剤や患者の血液培養が推奨される．

b）予防対策

前者は白血球除去製剤を使用し予防できる．血小板製剤に対しては専用のフィルターを使用する．同時に後者に対しても白血球除去製剤あるいは洗浄赤血球を用いる．ただし血小板製剤を洗浄することは容易でなく，この目的のため，血漿成分を遠心して可及的に除去した濃縮製剤を使用する．

3） 急性肺傷害（transfusion-related acute lung injury：TRALI）

輸血に伴う急性呼吸不全はきわめてまれであり，その頻度は5000回の輸血に1回程度と推定される．製剤中に存在する供血者由来の抗白血球抗体が，輸血により患者白血球に結合し，その結果，肺の微小循環での急速な白血球の活性化が引き起こされ，急性呼吸窮迫症候群（ARDS）を発症させる．呼吸困難や低酸素血症といった呼吸障害の徴候は，ふつう輸血開始後2～3時間以内に現れる．発熱は一般的で，低血圧の合併も報告されている．胸部単純X線上ではびまん性の肺浸潤像を示す．急性症状は重篤となることがあるが，1週間で快方に向かうのがふつうである．

4） 血小板輸血不応状態

輸血製剤中に混入した白血球で感作された抗HLA同種抗体により，輸注した血小板（血小板上にもHLA抗原クラスIが存在）はただちにオプソナイズされ網内系で処理されてしまう．その結果，輸血したにもかかわらず，血小板数の上昇が得られない．白血病などの頻回輸血患者の30～50％に発症する．また，まれには抗HPA抗体で起こることがある．

a） 予防対策

白血球除去製剤（赤血球，血小板）を使用することで発症率は10％以下に低下する．抗体が生じた例で効果的な血小板輸血が必要なとき（出血，手術など）はHLA適合血小板（シングルドナー由来）を依頼する．

5） 輸血後移植片対宿主病（GVHD：graft versus host disease）

輸血製剤中に混入した供血者リンパ球が受血者中で増殖し，その組織を非自己とみなし破壊する病態である．

a） 原　因

通常は生体内に入っても非自己として排除されるはずである供血者リンパ球が，受血者に受け入れられる機序として，①HLAの供血者・受血者間の一方向性不一致の存在，②受血者の免疫能の低下，が考えられている．①に関しては多くの例で実証されているが，単一民族であるわが国での発症率が高いこと（1/10000）や親族間の輸血（1/1000）で高頻度に起こることの説明となる．一方，老人，担癌患者，手術例で多くみられることから，②の関与も影響している．混入リンパ球の活性も重要で，2週間以上保存した血液では発症していない．

b） 臨床症状

発熱，紅斑，肝障害，下痢，汎血球減少が輸血後7～10日前後から出現し，

治療にほとんど反応せず，多臓器不全により急激な経過をとる．同種造血幹細胞移植に伴う急性GVHDとの相違は，本症では早期に発症し，必ず汎血球減少を合併し，治療法がなく致死的であることである．したがって，予防対策が重要視される．

c) 予防対策

すべての輸血患者，とくにリスクの高い患者（骨髄移植，人工心肺による開胸手術，未熟児，先天性免疫不全）では混入リンパ球を効果的に不活性化させる放射線照射製剤（血球製剤のみ，15～30 Gyの照射：院内に照射装置のない施設では日本赤十字社から供給される照射製剤（全血，赤血球，血小板）を使用する）を用いることでほぼ100％予防できる．緊急の場合は白血球除去フィルターの使用も効果が期待できる可能性がある．

6) 感染症の伝播

多くの病原体が輸血を介して感染する．わが国では供血者への問診強化と抗体スクリーニングの徹底で梅毒やHCV，HBV，HIV-1，HTLV-1，パルボB19などのウイルス感染の予防はほぼ100％達成できている．しかし感染性があるにもかかわらず抗体出現前の期間（window period）に供血された陽性血液による発症がある（肝炎は1/1000以下，HIV-1は1/100万の頻度）．しかし，EBウイルスやマラリア原虫その他の病原体の混入は現時点では完全に予防できない．幸い，Creutzfeldt-Jakob病の病原物質であるプリオン体の混入による本症発症の報告はなく，輸血が感染源となる可能性は否定的である．

a) 予防対策

白血球を介して感染する病原体（CMV，HIV-1，HTLV-1，EBウイルスなど）では白血球除去製剤を使用することでその発症の予防が可能かもしれない．CMV陰性ドナー由来輸血製剤が造血幹細胞移植患者で用いられる．

b) 追跡調査

輸血後の経過観察が必要で，少なくとも肝炎の可能性はチェックする．またHIV抗体検査は保険で承認されている．

3. 抗生物質

A. 抗生物質投与を行う前に

1) 感染症の確認

抗生物質の投与を行うには,まず感染症の確認を行う必要がある.よく知られているように発熱がただちに感染症とはならない.また,感染症であっても,抗生物質が有効な疾患と限らない.つまり,ウイルス感染症であることが多い.

抗生物質の有効な細菌感染症はウイルス感染症に比較して,重症感が存在する.悪寒戦慄を伴うことも多いし,また感染臓器の症状が強く出る.一方,ウイルス感染症は比較的全身的症状を呈する(表9).また,白血球数,CRPなどの数値は一般に細菌感染においては増加しているが,ウイルス疾患では正常値に近い値を示す.

表9 細菌感染症とウイルス感染症の違い

	細菌感染症	ウイルス感染症
全身状態	より重症	比較的軽度
発熱	高熱	より軽度
感染臓器	より限定	全身的
発疹	比較的まれ	出現しやすい
白血球数	増加	正常範囲内が多い
CRP	高値	低値

2) bacteriological statistics

この概念は感染症の治療において,抗生物質の選択を行ううえで重要なものである.

つまり,ある感染臓器に感染を起こす微生物はある程度決まっており,それら以外の微生物が感染を起こすことはたいへんまれである.したがって,頻度が高い順に原因菌を念頭におけば抗生物質の選択は比較的容易である.例として市中感染肺炎と院内感染肺炎のbacteriological statisticsをあげる(表10).市中感染肺炎はもっとも多く肺炎球菌により引き起こされ,ついでマイコプラズマが多い.したがって,市中感染肺炎ではペニシリン系あるいはマクロライド系の選択となる.

また,尿路感染症の大部分(90%)は大腸菌によって起こされる.残りの

表10 肺炎における bacteriological Statistics

	市中感染肺炎	院内感染肺炎
肺炎球菌	40〜60%	10%
インフルエンザ菌	5%	まれ
レジオネラ菌	まれ〜1%	まれ〜1%
ブドウ球菌	1〜5%	20〜30%（MRSAを含む）
グラム陰性桿菌	1%	50〜60%
マイコプラズマ	10〜20%	まれ
クラミジア	1%	まれ
ウイルス	10%	まれ

10％はクレブシエラなどのグラム陰性桿菌である．市中でみられる膀胱炎あるいは腎盂炎に対しては，大腸菌への対応を考慮すれば十分である．

3） 感染症と年齢と基礎疾患

感染症へのアプローチとして考慮すべきことは，年齢を念頭におくことである．

前述の市中感染肺炎において，肺炎球菌とマイコプラズマが原因菌として多数をしめる．しかし，肺炎球菌による肺炎は比較的高齢者（65歳以上）にみられる．まれではあるがグラム陰性桿菌による肺炎（主としてクレブシエラ・大腸菌）も高齢者に多い．一方，マイコプラズマ肺炎は比較的若年者に多くみられ，肺炎球菌肺炎はまず経験をしない．一方，ウイルス性肺炎は小児から若年者に比較的よくみられる．

年齢によって，原因菌の違いがみられる感染症は市中感染細菌性髄膜炎である．新生児における原因菌は大腸菌とB群連鎖球菌であり，5歳くらいまでの小児で原因菌としてもっとも多いのはインフルエンザ菌である．ついで，髄膜炎菌・肺炎球菌となる．さらに，年齢が進むと肺炎球菌と髄膜炎菌が主体となる．65歳以上の年齢相では肺炎球菌とグラム陰性桿菌（大腸菌・クレブシエラなど）が原因菌の大部分をしめる（表11）．

細菌性髄膜炎を基礎疾患を考慮してみていくと，原因菌の予測がつく．脳外科的手技を受けた症例の髄膜炎は黄色ブドウ球菌・緑膿菌によって引き起こされることが多い．一方，脳外科的にシャントが挿入された症例では表皮ブドウ

表11 細菌性髄膜炎の原因菌の年齢による違い

新生児	：大腸菌，B群連鎖球菌
小児	：インフルエンザ菌，髄膜炎菌，肺炎球菌
思春期〜成人	：肺炎球菌，髄膜炎菌
高齢者	：肺炎球菌，グラム陰性桿菌（大腸菌，クレブシエラなど）

球菌（*Staphylococcus epidermidis*）・カンジダによる感染症がみられる．交通事故あるいは脳外科的手技後による髄液漏の存在する症例では肺炎球菌による髄膜炎を経験する．

4） グラム染色

グラム染色は感染症を引き起こした細菌を同定する手技として非常に重要なものである．細菌の培養の結果を得るには少なくとも数日かかるので，グラム染色によってみられた細菌に対して抗生物質を開始する．

グラム染色の検体として，もっともよく利用されるのは市中感染肺炎例の喀痰である．また，一般に常在菌のいない部位からの検体，髄液・胸水・腹水・関節液などのなかにグラム染色にて細菌を認めた場合には，原因菌として決めてよい．

グラム陽性球菌に対して，ペニシリン系抗生物質が第1選択となる（表12）．また，第1世代セフェム系抗生物質を選択しても大きなまちがいとならない．しかし，ペニシリン耐性肺炎球菌，ペニシリン耐性腸球菌，MRSAが存在することを理解しておく必要がある．グラム陰性球菌には髄膜炎菌，淋菌，モラキセラがある．ペニシリン系が第1選択であるが，淋菌ではペニシリン耐性率が増加している．グラム陽性桿菌には破傷風菌，クロストリジウムなどがあるが，臨床的にはリステリア菌が感染を起こしてくる．ペニシリン系が

表12 グラム染色と抗生物質の選択

	グラム陽性菌	グラム陰性菌
球菌	ブドウ球菌 連鎖球菌 肺炎球菌 腸球菌	髄膜炎菌[1] 淋菌[2]
	選択薬 　ペニシリン系	選択薬 　[1]ペニシリンG 　[2]セフトリアキソン
桿菌	破傷風菌 クロストリジウム リステリア菌[3]	大腸菌 クレブシエラ セラチア 緑膿菌　など
	選択薬 　ペニシリン系 　（[3]アンピシリン）	選択薬 　セフェム系 　モノバクタム系 　カルバペネム系 　ニューキノロン系

第1選択となる．もっとも多く経験される細菌はグラム陰性桿菌である．このグループには大腸菌，クレブシエラ，緑膿菌，セラチアなどが含まれる．これらに対してはセフェム系，アミノ配糖体抗生物質などであるが，実際には各病院における感受性検査の結果を元にして，どの抗生物質が有効であるかを示す必要がある．

5) 培養方法

抗生物質をはじめる前にはかならず，血液培養・尿培養・その他の必要な培養を採取する．血液培養が陽性となる頻度は胆管炎で80〜90％，肺炎球菌肺炎で25〜30％とそれほど高くはないが，得るべきである．抗生物質を開始した後，発熱が持続する場合に，原因菌が判明していて抗生物質が使用されたのか，不明のままに投与されているのかの判断に用いられる．

B. 抗生物質投与に当たって

1) 単剤投与と併用療法の比較

感染症は一般に単一の原因菌によって引き起こされるので，抗生物質は単剤投与とすべきである．しかも原因菌のみに有効で人間の体内に存在する常在菌を殺菌しないようなナロースペクトルの抗生物質を使用する．菌交代症を防ぎ，また常在菌による生体に存在する防御機能を破壊しないようにする．

併用療法の意義は比較的限られており，1種類の抗生物質より，2種類，さらに3種類と増やせば，さらによい効果が得られるものではない．併用療法の効果の得られる例を表13に示す．市中感染の重症感染が疑われる場合には（敗血症），ペニシリン系薬とアミノ配糖体抗生物質（AMGS）の併用，あるいはセフェム系（第1世代）とAMGSを併用する．

併用療法で相乗作用が得られる治療方法には腸球菌心内膜炎の治療にペニシ

表13 抗生物質の併用効果の有効性

相乗作用	ペニシリン＋アミノ配糖体抗生物質（AMGS）	腸球菌心内膜炎
	ピペラシリン＋AMGS	緑膿菌感染症
	ペニシリンG＋AMGS	腸球菌心内膜炎
	アムホテリシンB＋フルシトシン	クリプトコックス髄膜炎
重症感染症		
市中感染	第1世代セフェム＋AMGS	
院内感染	第3世代セフェム＋AMGS	
複数菌感染症	クリンダマイシン＋AMGS	
耐性菌出現抑制	イソニアジド＋リファンピシン	

リンGとゲンタミシンの併用投与がある．また，いわゆる緑色連鎖球菌による心内膜炎に対しても，ペニシリンGとアミノ配糖体抗生物質の併用により，治療期間を短縮することが可能である．同様にクリプトコックス髄膜炎に対して，アムホテリシンBとフルシトシンとの併用で治療期間の短縮が可能である．

また，複数菌感染症（嫌気性菌と好気性菌感染症）に対して嫌気性菌に有効な抗生物質と好気性菌に有効な抗生物質を併用する．また，耐性菌の出現を阻止するために，結核症の治療において2剤あるいは3剤を使用する（表13）．

2） 抗生物質をただちに投与する状況

臓器感染症が明らかであるときには，培養検体を採取後に治療を開始する．肺炎・腎盂炎・胆嚢炎などである．また，細菌性髄膜炎では30～60分の治療の遅れが致命的となりうる．血液培養と髄液検査後にただちに抗生物質を開始する．敗血症を思わせる重症感染症でも抗生物質の投与をはじめる．急性白血病症例において，好中球数が$500/\mu l$を切っているときに発熱した場合，抗生物質を開始しないと，ショックに陥る．急性心内膜炎も抗生物質の早急の投与を行う適応となる．糖尿病例にみられる壊疽も抗生物質投与の対象となる（表14）．

表14 抗生物質をただちに開始する状況

> 明らかな臓器感染症
>   肺炎・腎盂炎・胆嚢胆管炎
> 細菌性髄膜炎
> 敗血症あるいは敗血症の疑い
> 好中球減少例の発熱
> 急性心内膜炎
> 糖尿病例の壊疽

前述したように，全身状態がよく，発熱の原因がはっきりしない例では，抗生物質の投与を行わずに，経過をみる方法をとるべきである．典型的不明熱においては原因が不明だから，原因を確定するまで抗生物質の投与をさけるべきである．

3） 予測的投与

empiric therapyとよばれるが，臓器感染がはっきりせず，かつ患者は重症で敗血症様の状況を呈しているような場合，至急に血液培養などを採取し，ただちに抗生物質を開始する必要がしばしばある．

市中感染症では，アンピシリン-スルバクタム合剤にアミノ配糖体抗生物質

の併用,あるいは第1世代セフェム薬とアミノ配糖体抗生物質の併用投与を行う.一方,院内感染症に対しては,第3世代セフェムあるいはカルバペネム系薬とアミノ配糖体抗生物質の併用を行う.

予測的投与を開始した後も,常に原因菌の検索を行うことと,抗生物質の調整が可能なのか,あるいはすべて中止可能であるかを検討していく必要がある.

4) 抗生物質の予防的投与

抗生物質の予防的投与は内科的なものと,外科的なものとに分けられる(表15).内科的予防的投与はある特異的細菌に対する投与であり,比較的長時間であるが,外科的投与は常在菌(皮膚・粘膜)に対する使用であり,術前,とくに1時間前1回の投与で十分である.術後には抗生物質の投与を行う必要はない.

内科的予防的投与の例は表15にあげてあるが,これ以外に予防的投与としてはあまりない.したがって,感冒の治療に予防的投与として抗生物質を使用するのは正しくない.当然,高齢者の発熱に対し,肺炎の予防として投与する根拠も証明されていない.

表15 抗生物質の予防的投与

内科的予防的投与:限られた微生物,比較的長期投与期間

疾患	対象微生物	投与期間	抗生物質
リウマチ熱	溶血連鎖球菌	20歳まで	ペニシリン
心内膜炎	口腔内連鎖球菌	数時間	アモキシシリン
髄膜炎菌髄膜炎	髄膜炎菌	2日間(家族に対して)	リファンピシン
結核	結核菌	6〜12か月(家族に対して)	イソニアジド
カリニ肺炎	ニューモシスチス・カリニ	発症あるいは再発まで	ST合剤
クリプトコックス髄膜炎	クリプトコックス	再発まで	フルコナゾール
マラリア	マラリア原虫	流行地滞在中	クロロキンあるいはドキシサイクリン

外科的予防的投与:ブドウ球菌,表皮ブドウ球菌,グラム陰性桿菌,手術前投与

5) 抗生物質を投与せずに経過をみる状況

発熱がすべて抗生物質の効奏するものではないことは周知のことである.発熱症例に対して,医師として行うべき重要なことは患者から十分な情報を得ることである.つまり,現病歴をはじめとして,詳細なヒストリーを聴取することと,身体所見をきちんととることである.身体所見において眼底所見をみないことや,直腸診を抜かしてしまうことはあってはならない.

このようにして,抗生物質を開始する必要がないと判断できれば,注意深く

経過をみるべきである。こうすることにより、医師としての能力を高めることが同時にできる。

C. 抗生物質投与の終了に当たって

1) 投与終了のタイミング

感染症に対して適切な抗生物質が使用されると、患者は全身状態の改善を感じる。また、解熱傾向が2～3日で現れる。同時に、CRP値の低下がみられるようになる。肺炎球菌による肺炎の場合、ペニシリン系薬にて劇的な解熱 (crisis) をみる。

ブドウ球菌による感染症や骨髄炎、心内膜炎では治療は長期になるが、一般に治療期間は2～3週間である（表16）。

表16 抗生物質の投与期間

	一般的投与期間	(オプショナル)
感染性心内膜炎	4週	(+2～4週)
骨髄炎	4週	(+2週)
黄色ブドウ球菌敗血症	3週	(+3週)
細菌性前立腺炎	4週	
腹腔内感染症	2週	(+2週)
肺炎	2週	(+1週)
腎盂腎炎	2週	
細菌性関節炎	2週	
細菌性髄膜炎	2週	
蜂窩織炎	1週	

2) 投与中止の状況と再評価

抗生物質の投与をしばしば中止しなければならない状態がみられる。抗生物質に対する薬疹はしばしば経験される。あるいは、抗生物質に関連した下痢が出現した場合には中止しなければならない。このように、抗生物質に起因した副作用が出現した場合には、中止して他の抗生物質に変更する必要がある。

さらに、抗生物質を開始しても、発熱が持続するあるいは再発する状況を経験するが、宿主側と治療側のいくつかの要因があげられる（表17）。われわれは感染症の症例を治療するに当たって、効奏していない場合には表17にある点を考慮に入れておく必要がある。

表17 抗生物質投与後の発熱の原因

抗生物質の選択の誤り
　　無効の抗生物質投与, ウイルス疾患への投与
膿瘍の存在
感染した異物の存在
抗生物質の投与期間, 投与方法の誤り
患者のコンプライアンス
薬剤熱
診断の誤り

D. 主要な抗生物質の特徴（表18）

1） ペニシリン系抗生物質

ペニシリン系薬は日本を除くと世界的にもっともよく使われている抗生物質である.

表18 抗菌薬の分類

殺菌性抗菌薬	静菌性抗菌薬
βラクタム系薬剤 　ペニシリン系 　セフェム系 　モノバクタム系 　カルバペネム系 アミノ配糖体系薬剤 バンコマイシン ニューキノロン系薬剤 トリメトプリム・スルファメトキサゾール	マクロライド系薬剤 テトラサイクリン系薬剤 クリンダマイシン

a） ペニシリンG

ペニシリンGは肺炎球菌・連鎖球菌・髄膜炎菌・トレポネーマ・アクチノミセス・クロストリジアに対して強い抗菌力を有する. 淋菌はすでにペニシリンGに耐性となっているので, 他の薬剤を使用する. 腸球菌感染症の治療において, アミノ配糖体抗生物質との併用にて相乗作用が得られる（心内膜炎・髄膜炎）.

b） アンピシリン, アモキシシリン, ピペラシリン

アンピシリン, アモキシシリン, ピペラシリンなどはペニシリンGに比較すると, グラム陰性桿菌に対して抗菌力が強くなっているが, βラクタマーゼにより不活性化されてしまう.

アンピシリンとアモキシシリンは大腸菌や変形菌あるいはインフルエンザ菌に有効であり, ピペラシリンは緑膿菌に有効性をもち, とくにアミノ配糖体と

の併合にて緑膿菌には相乗作用を有する．

c) βラクタマーゼ耐性ペニシリン

クロキサシリンはブドウ球菌のラクタマーゼに耐性であることから，メチシリン感受性ブドウ球菌（MSSA）感染症に使用される．また，最近，βラクタマーゼ阻止薬（クラブラン酸，スルバクタム）との合剤がある．アモキシシリン-クラブラン酸，アンピシリン-スルバクタムなどがあげられる．

ペニシリン系薬のよく知られた副作用は過敏性反応であり，1〜5％の頻度である．もっとも重症なものはアナフィラキシーである．

最近の大きな問題はペニシリン耐性肺炎球菌の出現である．肺炎球菌の感染症の場合には，必ず感受性検査を行う．

2) セフェム系抗生物質

βラクタム系薬であり，殺菌性に作用する．*Cephalosporium* による抗生物質をセファロスポリンとよび，*Streptomyces* によるものをセファマイシンとよぶ．合成されたものをモキソラクタムという．抗菌範囲を考慮して，第1世代，第2世代，第3世代として分類している（表19）．

表19 セフェム系抗生物質の分類

	第1世代	第2世代		第3世代
		セファロスポリン系	セファマイシン系	
グラム陽性球菌				
ブドウ球菌	3+	2+	1+	1+
連鎖球菌	3+	2+	2+	2+
肺炎球菌	3+	3+	2+	2+
腸球菌	—	—	—	—
グラム陰球球菌				
淋菌	1+	2+	2+	3+
グラム陰性桿菌				
インフルエンザ菌	—	2+	3+	3+
大腸菌	1+	2+	3+	3+
クレブシエラ	1+	2+	3+	3+
セラチア	—	—	1+	2+
緑膿菌[*1]	—	—	—	2+
嫌気性菌[*2]	1+	1+	3+	2+

[*1]：第3世代のなかで無効なものもある． [*2]：*Bacteroides fragilis* を対象．

第1世代セフェム系薬はグラム陽性球菌に対し有効である．大腸菌・クレブシエラ・変形菌に対しても市中感染であれば有効である．また，口腔内嫌気球菌にも有効である．メチシリン耐性黄色ブドウ球菌（MRSA）には無効であ

るが，MSSAには強い抗菌力を有する．市中感染の重症例にはアミノ配糖体抗生物質（AMGS）と併用投与する．クレブシエラにはAMGSとの併用にて相乗作用があると考えられる．髄液への移行は得られない．

　第2世代セフェム系薬にはセファロスポリンとセファマイシン系薬が含まれる．セファロスポリンはグラム陽性球菌とインフルエンザ菌に対して有効であり，セファマイシン系はインフルエンザ菌とグラム陰性桿菌と嫌気性菌に有効である．セファマイシン系は好気性菌と嫌気性菌の混合感染に使用できる．髄液への移行は期待できない．

　第3世代セフェム系薬はとくにグラム陰性桿菌に対する抗菌力が強くなっている．また，このグループのなかで，セフタジジムやセフォペラジン，セフェピムは抗緑膿菌作用を有している．AMGSとの併用にて抗緑膿菌作用は相乗作用となる．髄液への移行の良好なことは証明されており，インフルエンザ菌，グラム陰性桿菌の髄膜炎には第1選択である．セフトリアキソンとバンコマイシンの併用はグラム陽性球菌髄膜炎への第1選択となる（ペニシリン耐性肺炎球菌を想定する）．セフトリアキソンは半減期が長く，1日1回投与が可能である．敗血症を伴わない腎盂炎・胆囊炎の外来治療，またペニシリン感受性のある緑色連鎖球菌（MIC≦$0.1\,\mu g/ml$）の外来治療が可能となった．

　第3世代は一般的にグラム陰性桿菌による院内感染症あるいは好中球減少例の発熱に対して，AMGSと併用して使用する．

3） カルバペネム系抗生物質

　βラクタム系抗生物質に属する殺菌性抗生物質である．さらに，グラム陽性球菌とグラム陰性桿菌を含めた広域抗生物質である．カルバペネム系薬のなかでイミペネムはシラスタチンとの合剤であり，イミペネム分解産物で腎毒性を有するものの産生をおさえる．

　イミペネムはMRSAには有効でない．また，院内グラム陰性桿菌のなかにも耐性菌が現れている．腸球菌に対してはAMGSとの併用を行うべきである．腎不全症例ではこの薬剤は蓄積されて，痙攣を引き起こすことがある．さらに，ガンシクロビルと併用すると痙攣発作の頻度が高くなる．

　メロペネムはイミペネムより痙攣を起こしにくいとされているが，抗菌力はほとんど同様である．両者とも，緑膿菌に対して，一剤投与を行うと耐性菌の出現となるので，AMGSとの併用を行う．

　院内感染症，好中球減少例の発熱に適応となる．

4) モノバクタム系抗生物質

βラクタム系抗生物質の1つであり,殺菌性に作用する.モノバクタムは好気性グラム陰性桿菌に対して,すぐれた抗菌力を有している.一方,グラム陽性球菌や嫌気性菌に対しては抗菌力はもたない.したがって,AMGSと同様な抗菌力を有する.この薬剤の特徴はAMGSに比し腎への副作用と聴覚への副作用が少ないことである.他のβラクタム薬と併用を行っても相乗作用は得られない.

緑膿菌に対してシプロキサンとの併用と相乗作用が得られる.また,この薬剤はグラム陰性桿菌感染症,とくに腎盂腎炎に用いる.

5) アミノ配糖体抗生物質(AMGS)

AMGSは緑膿菌を含め,グラム陰性桿菌に対して強い抗菌力を有している.モノバクタム同様に嫌気性菌とグラム陽性球菌には有効ではない.血中の治療濃度と中毒濃度が狭いので,使用しにくい薬剤でもある.したがって,AMGSは重症感染症で,とくに相乗作用の得られる状況や好中球減少例の予測的投与に使用される.すでに述べたように,腸球菌の重症感染症に対してアンピシリンとゲンタマイシンの併用,緑膿菌の感染症にペントシリンとゲンタマイシンの併用がよく知られている.また,クレブシエラに対してもセフェム系とAMGSの併用がより有効であるとされる.

AMGSのなかでストレプトマイシンは抗結核薬として,あるいはブルセラ症に用いられる.アルベカシンはMRSAに有効とされている.

腎毒性は高齢者にとって,増強するようである.また,バンコマイシン,アムホテリシンB,シクロスポリン,非ステロイド消炎薬との併用はさらに腎毒性を増すので,尿検査および血液検査により注意深くフォローする必要がある.高齢者の腎毒性を低下させるために,1日1回の投与が考慮されている.

ループ利尿薬(フロセミドなど)との併用はAMGSの聴覚障害を強める.また,AMGS使用中は血液濃度のモニタリングを行うべきである.

6) マクロライド系抗生物質

マクロライド系抗生物質は安全な薬剤であって,副作用の少なく使いやすい静菌性抗生物質である.

もっとも多く使用される状況は呼吸器感染症である.マイコプラズマに非常に有効であり,さらにクラミジア・レジオネラにも有効である.また,肺炎球菌に対しても抗菌力を有する.したがって,比較的若年者の市中感染の肺炎に対して使用される.また,咽頭炎(溶連菌)や百日咳にも有効である.

エリスロマイシンには経口と静注用がある．経口エリスロマイシンは肝臓により分解された産物により胃腸障害を起こす．一方，クラリスロマイシンやロキシスロマイシンはより胃腸障害が少なく，かつ血中濃度を長期間にわたり維持することが可能で，1日2回の投与で十分である．静注用のエリスロマイシンはマイコプラズマ肺炎の重症例に使用される．

市中感染の重症感染肺炎でICUに入院するような症例にもエリスロマイシンをセフロキシムあるいはセフトリアキソンに加える．また，経口クラリスロマイシン，ロキシスロマイシンは軽度の市中感染肺炎に用いる．

アステミゾールやテルフナジンとクラリスロマイシンあるいはエリスロマイシンとの併用にてQT延長を伴った不整脈を出現することがある．また，テオフィリンやカルバマゼピンの血中濃度を上昇させる．

7） テトラサイクリン系抗生物質

半減期の長いドキシサイクリンとミノサイクリンが使いやすいので，他のテトラサイクリンの使用頻度は減少した．テトラサイクリン系薬の吸収は食物あるいは制酸剤との併用によって減少する．

ドキシサイクリンは腎不全例に対して投与量を調節する必要がないが，ミノサイクリンは投与量を減少する必要がある．ドキシサイクリンとミノサイクリンの抗菌範囲は同様であるが，MRSAに対してはミノサイクリンがより有効である．ドキシサイクリンはクロロキン耐性熱帯熱マラリアに有効であり，予防的投与に用いられている．

テトラサイクリン系薬はマイコプラズマ・リケッチア・クラミジアに有効である．また，テトラサイクリン系薬は妊娠と乳幼児・小児には使用しない．

8） ニューキノロン系抗菌薬

ニューキノロンの特徴はグラム陰性桿菌に対する有効性である．シプロフロキサシンは緑膿菌に対して，もっとも強い抗菌力を有している．オフロキサシンはニューキノロンのなかでクラミジアと肺炎球菌に有効である．また，スパルフロキサシンも肺炎球菌に対して強い活性を有している．

ニューキノロンは尿路感染症に対して，有効な薬剤である．また，前立腺炎，骨盤内炎症性疾患にも効果がある．下気道感染症に対して使用する場合には，グラム陰性桿菌による下気道感染症であるのが望ましい．つまり，慢性気管支炎に合併したインフルエンザ菌・緑膿菌・クレブシエラなどによる肺炎に投与する．消化管感染症（サルモネラ菌・キャンピロバクター・赤痢菌・大腸菌など）に対しても有効である．しかし，*Clostridium difficile*には無効であ

る.

　好中球減少のある寛解導入期の急性白血病例にグラム陰性桿菌の感染予防として，シプロフロキサシンを経口にて投与する．発熱あるいは感染出現まで使用する．また，好中球数が $500/\mu l$ 以上になるまで使用する．レボフロキサシンやスパルフロキサシンはグラム陽性球菌によりよい抗菌力をもつ．

　ニューキノロンは DNA gyrase を阻害する．胎児の発達を阻害し，また，軟骨形成を阻止するので，妊婦と小児には投与してはならない．

　シプロフロキサシンとノルフロキサシンはテオフィリンの代謝を阻害するので，テオフィリンの血中濃度を高く維持する．その結果，中毒症状が出現する．

9) トリメトプリム・スルファメトキサゾール

　トリメトプリム・スルファメトキサゾール（以下ST）は大腸菌により引き起こされる尿路感染症に投与される．近年，エイズ症例にカリニ肺炎を経験するようになったが，STは治療投与として，あるいは予防的投与方法として使用される．エイズ症例のカリニ肺炎の治療には多量のST（12～16 tab/日）を必要とする．一次的あるいは二次的予防にはもっと少ない量で十分である．

　STの副作用はことにエイズ症例に出現しやすい．多量投与すると高カリウム血症を合併しやすい．STがカリウムを保持する利尿作用を有しているために，ときに高カリウム血症をみる．STは経口抗凝固薬，フェニトイン，サルフォニールウレアの血中濃度を上昇させる．また，逆にシクロスポリンの血中濃度を低くする．

10) クリンダマイシン

　クリンダマイシンはグラム陽性球菌（ブドウ球菌・連鎖球菌）に抗菌力を有し，また嫌気性菌には強力な抗菌力をもつ．したがって，クリンダマイシンの投与は嫌気性菌の関与した感染症となる．

　腹腔内感染症（大腸破裂による腹膜炎，虫垂炎破裂による膿瘍形成），婦人科領域の感染症（骨盤腔膿瘍）あるいは誤飲による嫌気性感染症に使用される．腹腔内あるいは婦人科領域の感染には好気性グラム陰性桿菌も関与するので，AMGS を併用する．

　クリンダマイシンの副作用の重要なものは抗生物質使用に合併する下痢あるいは，さらに重症なものとして *Clostridium difficile* による偽膜性腸炎がある．偽膜性腸炎の出現は地域あるいは病院内の *C. difficile* の存在頻度による．

11) バンコマイシンとテイコプラニン

バンコマイシンはグリコペプチドとよばれる抗生物質である．バンコマイシンはグラム陽性球菌に対して殺菌性に作用する．ブドウ球菌に強い効菌力を有し，また，MRSA に対しても有効であり，さらに methicillin-resistant *S. epidermidis*（表皮ブドウ球菌）にも使用される．MRSA に使用頻度が高くなっている点から，バンコマイシン耐性 MRSA が徐々に増加してきている．

バンコマイシンは腸球菌に対して AMGS と併用すると相乗作用が得られる．また，他のグラム陽性球菌に対しても相乗作用が得られる．

バンコマイシンは静注と経口で投与される．静注バンコマイシンは MRSA による心内膜炎・肺炎・敗血症などに使用する．また，腸球菌による心内膜炎，骨髄炎には AMGS との併用を行う．表皮ブドウ球菌による置換弁心内膜炎あるいは脳内シャント感染にはリファンピシンとの併用を行う必要がある．

経口バンコマイシンは抗生物質に起因した下痢，とくに *Clostridium difficile* により引き起こされた場合に使用される．この場合，欧米ではメトロニダゾールがより有効であるとしている．バンコマイシンの投与において注意すべきことは腎機能である．とくに高齢者においては腎機能を確認して，投与量の調節を行うべきである．バンコマイシンの点滴静注を早く行うと，ヒスタミン放出効果により，いわゆる red man syndrome（全身の紅潮）が起こる．この現象は点滴静注時間を1時間以上にすることで避けられる．バンコマイシンは他に静脈炎・悪寒・薬剤熱・薬疹を起こすので，注意を必要とする．バンコマイシンは感染症に使用するのみで，MRSA のコロナイゼーションにはけっして用いてはならない．

テイコプラニンはバンコマイシンの使用ができない（薬疹，腎機能低下など）症例において投与される．テイコプラニンは半減期が45〜70時間であるので，腎機能に応じて1日1回，3日に1回などの投与がなされる．また，ヒスタミン放出効果がないので，red man syndrome はみられない．

E. 特殊な感染症への対応

1) メチシリン耐性黄色ブドウ球菌（MRSA）

先進国の間に広がっており，米国の統計（National Nosocomial Infection Survey）では病院で分離された黄色ブドウ球菌の29％が MRSA であると発表されている（1991年）．MRSA はすべてのセフェム系抗生物質，カルバペネム系抗生物質，βラクタマーゼ阻害薬との合剤に耐性であると考えるべきで

ある.さらに,マクロライド系,クリンダマイシン,AMGS,ST,ニューキノロンにも耐性と考えるべきである.耐性機序はペニシリン結合タンパク(PBP 2α1)の変化であって,酵素による分解ではない.

MRSA 感染症は年齢・入院期間・使用された抗生物質の種類・投与日数・投与期間・外科的手技の存在などと深い関係をもつ.さらに,基礎疾患,異物の存在が大きく影響する.MRSA の伝播は接触によって起こるので,手洗がもっとも重要な予防対策となる.

バンコマイシンは感染症に使用されるべきである.ムピロシン軟膏は鼻孔に塗布することにより,MRSA キャリヤーを減少する.

2) ペニシリン耐性肺炎球菌 (PRSP)

米国の統計(1994〜1995)によると,24〜30%の肺炎球菌がペニシリン耐性となっている.ペニシリン感受性菌はペニシリンの MIC が $0.1\,\mu g/ml$ であるが,中等度耐性菌は $0.1\,\mu g/ml$ より $1.0\,\mu g/ml$,高度耐性は $2.0\,\mu g/ml$ 以上としている.

PRSP による感染症の可能性は疫学的あるいは細菌学的に確定できるが,臨床的には区別ができない.家庭内での PRSP の発生あるいは頻回の抗生物質の使用から判断される.感受性がわかるまでは,PRSP の可能性があれば,ペニシリン G を多量(1800万〜2000万単位/日)投与あるいはセフトリアキソンを使用する.

髄膜炎の症例で,グラム陽性球菌がグラム染色にて確認された場合には PRSP を考慮して,バンコマイシンとセフトリアキソンの併用投与を行う.感受性が判明後に調整する.

3) 大腸菌 O 157 : H 7 (*E. coli* O 157)

1982年に *E. coli* O 157 が腸炎を起こす細菌と判明して以来,かなりの発生例が報告されてきている.とくに,小児においては,*E. coli* O 157 による hemolytic uremic syndrome(HUS)が腎疾患のもっとも多い原因である.

臨床的には潜伏期 6 ± 2 日であり,腹痛・下痢・後に血便となり,1週間以内で自然軽快する.抗生物質の投与に関しての有効性(HUS の予防)は確立されておらず,抗生物質を投与した症例にかえって多くの HUS をみたとの報告もある.止痢薬は投与すべきではない.

4) インフルエンザワクチンと肺炎球菌ワクチン

インフルエンザワクチンは毎年秋に接種を行う.ワクチンの有効性は年齢に

よって異なるが，60〜70％の有効率をもつ．適応者は65歳以上のすべての高齢者と心肺疾患，糖尿病例などの基礎疾患を有するものに行う．また，医療従事者にも接種すべきである．インフルエンザワクチンの禁忌はタマゴアレルギーのもののみである．AIDS例は禁忌とならない．欧米の大規模スタディにて，すでに欠勤者が減少し，経済的有効性まで報告されている．ただし，わが国における接種率はきわめて低い．

肺炎球菌ワクチンも米国では高齢者に対して投与すべきであるとされている．インフルエンザワクチンと同様な適応であるが，医療従事者には必要ないとされる．肺炎を起こす株の85％に対して抗体価が上昇するので，肺炎球菌による肺炎を予防することが可能である．さらに，肺炎球菌のペニシリン耐性にかかわらず有効である．副作用は接種部位の疼痛，腫脹，発熱がみられるが，数日で消失する．再接種は5〜6年後に必要であると，米国ではされている．わが国の接種率はほとんどゼロに近い．

4. 内科医が知っておきたい他科の知識

A. 精神障害が疑われる患者をみるに当たって

　日常外来診療では多彩な心身症状を訴える患者が多い．精神科的疾患を疑っても専門医に紹介できなかったり，患者自身が希望しないことも多い．内科医もこのような問題にある程度対応すべきである．うつ病はプライマリーケアで出会う機会の多い病気だが，抗うつ薬による治療は不十分といわれる．この章ではプライマリーケアで遭遇することの多い精神科的問題を取り上げた．

1) 精神障害の分類

　わが国で通常使用される臨床分類では，精神障害を成因に基づいて，身体因によるもの，心因によるものと分類している．

　身体因による疾患のうち分裂病や躁うつ病は脳内代謝などの関与が予想されているが，現時点ではその病因は解明されておらず内因性とよばれる．脳血管障害などの明らかな器質的疾患による精神障害は外因性とされ，とくに内分泌代謝疾患，膠原病など直接の脳疾患によらないものは症状精神病といわれる．心因によるものとして神経症がある．精神的な原因により身体の機能的症状あるいは精神的症状が生じた状態と考えられる．なお，ストレスによる胃潰瘍など精神的な原因により身体の器質的異常が生じた場合は心身症といわれる．

　わが国の分類や国際疾病分類 ICD-10 では「神経症（neurotic disorders）」が疾患単位として認められているが，米国精神医学会によるDSM-IVではこの項目はない．神経症に相当するものはDSM-IVのなかでは不安障害（anxiety disorders），気分障害（mood disorders），身体表現性障害（somatoform disorders）などのなかに分散され分類されている．DSM-IVでは疫学的研究などでの診断不一致を避けるため，明確な診断基準が設定されている．

2) うつ状態

　うつ状態とは憂うつ感，興味の減退など気分の障害を主症状とする．また，他に集中力や意欲の減退，決断できないなどの精神運動制止を認める．さらに全身倦怠感，頭痛，肩こり，食欲不振，体重減少，不眠などの自律神経症状を伴う．とくに不眠は90％の症例で認められる．全身倦怠感は朝に強く，器質

的疾患による場合とは異なる．

気分障害，精神運動制止，自律神経症状の3つが重要症状だが，自己に対する無価値感があり，それゆえの微小妄想（罪業，貧困，心気）を呈する．不安，焦燥，自殺念慮をもつことも多い．うつ状態の診療では自殺の防止が重要である．

身体症状を訴え受診する患者のなかで，身体疾患がないのに多彩な症状，焦燥感，不眠などを訴える場合はうつ状態を疑う．このとき質問として「憂うつな気分になったり，落ち込むことはないですか？」，「何も楽しくないという感じでしょうか？」，「やる気がでないとか集中できないことはないですか？」，「つらくて自殺を考えることがありますか？」と聞いてみる．またZungの自己評価表も有用である．

うつ状態と判断したら次に原因疾患が何か検討する．甲状腺機能障害など身体疾患に続発していることがある．そうでないとき，内因性うつ病（major depressive disorder），抑うつ神経症（DSM-IVではdysthmic disorder），適応障害（adjustment disorders）などを考慮する．成因において内因（脳内のセロトニン代謝など），性格，ストレスなどの関与が異なると考えられる．

治療としては，成因も考慮して薬物療法，精神療法，環境調整が考慮される．

a） 薬物療法

スルピリド（ドグマチール®）は軽症例には使用しやすい．三環系抗うつ薬ではイミプラミン（トフラニール®）25～75 mg/日，アミトリプチリン（トリプタノール®）30～75 mg/日，アモキサピン（アモキサン®）20～75 mg/日，四環系抗うつ薬ミアンセリン（テトラミド®）30～60 mg/日，マプロチリン（ルジオミール®）30～75 mg/日などを使用する．三環系や四環系抗うつ薬では治療効果が現れるまで2週間以上が必要である．また，服用初期に抗コリン性の副作用（便秘，口渇，排尿障害，立ちくらみ）が認められる．少量の就寝前服用から開始して漸増する．またあらかじめ副作用がでること，すぐには効かないことを説明し服用を続けてもらう．高齢者では四環系のほうが抗コリン作用が小さく使いやすい．不安感の強い症例では，アルプラゾラム（コンスタン®，ソラナックス®）やエチゾラム（デパス®）を使用する．また抗うつ薬のみでも眠たくなるが，不眠であれば睡眠薬を追加する．また，焦燥感の強い場合にはレボメプロマジン（ヒルナミン®）5 mgを頓用で服用してもらう．最近，選択的セロトニン再取り込み阻害薬（SSRI）も使用可能である．

b） 精神療法

小精神療法であれば精神科専門医でなくても行える．患者を支持することは日々の面接のなかで一般内科医もしている．このためには患者が自己を表現で

きるような配慮や，患者の訴えを受容的に聞くこと，あまり指示的にならないことなどが必要である．また，うつ状態では以下のことに留意する．

① やる気のでないことが怠けではなく病気であることを本人，家族に理解してもらう．
② 休養をとらせる．
③ 「必ず直ります」と保証する．
④ 自殺しないように約束してもらう．自殺したくなったら医師か家族に連絡するように話す．
⑤ 決断力，判断力は低下しており，人生での重大な決断は延期させる．
⑥ 家族へは患者を励まさないで休ませるように話す．励ましても精神運動制止の強い患者は何もできず，むしろ罪悪感，無価値感を増悪させる．
⑦ 物事を悪いほうに考える認知のゆがみを指摘する．

より専門的な精神療法としては支持療法，認知療法のほか，洞察療法，精神分析療法，行動療法，集団精神療法などが行われる．

c) 環境調整

家庭や職場などで調整できるものがあれば除く．

うつ状態のエピソードの予後は良好である．ただし再発が多い．躁状態が現れることがあり，注意がいる．精神科へのコンサルトが必要なのは難治例，具体的な自殺企図があり自殺の危険性が高い例，入院が必要な例，躁状態の既往がある例などであろう．

3) 不　　安

不安とは特別な対象がないのに漠然とした恐怖を感じている状態である．特別な対象があれば「恐怖」という．不安神経症，抑うつ神経症やうつ病でなどで不安がみられる．パニック障害（panic disorder）など発作的な不安を主にするものと，たえず不安，不吉な予感に怯えるような全般性不安型のものがある．

パニック障害ではパニック発作が繰り返しみられる．パニック発作では突然予期せず，動悸，呼吸困難，発汗，窒息感，めまい感などの自律神経症状が出現し，強い不安や死の恐怖を伴う．過換気症候群の形をとることもある．通常1時間以内に回復する．発作を起こすのではないかという不安（予期不安）があり，発作時に容易に助けの得られない場所を避けるようになる（広場恐怖 agoraphobia）．その結果一人では外出できなくなり，日常活動が制限される．

パニック障害の患者に対して，「とくに異常はない」「精神的なものである」

といって患者の生活における発作の意味を軽視すると患者の納得が得られない。治療の目標は、①発作の症状の軽減と予防、②予期不安の軽減である。これらにより外出がふつうにできるようになり、活動範囲が広がって生活の質を以前の状態に回復させることを目標とする。

ⅰ) 薬物療法: アルプラゾラム（コンスタン®, ソラナックス®) 1.2～2.4 mg/日が発作の予防や治療に著効を呈する。副作用がでない範囲で増量し、症状を極力抑制するようにする。数か月ほど維持療法を行い、漸減をはかる。パニック障害では後にうつ状態を認めることもあり、うつ病との関連が推測される。抗うつ薬イミプラミン（トフラニール®）なども有効である。

ⅱ) 行動療法: 広場恐怖で外出できないとき、少しずつ外出して慣れてもらう。当初は付き添いなどをつけてもらって外出し、発作の起きないことを確認して慣れてもらう。治療に困難を感じるときは専門医へ紹介する。

4) 不　　眠

不眠の原因について検討する必要がある。生理的不眠はストレスなどの結果不眠となり、ストレスが消失してもまちがった睡眠習慣のために不眠が持続する場合である。就寝しても睡眠しようという努力のために寝つけず、むしろ意図しないときに眠ってしまう。このような生理的不眠では、よい睡眠習慣がつけば睡眠薬は不要である。

嗜好品や薬剤は不眠をきたす。とくにカフェインを含むコーヒー、飲酒、タバコが不眠につながる。寝つきのために飲酒することもあるが、過量では睡眠のサイクルを乱し不眠となる。喫煙も1日1箱以上で不眠の原因となりうる。また、睡眠薬の退薬症状でも不眠をきたす。トリアゾラム（ハルシオン®）など short acting な睡眠薬では退薬症状がでやすい。これらの薬剤の服用は短期間が望ましい。

うつ状態や神経症による不眠を見落とさないようにする。うつ状態であれば就眠薬を処方するだけでなく、うつ状態の治療も必要である。

睡眠時無呼吸症候群、喘息、肺気腫、心疾患などの結果としても不眠となる。

不眠にはいくつかのタイプがある。これには就眠障害（寝つけない）、熟眠障害（熟睡できない、中途覚醒、眠りが浅い、夜間しばしば眼が覚める）、早朝覚醒（早朝に眼が覚めてしまう）がある。うつ状態では早朝覚醒が典型的である。不眠のタイプにより使用薬剤の選択を考慮する。

治療は以下のとおりである。

ⅰ) 規則正しい睡眠習慣を整える。そのためには運動をし、昼間の睡眠を

避ける．睡眠環境を整えることが必要である．過量のコーヒー，飲酒，喫煙も避ける．
  ⅱ）薬物療法： ベンゾジアゼピンを使用する．作用時間を考慮しつつ薬剤を選択する．
  就眠障害：（超短時間作用型）トリアゾラム（ハルシオン®），ゾピクロン（アモバン®）
    （短時間作用型）ブロチゾラム（レンドルミン®）
  熟眠障害：（中等時間作用型）フルニトラゼパン（ロヒプノール®，サイレース®）
  早朝覚醒：（中等時間作用型）エスタゾラム（ユーロジン®），ニトラゼパム（ネルボン®）
    （長時間作用型）フルラゼパム（ダルメート®）

短時間作用型では翌朝への持ち越し効果が小さい．高齢者が夜間排尿で目覚めたときも比較的薬剤の影響がなく転倒の危険も小さい．ただし，早朝覚醒が起こりやすい．また突然中止したときに反跳性不眠が生じやすい．前向性の記憶障害があり，服用後の出来事を記憶していない．長時間作用型では持ち越し効果があり，日中の眠気が生じやすい．高齢者では代謝が遅く薬物排泄が遷延しており，長時間作用型薬剤を使用するときは蓄積に警戒すべきである．

5）アルコール依存

アルコール依存の診断は身体依存，精神依存などにより確認できる．身体依存では大量長期の飲酒中止後の離脱症状（幻視，痙攣，振戦せん妄）が認められる．精神依存は飲酒行動の異常（飲酒がやめられない，周囲の家族が困難を感じている，24時間のみ続けるような連続飲酒発作，眼がさめると飲む）として確認できる．

退薬時の痙攣はジアゼパム（ホリゾン®）の静注などで対処する．痙攣重積発作の出現に留意する．幻覚では小動物幻視を生じる．ハロペリドール（セレネース®）3～6 mg/日を使用する．振戦せん妄は飲酒中止後2～5日で生じる．幻覚と運動不安を主とする特有のせん妄状態である．全身の振戦，発汗，発熱を伴う．せん妄状態であり意識混濁がある．気分は不安，恐怖である．発生すればジアゼパム，ハロペリドール，ビタミンB_1などで対処する．軽い場合は数日で軽快するがWernicke脳症やKorsakoff病に移行したり，死亡例もある．アルコール依存症の患者が入院のため禁酒せざるをえないときは振戦せん妄の予防のためにベンゾジアゼピンを服用させておく．

精神科医とも協力し断酒指導を行っていく．嫌酒剤シアナミド（シアナマイ

ド®)を家族の協力も得て服用してもらうことがある.アルコール専門病院での教育入院,保健所のアルコール教室,集団療法(断酒会やAlcoholics Anonymous:AA)が支えになる.なお,離脱症状が終息した後も禁酒を続けている間,退薬後情動障害が何か月か続くことがある.情動の不安定な状態で抑うつ,不安,焦燥があり,衝動的で,再飲酒の危険がある.対症的に薬物療法を考慮する.

B. 皮疹の診断の進め方と治療法

1) 発疹の見方

肉眼でとらえられる皮膚病変を発疹(皮疹,eruption, exanthema)という.皮膚病変の診断では病歴のほか,発疹の分布,大きさ,色,形,境界,表面の性状などを観察する.発疹の性状が診断の手がかりになるが,発疹の性状には特定の表現法がある(表20).

表20 発疹を記載するときの表現

1. 皮膚面にある発疹	斑(紅斑,紫斑)
2. 皮膚面より隆起するもの	丘疹,結節,腫瘍,局面,膨疹
3. その他の皮膚面より隆起するもの	水疱,小水疱,膿疱
4. 皮膚面から陥凹するもの	萎縮,びらん,潰瘍
5. 発疹の上にのっているもの	鱗屑,痂皮

i) 斑(macule): 皮膚表面からほとんど隆起のない発疹であり,紅斑(erythema),紫斑(purpura)がある.紅斑は細小血管の炎症性充血による紅色の斑であり,炎症の存在を示す.特殊な形の紅斑として滲出性紅斑,環状紅斑,浸潤性紅斑などがある.滲出性紅斑とは「水っぽい」感じの紅斑をいう.多形滲出性紅斑や骨髄異形成症候群に合併するSweet病で滲出性紅斑がみられる.環状紅斑はリウマチ熱やSjögren症候群でみられる.浸潤とは肉芽腫や白血球浸潤,癌などによりできたしこりであり,浸潤を伴う紅斑として結節性紅斑,転移性皮膚癌などがある.

紫斑は真皮や皮下組織での出血である.5mm以下の小さな点状出血(petechia)と大きな溢血斑(ecchymosis)がある.紅斑と紫斑の鑑別には硝子圧法があり,紫斑では出血があるため押さえても消退しない.紫斑は血小板,血液凝固系,血管などの異常などが原因となる.血管炎による紫斑では炎症細胞浸潤による浸潤を触知することがある(palpable purpura).

ii) 丘疹(papule): 直径1cmぐらいまでの小さく盛り上がった発疹であり,炎症に基づく細胞成分の増加などにより生じる.掻痒感は一種の痛みで

あるが，炎症の結果生じる．腫瘍や先天性疾患によるものでは搔痒感は生じない．丘疹より大きいものは結節（nodule）といい，さらに大きいものは腫瘍とよぶ．局面（plaque）とは扁平な隆起である．丘疹のなかでも小紅斑を伴うものは紅斑性丘疹という．

苔癬（lichen）とは充実性の丘疹が集合しており，長く丘疹の状態で持続して小水疱や膿疱など他の発疹に変化しないものをいう．これが集簇するときには局面をつくり，慢性の浸潤のため皮膚が厚く皮溝が明瞭でゴワゴワした感じになるが，これを苔癬化（lichenification）という．

また，丘疹のなかには湿疹丘疹や痒疹丘疹がある．湿疹では小丘疹が集合しており，紅斑，丘疹，小水疱，膿疱，結痂などいろいろな段階の変化が混在している．痒疹では多発しても集合せず，中央が搔破のためびらんになっている．

膨疹（wheal）は皮膚の表在性，限局性の浮腫であり，1日以内，通常は数時間で消失する．肥満細胞から遊出するケミカルメディエータによる．じんま疹のことが多い．じんま疹では，膨疹の色は紅色から青白色までさまざまである．皮膚描記症（人工じんま疹 dermographia）は診断的価値が高い．これは皮膚を固いものでこするとその部が赤くなり，さらに人工的に膨疹を生じる．SLEなどでみられるじんま疹様血管炎では持続時間が1日をこえ紫斑を伴うことがあり，赤沈亢進など炎症所見を認める．

膨疹が皮膚深く皮下組織などで生じるのを血管性浮腫（Quincke浮腫，angioedema）という．口唇や眼瞼に好発する．非遺伝性のものはじんま疹と同様の機序で発症する．

iii) 水疱（bulla, blister）： 液体のたまった大豆大以上の変化である．水疱は表皮内や表皮下にできることがある．表皮内では柔らかく水疱が破れてびらんとなりやすい．表皮下ではやぶれにくい．1cm以下の小さい水疱は小水疱（vesicle）という．単純疱疹，帯状疱疹，水痘などのウイルス性疾患では中心に臍窩があり，周辺に炎症性潮紅のある小水疱がみられる．しかし，手足口病では中心に臍窩はない．

膿疱（pustule）は水疱の内容が膿性のものであり，表皮内に白血球のたまった状態である．真皮や皮下組織に白血球のたまった状態は膿瘍である．一般細菌，真菌，抗酸菌による感染のほか，無菌性のものがある．無菌性のものとしては掌蹠膿疱症などがある．

iv) 萎縮（atrophy）： 皮膚が薄い状態である．表皮，真皮，皮下組織のいずれもが萎縮しうる．表皮の萎縮では，皮溝が不明瞭になり皮膚が平滑となる．真皮の萎縮では深部の血管が透けてみえ陥凹を生じる．

びらん (erosion) は表皮に限局した組織欠損であり、水疱や膿疱がやぶれた後に生じる。湿潤した鮮紅色の面が現れるが、真皮乳頭まで深くなければ出血しない。瘢痕にはならない。潰瘍 (ulcer) は、真皮または皮下脂肪組織まで達する組織欠損である。感染、血管病変、腫瘍、物理的障害などが原因となる。治癒するときは結合組織性の肉芽腫と薄い表皮に覆われ瘢痕 (scar) となる。瘢痕は付属器を欠いており、皮野もなく光沢がある。

v) 鱗屑 (りんせつ scale): 表皮角化層が皮膚から剥がれ落ちそうになって皮膚のうえにのっているものであり、鱗屑が落ちる現象を落屑 (らくせつ desquamation) という。鱗屑は角化異常のため厚くなった角化層が剥がれ落ちるときや、炎症が表皮に波及して水疱、膿疱ができこれが破れるときに生じる。小さなフケのような鱗屑が付着する状態を粃糠疹 (pityriasis) という。皮膚疾患の多くは二次的に鱗屑を伴うが、鱗屑を主体とする疾患には乾癬、アトピー性皮膚炎、白癬、Gibert バラ色粃糠疹などがある。痂皮 (crust) とは水疱、膿疱が破れ分泌物が固まって生じたものである。痂皮を剥がせばびらんや潰瘍となる。

皮疹をみたら原発疹と続発疹を区別する。原発疹は発疹の最初の状態であり、紅斑や丘疹、水疱、膿疱などはこれに相当する。原発疹に引き続いて発疹が変化していくが、これを続発疹という。びらん、潰瘍、萎縮、鱗屑、痂皮は続発疹に当たる。

2) 紅斑をきたす疾患

i) 多形滲出性紅斑: 多形滲出性紅斑では発熱、関節痛、倦怠感などの前駆症状の後に、膝、肘、手足、指趾の伸側に左右対称性にほぼ円形の滲出性の紅斑をきたす。水疱を生じることもある。新旧入り交じって多形となる。環状紅斑のなかに新しい発疹を生じて標的状や二重輪郭となることがある。感染 (単純疱疹やマイコプラズマ) や薬疹として生じるといわれるが、膠原病 (SLE)、悪性腫瘍などに伴うことがあり原因不明のこともある。

ii) Sweet 病: Sweet 病では直径数 cm ぐらいまでの滲出性紅斑で浸潤があり有痛性、隆起性で表面に小水疱や膿疱があり、びらん、潰瘍化することがある。顔面が好発部位である。血液検査にて炎症所見を伴う。RAEB などの骨髄異形性症候群に合併することがある。

iii) 結節性紅斑: 皮下硬結を伴う紅斑が対称性に下腿伸側に多発する。発熱、関節痛など全身症状を伴う。女性に多い。結核などの感染症 (連鎖球菌、真菌、梅毒、B 型肝炎)、薬剤、Behçet 病、サルコイドーシス、潰瘍性大

腸炎などに伴うことがある．非ステロイド消炎鎮痛薬，副腎皮質ステロイド薬内服で治療され約6週で軽快するが，再発もある．

3） 湿疹反応（皮膚炎）

ⅰ） 湿疹： 湿疹反応（eczema）は表皮から真皮にかけての炎症である．種々の外因，内因に対する皮膚の炎症反応であり，皮膚疾患のなかでもっとも多い．原因としてはアレルギー性（Ⅳ型）と刺激物質の直接障害による一次刺激性のものがある．次の3つの特徴を備える．①小さい点状要素の集合よりなる，②炎症の進展に伴い丘疹，小水疱，膿疱，びらん，痂皮，落屑など多様な皮疹が同時にあるいは時期を違えて認められる，③搔痒感が強い．

このような湿疹反応を認めるものに接触皮膚炎，アトピー性皮膚炎，脂漏性皮膚炎，貨幣状湿疹，主婦手湿疹などがある．これら一定の臨床病態をもつ疾患を除き原因が不明の湿疹を，尋常性湿疹という．通常，単に「急性湿疹」，「慢性湿疹」といわれる．慢性湿疹では滲出傾向はなく，浸潤を触れ苔癬化，色素沈着などを認める．

ⅱ） 接触皮膚炎： 原因には皮膚の直接刺激とアレルギー機序によるものがある．接触のあった場所に限局して発赤，腫脹がみられ，さらに漿液性丘疹からしだいに小水疱，びらん，痂皮を形成する．原因となりやすいものは，化粧品，草木，染毛剤，洗剤，金属，装身具，医薬品などである．職業性のものは慢性化しやすい．診断は病歴や patch test による．治療として接触源を絶つこと．

湿疹反応（皮膚炎）の治療ではステロイド外用薬が適応になる．炎症症状が軽い場合，非ステロイド抗炎症外用薬としてブフェキサマク軟膏（アンダーム軟膏®），イブプロフェンピコノール軟膏（スタデルム軟膏®）も使う．小水疱，びらんには亜鉛華軟膏を使用する．

ステロイド外用薬を使用するとき，基剤とステロイド薬の強さを病変部位などにより決めていく．基剤としては軟膏，クリーム，ローションがある．軟膏

表21 ステロイド外用薬の強さ

薬　効	一般名	商品名
Weak	酢酸ヒドロコルチゾン	コルテス
Medium	酪酸ヒドロコルチゾン	コロイド
Strong	トリアムシノロンアセトニド	ケナコルト-A
	吉草酸ベタメタゾン	リンデロン-V
	プロピオン酸ベクロメタゾン	プロパデルム
Very strong	ハルシノニド	アドコルチン
Strongest	酢酸ジフロラゾン	ジフラール

はどのような病変にも使用できるが、べとつく。クリームはべとつかないが、湿潤やびらんした病変には刺激もあり適さない。ローションは頭部の病変に用いられる。ステロイド薬の強さは5段階に分類される（表21）。strongest や very strong は抗炎症効果も強いが副作用も問題になる。overtreat になるより undertreat のほうが望ましいといわれ、一般内科医には strong 以下の強さの使用がすすめられる。顔面、腋下、鼠径部などではステロイド薬の吸収がよく副作用がでやすいのでステロイド薬は用いない。顔面では皮膚萎縮、潮紅などを生じやすい。強力なステロイド薬が使用されるのは、急性一過性の病変で顔面以外の部位である。

一般的な塗り方は単純塗布であり、1日2～3回塗布させる。症状の改善に伴い回数を減らしたり、弱いステロイド薬に変更する。摩擦したり刷り込むようにはしない。局所の副作用として感染症の誘発、接触性皮膚炎、皮膚萎縮、潮紅、毛細血管拡張などがある。全身的副作用として、strong のステロイド薬の 20 g/日単純塗布で副腎皮質機能抑制が起こりうる。

4) じんま疹，Quincke 浮腫

じんま疹では突然膨疹を生じ数時間で軽快する。真皮の深さでの浮腫である。1か月以上にわたって反復するものを慢性型という。Ⅰ型アレルギーや物理的刺激（摩擦、寒冷、温熱など）が原因となる。Quincke 浮腫では口唇、眼瞼などに急に限局性の浮腫を生じ、数時間から数日続く。じんま疹より深い皮下組織での浮腫である。喉頭などに生じると呼吸困難の原因となる。治療としては原因の探索と、抗ヒスタミン薬の内服がある。

5) 薬　　疹

薬疹ではさまざまなタイプの発疹を呈するので、発疹の鑑別診断に薬疹は必ず含まれる。初回薬剤投与後1～2週で生じることが多いが、すでに感作されていれば速やかに発症する。重症型に移行する徴候に注意が必要である。原因薬の中止、消炎を目的にした軟膏療法や内服、重症型ではステロイド内服などを行う。

i) 播種状紅斑丘疹型（maculopapular type, 中毒疹型）：　薬疹としてはもっとも多い。大小の紅斑、丘疹が全身にみられる。粘膜疹を伴うこともある。発熱、リンパ節腫脹など全身症状を伴うことがある。麻疹や風疹の発疹に似ており、ときにウイルス性疾患の発疹かそのとき使用した薬剤による発疹か区別しにくい。中毒疹とは体外性物質が体内に入り、生体を害する結果生じる発疹という意味である。中毒疹の原因は、薬疹であったり、細菌（猩紅熱）、

ウイルス（伝染性紅斑，伝染性単核球症，特発性発疹，風疹，麻疹）などであったりする．この型より紅皮症型に移行することもあり，急速に全身に拡大するときは注意がいる．

　ii）　紅皮症型：　全身に潮紅と落屑を認める．播種状紅斑丘疹型から移行することがある．肝腎障害なども認め重症型である．

　iii）　多形紅斑型：　多形滲出性紅斑が多発する．粘膜症状を伴うが，結膜，口腔など2か所以上の粘膜病変を伴うのが Stevens-Johnson 症候群であり最重症型である．死亡例もあり専門的治療が必要である．

　iv）　TEN (toxic epidermal necrolysis)：　薬疹の最重症型であり，有痛性びまん性紅斑，大水疱が多発，広範なびらんを生じ熱傷のようである．発赤をこするだけで容易に表皮が剝離する（Nikolsky 現象）．

　v）　固定薬疹：　口囲，四肢に好発．境界明瞭な円形紅斑．原因薬の内服後数分から数時間で生じる．色素沈着を残して治癒する．

　vi）　じんま疹型：　急性じんま疹となり，呼吸困難などアナフィラキシーショックも認める．

　vii）　光線過敏症型：　露出部にびまん性紅斑，腫脹をきたしたり，紅斑丘疹をきたす．

　viii）　湿疹型：　湿疹性の病変を広範囲に認める．

6）　疥　　　癬

　疥癬では指間，下腹部，外陰部などの柔らかいところに小丘疹が多発する．とくに夜間の搔痒感が強い．陰部，腋下では結節となる（疥癬結節）．指間の疥癬トンネルの先端に雌が潜み，KOH 法により虫体，虫卵の証明が可能である．湿疹，痒疹との鑑別がいる．10％クロタミトン軟膏（オイラックス軟膏®）を使用．

7）　細菌感染症

　i）　丹毒：　丹毒はおもに A 群 β 溶血性連鎖球菌による真皮の感染症であり，皮下脂肪組織の感染症である蜂窩織炎より病変部位は浅い．悪寒発熱を伴って発症し，顔面や下腿に圧痛のある境界明瞭な浮腫性紅斑を認める．急速に遠心性に拡大し血液培養が陽性のこともあり，早期に治療されないと高齢者では生命の危険もある．重症例では A 群溶血連鎖球菌やブドウ球菌をねらった抗生物質の静脈投与が必要である．PC-G，ABPC やセフェムを使用するが，これらにアレルギーの患者ではクラリスロマイシンも使用する．

　ii）　壊死性筋膜炎：　皮下脂肪組織から筋膜にかけての急性細菌感染であ

る.連鎖球菌,ブドウ球菌,大腸菌,プロテウス菌などによる.激痛を伴う発赤腫脹で潰瘍,水疱を生じ急速に進行する.下肢に好発する.ショックを伴うこともあり死亡率は高い.早期に切開排膿が必要であり,また抗生物質の全身投与,厳重な全身管理が必要である.

8) 真菌感染(白癬,カンジダ症)

足白癬では小水疱から鱗屑を生じたり,指間にびらん亀裂を生じることがある.また足底全体が角化して固くなることがある.カンジダ症では紅斑,鱗屑が主体だが,小水疱,膿疱を混じる.指趾間に生じたり,腋下,乳房下,陰股部などの間擦部位に生じる.掻痒,疼痛などを認める.糖尿病が基礎疾患になる.

KOH法により菌糸を直接鏡検で確認して診断できる.鱗屑をとってスライドグラスにのせ,KOH 10〜30%を1〜2滴たらし,カバーグラスをかけて数分間おく.

これらは表在性真菌症であり,皮膚最外層の角質層に菌が寄生する真菌感染症である.このような表在性の感染症には外用抗真菌薬が有効である.角化型足白癬,爪白癬では内服療法が必要である.外用抗真菌薬のうちイミダゾール系の抗真菌薬は白癬,カンジダ,癜風に有効だが,トルナフタート(ハイアラージン軟膏®)は白癬菌にはすぐれているがカンジダには有効でない.ビホナゾール(マイコスポールクリーム®),塩酸テルビナフィン(ラミシールクリーム®)は皮膚の浸透性貯留性にすぐれ,1日1回投与でよい.外用抗真菌薬は1日1回,入浴時,患部を石鹸でよく洗い,その後に塗布する.治療期間は角質の脱落に要する期間を考慮する.皮膚カンジダ症では2週間で,足白癬では足底の角質層は厚く3か月といわれるのでそれぐらいの期間を最低の治療期間とする.外用療法の副作用として接触皮膚炎を起こすことがある.

9) 単純疱疹,帯状疱疹

ⅰ) 単純疱疹: 口唇や陰部など皮膚粘膜移行部に紅暈を伴った小水疱が集合する.軽症ではアシクロビル軟膏(ゾビラックス軟膏®),ビダラビン軟膏(アラセナ-A軟膏®)を1日4回塗布する.中等症ではアシクロビル(ゾビラックス®)(200 mg)5Tを分5で5日間服用する.なお,重症のアトピー性皮膚炎の患者に単純疱疹ウイルスが感染するとKaposi水痘様発疹症となる.これは湿疹病変に小水疱が多発し,膿疱,潰瘍化した病変が集合,さらに播種状となる.重症で死亡例もあり,アシクロビルの点滴静注が必要である.

ⅱ) 帯状疱疹: 片側の神経枝に沿って神経痛様疼痛が現れ,数日して小

水疱が帯状に配列する．2〜3週で痂皮となり，通常軽い瘢痕を残して治癒する．壊疽になると瘢痕形成が強い．顔面の病変では角結膜病変の合併に注意する．高齢者では帯状疱疹後神経痛が残ることがあるが，早期にアシクロビルを使用し帯状疱疹後神経痛の発症率を少なくできる．軽症ではビダラビン軟膏を1日4回，中等症ではアシクロビル（400 mg）5Tを分5で5〜7日間使用する．病変が顔面の場合や高齢者の場合は内服を開始したほうがよい．重症および免疫不全のある症例ではアシクロビルを点滴静注で使用する．

10) 高齢者にみられる皮疹

i) 老人性乾皮症（xerosis senilis，老人性皮膚掻痒症）： 皮膚掻痒症の1つであり，掻痒感のみで発疹を伴わない．皮脂，汗の分泌が減少し，皮膚が異常に乾燥することが原因である．冬期に悪化する．下腿に好発するが，背部，腰部にもみられる．当初発疹はみられないが，掻痒のため掻破があり，二次的に湿疹性変化をきたす．このようなものは皮脂欠乏性湿疹という．入浴時には石鹸の使い過ぎに注意がいる．保湿剤として尿素軟膏（ウレパール軟膏®）の入浴後外用を行う．湿疹を伴うときは酪酸ヒドロコルチゾン（ロコイド軟膏®）など弱いステロイド外用薬を使用する．なお，基礎疾患に伴う皮膚掻痒症（慢性腎不全，真性赤血球増加症，Hodgkin病，甲状腺機能亢進あるいは低下症）の可能性に注意する．

ii) 老人性疣贅（verruca senilis，脂漏性角化症，seborrheic keratosis）： 顔，頭に多発する丘疹で褐色-黒色の色調，表面は平滑または疣状，自覚症状はない．切除や冷凍療法を行う．

iii) 黒色表皮腫（acanthosis nigricans）： 項部，腋下，外陰部に黒色の色素沈着，角質増殖，乳頭状増殖を呈する．胃癌を合併していることが多く，癌早期発見の糸口になる．腫瘍細胞からの分泌物が上皮増殖因子（EGF）様に働くといわれる．

C. 腰痛をどう診断するか

腰痛や背部痛は外来診療で聞かれることの多い主訴である．このとき注意すべきは，内臓疾患による腰痛や，筋骨格系による腰痛で特異的治療の必要な腰痛である．このような原因によらない腰痛は保存的治療で自然に軽快することが多い．腰痛の診療では緊急の対処が必要な疾患（大動脈瘤などの内臓疾患，馬尾症候群）や特異的治療が必要な疾患（癌転移，感染性脊椎炎など）を見分

けることが重要である．

1) 内臓疾患による腰痛

内臓疾患による腰痛としては，後腹膜病変，骨盤内の病変に注意する．これには消化器，大動脈，腎臓，婦人科疾患などの疾患群が考えられ，表22のような疾患の可能性に注意する．一般にこのような内臓疾患による腰痛は次のような特徴をもつ．

表22 腰痛をきたす内臓疾患（消化器，大動脈，腎臓，婦人科臓器など）

突然の発症	緩徐な発症
消化性潰瘍の穿孔	消化性潰瘍
急性膵炎	膵癌
腹部大動脈瘤破裂，解離性大動脈瘤	腹部大動脈瘤
尿管結石，腎梗塞	腎癌
	悪性リンパ腫
子宮外妊娠	子宮癌，子宮内膜症
帯状疱疹	うつ病，神経症

① 腰痛以外の自他覚症状がある．
② 動作による増悪はなく，安静による軽快が少ない．労作とは無関係に痛む．

全身症状（バイタルサイン，発熱，体重減少，貧血）や他の臓器症状の存在に注意する．また，腰痛と労作や安静との関連に注意する．とくに緊急性の高いのは大動脈瘤破裂や解離性大動脈瘤であるが，他に動脈硬化性血管障害の病歴があれば要注意である．

2) 筋骨格系による腰痛

腰痛発症後3か月以内のものを急性腰痛と称している．発症は突然のこともあれば緩徐のこともある．痛みやしびれが下肢に放散する坐骨神経痛を伴うこともある．米国の Agency for Health Care Policy and Research (AHCPR) のガイドラインでは急性腰痛の原因となる疾患カテゴリーとして，①要注意の腰痛，②坐骨神経痛，③非特異的腰痛（腰痛症）をあげている（表23）．要注

表23 AHCPRによる急性腰痛のカテゴリー

1. Potentially serious spinal condition: spinal tumor, infection, fracture, or cauda equina syndrome suggested by findings from medical history or physical examination ("red flags").
2. Sciatica: back-related lower limb symptoms suggesting nerve root compromise.
3. Nonspecific back symptoms: symptoms occurring primarily in the back that suggest neither nerve root compromise nor a serious underlying condition.

意の腰痛として警戒されるのは，癌転移，感染性脊椎炎，脊椎圧迫骨折，馬尾症候群である．正中巨大ヘルニアによる馬尾症候群では緊急手術など施行しなければ排尿障害など重篤な後遺症を残す．病歴，身体診察がこれらの疾患カテゴリーの鑑別に有用である．他の内臓疾患や要注意の腰痛が否定されれば坐骨神経痛か，腰痛症を疑う．

腰痛症例の多くは原因不明のいわゆる「腰痛症（腰痛症候群）」として取り扱われる．このような腰痛症の病態生理は把握しにくく原因も不明だが，90％は1か月以内に自然に軽快する．

3） 初期の患者評価

病歴，身体所見より内臓疾患の可能性について，また要注意の脊椎疾患（癌転移，感染性骨髄炎，骨折，馬尾症候群）の可能性について検討する．全身症状（発熱，体重減少），腰痛について一般的な質問（性状，期間，活動の制限の程度，労作との関連，いままでの治療に対する反応），腰痛以外の症状の有無を確認する．診察では一般身体診察のほか，腰部棘突起の圧痛，可動域制限，神経学的所見などをみる．このとき，知覚障害の分布，腱反射，筋力などを評価する．AHCPRでは警戒すべき徴候（red flag）を表24のごとくまとめており，このような簡単な質問と診察で重要な病態を見落とさないといわれる．

表24 要注意の腰痛を示す警戒徴候（red flag）

要注意の腰痛	警戒徴候（red flag）	検査
腫瘍，感染	発熱，体重減少など全身症状，夜間や安静臥位でも増悪する痛み，癌の既往，尿路感染症の病歴，免疫抑制状態，ステロイドの長期使用，50歳以上	X線や血液検査
骨折	外傷の病歴，重量物挙上時の発症，ステロイドの長期使用，骨粗鬆症，70歳以上	X線
馬尾症候群	会陰部のしびれ，膀胱直腸障害（尿閉や失禁），下肢の広範囲の進行性筋力低下	専門医の診察，CT，MRI，myelography

癌転移や感染性脊椎炎の痛みは夜間や安静臥位でも軽快しない．癌の既往のある患者では要注意である．感染性骨髄炎では発熱，体重減少など全身症状を認める．尿路感染症を反復する人，とくに糖尿病があるとなりやすい．高齢者で外傷時の突然の発症であれば「ぎっくり腰」のほかに骨折の可能性もある．馬尾症候群では尿閉，会陰部の知覚異常や両側下肢の痛み，しびれ，筋力低下を認める．両側性など顕著な筋力低下は腰部や仙骨部の多発性の神経根障害の結果である．これに対して椎間板ヘルニアなど椎間板の障害では，1つの神経

根に障害が限局しており，痛みが主症状である．それゆえ両側性の筋力低下など多数の神経根が障害されているなら硬膜外膿瘍，馬尾症候群などを疑い，緊急の対応が必要である．

椎間板ヘルニアは20～40歳代に多い．90％以上の椎間板ヘルニアはL4～L5かL5～S1に生じる．L3～L4は少ない．脱出した椎間板髄核が神経根や脊椎洞神経を圧迫し，坐骨神経痛や腰痛をきたす．痛みは体動のほか，咳，くしゃみなどで増悪する．椎間板ヘルニアの診断では下肢伸展挙上試験（straight leg raising test：SLR test）は重要である．仰臥位で受動的に下肢伸展挙上すると，患側では60度以上で坐骨神経痛を生じ，それ以上挙上できなくなる．L4～L5やL5～S1の椎間板ヘルニアで感度95％，特異度40％といわれ，陰性なら椎間板ヘルニアの可能性は低くなる．股関節疾患でも陽性になるが，股関節疾患ではPatrick徴候も伴う．ヘルニア高位の診断には表25の所見に留意する．

表25 椎間板ヘルニアの診断に必要な身体所見

ヘルニア高位	障害神経根	知覚障害	腱反射の減弱	筋力低下	筋力低下のスクリーニング
L3～L4	L4	下腿の内側	膝蓋腱反射	大腿四頭筋	しゃがみ立ち／坐位で膝伸展
L4～L5	L5	足背中央	不明	母趾背屈力	かかと歩き
L5～S1	S1	足外側	アキレス腱反射	足関節伸展，母趾底屈力	爪先立ち

なお，患者の心理社会的背景は，症状の経過や治療に対する反応に影響するので理解しておく．うつ病，神経症，身体表現性障害（ヒステリー）などが症状を修飾することがあり，これらによる症状に注意する．

4） 腰痛症，坐骨神経痛の治療

非特異的な腰痛症や坐骨神経痛の痛みに対しては，アセトアミノフェンや非ステロイド消炎鎮痛薬を使用する．急性期には寝るときも膝関節，股関節軽度屈曲位で楽な姿勢で休ませる．局所への神経ブロックも有効である．安静臥床は2～3日が限度で，それ以上になると筋力を低下させ回復を遅らせる．少しずつ日常の動きを回復させる．日常生活動作の指導はたいせつであり，重い物はもたない，重量物をもつときは体に密着させて膝を使って持ち上げる，長時間座らないように指導する．コルセットなど腰椎装具は短期間の使用を原則とし，痛みが軽減すれば使用しない．長期になると腹筋や腰背筋の萎縮から二次的に腰痛をきたす．過度にならず背中に負担をかけない有酸素運動（歩行，自転車，水泳）はよい．ストレッチングや筋力強化などの腰痛体操は疼痛が軽減

してきたら開始する．

　1か月で改善しないときや新たに警戒徴候が認められるときは，血液検査，X線，MRI，筋電図，骨シンチ，専門家の診察などが必要である．椎間板ヘルニアで4～8週しても改善しない症例では手術的治療も考慮される．家庭や職場でのストレスや感情的問題は腰部の症状の回復に影響する．心理的な要因が病像を修飾しているとき，過度の安静を強いたり薬物連用は避け，運動を促し活動性を保てるようする．

D. 癌患者の疼痛にどう対処するか

1）　疼痛コントロールの原則

　① 痛みが効果的にかつ安全にとれることを患者や家族に説明する．癌患者の痛みは治療できる症状であり治療すべきである．しかしモルヒネの依存性や耐性，副作用に対する誤解から，服用したがらない患者もいる．

　② 患者の訴えは痛みを評価するときのもっとも重要な情報源である．痛みを我慢せず医療チームに伝えるよう説明する．また，患者が表現するとおりに痛みの訴えをとらえ，過少評価しない．

　③ 痛みの原因を正確に診断し評価する．痛みの原因によっては，モルヒネの使用のみでなく放射線療法など癌局所に対する治療が有効である．また神経障害性の疼痛では，早期から鎮痛補助薬の使用が考慮される．

　④ 疼痛コントロールの現実的な目標を設定する．最低限の目標として第1段階では，夜間に痛みがなく快適に睡眠できるようにする．第2段階では，日中安静にしていれば痛くないのを目標にする．さらに可能なら第3段階の目標として，歩行や日常動作など活動しても痛くないようにする．

　⑤ 痛みの強さに応じて鎮痛薬を段階的に使用し，1つの鎮痛薬の効果がなければより強力なものを使用する．

　⑥ モルヒネを使用するときは服用方法，予想される効果，副作用についてあらかじめ患者や家族に十分説明する．副作用に関して理解されていないと，コンプライアンスが低下する．

　⑦ 鎮痛薬は時刻を決めて規則正しく定時処方を行い，頓用は避ける．

　⑧ モルヒネの適切な服用量は患者により異なる．患者ごとに効果と副作用を毎日評価しながら適量へ調節する．評価のためには痛みの客観的な評価指標が有効である．

　⑨ 不安，抑うつの軽減など精神面へのアプローチも必要である．

⑩ 疼痛コントロールのすべての場面でチームアプローチが有効である．

2）疼痛治療の実際
a）使用する薬剤

痛みの強さに応じた鎮痛薬を段階的に使用する．非オピオイド性鎮痛薬，弱オピオイド性鎮痛薬，強オピオイド性鎮痛薬の順に使用する．軽度の痛みには非オピオイド性鎮痛薬としてアスピリン，ナプロキセンなどを使用する．中等度以上の痛みには弱オピオイド性鎮痛薬を使用する．WHO方式の癌疼痛治療法では弱オピオイド性鎮痛薬でリン酸コデインがすすめられているが，効果不十分なことが多い．さらに強度の痛みならモルヒネなど強オピオイド性鎮痛薬を使用する．中等度以上の痛みで禁忌がなければ，非ステロイド抗炎症薬（NSAID）を併用したほうがよい．NSAIDは痛みの局所に作用し，オピオイドは神経組織に存在するオピオイド受容体に作用するので両者は作用機序が異なる．

なお，ペンタゾシン（ソセゴン®）は長期大量投与では精神症状が多くなるのですすめられない．またagonist-antagonistであり，モルヒネとの拮抗作用があり併用できない．モルヒネ使用中にペンタゾシン使うと退薬症状を起こしたり，痛みを悪化させる可能性がある．塩酸ブプレノルフィン（レペタン®）ではceiling effectがある．

b）モルヒネ内服の開始

モルヒネの製剤には塩酸モルヒネ（原末，錠剤，坐剤，注射）と硫酸モルヒネ徐放剤がある．塩酸モルヒネ水溶液にすると効果が速やかで調節しやすい．このためモルヒネ開始時はモルヒネ水溶液で至適量を決めると，初期の投与量の調節に時間がかからない．塩酸モルヒネ原末10 mgと単シロップ4 mlに精製水を加え10 ml（1 mg/ml）にしておく．

モルヒネの開始に当たって，服用目的，服用法，安全性，効果の見通しと予測される副作用，副作用対策をあらかじめ説明しておく．これらにつき患者の理解を得ておく必要がある．1回服用量として5 mgから10 mgで開始する．高齢者，肝障害，栄養障害などでは5 mgより開始する．4時間ごとに1日6回で定期的に時間を決めて服用する．夜中の服用を避けるためには，就眠前に倍量を服用して夜中は休薬し，1日5回服用にすることも可能である．

投与開始24時間後に効果や副作用を判定する．痛みが残れば50％増量，痛みがとれ眠気が強ければ50％減量する．軽度の眠気があれば減量せずに投与を続けると，数日で眠気が消失するのでその後に増量する．鎮痛に必要な適切量は個人により違いが大きい．効果，副作用をみながら日ごとに30〜50％の

増減を行う。このような増量が必要なため，痛みが消えるまで数日かかることが多い。投与開始時にそのような見通しを話しておく。なお除痛を急ぐときは1回量ごとに30～50％の増量を行う。

1日の必要適切量が決まったら，硫酸モルヒネ徐放剤の1日2回服用に変更する。塩酸モルヒネと効果は同じであり，1日量は同一でよい。この徐放剤は服用前に割ると急速に吸収されるため，割らない。

痛みが除去されないとき，1日投与量の1/6をrescue doseとして投与する方法もある。眠気もなく痛みが収まるならモルヒネ有効と判断してモルヒネを増量する。モルヒネ徐放剤は服用後1時間は吸収されないのでrescue doseには用いず，塩酸モルヒネの経口，坐薬などを使用する。

モルヒネ内服が不可能なときは直腸内投与や，持続皮下注射，持続静脈注射を行う。

c） モルヒネの持続注射

経口から持続注射に変更するときは，経口でのモルヒネ使用量の30～50％から使用する。持続皮下注射では前胸部皮下に27G翼状針を刺入し，テガダームなどで固定，携帯ポンプで持続的に皮下注射する。1～2週で翼状針は交換する。抜針して入浴もでき，在宅での使用に適しており，静注よりQOLが高い。皮膚の刺激，発赤に注意が必要である。

すでに静脈からの点滴ルートがあるときは，モルヒネの持続静脈注射でもよい。

d） モルヒネの副作用

モルヒネには副作用が伴い，この対策がモルヒネ治療のコンプライアンスを高める。とくに便秘と嘔気の対策が重要である。

便秘は必発であり，モルヒネ開始と同時に予防的に下剤を開始する。注意を怠ると腹部膨満，肛門内の宿便，イレウスとなる。蠕動刺激薬であるセンノシド（プルゼニド®），ピコスルファート（ラキソベロン®）や，その補助に重質酸化マグネシウムを使用する。便秘があれば増量し，センノシド1日10 t～15 tまで必要なこともある。他に浣腸，坐薬（新レシカルボン®），用手摘便が必要になる。モルヒネの多くの副作用では耐性が生じるが，便秘は長期に続く。

悪心嘔吐も半数以上の患者で生じ，モルヒネを服用しなくなる原因となる。メトクロプラミド（プリンペラン®），ドンペリドン（ナウゼリン®），プロクロルペラジン（ノバミン®）を使用し，無効ならハロペリドール（セレネース®）0.75～1 mg 1日3回などを使う。嘔吐がある場合は注射で使用する。しかし，2週間ぐらいで耐性のため制吐薬は不要となる。

眠気は患者のQOLの低下につながる。しかし3～5日ぐらいで耐性ができ

軽快する．眠気が強いときはモルヒネ減量で対処する．中止すると耐性ができず改善しないので，中止せずに続行する．覚醒のため塩酸メチルフェニデート（リタリン®）を使用することもある．徐放剤は血中濃度の上昇もゆるやかで嘔気，眠気も出現しにくい．

錯乱，幻覚をまれだが生じる．他の原因による意識障害との鑑別が必要である．痛みがなければ30〜50％の減量を行うか，減量できなければハロペリドールを使用する．

呼吸抑制は通常問題にならない．間欠的な痛みを止めるために急速静注を行うと，呼吸抑制がみられることがある．経口や持続皮下注射ではみられない．麻薬拮抗薬である塩酸ナロキソンで対処できる．

排尿障害もときにみられる．泌尿器科的疾患や他の薬剤が原因である可能性も考える．排尿筋の収縮力を増強させる臭化ジスチグミン（ウブレチド®）などを使用する．

e) 効果の評価

疼痛コントロールが成功しているかどうか，効果の評価が重要である．患者に痛みの伝え方を説明する．想像できるもっとも強い痛みを10（いままでで最高の痛みを10），痛みがない状態を0として，現在の痛みの程度を数字で表してもらう．Face scaleも有効である．このような客観的指標のほうが，患者と情報を共有でき評価によい．

f) モルヒネの中止

化学療法，放射線療法が奏効して腫瘍が縮小したときなど，モルヒネの中止も可能である．しかし長期投与を行っていた患者で急に中止すると退薬症状がみられる．退薬症状としては，発汗，頻脈，下痢，疝痛などの自律神経症状がみられる．中止するときは2〜3日で10 mgずつ，3週間以上かけて処方量を漸減し，1回投与量が5〜10 mgになれば1日投与回数も減らす．

g) 呼吸困難に対するモルヒネ

モルヒネは呼吸困難にも適応がある．安静時の呼吸数が30/分以下となるようにモルヒネを使用する．初回投与量は5〜10 mgを4時間ごとだが，呼吸数をみて増量する．すでに痛みに対してモルヒネを使用中であれば，呼吸困難に対してさらにモルヒネ50％の増量を行う．

h) モルヒネが無効なとき

モルヒネの効果が不十分なときは，量が低くないか，NSAIDは併用しているか，嘔吐で飲めなくなっていないか，モルヒネの効かない病態はないかなどを検討する．

とくに神経の圧迫による疼痛（neuropathic pain）では，モルヒネで鎮痛は

得られない．このようなとき，硬膜外にモルヒネ＋局所麻酔薬注入，神経ブロック，放射線療法，あるいは全身麻酔薬塩酸ケタミン（ケタラール®）150〜250 mg/日の持続点滴でも十分な鎮痛が得られる．

また，鎮痛補助薬として，抗不整脈薬のメキシレチン（メキシチール®），抗うつ薬のアミトリプチリン（トリプタノール®），抗痙攣薬のカルバマゼピン（テグレトール®），フェニトイン（アレビアチン®），ステロイドホルモンのベタメタゾン（リンデロン®）などが有効である．

II. 救急治療

A. 救急診療のルール
ーもっとも効率よく，安全に診療するためにー

a) 救急室の整備とスタッフの訓練

スタッフには，BLS (basic life support), ACLS (advanced cardiac life support) の訓練を行う．救急室（ER）にはライフサポートの備品，薬品，さらに通信機能（救急隊とのホットライン，ファクシミリなど）が必要．診療スペースを重症用と軽症用に区分する．医療の質を保持するために責任体制を明確化し，患者搬入の日時，時刻，搬送方法（救急隊名など），診断，転帰（帰宅，入院，死亡），退室時刻をカルテとは別に記録する．

b) 重症度評価（救急室におけるトリアージ）

重症度の評価はバイタルサイン（血圧，心拍数，呼吸数，意識レベル，体温）と症候の両者から行う．バイタルサインの異常がめだたなくとも，呼吸，循環，中枢神経系に緊急性の高い症状や皮膚蒼白，発汗など交感神経亢進を認めれば重症を疑う．

c) Assume the worst

常に緊急性の高い病態，あるいは最悪の病態を想定して優先的に対処する．救急でもっとも求められるものは「優先の順序」である．

d) 診断と治療の並行

重症患者には救命処置を行いつつ原因検索を並行する．

e) プレホスピタルとの連携

救急隊から病院への電話連絡時に患者の主訴（主徴候）とバイタルサインをきく．心肺停止やショックなら救急室に人手を集める．病院到着後にも救急隊から状況を聴取する．救急現場と病院到着時におけるバイタルサインが異なる場合がある．病院到着時に悪化（意識障害やショック），病院到着時に軽減（失神，痙攣）など．プレホスピタルの病歴（発見者や救急隊から聴取）では，患者の体位（仰臥位，坐位）や顔色（顔面蒼白か否か）などにも注意する．

f) 重症度と緊急性の相違

 緊急性と重症度とは異なる．低血糖による意識障害は重症ではない．しかし来院時に血糖測定を怠ると不可逆性脳障害をつくる．急性喉頭蓋炎は窒息の危険がある．しかし気道確保に成功すれば重症ではない．緊急性の持続は一瞬で，患者の予後を大きく左右する．しかし，最終的な重症度ではない．「緊急性」にこそ意味と価値がある．

g) 重複する原因

 1つの診断で満足すると，複数病態の関与する例では失敗する．過換気症候群と心筋梗塞，心筋梗塞とA型急性大動脈解離，低血糖昏睡と急性腹症など．

h) 外傷

 内科医は外傷に弱い（思考の停止）．患者の全身をみよう．失神や癲癇による頭頸部外傷を見逃す．鈍的外傷があるのに外傷の存在を見逃す．

i) 患者の処置/処分（disposition）

 dispositionの適切な和訳がない．救急診療後の帰宅あるいは入院などの指示である．dispositionには，救急室での経過観察，さらに特殊指示（泥酔者に警察での拘置，精神病患者の措置入院）がある．一般的に胸痛，腹痛，喘息/呼吸不全，心不全，脱水，軽症中毒，失神/痙攣，神経症状（TIA疑い）の患者が帰宅を許可された場合に，帰宅後に悪化する例がある．これらの患者に救急室で数時間～半日の経過観察を行えば，誤診頻度は著明に減少する．

注）米国救急医療では救急室のそばに観察ユニット（Observation Units）を併設し，24時間を限度に診療を延長するシステムを定着させた．さらにこの分野から新しい領域であるObservation Medicineが生まれている．

B. 心肺停止（CPA）をみたらどうするか

1) ポイント

・ACLS（advanced cardiac life support, 二次心肺蘇生術）に準じて治療するが，以下の2つの状況を分けて考える必要がある．
 ① 病院外CPAの救急搬入
 ② 病院内発生のCPA
・CPAの救急搬入の連絡があれば，救急室に人手を集め，チームリーダーを決める．モニター，薬剤を準備する．チームリーダーはすべての処置を指示し，蘇生術が不成功の場合には死亡宣告する．他の医師はチームリーダーの指示に従い，治療内容にsuggestionはしても命令はできない．チームリーダー

を決めるのは CPA に限らず，緊急時の危機管理の基本である．
・院内発生の CPA では，連絡があったらすぐに現場に駆けつける．このときに除細動器などレスキューセットを携行する．
・CPA は心電図モニタで VF, asystole, pulseless electrical activity (PEA) の 3 種類に分かれ，治療が異なる．

注）CPA は cardiopulmonary arrest の略称．以前によく使われた DOA は dead on arrival の略称（正式な医学用語ではない）で，病院到着時に死亡していた患者．蘇生術の適応はない．

2） 重症度評価

すべて重症．CPA の診断には器具を要しない（呼吸停止，頸動脈触知不能）．

3） 最初の 30 分：VF

・患者をベッド（ストライカー® など頑丈なベッド）に移し，着衣を脱がせる（鋏で切る）．CPA を確認して CPR（cardiopulmonary resuscitation，心肺蘇生術）を継続する．心臓マッサージは 80〜100 回/分，換気は心臓マッサージ 5 回ごとに 1 回．CPR を 30 秒以上停止してはならない．心電図モニターを装着し，VF, asystole, PEA を鑑別．
・VF には電気的除細動．初回通電量は 200 J，除細動されなければ 2 回目（200〜300 J），3 回目（360 J）を続ける．
・静脈路確保．肘静脈，外頸静脈などの上半身の表在静脈を用いる．

注）蘇生後の血栓溶解療法を考慮して，ACLS では止血困難な深部静脈（内頸静脈，鎖骨下静脈）は避ける方針．CPR では下半身の血流は上半身より少なく薬剤の到達速度が遅くなるので，大腿静脈穿刺はすすめられない．しかし穿刺が容易なために大腿静脈穿刺が多いのが実状．

・気管内挿管，100％酸素，用手換気．人手がなければベンチレータ．

注）気管内挿管時に肺野左右，心窩部を聴診して右気管支と食道挿管を除外．食道挿管は致命的であるが，判別困難な例がある．呼気 CO_2 モニターを気管チューブに接続すると簡便に評価可能．

・3 回の通電でも除細動不能ならエピネフリン 1 mg を静注投与して気管内挿管．電気的除細動を繰り返す（360 J）．
・それでも除細動されなければ，エピネフリン 1 mg の静注投与を 3〜5 分ごとに繰り返し，薬剤投与から 30〜60 秒以内に 360 J の通電を繰り返す．

注 1）エピネフリンの投与量は 1 mg のほかに大量投与（1 → 3 → 5 mg と増量，あるいは最初から 5 mg）も行われるが，心拍再開には有効でも社会復帰には無効．

注2）静脈路確保が困難な場合，エピネフリンも気管内投与してもよい．エピネフリン3倍量を生理食塩水 10～20 ml に溶解して気管チューブに投与する．

・QRS 波形が回復すれば，心臓マッサージを一時中止して頸動脈を触診する．QRS 波形が認められても頸動脈拍動を触知しなければ CPR を継続する（モニターの治療ではなく，患者の治療を）．

注）CPR 中の検査：低体温（32℃以下），高カリウム血症，低血糖は CPA の原因．気胸には胸腔ドレナージ．心エコーで心タンポナーデを疑えば心嚢穿刺．血胸（大動脈解離，大動脈瘤の破裂）は「処置なし」．

4） 最初の 30 分：PEA/asystole

・CPR，静脈路確保，気管内挿管．エピネフリン 1 mg 投与（3～5 分ごと）．
・アトロピン 1 mg 静注（3～5 分ごと）．
・PEA では原因検索：気胸，心タンポナーデ．

注）成人 CPA の 70％は VF/VT など頻脈性不整脈，残りは徐脈性不整脈が原因．VF は時間の経過とともに asystole となる．PEA では心電図上 QRS 波形は認められるが脈を触知せず呼吸も停止する（収縮期血圧＜40～50 mmHg）重症ショックで，低酸素，出血，気胸，心タンポナーデなどが原因．やがて asystole となる．asystole は CPA すべての終末像である．CPA のなかでは VF の蘇生率がもっとも高い．

5） 最初の 30 分：院内発生の CPA

・発生場所は病棟（集中治療室，一般病棟），検査室（運動負荷）など．
・連絡を受けたら発生場所と CPA の有無を確認．除細動器を携行して現場へ．人を集めさせる．
・CPR を行いつつ，心電図モニターで VF，asystole，PEA を鑑別し，除細動，エピネフリン投与．患者を移動せず，発生場所で自己心拍を再開させる．
・DNR オーダーの有無を確認．

注）末期患者で救命処置を行わない方針が確定している場合，DNR（do not resuscitate）オーダーとよばれる．

6） その後の処置：蘇生成功

・頸動脈拍動を触知すれば心臓マッサージを中止して血圧測定．血圧が測定できず，動脈拍動を触知できなければ心臓マッサージを再開．
・収縮期血圧＜100 mmHg であればドパミンの持続静注（5～20 μg/kg/分）．CPR 中止直後にはエピネフリンのために血圧が高くても，時間が経つと再びショックとなることが多い．
・動脈血液ガス分析，呼吸性アシドーシスの補正（換気量の調節），代謝性ア

シドーシスの補正（重炭酸投与：メイロン®）．

注）メイロン® を CPR 中に投与すると細胞内アシドーシスを悪化させる（禁忌）．例外は高カリウム血症．血液透析患者の CPA では高カリウムが多いので，CPR 中にもメイロン® 投与を考慮してよい．

・心拍再開後に CPA の原因の検索：病歴，身体所見，12 誘導心電図（急性心筋梗塞，肺塞栓），胸腹部 X 線，心エコー図，頭部 CT（くも膜下出血，脳出血）．
・原因の治療を行う．
・脳蘇生：病院到着前に心拍と呼吸が再開した例はほとんど社会復帰する．すなわち無酸素の時間で予後が決まる．自己心拍再開後の治療として，全身の循環維持，酸素化，頭部軽度挙上，軽度過換気（$Paco_2 < 30\,mmHg$）以外には有用な治療法はない．近年，脳低体温療法が検討され，今後の展開が期待される．有効性が証明されたわけではないが，34℃の軽度低体温療法が多く行われるようになった．

7） その後の処置：蘇生不成功

・30 分以上の CPR で自己心拍再開がなければ蘇生の可能性は低い．チームリーダーは CPR の終了を考慮する．ただし，小児，低体温，薬物による CPA では長時間の CPR 後にも蘇生して社会復帰した例がある．
・自己心拍が一時再開しても，また VF が再発して CPR を中止できない例がある．この場合には蘇生の回復の可能性があるので CPR を中止してはならない．
・CPR の終了を決断したらリーダーは中止を指示し，死亡を宣告．家族がいれば事前に了解を得る．
・外因性 CPA，発症 24 時間以内の内因性 CPA では死亡診断書を作成せずに警察に連絡して検案を依頼．

8） サイドメモ

わが国の CPA は年間約 7 万人，高齢者が多く内因性が 80％．救急救命士法（1991 年）により，1992 年より救急救命士が医師の指導のもとに特定行為（電気的除細動，ラリンゲアルマスクなどによる気道確保，静脈路確保）を行うようになったが，社会復帰例は増加していない．この原因として，一般市民によるバイスタンダー CPR の施行率と技量の問題点（正しい CPR が行われていない），医師の指示を得るために 2 分を要し，除細動の時期が遅れる，などの理由が考えられる．

C. ショックをみたらどうするか

1) ポイント

・皮膚蒼白，無力状，落ち着かない（ときには七転八倒），冷汗著明，皮膚紅潮，無尿，などの患者をみたらショックを疑う．
・ショックでは収縮期血圧は 90 mmHg 以下に低下．90 mmHg 以上でもふだんの血圧より 60 mmHg 低ければショック．
・ショックをみたら治療を開始．ショックから離脱するまで患者から離れてはならない．
・すぐに原因がわかるショック：外傷性ショック（病歴，創傷，皮下気腫など），消化管出血（吐下血，ヘモグロビン臭），アナフィラキシー（皮膚紅潮），頻脈・徐脈（HR>170 bpm, <40 bpm），感染性ショック（発熱），低体温．

表1 ショックの分類と原因傷病

ショックの種類	原因となる傷病	ショック発生機序
血液量減少性ショック （低容量性ショック）	出血（外傷，食道静脈瘤，胃十二指腸潰瘍，大腸憩室炎，解離性大動脈瘤，大動脈瘤破裂，肝癌破裂，子宮外妊娠），腹膜炎（初期），急性膵炎，広範囲熱傷，熱中症，下痢，脱水，糖尿病性昏睡，尿崩症，副腎不全	出血，血漿，細胞外液の喪失
心原性ショック	不整脈（頻脈，徐脈），急性心筋梗塞，急性僧帽弁閉鎖不全症，急性大動脈弁閉鎖不全症，心室中隔穿孔，大動脈弁狭窄症，左房粘液腫，左房血栓	心ポンプ機能低下
閉塞性ショック （広義の心原性ショック）	心タンポナーデ（急性心筋梗塞，胸部外傷，急性心外膜炎，尿毒症など），肺塞栓，緊張性気胸（胸部外傷，陽圧呼吸）	循環系の閉塞機転
感染性ショック	重症感染症（肺炎，縦隔炎，膿胸，腹膜炎，胆道感染症，肝膿瘍，腎盂腎炎，創感染），絞扼性イレウス，上腸管膜動脈血栓症，急性膵炎	メディエータ（サイトカイン，NO など）の作用による血管拡張，血管透過性亢進，微小血栓障害，心機能障害，炎症による組織酸素需要の増加
神経原性ショック	脳死，脳幹損傷，脳血管障害，脊髄損傷，血管迷走神経反応	循環中枢の破綻，交感神経系の緊張低下，徐脈，血管拡張
アナフィラキシーショック	医薬品（抗生物質，造影剤など），異型輸血，虫刺症	メディエータ（ヒスタミン，ロイコトリエンなど）の作用による血管拡張，心機能低下

2） 重症度評価

- 下顎呼吸（あえぎ呼吸）は血圧 60 mmHg 以下で急変の前徴．換気低下のためアシドーシスが増悪し，心肺停止に移行する．

  注）ショックでは乳酸アシドーシスが発生し，代償性に過換気が認められる．さらに低血圧が増悪すると呼吸中枢抑制，呼吸筋力低下のため低換気となり，数分以内に徐脈，心電図上幅広い QRS 波が出現して心肺停止に至る．

- アナフィラキシーに嗄声（喉頭浮腫）を伴えば窒息の危険がある．
- 心筋障害による心原性ショックは，保存療法では 80％以上が死亡する．再灌流のための手段（PTCA，血栓溶解療法，バイパス）が必要．
- base excess の程度がショック自体の重症度を示す．
- 既存の臓器障害（冠動脈疾患，呼吸・脳血管・腎・肝障害）が生命予後に影響する．

3） 初期治療

- 視診（皮膚蒼白，冷汗，皮膚紅潮，下顎呼吸，不穏，興奮，錯乱）とバイタルサイン（血圧低下，脈拍微弱，頻脈・徐脈，頻呼吸）からショックを疑う．
- 静脈ライン確保，採血，換気補助，酸素投与，動脈血液ガス（BE），12 誘導心電図，胸腹部 X 線，モニター（心電図，血圧，SpO_2），病歴，身体所見．
- 一見して原因がわかるショックではすぐに以下の治療を開始する．

　① アナフィラキシーではエピネフリン 1 mg を生理食塩水 10 ml に溶解し，心電図，血圧をモニターしながら少量ずつ静注投与（たとえば 2 ml/分，様子をみながら追加）．急ぐと VT，VF に移行．

　注意）抗ヒスタミン薬やステロイドに即効性はない．

　② 外傷性ショックでは大量輸液（30 分以内に 2 l の細胞外液）．外傷性ショックで皮下気腫があれば緊張性気胸を疑う．胸部 X 線なしに胸腔ドレーンを挿入．患側が不明なら 18 G 針を第 2 肋間に刺し，空気の噴出（プシュッという音）を確認すればよい．緊張性気胸では陽圧呼吸は禁忌．

　③ 吐下血（消化管出血）では収縮期血圧 90 mmHg を目標に大量輸液．ヘモグロビン 7 g/dl 以下，遷延するショックでは輸血．高齢者や心疾患（心電図の ST 変化が重要）では早めに輸血．

　④ 頻脈性不整脈（HR＞170 bpm）：重症ショックなら cardioversion（心電図同期），VT と AF は 100 J，PSVT は 50 J を初期通電量とする．血行動態に余裕があれば薬物療法（他項参照）．VT にはキシロカイン® 50〜100 mg 静注．AF，PSVT にはベラパミル 2 mg 静注，1〜2 分ごとに 1 mg 追加して 5 mg まで．

⑤ 徐脈（＜40 bpm）ではアトロピン1〜2 mg静注，無効なら経皮ペーシング（心拍数80〜100 bpm，100 mA），あるいはドパミン5〜20 μg/kg/分持続静注．

⑥ 感染性ショック（発熱）：発熱＞38℃で強く疑う．大量輸液．血液培養（嫌気性培養も）を行い，30分後にも繰り返す．感染巣を検索（検尿，腹部エコー，心エコー，体部CT）し，経験的化学療法（empiric chemotherapy，表2）を開始する．外科的ドレナージが必要な感染巣を放置してはならない．低血圧が遷延すればドパミン5〜20 μg/kg/分，さらにドブタミン5〜20 μg/

表2 感染性ショックの起炎菌に対する経験的化学療法

推定起炎菌	化学療法薬（略号，代表的商品名，成人1日投与量）
連鎖球菌・腸球菌	ピペラシリン（PIPC；ペントシリン；12 g） アンピシリン（ABPC；ビクシリン；8 g）
肺炎球菌	アンピシリン（ABPC；ビクシリン；8 g） ベンジルペニシリン（PCG；ペニシリンGカリウム；240万単位）
MSSA（メチシリン感受性黄色ブドウ球菌）	セフォチアム（CTM；パンスポリン；4 g） メチシリン（DMPPC；スタフシリン；6 g）
MRSA（メチシリン耐性黄色ブドウ球菌）	バンコマイシン（VCM；バンコマイシン；2 g） アルベカシン（ABK；ハベカシン；200 mg）
その他のグラム陽性菌	ピペラシリン（PIPC；ペントシリン；12 g） セファゾリン（CEZ；セファメジン；3 g）
髄膜炎菌・インフルエンザ菌	アンピシリン（ABPC；ビクシリン；8 g） アズトレオナム（AZT；アザクタム；4 g）
大腸菌・肺炎桿菌	セフォチアム（CTM；パンスポリン；4 g） ゲンタマイシン（GM；ゲンタマイシン；120 mg）
エンテロバクター・インドール陽性プロテウス	セフタジジム（CAZ；モダシン；4 g） セフォテタン（CTT；ヤマテタン；4 g）
セラチア	セフォタキシム（CTX；クラフォラン；4 g） ゲンタマイシン（GM；ゲンタマイシン；120 mg）
緑膿菌	セフタジジム（CAZ；モダシン；4 g） ゲンタマイシン（GM；ゲンタマイシン；120 mg）
バクテロイデス	セフメタゾール（CMZ；セフメタゾン；4 g） ミノサイクリン（MINO；ミノマイシン；200 mg）
その他のグラム陰性桿菌	セフタジジム（CAZ；モダシン；4 g） アズトレオナム（AZT；アザクタム；4 g）
複数の細菌感染	イミペネム/シラスタチン（IPM/CS；チエナム；2 g）
カンジダ・クリプトコッカス・アスペルギルス	ミコナゾール（MCZ；フロリード；800 mg） フルコナゾール（FCZ；ジフルカン；400 mg）

（救急レジデントマニュアル，相川直樹・堀進悟編，医学書院，1998より引用）

kg/分を併用．輸液量は尿量，動脈血液ガス，身体所見，心エコーの下大静脈径，肺動脈楔入圧（16〜18 mmHg以下）を参考にして決める．4000〜6000 ml/日と大量輸液を要することが多い（第1病日）．

⑦ 低体温：温度により復温法を選択する（低体温を参照）．

・血管内容量の評価：心エコーの下大静脈径は定性的であるが血行動態評価にきわめて有用．右房圧上昇（心原性，閉塞性ショック）では径が増大し（短軸で円形），右房圧減少（低容量性，分布性ショック）でコラプスする．

表3　各種ショックの血行動態

	右房圧	肺動脈楔入圧	心拍出量	全身血管抵抗	原因
心原性	↑	↑	↓	↑	急性心筋梗塞　徐脈　頻脈 弁膜症　VSD
閉塞性	↑	↑↓	↓	↑	心タンポナーデ　緊張性気胸 急性大動脈解離*　肺塞栓 肺高血圧　人工弁血栓 ball valve thrombus（左房血栓）
低容量性	↓	↓	↓	↑	出血　アナフィラキシー* 脱水　熱傷　急性大動脈解離*
分布性	↓	↓	↑〜↓	↓〜↑	感染性ショック アナフィラキシー* 薬物ショック 神経原性ショック

*：ショックの原因に2つ以上の病態が関与．

・心原性ショック：急性心筋梗塞がもっとも多い．不整脈（徐脈，頻脈）治療，容量調節（肺動脈楔入圧 18 mmHg），ドパミン（5〜20 μg/kg/分），ドブタミン（5〜20 μg/kg/分）の持続静注を行いながら，再灌流療法を準備する（PTCA，血栓溶解療法）．PTCAのできない施設では血栓溶解療法を行いながら，施行可能な施設へ転送（医師添乗が必要）．

・心タンポナーデ：奇脈と頸静脈怒張．鈍的胸腹部外傷，急性心筋梗塞，急性大動脈解離，および原因不明のショックではタンポナーデを除外するためにルーチンに心エコーを施行．中等量の心嚢液貯留と，右室や心房に拡張期のコラプスを認めれば診断確定．鈍的胸腹部外傷，急性心筋梗塞では心嚢穿刺．技量が未熟なら緊急処置として大量輸液，ドパミン（5〜20 μg/kg/分，持続静注）で昇圧し，心嚢穿刺の熟練者に連絡．大動脈解離（A型）に心嚢穿刺を行うと急激な昇圧のために大動脈が破裂するので，なるべく穿刺を行わずに緊急手術を急ぐ．

注）ショック患者の心嚢穿刺：比較的少量の心嚢液（血腫），仰臥位の穿刺のため危険を伴

う．穿刺部（左剣状突起下）から心エコーで10 mm以上の液貯留を確認して穿刺．少量の排液でタンポナーデは解除される．
- 肺塞栓：ショックの心電図変化（右軸偏位，急性右室負荷，$S_1S_2S_3$）と心エコー図（右室圧負荷）は典型的．ドブタミン5〜20 μg/kg/分，ついでドパミン5〜20 μg/kg/分の持続静注を併用する．ショックから離脱しないことが多いので，急性心筋梗塞に準じて血栓溶解療法を行う．重症例では肺動脈造影を行い，血栓をカテーテルで吸引あるいは破砕する．ショックを遷延させれば死亡する．
- 大動脈緊急症：背部痛を訴えるショックで，心電図で肺塞栓を除外したら急性大動脈解離/大動脈瘤切迫破裂を疑う（大動脈解離の1％に冠動脈入口部の解離のために急性心筋梗塞が発生する）．血圧左右差，AR（A型解離），腹部の拍動性腫瘤（瘤の切迫破裂），縦隔拡大，カルシウムサイン，腹部エコーでは大動脈瘤やflap．確定診断にはCTが有用．ショックのためCTを施行できない場合（血圧<80 mmHg）には，大量輸液を行いながら手術室に直行（緊急手術）．
- 原因不明のショック：初期治療としてドパミンの持続静注を行いながら原因検索．病歴がもっとも重要である．
  注意）難治性ショックの原因が造影剤によるアナフィラクトイド反応であった，との報告がある．原因検索のための造影剤使用が状態を悪化させる可能性にも注意．
- 侵襲的モニタリングと補助循環：カフ血圧と観血的血圧が異なる場合があり（末梢動脈の狭窄），動脈ラインはショック治療に有用である．挿入の容易な大腿動脈圧モニターでよいが，感染防止のために6時間以内に抜去する（血液ガスの採血にも有用）．さらにモニタリングが必要なら穿刺部位を橈骨動脈に変更．Swan-Ganzカテーテルは，心原性ショックでは必要であるが，72時間以内に抜去．IABP，PCPSは有用であるが，同時に早期離脱が原則である．

4） その後の処置

- ショックの離脱は，尿量を含め全身状態から評価する．濃厚治療にもかかわらず数時間以上ショックから離脱できなければ死亡の可能性が大きい．
- 代謝性アシドーシスを重炭酸ナトリウム（メイロン®）で補正するが，pH>7.2なら必要ない．
- 上部消化管出血ではショックから離脱した後に緊急内視鏡で止血．
- アナフィラキシーショックではエピネフリンによりショックから離脱した後に，抗ヒスタミン薬（クロルフェニラミン0.3 mg/kg，ジフェンヒドラミン1 mg/kg）やステロイド静注を行う．

- ARDS，肝・腎障害，DICを合併すると死亡率が高く，感染性ショックでは合併率が高い．抗ショック療法（タンパク分解酵素阻害薬，ステロイド，抗エンドトキシン療法，抗サイトカイン療法）は，動物実験では有効であるが，臨床的有用性は証明されていない．しかし，わが国では保険でウリナスタチン（10万単位，静注）の急性循環不全に対する適応が認められている．
- 感染性ショックで，大量補液やカテコラミン（ドパミン，ドブタミン）が無効ならノルエピネフリン（$0.1\,\mu g/kg/$分より漸増）を持続静注．

5） サイドメモ

- 感染性ショック後の臓器障害には，酸素不足と，ショックにより活性化された細胞性・体液性因子（サイトカイン，NOラジカルなど）が関与する．臓器障害は肺，腎臓，肝臓，造血器，心臓，脳，消化器など全身の主要臓器に波及し，重症化すれば多臓器不全（MODS：multile organ dysfunction syndrome）となる．
- ショックの重症度評価

① ショック指数：出血性ショックでは出血量の増加に伴い脈拍は増加，収縮期血圧は低下する．その比（心拍数/収縮期血圧）の増加は出血多量を示す．健常人では0.5（70/140），出血では100/100＝1.0，出血性ショックでは140/70＝2.0となる．

② ショックスコア：収縮期血圧，脈拍数，アシドーシス（BE），尿量，意識状態の5項目を0〜3点にスコア化したもので，わが国でのみよく使われている．

表4 ショックスコア

項目	スコア0	1	2	3
収縮期血圧（BP）（mmHg）	$100 \leq BP$	$80 \leq BP < 100$	$60 <= BP < 80$	$BP < 60$
脈拍数（PR）（回/分）	$PR \leq 100$	$100 < PR \leq 120$	$120 < PR \leq 140$	$140 < PR$
base excess（BE）（mEq/l）	$-5 \leq BE \leq +5$	$\pm 5 < BE \leq \pm 10$	$\pm 10 < BE \leq \pm 15$	$\pm 15 < BE$
尿量（UV）（ml/時）	$50 \leq UV$	$25 \leq UV < 50$	$0 < UV < 25$	0
意識状態	清明	興奮から軽度の応答の遅延	著明な応答の遅延	昏睡

D. 意識障害をみたらどうするか

1) ポイント
- 軽度の意識障害を見逃さないように注意する.
- ショックと低血糖を除外する.
- 代謝性意識障害でも巣症状を呈する.
- 頭痛に注意.
- 治療可能な原因を見逃さない.

2) 重症度評価
① JCS (Japan Coma Scale):救急隊員や看護婦を含め,わが国で広く用いられる意識障害の評価法.

表5　Japan Coma Scale

Ⅲ. 刺激しても覚醒しない状態(3桁で表現)
　3. 痛み刺激に反応しない……………………………………(300)
　2. 痛み刺激で少し手を動かしたり,顔をしかめる………(200)
　1. 痛み刺激に対し,はらいのけるような動作をする……(100)
Ⅱ. 刺激をすると覚醒する状態(刺激をやめると眠り込む,2桁で表現)
　3. 痛み刺激を加えつつよびかけを繰り返すと,かろうじて開眼する
　　　…………………………………………………………(30)
　2. 大きな声または体をゆさぶることにより開眼する,開眼できない
　　　ときは簡単な命令に応ずる ……………………………(20)
　1. ふつうの呼びかけでも容易に開眼する ………………(10)
Ⅰ. 刺激しないでも覚醒している状態(1桁で表現)
　3. 自分の名前,生年月日がいえない……………………………(3)
　2. 見当識障害がある………………………………………………(2)
　1. 意識清明とはいえない…………………………………………(1)
注) R: restlessness, I: incontinence, A: akinetic mutism, apallic state.
例) 100-I;20-RI;3-IA などとする.

② GCS (Glasgow Coma Scale):国際的に汎用される意識障害の評価法. ABC (EVM) の3つのスコアの合計点で表現. 最悪は3点,最良は15点.

3) 初期治療
・バイタル (R/O ショック),意識レベル (JCS, GCS),静脈路確保,採血,動脈血液ガス分析 (痙攣後では代謝性アシドーシス,くも膜下出血の神経原性肺水腫では低酸素血症),12誘導心電図 (AF,心筋梗塞では心原性脳塞栓を疑う,くも膜下出血では心筋梗塞様の変化),胸部X線 (縦隔拡大は解離を疑う). 血糖はドライケミでベッドサイドで迅速判定,採血の検査項目にアンモ

表6 Glasgow Coma Scale

大分類	小分類	スコア
A. 開眼 (eye opening)	自発的に (spontaneous) 言葉により (to speech) 痛み刺激により (to pain) 開眼しない (nil)	E 4 3 2 1
B. 言葉による最良の応答 (best verbal response)	見当識あり (oriented) 錯乱状態 (confused conversation) 不適当な言葉 (inappropriate words) 理解できない声 (incomprehensible sounds) 発生がみられない (nil)	V 5 4 3 2 1
C. 運動による最良の応答 (best motor response)	命令に従う (obeys) 痛み刺激部位に手足をもってくる (localizes) 四肢を屈曲する (flexes) 　　逃避 (withdraws) 　　異常屈曲 (abnormal flexion) 四肢伸展 (extends) まったく動かさない (nil)	M 6 5 4 3 2 1

ニア，CRP を加える）．

・気道確保（嘔吐による誤嚥，舌根沈下による上気道閉塞，脳ヘルニアによる呼吸停止，まれに喉頭痙攣）．エアウエイ，昏睡体位，気管内挿管．

・身体所見（頭頸部外傷，舌咬傷，手足の擦過傷，手掌紅斑，腹水など），神経学的所見（瞳孔，眼位，眼球頭反射，項部硬直，脳神経，麻痺，病的反射などを手早く），病歴（発見者から聴取，発症時の頭痛に注意）．

・低血糖（<40 mg/dl）はグルコース（40％，40 ml）静注，1～2分で意識が改善する（高齢者では，さらに時間を要する）．まれに痙攣が誘発される．その後，5％グルコースの持続点滴．

・酸素投与（Pao_2>80 mmHg に維持）．

・膀胱バルーン留置（JCS 20 以上），くも膜下出血では疼痛のために再破裂の危険を増す可能性がある．

・頭部CT（造影剤は不要，外傷を疑えば骨条件も加える）．陽性所見として，脳出血，くも膜下出血，脳浮腫，外傷性病変（硬膜下血腫，硬膜外血腫，外傷性くも膜下出血，脳挫傷，気脳症，皮下・帽状腱膜下血腫）など．発症早期の脳梗塞では低吸収域は検出されない．

・脳圧降下薬：脳血管障害では脳浮腫の可能性が高いのでグリセオール®（200 ml/1 時間，あるいは 500 ml/2～3 時間，点滴静注，1 日量 600～1500 ml）．

・脳梗塞の降圧は禁忌．脳出血は 160 mmHg，くも膜下出血は 140 mmHg 以

下に降圧.
注1）くも膜下出血の再破裂とともに意識障害の悪化を認めることはまれではない.
注2）降圧にニフェジピン舌下投与がよく用いられるが，作用発現が遅く降圧の程度を調節できないので用いるべきではない. 血圧をモニターしてジルチアゼム（1 A＝50 mg）150 mg を生理食塩水 50 ml に溶解し，5～15 ml/時で持続静注.

・突然発症, 巣症状, 頭部 CT が正常なら脳塞栓を疑い心電図, 心エコーで心原性塞栓の可能性を検索する.
・発熱, 髄膜刺激症状, 炎症所見（CRP 高値）では髄膜炎/脳炎を疑う. 腰椎穿刺の施行前に, 頭部 CT で脳内 mass を除外, 眼底で乳頭浮腫を除外する. 髄液は外観, 圧, 細胞数, 糖, タンパク, 培養（一般細菌, 結核菌, 必要に応じ PCR も依頼, ごくまれに真菌性の場合がある）などを検査. 同時に必ず血糖を検査して比較する. 化学療法を開始. 髄膜炎,（単純ヘルペス）脳炎の鑑別と治療は他項参照.
・肝性脳症（肝機能障害, アンモニア高値）：アミノレバン®（500 ml を 2～4 時間で点滴静注）, さらにラクツロース 200 ml と水 200～500 ml を注腸. 肝不全の誘因（感染, 消化管出血など）を検索. 他項参照.
・糖尿病性昏睡（ケトアシドーシス, 高浸透圧性非ケトン性糖尿病性昏睡）：脱水の補正（細胞外液の大量輸液）, インスリン持続静注（5 単位/時間）, 血糖モニタリング（1 時間ごと）, アシドーシスの補正（pH＜7.2 の場合）, 合併症（感染, 心筋梗塞など）の検索と治療. 他項参照.
・肺性脳症（低酸素）：呼吸不全の治療. 他項参照.
・尿毒症性脳症：血液透析. 他項参照.
・電解質異常（高ナトリウム, 低ナトリウム）：高ナトリウム＞160 mEq/l には 5％グルコースの補液と脱水の補正. 低ナトリウム＜120 mEq/l は細胞外液が減少していれば生理食塩水の点滴静注, 細胞外液が正常あるいは増加していれば水制限. 原因検索と治療は他項参照.
・原因が不明：薬物中毒（他項参照）, Wernicke 脳症（ビタミン B_1 投与前に血液検体を保存）を考慮.

4） その後の処置

・脳出血の手術適応（他項参照）：①小脳出血（最大径＞3 cm）で進行性の意識障害, ②皮質下出血で血腫が大きく進行性の意識障害, ③被殻出血（血腫量＞31 ml）で JCS 20～100, 血腫が内包, 視床, 視床下部に進展, ④脳室穿破し急性水頭症.
・くも膜下出血の手術適応（他項参照）：意識障害の軽い例（Hunt Ⅲ度まで）

は早期手術を行う．
・脳梗塞の特殊治療（他項参照）
　① 血栓溶解療法：発症から tPA 投与までに 3 時間以内，とする治療が米国を中心に行われつつある．副作用（脳出血）は 10％．救命ではなく機能予後改善を目的とした治療で，わが国ではいまだ一般的ではない．
　② 進行性で脳主幹動脈の閉塞が疑われる場合（脳血栓症）にはアルガトロバン（60 mg/24 時間・点滴静注 2 日間，その後 10 mg 点滴静注 1 日 2 回，5 日間）．
　③ 脳血栓症急性期で穿通枝領域の梗塞ではオザグレル 80 mg/2 時間，点滴静注，1 日 2 回 2 週間投与．

5） サイドメモ
・Coma Cocktail：原因不明の意識障害に，グルコース（低血糖），ナロキソン（麻薬），ビタミン B_1（Wernicke 脳症）を投与する治療が経験的に行われ，Coma Cocktail とよばれた．薬物中毒に対する拮抗薬の投与と考えてよい．近年，ベンゾジアゼピン系薬剤の中枢神経受容体に対する競合的拮抗薬であるフルマゼニル（アネキセート®）が登場し，Coma Cocktail に加えるべきか否かが話題となっている．
・頭痛＋意識障害＋頭部 CT 正常：発症時に頭痛を訴え，しかし頭蓋内出血が除外された場合には，①大動脈解離（A 型）による中枢神経症状，②頭蓋内血管の解離による脳梗塞，③椎骨脳底動脈系の梗塞，を考える．大動脈解離では左麻痺が多い．

E. 胸背部痛をみたらどうするか

1） ポイント
・致死的疾患を見逃さない．
・下顎から臍までの痛みは胸背部痛として心電図を記録（関連痛）．
・診療中に急変の可能性があるので除細動器を準備する．
・背部痛は大動脈解離に多い．

2） 重症度評価
・バイタルサインの変化は重症．
・急性心筋梗塞，急性大動脈解離，肺塞栓，緊張性気胸は重症．

表7 胸痛の原因疾患

原　因	臨床的特徴	検　査
急性心筋梗塞	30歳以上	心電図，心エコー図
急性大動脈解離	激痛　痛みに間欠期 四肢動脈拍動低下	CT，心エコー図・腹部エコー
肺塞栓	長期臥床　術後 悪性疾患　下肢静脈瘤	動脈血液ガス分析，肺血流スキャン，肺動脈造影
気　胸	患部の呼吸音低下 打診（鼓音）	胸部X線
心膜炎	呼吸により増悪 発熱　心膜摩擦音	心電図，心エコー図
胸膜炎	呼吸により増悪 発熱	胸部X線
食道炎	酸っぱいげっぷ 胸やけ 仰臥位で増悪	内視鏡
胃・十二指腸潰瘍	上腹部に圧痛	内視鏡
胆石症・胆嚢炎	右上腹部に圧痛	腹部エコー

・強い痛み，冷汗，顔面蒼白は重症．

3）初期治療

・胸背部痛，胸部圧迫感が病院到着後にも続いているか否かを確認．救急要請から病院到着の平均時間は22分（東京都）．来院時の胸背部痛は狭心症を否定．

・バイタルサイン，病歴，心電図モニター，静脈路確保・採血，動脈血液ガス，12誘導心電図，胸部X線，身体所見．

・心筋梗塞は胸部圧迫感．大動脈解離の痛みは引き裂く痛みで間欠的，移動性．肺塞栓は呼吸困難を伴う．気胸の痛みは深呼吸で増悪．患者が疼痛部位を指し示せば胸壁痛（軽症）．

・12誘導心電図で虚血性ST上昇があれば心筋梗塞（心膜炎のST上昇と鑑別）．発症3時間以内でなら心筋酵素・タンパク（CPK，トロポニンなど）は正常．救急室で酸素投与，ニトログリセリン持続静注，アスピリン内服，再灌流療法の選択（PTCAを行わなければ，救急室で血栓溶解療法）を行う．予防的キシロカインの投与は無効．患者を搬送する場合には携帯用除細動器を用意．治療の詳細は他項参照．

注）救急室では静注用キシロカイン（100 mg），局麻用キシロカイン，点滴用キシロカイン（1000 mg）の混乱が起こる．搬送中に点滴用キシロカインが誤って急速点滴され，ショッ

ク,痙攣,意識障害を起こす例がある.救急室では点滴用キシロカインを使用しないほうが安全.

- 肺塞栓:心電図変化(右軸偏位,右室負荷など),動脈血液ガスで過換気($Paco_2 < 28$ mmHg),胸部X線で肺炎や気胸が除外されれば肺塞栓を疑う.ショックがなければ,換気血流スキャン,あるいは肺血流スキャンを行う.治療はヘパリン投与(10000単位静注,20000単位/日持続静注によりAPTTを2~3倍に延長).

  注)ショックを伴う肺塞栓では肺スキャンを施行する余裕はない.直接に血管造影/インターベンションあるいは血栓溶解療法を行う(ショックの項を参照).

- 急性大動脈解離:背部痛と腰痛,背部痛と腹痛(疼痛の移動性),背部痛で重症感,強い腰痛でCVA叩打痛がない,AR,血圧左右差,などの場合に解離を疑う.ショックがなければCT.血栓早期閉鎖型(解離の30%)を診断するため,まず単純CT(新鮮血栓による三日月状の高吸収域),つぎに造影CTを行い,偽腔やflapを造影する(表8).

  解離の血圧はショックから高血圧(>250 mmHg)までさまざま.診断が確定したら110 mmHgに調節.ニトログリセリン(0.5~5 μg/kg/分,持続静注),ニカルジピン(0.5~10 μg/kg/分,持続静注),プロプラノロール(2 mgずつ静注,心拍数<80 bpm あるいは総量6 mgまで,喘息や徐脈は禁忌)を用いる.

  Stanford A型は緊急手術,B型は保存療法.B型でも下肢や腹部血管の虚血症状(腹痛)が疑われれば血管造影.Stanford A型で血栓閉塞型の場合は,経過を観察して手術適応を決める.

表8 大動脈解離のCTスキャンの手順

1. 単純CT:胸腹部をスキャンしてflapの石灰化および早期閉鎖型における偽腔内新鮮血栓を検出.
2. dynamic CT:単純CTの後に行う.30~40 m*l* の造影剤をbolus注入して,連続スキャン.若年者でflapが薄い症例では,dynamic CTによってのみ診断可能な場合がある.
3. 造影CT:解離および血栓化の範囲,径の概観を判定.

- 疼痛処置:モルヒネ(1 A=10 mg,麻薬),ペチジン(1 A=35 mg),ブプレノルフィン(1 A=0.2 mg)の1/2~1 Aを緩徐に静注.

4) その後の処置

- 診断不明:激しい胸背部痛は胸部CTを施行.縦隔気腫など.
- 心筋虚血を疑えば経過観察(症状,バイタルサイン,心電図,心筋逸脱酵素/タンパク)あるいは入院.

5) サイドメモ

救急部門を受診した急性心筋梗塞のうち典型例（胸痛＋心電図 ST 上昇）は 60％．他に非典型的症状（腹痛，失神，めまい，下痢など），および典型的心電図変化のない心筋梗塞（心内膜下梗塞）がある．心筋梗塞患者の 4〜13％が帰宅を許可され，その 11〜25％が死亡したとの報告がある．非典型的症状でも心電図をルーチンに記録すること，来院時の心電図，心筋酵素のみから判断せずに経過観察を行う配慮が必要である．

F. 腹痛をみたらどうするか

1) ポイント

- 心筋梗塞，大動脈解離/瘤切迫破裂，上腸管膜動脈閉塞（血栓/塞栓），子宮外妊娠，鈍的腹部外傷，絞扼性イレウスをまず鑑別．これらは出血，虚血性病変なので炎症性病変よりも進行が早い．
- 上記を除外すれば，急性腹症の系統的アプローチ（疼痛/炎症部位，腹膜刺激症状，free air，経過観察）を行う．
- 典型例を除き，全身状態の把握，開腹適応の有無が診断に優先する．
- 画像診断（エコー，CT/造影 CT，血管造影）を効率よく利用する．

2) 重症度評価

- ショック，ショック前状態は重症．
- 突発性，激痛は重症．
- 筋性防御，反跳性疼痛は重症．
- 老人，小児，妊婦，精神病患者は症状が非典型的．
- 白血球数 >18000 あるいは $<3000/\mu l$，BE <-5 mM は重症．

3) 初期治療

- バイタルサイン，静脈路確保，採血，動脈血液ガス．
- 腹部聴診：機械的イレウスは金属性，有響性の腸雑音．麻痺性イレウスは腸雑音消失．
- 腹部触診：疼痛部位より離れた部位から触診．腹膜刺激症状（筋性防御，反跳性疼痛）に注意．高齢者，小児では把握しにくい．
- 直腸指診：直腸壁の圧痛は腹膜炎，Douglas 窩膿瘍を疑う．
- X 線（胸腹部立位＋腹部臥位，起座不能なら左側臥位腹部）：free air，傍結

腸溝の開大・腸管 floating sign（腹腔内出血，腹水），dog's ears sign（骨盤腔液体貯留），水平鏡面像（イレウス），sentinel loop（限局性腹膜炎），石灰化（胆石，尿路結石，膵石，大動脈壁石灰化など）．

- 心電図：心窩部痛では心筋梗塞を除外する．心筋梗塞，心筋症，AF では腸間膜動脈塞栓症を疑う．
- 血液検査：白血球数（＞15000/μl，＜3000/μl）は重症．ビリルビン，肝酵素上昇は胆嚢炎，胆石を示唆．アミラーゼ上昇は膵炎を示唆するが，他疾患でも上昇する（アイソザイムの結果は後日となることが多い）．
- 検尿：潜血陽性は尿路結石，タンパク陽性は（2＋〜3＋）は SLE など膠原病の可能性を示唆し，偽性腹膜炎の可能性を考慮．
- 動脈血液ガス：BE 増加は重症．
- 疼痛処置：内臓痛（平滑筋の伸展，攣縮による痛みで部位が一定せず，間欠的・周期的な漠然とした痛み）には鎮痙薬（ブチルスコポラミン 1 A＝20 mg，静注・筋注，副作用は口渇，視力減退，排尿障害），体性痛（腹膜，腸管膜の化学的刺激による痛み，限局性，持続性）には非ステロイド消炎鎮痛薬（インドメタシン坐薬）や非麻薬性中枢性鎮痛薬（ペンタゾシン 1 A＝15 mg, 30 mg，筋注）を用いるが，疼痛除去のため症状がわかりにくくなるのでとくに後者は慎重に投与する．
- 胃管：イレウス（イレウスチューブ），膵炎では減圧，消化液除去の目的で胃管を挿入．
- 急性大動脈解離/瘤切迫破裂：腹部正中部〜腰部の突発性激痛．瘤切迫破裂では腹部正中に拍動性腫瘤を触知する．腹部エコーで大動脈を観察すれば診断可能．解離では胸腹部 CT で病型分類．Stanford B 型で腹部血管の血流が保たれていれば降圧保存療法．瘤切迫破裂は緊急手術．
- 腸間膜動脈血栓・塞栓症：突発性激痛．腸切除範囲を少なくするために，発症早期，腹膜刺激症状の出現する以前に診断を確定する．初期には腹壁は柔らかく，膨隆もなく，白血球増加もみられないので経過観察となりやすい．この時期を逃せば，再灌流の機会は失われ予後不良．やがて腹壁緊張，白血球増加，嘔吐や下血がみられ，イレウスやショックとなる．時間が経過すれば CPK 上昇，BUN 増加，BE が増加する．二次性に上昇するアミラーゼから急性膵炎と誤診される．X 線は初期は正常．やがて麻痺性イレウスが起こると特異的なガス貯留，腸管壁の肥厚（浮腫）などを認める．腹部超音波 Doppler（上腸間膜動脈の血流減少，非閉塞性腸管虚血では，末梢の血管攣縮のために拡張期流速が著しく減少），単純/造影 CT（血栓検出）が参考となるが，確定診断には血管造影が必要．診断と同時にインターベンションにより血流再開を

はかる（血栓溶解療法，パパベリンによる血管攣縮の解除）．再灌流できなければ開腹，血行再建，腸切除．発症早期に血管造影に踏み切る判断が重要．

・絞扼性イレウス：急激な持続性激痛で腸雑音は減弱/消失．嘔吐を認め，腸管が壊死に陥れば腹膜刺激症状，発熱，全身状態の悪化．術後の癒着，腸重積，S状結腸軸捻転などが原因．腹膜刺激症状の前に疑い，X線，CTを施行して消化器外科医に相談．

・子宮外妊娠：性殖可能年齢の女性には妊娠の可能性を尋ねる（妊娠4～6週での発症が多いので妊娠反応は陽性）．腹部所見に乏しい．腹部エコーでDouglas窩に液体貯留を認める．内診，経腟エコーが必要なので婦人科医に連絡．

・急性腹膜炎：急性続発性細菌性（腸管穿孔，胆囊炎・憩室炎・卵管膿瘍などの炎症波及，虚血/壊死の炎症波及，外傷性臓器破裂）がほとんどで，緊急手術（原発巣の処置，腹腔洗浄，ドレナージ）の適応．急性続発性細菌性腹膜炎の化学療法：消化管一般（フロモキセフ1～2g点滴静注，1日2回），上部消化管（スルタミシリン3g点滴静注，1日2回），下部消化管（セフタジジム1～2g点滴静注，1日2回），胆道系（スルバクタム1～2g点滴静注，1日2回）．まれに急性原発性細菌性（肺炎球菌，溶血連鎖球菌の血行性感染，性器からの上行性感染が主たる原因，保存治療）．

・潰瘍穿孔では激痛のため側臥位屈曲位をとり，動かない例が多い．腹壁は板状硬．X線，CTでfree air．

・急性胆管炎：胆汁うっ滞に細菌感染が加わった状態で胆道閉塞を解除しないと急性化膿性胆管炎，急性閉塞性化膿性胆管炎となり致命的．感染性ショックを伴えば，緊急胆道ドレナージ（PTCD：経皮経肝胆道ドレナージ）が必要．急性胆囊炎よりも腹痛が現れにくく，高齢者では症状が出にくい．右上腹部の疝痛，圧痛，反跳性疼痛，筋性防御．右方への放散痛．発熱悪寒．黄疸，炎症反応．腹部X線では胆石，腫大した胆囊陰影，胆道系の異常ガス像（気腫性胆囊炎，pneumobilia）．腹部エコーでは胆囊炎（腫大，緊満，壁肥厚>4mm），肝内肝外の胆管拡張．化学療法はアンピシリン（2g点滴静注，1日2回）あるいはピペラシリン（2g点滴静注，1日2回）．

・急性膵炎：心窩部の持続性激痛．背部痛．膵臓に一致する圧痛．ショックを伴うことがある．アミラーゼ高値（アイソザイムP型優位を確認）．腹部エコー，CTで膵腫大，辺縁不整，膵石，膵管拡張．禁飲食，胃管留置，大量補液，鎮痛（ペンタゾシン15～30 mg，筋注），抗酵素薬（ウリナスタチン10～30万単位/日，点滴静注），制酸薬（ファモチジン20 mg静注，1日2回），二次感染予防のため化学療法（アンピシリン2g点滴静注，1日2回）．

- 急性虫垂炎：典型例は心窩部痛から始まり徐々に右下腹部痛，疼痛は疝痛から持続痛となる．嘔気は初期に必発．小児では進行が早く穿孔しやすい．高齢者では症状が出にくく腹膜刺激症状も弱い．妊娠中には虫垂が右上に偏位し，腹膜刺激症状がわかりにくい．腹部エコーで虫垂腫大，周囲の滲出液貯留を認める．腹膜刺激症状があり，白血球数 $>15000/\mu l$ あるいは $<3000/\mu l$ は緊急手術の適応．軽症は禁飲食，化学療法（セフタジジム 1〜2 g 点滴静注，1日2回）で保存的に治療．

4） その後の処置

- 外科的処置の適応（緊急開腹）：絞扼性イレウス，腸間膜動脈閉塞症，大動脈瘤切迫破裂，出血性ショック（外傷，子宮外妊娠など），管腔臓器の穿孔による汎発性腹膜炎．
- インターベンションの適応：実質臓器の破裂・出血（塞栓療法），腸間膜動脈閉塞症（血栓溶解療法），急性胆肝炎・胆嚢炎（PTCD，PTGBD）．

5） サイドメモ

　急性腸管膜虚血：上腸間膜動脈の急性閉塞（血栓，塞栓）が 1/2，残りは非閉塞性梗塞，下腸間膜動脈の閉塞，腸間膜静脈血栓などが原因．血栓の原因は粥状動脈硬化で，上腸間膜動脈近位部の閉塞が多い．塞栓は心房細動，心筋梗塞，心筋症などによる心房・心室内血栓の剥離が原因で，上腸間膜動脈の末梢・分枝部に閉塞をきたす．上腸間膜動脈に塞栓が好発する理由は，大動脈より分枝する角度が鋭角で口径が大きいため．

G．呼吸困難をみたらどうするか

1） ポイント

- 上気道閉塞（急性喉頭蓋炎，アナフィラキシー）を念頭に．
  注）異物（餅，パン，肉など）による上気道閉塞は救急隊が現場で異物除去，あるいは心肺停止．
- 心原性肺水腫，重症喘息を見逃さない．
- 中高年の過換気症候群に注意．

2） 重症度評価

- 呼吸困難と嗄声は緊急症．

・会話不能，目の光がない（血圧低下，CO_2 貯留），皮膚蒼白は重症．
・起座呼吸は重症．

3） 初期治療

・患者の楽な体位（起座呼吸）．バイタルサイン．呼吸数＞20回/分，努力性呼吸，肋間陥凹は重症．静脈路確保，採血，心電図・血圧・SpO_2 モニター．できれば室内気，重症なら酸素吸入の条件で動脈血液ガス．SpO_2＜90％なら酸素投与 6 l/分（PaO_2＞80 mmHg に酸素化）．12誘導心電図，胸部X線．

・話しかけても会話ができなければ重症．無力状顔貌で浅呼吸なら CO_2 貯留の可能性．嗄声は上気道閉塞の危険．皮膚紅潮で嗄声があればアナフィラキシーで喉頭浮腫．

・アナフィラキシー：皮膚紅潮，呼吸困難，嗄声があればアナフィラキシーによる喉頭浮腫を疑う．エピネフリン 0.2〜1.0 mg 静注（ショックの項参照）．併存するショック，喘息に注意（肺聴診で喘鳴，肺胞音低下）．エピネフリン投与でも改善せず，窒息が始まればためらわずに外科的気道確保（輪状甲状軟骨間膜切開：サイドメモ）．気管内挿管は喉頭浮腫，および窒息のため患者が暴れるので不可．鎮静薬，筋弛緩薬の使用は禁忌．気管切開は時間がかかり心肺停止をもたらす．輪状甲状軟骨間膜切開により気道が確保されたら，全身状態の改善を確認．その後に選択的に気管切開，あるいは気管内挿管．

・急性喉頭蓋炎：喉の痛み，発熱，呼吸困難，嗄声，起座呼吸，涎を拭いていたら（唾液を飲み込めない）急性喉頭蓋炎を疑う．一見，軽症にみえても窒息となる可能性があるので，救急室から外に出してはならない．外科的気道確保の準備を行い，窒息に備える．気軽に喉の視診，間接喉頭鏡での観察を行うと，窒息を誘発する．①頸部側面X線で軟部組織の条件で撮影して腫大した喉頭蓋を確認，②経鼻喉頭内視鏡（耳鼻科には常備）で喉頭を観察，の2つの診断法があるが，後者が容易．この時点で気道確保の方法（挿管，気管切開，保存的）を決定．化学療法（アンピシリン 2 g 点滴静注 1 日 2 回，あるいはラモタキセフ 1 g 点滴静注 1 日 2 回）を開始．ステロイドの有効性は証明されていない．

・心原性肺水腫：モルヒネが第 1 選択であるが，わが国では麻薬管理が厳しく急には間に合わない．患者が呼吸困難のためにパニックに陥り，静脈路確保も困難な場合には末梢動脈触診で血圧高値を確認し，吸収の早い亜硝酸薬のスプレー剤（イソソルビド，ニトログリセリン）を口腔内に 2 回噴霧する．2〜3 分で患者が少し落ち着くので，静脈路確保，経静脈的に亜硝酸薬投与を開始．病歴（呼吸困難，胸痛，発症時期，既往症），身体所見（ギャロップリズム）

を確認．次に12誘導心電図で急性心筋梗塞があれば冠血行再建（PTCA，血栓溶解療法）を考慮する．PTCA を施行するには，まず起座呼吸を改善させる必要がある．心エコーで心不全の原因検索（心筋梗塞，心筋症）を行う．血圧高値を呈する場合が多いので，亜硝酸薬（ニトログリセリン，1 A＝10 ml＝5 mg，1〜10 mg/時間，持続静注），利尿薬（フロセミド10，20 mg 静注）により降圧．早期に血圧140 mmHg を達成する．低酸素血症が重症で Pao_2＞70 mmHg を達成できなければ吸入気酸素濃度を50％（ベンチュリーマスク），状況によっては気管内挿管．気管支攣縮の強い例ではアミノフィリン250 mg，20〜30分で点滴静注が有用（不整脈に注意）．治療中に患者が無力状の顔貌を呈したら，血圧低下，あるいは換気低下による CO_2 の貯留を意味し危険なサインである．感染，貧血など誘因を検索．

- 肺塞栓：胸痛の項を参照．
- 気管支喘息：起座呼吸で努力性呼吸，呼気の延長を伴う．会話ができなければ重症．起座のままベッドにターンテーブルを用意して少し前屈みに身体をもたせかけ，高濃度酸素を投与．肺聴診では重症では喘鳴が聴取できない．まず吸入（オルシプレナリンまたはサルブタモール 0.3 ml を生理食塩水 1.0 ml に溶解），さらにアミノフィリン 250 mg を20分かけて点滴静注．すでに経口薬でテオフィリン製剤が投与されている場合には点滴速度を遅くし，血中濃度をベッドサイドで簡易測定して中毒量であれば中止（多くの場合は投与可能）．過量投与の副作用は嘔吐，不整脈．重症で呼吸困難が持続すればヒドロコルチゾン 200〜500 mg を点滴静注．感染症（黄色痰，肺炎，CRP 高値），アシドーシスの是正．さらに重篤な患者では，一般的な治療ではないが，イソプロテレノール持続静注（0.5 mg/分より開始して HR＜120 bpm に調節）を行う．さらに重症例では気管内挿管，用手換気，高い気道抵抗が遷延する場合には全身麻酔を導入する（麻酔科医に連絡）．
- 気胸：呼吸困難を訴える気胸は緊張性気胸，両側気胸，低肺機能患者の気胸．酸素を投与し，胸腔ドレーンを挿入．陽圧換気は禁忌．
- 非心原性肺水腫（ARDS：急性呼吸窮迫症候群，ALI：急性肺損傷）：Pao_2/Fio_2＜300 ARDS，Pao_2/Fio_2＜200 ALI．肺水腫が非心原性（心電図，心エコー，心動脈楔入圧＜11 mmHg）のことがある．強い呼吸困難があり，胸部 X 線で両肺野の浸潤影を認める．敗血症，肺炎，脂肪塞栓，多発外傷，誤嚥，溺水，薬物中毒，有毒ガス吸入，急性膵炎，尿毒症，神経原性（くも膜下出血，頭部外傷），輸血，などが原因．治療は呼吸管理（気管内挿管，PEEP），利尿薬，非感染性 ARDS にはステロイドが有効（メチルプレドニゾロン 30 mg/kg/6時間）な可能性もあるが，感染性 ARDS には無効．

- 肺炎：他項参照．高齢者の肺炎はX線に現れにくく，喀痰を採取しにくく，さらに誤嚥を伴う．嫌気性菌の可能性を常に考慮する．
- CO_2 ナルコーシス：低肺機能の高齢者（慢性閉塞性肺疾患など）が感染を起こし CO_2 が貯留する場合が多い．救急搬送中の高濃度酸素で呼吸が抑制され意識障害が悪化する場合が少なくない．低濃度の酸素投与を行い，原疾患の治療を行う．
- 過換気症候群：若年者（女性＞男性）に多い．一過性意識障害を呈することがある（脳血管攣縮）．通常は薬物治療なしに改善する．中高年者の過換気は器質的疾患に続発する場合がある（心筋梗塞，気胸，肺塞栓，脳出血など）．

4) その後の処置
- 重症呼吸困難は集中治療．
- 消化管出血を続発する場合が多いので H_2 遮断薬を投与．

5) サイドメモ
- 上気道閉塞の診断と処置：上気道（喉頭）を閉塞する異物は開口させても視認できない．Bag-valve device（アンビューバッグ）で陽圧換気が困難な場合には上気道閉塞，あるいは喘息（末梢気道抵抗の増大）を疑う．前者ではまったく空気を送り込めないので鑑別可能．喉頭展開すると声門を視認できず（喉頭浮腫，喉頭蓋腫脹），あるいは餅などの異物がみえる場合（McGill鉗子で異物除去），みえない場合（ラリンゲアルマスクなどで押し込まれた場合）がある．無理に気管内挿管すると餅などの異物を気管内に押し込み致命的．
- 輪状甲状軟骨間膜切開：上気道狭窄/閉塞など緊急時の外科的気道確保．頸部中央の甲状軟骨を触診で判定し，その直下の輪状甲状軟骨間膜を円刃メスで水平に2cmほど切開（穿刺）し，引き抜いてメスの柄を差し込み縦に回して穴を広げる．この穴に小児用の気管チューブを挿入して気道確保する．Bag-valve device を装着し，高濃度酸素を投与する．チューブが細く完全な換気は困難なので，状態が安定したら気管切開．

注意）緊急時に気管切開を行うと，間に合わずに心肺停止となる．

H. 中毒をみたらどうするか

1) ポイント
- 中毒は，あらゆる経路（口，気道，粘膜，眼）から化学物質（工業製品，ガ

ス，農薬，医薬品，動植物）が体内に摂取され傷害をきたす病態．
・原因物質として清掃用薬剤，鎮痛薬・風邪薬，化粧品，殺虫剤，睡眠薬，抗うつ薬が多い．処方薬では中枢神経系薬物（ベンゾジアゼピン，三環系，フェノチアジン），市販薬では鎮痛薬・風邪薬（アセトアミノフェン，アスピリン）が多い．
・小児では偶然の事故，大人では自殺企図が多い．要介護・高齢者が誤って洗剤や薬物を摂取する例がある．薬物中毒による死亡の多くは農薬が原因．
・情報収集がたいせつ（救急現場に残された薬剤ヒールなど）．
・教科書を救急室に常備：中毒百科（内藤裕史/南江堂），Goldfrank's Toxicologic Emergencies（Appleton & Lange）．
・24時間体制の毒物情報：つくば中毒110番（0298-56-3556）．
・毒物除去と拮抗薬が治療の原則．

2） 重症度評価
・バイタルサイン不良は重症．
・致死量の毒物を摂取していれば重症．

3） 初期治療
・バイタルサイン，静脈路確保，採血，12誘導心電図，血液ガス，X線．
・病歴：中毒を疑う．急性中毒ではあらゆる症状が出現し，症状から原因物質を特定できない．「服用時刻，薬物，服用量」を調べる．自殺企図では病歴聴取が不能であったり，得られた病歴も信用できないことが多い．複数薬剤を同時に服用していることが多い．患者家族，通院中の他医に服用薬物を問い合わせる．
・身体/神経学的所見（表9，10）．
・動脈血液ガス：代謝性アシドーシスはアルコール，サリチル酸，パラアルデ

表9　薬物中毒の症候

分 類	症 状	原因薬物
交感神経興奮	興奮，痙攣，頻脈，高血圧，瞳孔散大，発汗	コカイン，テオフィリン，アンフェタミン
抗コリン性	せんぼう，口渇，瞳孔散大，腸管麻痺，皮膚乾燥，頻脈，痙攣	アトロピン，三環系抗うつ薬，抗ヒスタミン，フェノチアジン系
コリン性	中枢興奮・抑制，徐脈・頻脈，発汗，瞳孔縮小，下痢，流涎，麻痺	有機リン，ピロカルピン，アセチルコリン
麻 薬	中枢抑制，瞳孔縮小，呼吸抑制，低血圧	ヘロイン，コデイン，ペンタゾシン，プロポキシフェン

表10 薬物中毒の身体所見

バイタルサイン
　高血圧：アンフェタミン，フェンシクリジン，コカイン
　低血圧：鎮静・睡眠薬，麻薬，降圧薬，テオフィリン，三環系抗うつ薬
　低体温：バルビツレート，エタノール，麻薬，鎮静・睡眠薬
　過換気：サリチル酸など（代謝性アシドーシス）
眼症状
　瞳孔縮小：有機リン，フェノチアジン，麻薬，クロニジン
　瞳孔散大：抗コリン，アンフェタミン，コカイン
　眼振：フェニトイン，フェンシクリジン，エタノール，鎮静・睡眠薬
　眼球運動麻痺：ボツリズム，鎮静・睡眠薬
呼気（臭い）
　煙：火災・熱傷
　にんにく臭：砒素，有機リン
　アーモンド臭：青酸
　アセトン臭：糖尿病性ケトアシドーシス
　その他：アルコール臭，アンモニア臭など
皮膚色調
　チアノーゼ：低酸素血症，低血圧，メトヘモグロビン血症
　紅潮：一酸化炭素，青酸

ヒド，フェンフォルミン摂取，痙攣，ショック，低酸素血症（一酸化炭素，青酸）を疑う．

・血液検査：コリンエステラーゼ低値は有機リン，凝固系延長ではワルファリン摂取を疑う．

・心電図：QRS幅，QT間隔延長，torsades de pointesなど重症不整脈では三環系抗うつ薬を疑う．

・X線：肺水腫は化学ガス吸入，麻薬，バルビツレート，サリチル酸の摂取を疑う．非透過性の錠剤の確認に腹部X線が有用．

・原因薬物の同定：血中濃度の測定可能な医薬品は多いが（表11），すぐに血中濃度を知ることは不可能．臨床的には飲み残しのパッケージ，ヒートシール

表11 血中濃度の測定可能な医薬品（保険適用）

抗てんかん薬：フェニトイン，フェノバルビタール，プリミドン，カルバマゼピン，バルプロ酸ナトリウム，エトサシミド，クロナゼパム，ニトラゼパム，ジアゼパム，トリメタジオン，スルアチム，ゾニサミド
向精神薬：ハロペリドール，炭酸リチウム
ジギタリス：ジゴキシン，ジギトキシン
抗不整脈薬：プロカインアミド，Nアセチルプロカインアミド，キニジン，アプリジン，リドカイン，ジソピラミド
抗生物質：ゲンタマイシン，トブラマイシン，アミカシン，ネチルマイシン，バンコマイシン，アルベカシン
その他：テオフィリン，シクロスポリン，アスピリン，メトトレキサート

を家族，救急隊，警察に依頼して持参させる．診断不能例では犯罪の関与も考慮し，後日の検索に備えて来院時の血液，尿検体を凍結保存．
・毒物の情報収集と重症度評価：原因薬物が同定されたら，毒性を評価し，服用量から重症度を推定．医薬品の急性中毒に関する情報は，能書あるいは医薬品集の急性毒性の項を参考にする．
・局所の汚染除去：化学物質への接触・汚染の可能性があれば，皮膚，眼粘膜，衣服の除去を優先する．医療従事者への二次汚染にも配慮．
・全身管理：気道を確保．必要なら気管内挿管．低血圧には補液，必要ならドパミンを投与．
・催吐：胃チューブ挿入による胃洗浄と比較し，催吐には利点（除去率が高い，固形物の排出が可能）とともに禁忌（アルカリ，酸，揮発性物質の服用，意識障害，ショック）も多い．
・胃洗浄：意識障害では誤嚥防止のため気管内挿管を考慮．有効性は服用後早期（1～4時間）．しかし薬物によっては胃停滞時間が長く（フェノチアジン，三環系抗うつ薬，ベラドンナなど），活性炭投与には胃チューブ挿入が必要なのでルーチンに行う．患者を左側臥位とし，頭部を低くする．加温生食液を用い，1回に注入する量は200～300 ml程度．排液が透明になるまで繰り返すので5～20 lが必要．1回に大量注入すると内容が十二指腸に移動する．

[禁忌] 強酸，強アルカリ服用時には食道損傷の危険．

・活性炭：表面積が大きく（1000 m²/g），大部分の薬剤を吸着して消化管からの吸収を妨げる（例外は酸，アルカリ，ホウ酸，臭化物，シアン，エタノールなど）．経口投与の拮抗薬を用いる場合には，活性炭が拮抗薬を吸着する可能性があり，活性炭を2時間後から投与．活性炭50 g（1 mg/kg）をクエン酸マグネシウム250 mlに混ぜて胃チューブから投与．テオフィリン，カルバマゼピン，サリチル酸，ジギトキシン，ジゴキシン，ジアゼパム，フェニトインでは血中から消化管への排出を促す効果を期待できるので，2～6時間後に初回量の半量を投与，さらに繰り返してよい．通常は下剤を同時に投与して消化管からの排泄を促すが，その効果は明らかではない．反復投与の場合には電解質異常の誘発を防ぐために下剤を使用しない．

注意) 内視鏡を施行する場合には，活性炭は視野を妨げる．

・アルカリ利尿：弱酸性の化学物質（サリチル酸，バルビツレートなど）を尿中に排泄させる．重炭酸（メイロン®）投与（20～50 mEq/500 ml混注）により尿pHを7.5～9に上昇し，あわせて大量補液（150～200 ml/時）と利尿薬（フロセミド）により薬物排泄をはかる．
・血液浄化法：水溶性，体内分布容量が小さく，小分子量，タンパク結合率が

表12 主な拮抗薬

原因物質	拮抗薬
抗コリンエステラーゼ（有機リンなど）	硫酸アトロピン　PAM
アセトアミノフェン	アセチルシステイン
一酸化炭素	酸素
モルヒネ系麻薬	塩酸ナロキソン
メチルアルコール	エチルアルコール
ヘパリン	硫酸プロタミン
ワルファリン	ビタミンK
ベンゾジアゼピン系	フルマゼニル
中毒によるメトヘモグロビン血症	メチレンブルー
青酸化合物	亜硝酸アミル　亜硝酸ナトリウム
カルシウム拮抗薬	カルシウム
β遮断薬	グルカゴン
血糖降下薬	グルコース

小さい物質が血液浄化の対象．他の治療により改善がみられない場合，摂取量，血中濃度が致死的高値，遅延性の臓器障害が予想される場合，さらに肝腎障害のために薬剤排泄が困難な場合も適応．血液透析はサリチル酸，メタノール，リチウムに有効であるがパラコートは無効．血液吸着（吸着レジンや活性炭コラムに血液を通し薬物を吸着）はパラコート，テオフィリン，フェノバルビタールに有効．

・拮抗薬（表12）：早期に投与．
・アセトアミノフェン：多くの鎮痛薬・解熱薬に含まれ発生頻度が高い．早期には無症状でも遅発性に重症肝障害をつくる（340 mg/kgの服用で重症肝障害．300 mg/1カプセルとすれば，体重60 kgの人では70錠の内服で肝障害発生）．24時間後から肝酵素が上昇し，3～4日目にピークに達する．大量服薬では早期から吸収が早い（4時間までに血中濃度はピークに達する）ので胃洗浄を急ぐ．服用4時間以内なら活性炭を投与し，4時間以後なら拮抗薬（アセチルシステイン）を優先．アセチルシステイン140 mg/kgを大量服薬では4時間ごとに17回経口投与する．
・有機リン：血漿コリンエステラーゼ（ブチリル・コリンエステラーゼ）が低下．神経系のアセチルコリンエステラーゼ阻害のため，ムスカリン作用（縮瞳，流涙，流涎，発汗，気道分泌増加，徐脈，低血圧など）とニコチン作用（筋攣縮，筋力低下，痙攣，呼吸麻痺）が出現．重症例の初期治療は呼吸管理．アトロピン1 mg静注し，瞳孔径や流涎，口腔乾燥の程度を参考に15分ごとに2 mg静注（1日投与量は平均で40 mg，重症例では2000 mg）．プラリドキシム（PAM）1～2 g（DIV 30分）はコリンエステラーゼを再活性化するが，早期投与のみに効果がある．

- パラコート:生体内でパラコート・ラジカルとなり,酸素と反応してスーパーオキシドとなり,肝臓,心臓,腎臓,副腎,膵臓,肺などに毒性を示す.ヒトの致死量はパラコート製剤で 12 ml,ジクワット製剤で 30～60 ml.摂取されたパラコートは消化管から 1～1.5 時間以内に 15～40 % が吸収され,血中濃度も低下するので,胃洗浄が有効とは考えられない.吸着剤(ポリスチレンスルホン酸カルシウム)の吸着効率は高いが,救命効果はない.また血液灌流も有効ではない(血漿中に存在するパラコートは全体の 0.24 %).肺毒性が救命のうえではもっとも問題となるが,肺へのパラコートの取り込みも 6 時間後までに終了する.生命予後は摂取したパラコート量によって決まる.
- フェノチアジン誘導体:クロルプロマジン,ハロペリドールなど.症状は意識障害,瞳孔縮小,低血圧,頻脈など.消化管運動を抑制するので胃洗浄は時間が経っても有効.血液透析,血液灌流は有用でない.
- サリチル酸:症状は吐気,嘔吐,耳鳴り,発熱,痙攣,昏睡,非心原性肺水腫など.呼吸性アルカローシス,代謝性アシドーシスを呈する.長く胃に停滞するので 10 時間以内なら胃洗浄が有用.アルカリ利尿が有効.重症例では血液灌流が有効.
- バルビツレート:症状は意識障害,低体温,低血圧など.胃洗浄,活性炭投与(反復)は有用.強制アルカリ利尿はフェノバルビタールには有効.血液灌流は有用.
- ベンゾジアゼピン:症状は意識障害,アタキシアなど.フルマゼニルが拮抗薬.
- 三環系抗うつ薬:症状は抗コリン作用(瞳孔散大,イレウス),不整脈,意識障害など.心電図で QRS 幅の延長(>100 msec)を認める.心電図をモニターする.胃洗浄,活性炭の反復投与が有用.タンパク結合度が高く,脂溶性が高いので,強制利尿,血液灌流などは効果がない.QT を延長させる Class・Ia 不整脈の投与は禁忌.

4) その後の処置

患者の処置:遅発性に症状が出ることがあるので,帰宅させる場合にも少なくとも数時間は症状を観察する.バイタルサインが異常のまま帰宅させることがあってはならない.小児では中毒が小児虐待の手段である可能性も考慮する.自殺企図は必ず入院させ,精神科医にコンサルテーション.入院中に再び自殺企図を繰り返す場合がある.患者が医療を拒否する場合には,薬物中毒の症状のために患者が適切な判断を行えない可能性を考慮する.

5) サイドメモ

サリン中毒における二次暴露：地下鉄サリン事件で120人の患者を診療したときに，救急室で働く医師が呼吸困難，眼前暗黒感（晴れた日であったが曇りと思った）を自覚した．そこで初めて二次暴露の可能性に気がつき，患者の着衣を戸外に出した．気管内挿管された患者につながったベンチレータの吹き出し口にいた医師がもっとも重症であった．滅多にないこととはいえ，中毒を扱う医師は常に二次暴露の可能性に注意する必要がある．救急室には患者を戸外で洗浄するためのシャワーも必需品である．欧米の救急部門では，専用の部屋と排液貯留槽の設備が常識となっている．

I. 低体温をみたらどうするか

1) ポイント

- 核心部体温（直腸温，食道温など）<35℃．核心部体温のモニターが必要．
- 温熱帯環境でも発生する．
- ショック，心室細動など致死的合併症を伴う．
- 体温により治療法が変わる．
- 低温により臓器が保護されるので，適切な治療で社会復帰を期待できる．

表13 低体温の分類

I. 一次性低体温
1. 溺水
2. 寒冷への暴露
3. 薬剤：エタノール，バルビツレート，フェノチアジン

II. 二次性低体温
1. 代謝・内分泌疾患：低栄養（神経性食欲不振など），甲状腺機能低下症，低血糖，副腎機能低下症，下垂体機能低下症，糖尿病性ケトアシドーシス
2. 中枢神経疾患：頭部外傷，脳血管障害，脳炎，脳腫瘍，発作性低体温
3. 広範囲熱傷
4. 皮膚疾患：psoriasis, exfoliative dermatitis
5. 感染症：敗血症
6. その他：重症外傷，分娩，術後

2) 重症度評価

- バイタルサインの変化は重症．
- 体温が重症度を決める（表14）．

表14 低体温の症候

重症度	核心部体温 (℃)	症候
軽症	32〜35	戦慄, 頻呼吸, 頻脈, 運動失調, 構語障害, 健忘
中等症	28〜32	戦慄の消失, 意識障害, 不整脈, J波
重症	<28	反射消失, 昏睡, 低血圧, 酸血症, 心停止 (心室細動, 心室静止)

3) 初期治療

・バイタルサイン, 静脈路確保, 採血, 12誘導心電図, 血液ガス, X線.
・症候:軽症低体温は軽度の意識障害 (寒冷下に衣服を脱ぎ去るなどの異常行動). 中等症低体温では戦慄消失, 心電図にJ波. 重症は交感神経反応の抑制と心停止.
・Passive rewarming:寒冷環境からの遮断, 患者を毛布で覆うなどにより復温をはかる. 軽症にのみ有効.
・Active external rewarming:体表面に熱源をおいて加温 (電気毛布, 温浴).
・Active core rewarming:airway (気管チューブから加温空気), gastrointestinal (胃管から加温洗浄), 血液透析 (薬物除去も兼ねる), 体外循環. 重症例の絶対適応.
・復温モニター:復温速度 (1〜2℃/時間) のモニター. 復温を急ぐと冷たい血液が心臓にもどり, 不整脈を誘発するとの説 (afterdrop) には根拠がない.
・ショック:昇圧薬の効果は少ない. 復温が有効.
・血液ガス:低体温では酸血症など複雑な異常を認める. 血液を分析装置に注入すると温度を37℃に上昇させて測定するので, 結果を温度補正する必要がある. しかしノモグラムによる補正は複雑で, たとえ補正しても常温の生理を「低体温の生理」にあてはめる危険がある. すなわち複雑な補正は実用的でない. 補正前の値により治療を進める立場が推奨される所以である.
・原因の治療:薬物中毒, 大酒の関与する例が多い.

4) その後の処置

薬物中毒, 慢性アルコール中毒への対応.

5) サイドメモ

・体温測定:測定部位には外殻部と温度が変動しにくい核心部がある. 低体温では核心部の体温測定 (口腔, 食道, 膀胱, 直腸, 心腔) が必要. 腋窩は外殻部で低体温の測定に適さない.

・体温計：病院用体温計は 34°C以下を測定できない．救急室には低体温用の体温計（16°Cまで：救命例の最低体温）を整備する必要がある．

III. 生活習慣病

1. 糖　尿　病

A. どう診断し，どう治療するか

　糖尿病における自覚症状としては，口渇，多飲，多尿，全身倦怠感，体重減少などが多いが，必ずしも自覚症状を伴うとは限らず，検診時や他疾患に罹患した際に偶然，尿糖，高血糖を指摘されて発見される場合も多い．
　診断基準については，再検討され，1999年5月の日本糖尿病学会より表1，2に示すように変更された．

1) どう問診するか
　まず，発症の仕方，罹病期間，これまでの治療歴，自覚症状をきく．さらに，過去最高体重（2型糖尿病の発症時期の予測），17〜20歳頃の体重（理想体重の把握），女性の場合は，妊娠出産歴（子どもの出生時体重）をきく．また，血糖コントロールを乱した原因を探るため，嗜好歴（アルコール，間食，ジュース，外食など），日常生活上の身体的活動度（運動を含む）を把握する．

2) 何を検査するか
　① 代謝状態の把握：空腹時血糖（FPG），ヘモグロビンA_{1c}（HbA_{1c}），脂質（総コレステロール，中性脂肪，HDLコレステロール）．
・$HbA_{1c}>9〜10\%$以上は，糖毒性が存在すると考えられ，入院による血糖コントロールを考慮する．
　② 内因性インスリン分泌能の把握：血清，24時間尿中Cペプチド（CPR）．
・血清空腹時値は基礎分泌の，血清食後値は追加分泌の指標になる．

表1 空腹時血糖値および75g糖負荷試験（OGTT）2時間値の判定基準
（静脈血漿値，mg/dl，カッコ内はmmol/l）

	正常域	糖尿病域
空腹時値	<110 (6.1)	≧126 (7.0)
75g OGTT　2時間値	<140 (7.8)	≧200 (11.1)
75g OGTTの判定	両者をみたすものを正常型とする．	いずれかをみたすものを糖尿病型とする．
	正常型にも糖尿病型にも属さないものを境界型とする．	

随時血糖値≧200 mg/dl（≧11.1 mmol/l）の場合も糖尿病型とみなす．
正常型であっても，1時間値が180 mg/dl（10.0 mmol/l）以上の場合は，180 mg/dl未満のものに比べて糖尿病に悪化する危険が高いので，境界型に準じた取り扱い（経過観察など）が必要である．

表2 糖尿病の診断手順

臨床診断：
1．空腹時血糖値≧126 mg/dl，75g OGTT 2時間値≧200 mg/dl，随時血糖値≧200 mg/dl，のいずれか（静脈血漿値）が，別の日に行った検査で2回以上確認できれば糖尿病と診断してよい*．これらの基準値をこえても，1回の検査だけの場合には糖尿病型とよぶ．
2．糖尿病型を示し，かつ次のいずれかの条件がみたされた場合は，1回だけの検査でも糖尿病と診断できる．
　①糖尿病の典型的症状（口渇，多飲，多尿，体重減少）の存在
　② $HbA_{1c} ≧ 6.5\%$ **
　③確実な糖尿病網膜症の存在
3．過去において上記の1．ないし2．がみたされたことがあり，それが病歴などで確認できれば，糖尿病と診断できる．
4．以上の条件によって，糖尿病の判定が困難な場合には，患者を追跡し，時期をおいて再検査する．
5．糖尿病の診断に当たっては，糖尿病の有無のみならず，分類（成因，代謝異常の程度），合併症などについても把握するように努める．

疫学調査：糖尿病の頻度推定を目的とする場合は，1回の検査だけによる「糖尿病型」の判定を「糖尿病」と読み替えてもよい．なるべく75g OGTT 2時間値≧200 mg/dlの基準を用いる．

検診：糖尿病を見逃さないことが重要である．スクリーニングには血糖値の指標のみならず，家族歴，肥満などの臨床情報も参考にする．

*ストレスのない状態での高血糖の確認が必要である．
1回目と2回目の検査法は同じである必要はない．1回目の判定が随時血糖値≧200 mg/dlで行われた場合は，2回目は他の方法によることが望ましい．1回目の検査で空腹時血糖値が126〜139 mg/dlの場合には，2回目にはOGTTを行うことを推奨する．
**日本糖尿病学会グリコヘモグロビン標準化委員会の標準検体で補正した値．

・血中インスリン（IRI）は，インスリン抵抗性を評価する際に参考にする．
③ 糖尿病の病型の鑑別：抗GAD（glutamic acid decarboxylase）抗体，尿ケトン体の有無（1999年5月より改訂された新分類は表3を参照）．
・抗GAD抗体の中等度陽性以上（コスミック社のキットで10 u/ml以上）の場合は発病当初，インスリンを必要としない糖尿病患者であっても，5年以内

表3 糖尿病と，それに関連する耐糖能低下*の成因分類

I．1型（β細胞の破壊，通常は絶対的インスリン欠乏に至る）
  A．自己免疫性
  B．特発性

II．2型（インスリン分泌低下を主体とするものと，インスリン抵抗性が主体で，それにインスリンの相対的不足を伴うものなどがある）

III．その他の特定の機序，疾患によるもの
  A．遺伝因子として遺伝子異常が同定されたもの
    (1) 膵β細胞機能にかかわる遺伝子異常
      インスリン遺伝子（異常インスリン症，異常プロインスリン症）
      HNF4α遺伝子（MODY 1）
      グルコキナーゼ遺伝子（MODY 2）
      HNF1α遺伝子（MODY 3）
      IPF-1遺伝子（MODY 4）
      HNF1β遺伝子（MODY 5）
      ミトコンドリアDNA（MIDD）
      アミリン
      その他
    (2) インスリン作用の伝達機構にかかわる遺伝子異常
      インスリン受容体遺伝子（A型インスリン抵抗性，妖精症，Rabson-Mendenhall症候群ほか）
      その他
  B．他の疾患，条件に伴うもの
    (1) 膵外分泌疾患
      膵炎
      外傷/膵摘出術
      腫瘍
      ヘモクロマトーシス
      その他
    (2) 内分泌疾患
      Cushing症候群
      先端巨大症
      褐色細胞腫
      グルカゴノーマ
      アルドステロン症
      甲状腺機能亢進症
      ソマトスタチノーマ
      その他
    (3) 肝疾患
      慢性肝炎
      肝硬変
      その他
    (4) 薬剤や化学物質によるもの
      グルココルチコイド
      インターフェロン
      その他
    (5) 感染症
      先天性風疹
      サイトメガロウイルス
      Epstein-Barrウイルス
      Coxackie Bウイルス
      Mumpsウイルス
      その他
    (6) 免疫機序によるまれな病態
      インスリン受容体抗体
      Stiffman症候群
      インスリン自己免疫症候群
      その他
    (7) その他の遺伝的症候群で糖尿病を伴うことの多いもの
      Down症候群
      Prader-Willi症候群
      Turner症候群
      Klinefelter症候群
      Werner症候群
      Wolfram症候群
      セルロプラスミン低下症
      脂肪萎縮性糖尿病
      筋強直性ジストロフィー
      その他

IV．妊娠糖尿病

*一部には，糖尿病特有の合併症をきたすかどうかが確認されていないものも含まれる．

にインスリンが必要となる場合が多く，1型糖尿病として対応したほうがよいとする意見がある．
・必要に応じて，血中ケトン体の測定，動脈血液ガス分析（アシドーシスの有無）も行う．
・②のCPRの値の他，グルカゴン負荷試験も内因性インスリン分泌能低下が疑われる症例に対して考慮する．通常，グルカゴン1mg静脈注射前および6分後の血清Cペプチド値を測定して判定する．

　④　合併症の把握：眼底検査，尿タンパク（尿微量アルブミン），心電図．
・眼底検査は，治療方針決定のうえできわめて重要である（血糖コントロールを早くつけるとかえって網膜症を悪化させることがある）．
・腎症が存在する場合は，タンパク制限，塩分制限（血圧のコントロールをより厳格にする必要がある）も考慮する必要があり，食事療法が大きく変わる．

　⑤　その他：甲状腺機能，腹部エコー．
・体重減少を認める場合は，甲状腺機能亢進症，膵癌などの可能性も念頭におく．

3）治療方針をどうするか

　基本方針として，まず，入院の適応を決める（ケトーシス，糖毒性の有無などに注意）．さらに，栄養士による食事指導（1日当り25 kcal/kg×標準体重）を指示のうえ，嗜好品（アルコール，間食，ジュース類など），高脂肪食をまず中止させ，水分（茶，水など糖質を含まないもの）を十分にとるように指導する（重篤な心，肝，腎障害のないことを確認する）．そのうえで，薬物治療を考慮する（肥満型の2型糖尿病患者の場合でも，$HbA_{1c} > 9\%$以上の場合は，やむをえずグリベンクラミドを1.25 mg/日程度投与し，入院までつなぐこともある）．

a）食事療法
　糖尿病の食事療法の詳細は，Ⅰ.1「食事」を参照．

b）運動療法
（1）メディカルチェックの必要性

　運動療法は同時に危険も伴うので，適応を選び，個々の症例に合った形で取り入れていく必要がある．米国スポーツ医学会の基準では，運動負荷心電図施行の対象は，虚血性心疾患患者およびその疑い，30歳以上もしくは，15年以上経過した1型糖尿病，35歳以上の2型糖尿病とされ，実際糖尿病患者のほとんどで実施する必要があることになる．

（2）運動療法の禁忌

- 随時血糖 300 mg/dl 以上（空腹時血糖 200 mg/dl 以上）または尿ケトン体陽性
- 重症の血管障害の合併（心筋梗塞，狭心症，閉塞性動脈硬化症，糖尿病性壊疽など）
- 糖尿病性自律神経障害（起立性低血圧など）を認める場合
- 活動性の感染症を有している場合
- 血圧コントロールが不良（収縮期血圧 180 mmHg または拡張期血圧 105 mmHg 以上）
- 安静を必要とする併発症のある場合など

（3）運動指導の実際

基本的には，1回20～30分程度の運動（実際は，歩行でよい）を1日1～2回行うように指導する（効果を期待するには，少なくとも1日おきに施行する必要がある）．自覚的な運動強度としては，ややきつい程度，"息は弾むが隣の人と話ができるくらい"を目安にするといい．積極的に運動療法を取り入れられない症例でも，運動療法の禁忌がなければ，日常生活のなかでなるべく身体的活動量を増やしたり，10～20分のぶらぶら歩きを行うことはすすめていくべきである．

（4）運動療法上の注意点

ウオームアップとクールダウンの励行，適切なフットウエアの装着，運動後の足の観察，十分な水分の摂取などに注意を払うことが重要である．インスリンや経口糖尿病治療薬使用中の場合は，運動による低血糖防止のために，血糖をモニターし，適宜炭水化物の補食やインスリン量の調節が必要である．また，運動をしすぎたときにかえって血糖の悪化をもたらす場合があることもよく指導しておく必要がある．

c）薬物療法（経口糖尿病治療薬）（表4，5）

2型糖尿病患者の治療の基本は食事・運動療法であり，安易に薬物療法を開始することは避けなければならない．個々の患者の病態を十分に把握し，適応を誤らないように注意する．2型糖尿病の病態としては，インスリン分泌不全

表4 おもな経口血糖降下薬（SU薬）

	1錠（mg）	1日用量（mg）	用法（回）	作用時間（時間）	効力
第1世代					
トルブタミド	500	500～1500	1～3	8～12	1
アセトヘキサミド	250・500	250～1000	1～2	10～16	3～5
第2世代					
グリクラジド	40	20～160	1～2	6～12	3～30
グリベンクラミド	1.25・2.5	1.25～10	1～2	12～18	200～400

表5 その他の経口糖尿病治療薬

	1錠 (mg)	1日用量 (mg)	用法 (回)
αグルコシダーゼ阻害薬			
アカルボース	50・100	150〜300	3 (食直前)
ボグリボース	0.2・0.3	0.6〜0.9	3 (食直前)
インスリン抵抗性改善薬			
トログリタゾン	100・200	200〜400	2
ビグアナイド薬			
メトホルミン	250	500〜750	2〜3

とインスリン抵抗性との両面が存在するが，これまでは，インスリン分泌促進作用を有するSU薬が経口糖尿病治療薬の主役であった．しかし，近年，αグルコシダーゼ阻害薬，インスリン抵抗性改善薬などが登場し，また，ビグアナイド薬も見直されており，インスリン抵抗性を主たる病態とする肥満型の2型糖尿病に対する経口糖尿病治療薬としてはSU薬以外の薬剤が今後は第1選択となると考えられる．

(1) スルフォニル尿素薬；SU薬（とくにグリベンクラミド）

本剤は，膵臓からのインスリン分泌促進作用により，血糖値を低下させる薬剤である．食事療法と運動療法を十分に行っても良好なコントロールが得られない2型糖尿病患者にグリベンクラミドを1.25 mg/日の最少量から投与開始することが多い．原則的には，非肥満患者に投与し，肥満患者への投与は極力避ける．増量が必要な場合は，1.25 mg/日ずつ増量し，1日1〜2回（朝，もしくは朝および夕）投与とする．最大量は，7.5〜10 mg/日であるが，実際は，3.75〜5 mg/日にとどめ，それでもコントロール不十分の場合は，食事および運動療法を再確認のうえ，インスリン療法を考慮したほうが望ましい．

ⅰ) 禁忌は
- 1型糖尿病
- 膵全摘例
- SU薬に過敏性のある場合
- 重篤な肝・腎障害を伴う場合
- 糖尿病の急性代謝失調時（糖尿病性ケトアシドーシス，高浸透圧性非ケトン性昏睡）
- 感染症/外傷/手術（後）などの急性ストレス状態を伴う場合
- 副腎皮質ステロイドを使用する場合
- 妊婦
- 高カロリー輸液を行う場合

ⅱ) 副作用は： 発汗，振戦，動悸などの低血糖症状に十分注意する．低血

糖時の処置（0.5～1単位のブドウ糖あるいはジュース類の摂取など）を十分に患者およびその家族に指導する．

iii）高齢者に対しては： 本剤のように作用の強いものは，遷延性の低血糖を起こしやすく，使用を避け，作用時間の短いトルブタミドや作用の比較的マイルドなグリクラジドを少量（20 mg～）から使用する．

（2）ビグアナイド薬

肝糖放出の抑制，消化管からのブドウ糖吸収の抑制，さらに，骨格筋のブドウ糖取り込み増加などにより，インスリン抵抗性を改善する薬剤である．近年，肥満型の2型糖尿病患者に対して有用との報告が多く，見直されている．

i）副作用は： 乳酸アシドーシスが有名であり，高齢者，腎機能低下例，心不全患者，飲酒者らへの投与は避ける．

例）メトホルミン 750 mg 分3（食後）

（3）αグルコシダーゼ阻害薬

腸管において二糖類から単糖への分解を担うαグルコシダーゼを阻害し，糖質の消化・吸収を遅延させる薬剤である．これにより，食後の過血糖を改善する．必ず，食直前に投与することが必要である．SU薬やインスリンとも併用可能であるが，低血糖時，砂糖ではなく，ブドウ糖（市販のものでは，コーラ，ファンタ，ハイシーなどがよい；1缶でブドウ糖13～20 g）の投与が不可欠である．

i）副作用は： 腹部膨満，放屁増加などがあるが，2～3週で慣れることが多い．また，肝機能障害が問題となっており，きわめて頻度は低いがアカルボースでは激症肝炎による死亡例もある．月1回程度定期的に肝機能検査を行う必要がある．

例）アカルボース 150～300 mg 分3（食直前）

（4）インスリン抵抗性改善薬

末梢組織の糖取り込み促進作用，肝糖新生亢進状態の改善などにより，インスリン作用を増強する薬剤である．インスリン抵抗性が存在する（主として肥満型の）2型糖尿病が適応（BMI〈body mass index〉で24 kg/m^{2}以上，あるいは，空腹時血中インスリン値で5 μU/ml以上であることが投与条件）である．

i）副作用は： αグルコシダーゼ阻害薬と同様，肝機能障害が問題となっており，きわめて頻度は低いが激症肝炎による死亡例もある．使用前および使用後は定期的に（少なくとも1か月に1回）肝機能のチェックが必須である．その他，浮腫，貧血などの副作用がある．

例）トログリタゾン 200～400 mg 分2

d） インスリン療法

インスリン療法は，SU薬が禁忌の場合（前出）の他，1型糖尿病と鑑別が困難な場合，糖毒性の場合，SU薬二次無効例，などが適応となる．SU薬二次無効時は，入院のうえ，SU薬をすべて中止し，食事療法を厳守させて約1週間経過をしても血糖値が改善しない場合にインスリン療法に変更する（24時間尿中CPRが30 μg/日以下の場合が多い）．ただし，糖毒性が強い場合にはすぐにインスリンを開始せざるをえない場合もある．

（1）インスリン3～5回注射

主として，1型糖尿病に使用されるが，施設によっては，2型糖尿病患者にも積極的に導入している場合もある．速効型インスリンの毎食30分前の皮下投与を基本とし（1日3回注射），中間型インスリンを就寝前に1回加えるか（1日4回注射），あるいは中間型インスリンを朝食前および就寝前に加える（1日5回注射）．通常1日当り 0.2～0.5単位/kg×（現在の）体重 で開始する．

例）現在の体重が60 kgの場合；1日合計12単位（0.2単位/kg）で開始すると（4回注射），
　　ペンフィルR® 　朝食前3単位，昼食前3単位，夕食前3単位
　　ペンフィルN® 　就寝前3単位　皮下注

（2）インスリン2回注射

近年では，2型糖尿病であっても，糖毒性（＝慢性の高血糖は，それ自体が膵β細胞のインスリン分泌を障害し，末梢組織のインスリン抵抗性を増加させ，糖尿病の代謝異常をさらに悪化させる）解除の目的で，比較的早期からインスリンを使用する傾向にある．通常は，中間型インスリンもしくは混合インスリン製剤の1日2回投与（朝食前，夕食前）が行われることが多い．1日当り，0.2単位/kg×（現在の）体重（朝：夕の比率は2：1程度）で開始し，朝食前，夕食前の血糖値を参考にしながら，数日ごとに2～4単位ずつ増量する．問題となる血糖値を示した時刻にインスリンが効くように変更することが重要である（retrospective argorism）．早朝の高血糖をみたときには深夜から早朝の血糖を測定し，70～80 mg/dl以下のとき（Somogyi effect）には，就寝前の中間型インスリンを減量，もしくは就寝前の補食（80～160 kcal；1～2単位分）の追加を指示する．逆に，深夜から早朝の血糖が高値の場合は就寝前のインスリン量を増量する．

例）現在の体重が60 kgの場合；1日合計12単位（0.2単位/kg）で開始すると（2回注射），
　　ペンフィル30 R® 　朝食前8単位，夕食前4単位　皮下注

（3）スライディングスケール（表6）

表6　スライディングスケールの一例

血糖値（mg/dl）	速効型インスリン　皮下注
〜150	なし
151〜200	2 単位
201〜250	4 単位
251〜300	6 単位
301〜350	8 単位
351〜	12 単位

通常の血糖コントロール目的でインスリンを開始する場合は，原則としては，上記（1），（2）のごとく，インスリン投与量を一度決めて，その後の血糖変化に応じて変更していく（retrospective argorism）が，以下のような場合は，スライディングスケールを考慮する．スライディングスケールは，その時の血糖値に応じてインスリンを投与するものであり（prospective argorism），あくまでも一時的なものであることを認識すべきである．

・感染症併発時
・外傷時
・周術期
・副腎皮質ステロイドを使用する場合
・食事摂取が一定しない場合
・ブドウ糖入りの補液を施行する際など

空腹時血糖＞200 mg/dl が2〜3日以上持続する場合は，中間型インスリンの併用（朝食前，夕食前の1日2回または就寝前の1日1回）を考慮する．また，症例によっては，各毎食前にインスリンを投与しなければ，安定しない例もあるので，適宜スライディングスケールを見直し，必要があれば変更する．

（4）高カロリー輸液を行う場合

輸液中のブドウ糖5〜10 gに対し，速効型インスリン1単位を混ぜ，さらに1日4回のスライディングスケールを併用することが多いが，速効型インスリンを経静脈的に持続注入する場合もある．生理食塩水で希釈するが，0.5〜1単位/ml以上の濃度とすることで点滴ラインへの吸着の問題が少なくなる．なるべく身体に近いところで，10％以上のグルコース輸液と同一ラインとなって体内に入るようにする．インスリンのラインへの吸着があるため，開始前に5〜10 mlフラッシュして捨てた後，0.5〜1単位/時間から開始する．静注インスリンの半減期は約5分であるため，最初は頻回（少なくとも3〜4時間ごと）の血糖チェックとインスリン量の調節が必要である．

例）血糖　250 mg/dl 以上の時　＋0.2 U/ml
　　　　　150 mg/dl 以下の時　－0.2 U/ml

上記のような持続静注の調節を行うことが多い.
(5) インスリン使用上の注意点

インスリンを導入する際に重要なことは，患者（あるいは家族）のコンプライアンスを十分に検討したうえで行うことである．さらに，自己注射や自己血糖採血，Sick Day Rule, 低血糖に対する処置などの指導を看護婦の協力も得ながら十分に行うことも不可欠である．

ⅰ) Sick Day Rule: 外来でインスリン使用中の患者が，体調が悪いために十分に食事を摂取できないときには，流動食（粥，スープ，スポーツドリンクなど）をとらせ，ふだんの1/2〜2/3以上摂取できれば通常量のインスリンを注射する（このように食事摂取量の予測がつかないときは食後に打つことになる）．食事摂取量がふだんの1/2以下の場合は，通常の半量のインスリンを注射したうえで病院に連絡する．尿ケトン体陽性，食事摂取不良の場合は来院を指示する（病気などストレスのかかった状態ではむしろふだんよりインスリンは多く必要なので，注射をけっして勝手にやめないことを患者に十分教育しておくことがたいせつである）．

ⅱ) 副作用は: 低血糖の症状（発汗，振戦，動悸など）やその処置（0.5〜1単位のブドウ糖あるいはジュース類の摂取など）は，患者のみならずその家族にも十分指導する．その他，注射部位の発赤，搔痒感よりも，むしろ，同一部位に注射を続けたことによる皮下脂肪の萎縮や肥厚などのリポジストロフィーに注意する．

B. 合併症の管理と対応

1) 細小血管障害

細小血管障害の進展抑制，あるいは予防していくための血糖コントロール目標は，$HbA_{1c} < 7\%$以下を目安とする．また，細小血管障害の進展抑制，あるいは予防に対する血圧コントロールの重要性も近年明らかにされている（130/85 mmHg程度を目安にする）．

a) 糖尿病性網膜症

糖尿病性網膜症は，罹病期間が20年以上で70〜80％に認められ，後天性失明の原因の第1位である．網膜症の病期は，表7に示す．前増殖性，増殖性網膜症では，急激な血糖コントロールの改善が網膜症を進展，増悪させることがあり，とくに経口糖尿病治療薬からインスリン療法に変更するときなどは十分な注意を要する（HbA_{1c}の改善度は6か月で3％以内を目安とする）．

表7 糖尿病性網膜症の病期分類

病期	眼底所見
単純網膜症	毛細血管瘤，網膜出血，硬性白斑，網膜浮腫
前増殖性網膜症	軟性白斑，毛細血管症閉塞，網膜内細小血管異常（IRMA）
増殖性網膜症	新生血管，線維血管膜，硝子体出血，網膜剥離

失明の危険の高い増殖性網膜症は1型糖尿病で頻度が高い．

初診時より眼科専門医による眼底検査を忘れないこと，さらにその後も状態に応じて年1回以上眼科専門医による眼底検査が必要である．

管理としては，低血糖を起こさず，健常者に近い血糖値（HbA$_{1c}$7％以下）を維持するようにする．また，血圧の管理も重要である．

腎症を伴っている場合には，蛍光眼底検査時の造影剤の使用量にも注意する．

b） 糖尿病性腎症

糖尿病性腎症は，病期（Ⅰの表2，p.4を参照）により管理と対応が変化するので，まず，どの段階なのかを把握することが必要である．糖尿病性腎症かどうかを鑑別するには，経過を考慮することが重要である（通常，網膜症は腎症に先行し，逆に，タンパク尿が糖尿病に先行している場合は，糖尿病性腎症の可能性は低いと考えられる）．

（1）微量アルブミン尿

早朝第一尿20～200 μg/分を微量アルブミン尿あり，とする．微量アルブミン尿は，血糖コントロールにより，可逆的に改善するが，ある時期を過ぎると元にはもどらない（point of no return）．1型糖尿病患者では，早期腎症の診断のみならず，顕性腎症への移行の予知に重要であるが，2型糖尿病患者の微量アルブミン尿は，必ずしも早期腎症の結果であるとは限らず，冠動脈疾患の予知因子として注目されている．

（2）糖尿病性腎症の治療

ⅰ）タンパク制限食： 詳細は，Ⅰ.1.B「タンパク摂取量の設定」の項を参照．

ⅱ）血圧管理： 高血圧は腎症の促進因子であり，通常の降圧目標よりも低めにコントロールする（収縮期血圧130 mmHg，拡張期血圧85 mmHg以下）．

塩分制限に加えて降圧薬の投与が必要な場合は，アンギオテンシン変換酵素（ACE）阻害薬を第1選択とする（タンパク尿改善効果があり，1型糖尿病には，正常血圧であっても微量アルブミン尿が存在する場合に投与することもある）．ただし，血清クレアチニン>2 mg/dlの患者に対して，ACE阻害薬は急

激に腎機能を悪化させることがあり,この場合は他剤への変更を考慮する.また,低レニン低アルドステロンによる高カリウム血症を合併する例が多く,注意を要する.

例)エナラプリル 5〜10 mg 分1〜2

浮腫のコントロールが困難な場合には,ループ利尿薬の投与を開始する.

iii)血糖の管理: 網膜症と同様に,健常者に近い血糖値(HbA_{1c} 7%以下)を維持するようにする.腎機能が低下し,血清クレアチニン>2 mg/dlになった場合には,SU薬からインスリンへの変更を考慮する.

iv)透析について: 他の腎疾患と異なりネフローゼ症候群に陥る症例が多いため,腎不全に至る前に,溢水症状が現れることが多い.血清クレアチニン>2 mg/dlとなったら,患者には,将来透析が必要になる可能性が高いことを説明し,さらに血清クレアチニン>3 mg/dlとなったら,食事,血圧,血糖の管理を再評価し,さらに腎機能が悪化する場合は,シャントの作成を考慮する.血清尿素窒素やクレアチニン値は,シャント作成や,透析導入の基準にはならないが,一応のシャント作成の目安は,血清クレアチニン値で4〜5 mg/dlである.心不全の合併,コントロール不良の全身浮腫または難治性高カリウム血症などが認められたら,血清尿素窒素,クレアチニン値にとらわれずに導入する.透析導入の目安は,血清クレアチニン>8 mg/dlである(症状がなくても導入する).

c) 糖尿病性神経障害

(1) 自覚症状

自発痛,四肢のしびれ,手足の熱感または冷感,脱力,筋力低下,立ちくらみ,発汗異常(過多,低下),排尿異常(排尿困難,尿失禁;残尿の多い場合は,バルンカテーテルを留置せざるをえない場合もある),便通異常(便秘,下痢;これは,血糖コントロールを不安定にする一因となりうる),性欲低下,インポテンツなどがあり,多彩である.また,脳神経障害や軀幹の痛みを訴えることもあるが,これらは,数か月の経過で自然に回復することが多い.分類を表8に示す.

(2) 他覚所見

四肢先端における振動覚の低下,アキレス腱反射の低下のほか,自律神経障害の強い場合は,臥位と立位の血圧差を認めることもある.検査としては,振動覚計による振動覚の定量的な評価,心電図R-R間隔変動係数(CV_{R-R})による自律神経障害の評価のほか,API(ankle pressure index;下肢血圧/上肢血圧)の測定,下肢X線検査(動脈の石灰化の有無),下肢血流Doppler検査などにより下肢血流の程度も合わせて評価する(糖尿病の足病変の予防上重

表8 WHO 国際研究グループの糖尿病性神経障害の分類（1986年）

A．遠位多発性神経障害（distal polyneuropathy）
　　知覚運動型（sensorimotor）
　　知覚優位型（predominantly sensory）
　　運動優位型（predominantly motor）
B．近位神経障害（proximal neuropathy）
C．自律神経障害（autonomic neuropathy）
D．単一性および多発性単一神経障害
　　（focal and multifocal neuropathies）
　　脳神経型（cranial）
　　四肢および軀幹神経型（limb and truncal nerves）

（糖尿病性末梢神経障害，医歯薬出版，1988）

要）．

（3）治　療

ⅰ）代謝異常に対して： 血糖コントロール（HbA$_{1c}$ 7％以下）を良好に保つことがもっとも重要である．ただし，post-treatment neuropathy といわれる，急激な血糖の低下に引き続いて起こる有痛性の神経障害が，臨床上しばしば認められ，これを起こさないような慎重な血糖コントロールを行うことが重要である．

高血糖下での polyol pathway の活性化を抑制するとされるアルドース還元酵素阻害薬の投与も行われるが，日常臨床上，著効例は少ない．

例）エパルレスタット　150 mg　分3

ⅱ）血流改善を目的として： とくに，下肢閉塞性動脈硬化症を合併している場合に投与されることが多い．

例）シロスタゾール　200 mg　分2
　　リマプロストアルファデクス　30 μg　分3　など

ⅲ）成長因子の治療として： 神経組織の修復作用を期待する．

例）メコバラミン　1500 μg　分3

ⅳ）有痛性神経障害に対して： 各種消炎鎮痛薬，抗うつ薬などでコントロールをはかる．血糖値が安定すれば，年単位のスピードではあるが，痛みは徐々に軽快することをよくムンテラすることもたいせつである．この際，麻薬系の薬剤は使用してはならない（中毒をつくる）．

例）塩酸メキシレチン　300 mg　分3　（保険適用外）
　　塩酸アミトリプチリン　30 mg　分3　など

ⅴ）自律神経障害に対して： 基本的に対症療法となる．

・胃麻痺に対して
　例）シサプリド　7.5 mg　分3

- 下痢に対して
  例) 塩酸ロペラミド　2 mg　分2
- 起立性低血圧に対して
  例) 酢酸フルドロコルチゾン　0.1 mg　分2

2) 大血管障害

　糖尿病患者においては，大血管障害（動脈硬化性疾患）の頻度は，非糖尿病患者に比して，数倍多いといわれており，予後を左右する重要な合併症である．したがって，大血管障害の危険因子の除去は，糖尿病患者の管理上，きわめて重要である．患者にも，ただ，血糖値をみかけだけよくするのではなく，高脂血症，高血圧，喫煙，肥満，高インスリン血症など（大血管障害の危険因子）を除去することの重要性も教育することが必要である．脳血管障害，心血管障害，下肢閉塞性動脈硬化症のうち，とくに問題なのは，心血管障害であり，無症状でも定期的な心電図検査が重要である（糖尿病患者における心筋梗塞の4例に1例は無症状のまま発作に至るとされている）．

3) 糖尿病性壊疽

　罹病期間20年以上の糖尿病患者の半数近くは神経および末梢血管の障害を伴っているといわれ，知覚低下のため足病変に気がつかない場合があり，糖尿病の足の予防やケアについては，患者やその家族に十分教育する必要がある（看護婦の協力も得て指導に当たる）．

　治療は，皮膚科医か整形外科医とチームを組み，以下のごとく行う．
① 創部の安静
② 0.05％ヒビテン消毒
③ デブリードマン
④ 感染合併時，創深部からの培養を複数回提出のうえ，抗生物質を投与する．

　浅い潰瘍にはセファロリジンなど，深い潰瘍や壊疽では嫌気性菌を含んだ混合感染が多く，ピペラシリンか第2または第3世代セフェム系と，クリンダマイシン，アミノ配糖体系の3者を組み合わせる．

　骨髄炎の併発や予後不良なクロストリジウムなどによるガス壊疽の鑑別に，下肢X線撮影は必須である．

⑤ スライディングスケールによる厳格な血糖管理
⑥ 血管拡張薬の投与（心疾患，出血を認める場合などは要注意）
例) アルプロスタジルアルファデクス（PGE_1）；輸液 500 ml に 40〜60 μg

を溶解し，2時間以上で点滴静注

⑦ 難治性の症例（API；ankle pressure index＜0.45, transcutaneous oxgen pressure＜30 mmHg）では血行再建術を検討し，血管障害が広範囲で再建できず，感染のコントロールができない場合は切断を考慮．

4） 急性代謝失調（糖尿病性ケトアシドーシス，高浸透圧性非ケトン性昏睡）
a） 臨床症状

糖尿病性ケトアシドーシス（DKA）においては，口渇，多尿，体重減少などの脱水症状に加えて，嘔気，嘔吐，腹痛といった消化器症状を伴うことも多く，急性腹症との鑑別が必要な場合もある（初発の DKA で急性膵炎を合併することもある）．徴候としては，頻脈，血圧低下，皮膚緊張の低下，呼気のアセトン臭などを認める．意識レベルは多様であるが，高血糖（250 mg/dl 以上），重炭酸の低下（15 mEq/l 以下），血中，尿中のケトン体の上昇を伴うアシドーシス（pH 7.2以下）を認めれば，DKA として対応する．高浸透圧性非ケトン性昏睡（HHNKC）は，脱水の程度が DKA より強く，平均して体重の10～20％の水分喪失があり，比較的高齢者に多い．

b） 誘 因

初発糖尿病以外では，感染，インスリンの中断・減量，CSII（continuous subcutaneous insulin infusion）のトラブルなどがある．とくに，インスリン治療中の患者が，感冒などで食事を摂取できないときに自己判断でインスリンを中止することが誘因となることが多い（患者への Sick Day Rule の教育がきわめてたいせつである）．また，妊娠中の糖尿病患者においては，悪阻，β 刺激薬の投与が誘因となることが多い．

c） 治 療

DKA の場合，主としてインスリン欠乏，作用不足の改善，HHNKC の場合，主として脱水の改善をはかることにあるが，双方とも以下の基本方針（表9）で行う．

（1） 補 液

細胞内外合わせて平均3～5lの脱水があると考えられ，通常，最初の1～2時間は，生理食塩水（0.9％ NaCl）を1000 ml/時で補給する（ただし，高齢者，心疾患を有する場合などは，中心静脈圧をモニターしながら，補液するほうが安全であり，補液の速度も慎重に調整する必要がある）．その後は，500 ml/時のペースとする．ただし，血清ナトリウムが150 mEq/l以上，あるいは生理食塩水のみによる補液が24時間で3000 ml以上になることが予測されるときは，0.45％ NaCl とする．血糖値が下降し，250～300 mg/dl に達した

表9 DKA/HHNKC の治療手順

補液
1) 最初の1〜2時間は，0.9% NaCl を 1000 ml/時のスピードでおとす
2) その後は 500 ml/時のペースとする
3) 血糖値が 250〜300 mg/dl に達したら5%グルコース含有液とする

インスリン療法
1) 速効型インスリンを 6〜10 単位/時で投与する
2) 血糖値が 250 mg/dl に達したら 1〜2 単位/時におとす

カリウムの補充
1) 血清カリウム 4 mEq/l 以下では KCl を 40 mEq/時で投与する
2) 血清カリウム 4〜5.5 mEq/l では KCl を 20 mEq/時で投与する
3) 血清カリウム 5.5 mEq/l 以上では保留し，1時間後に再検する
4) 乏尿の患者には ECG モニターを装着する

アルカリ療法
1) pH<7.0 のときは初期の補液 1〜2 l 中に 50〜100 mEq の重炭酸を加える
2) pH>7.0 以上のときは乳酸アシドーシスが存在しないかぎり原則として重炭酸は投与しない

ら，5%グルコース含有液とする．血糖値を短時間のうちに 250 mg/dl 以下にすると脳浮腫発症の可能性があるので注意を要する．

(2) インスリン療法

速効型インスリンを 6〜10 単位/時の静脈内投与（主として持続注入）する．血糖値を1時間ごとに測定し，250 mg/dl 程度に達したら，注入量を 1〜2 単位/時におとす．

(3) カリウムの補充

高張性脱水のため，血清カリウム濃度はみかけ上正常，あるいはやや高値となることのほうが多いが，実際は，3〜5 mEq/kg×体重の不足があると考えられる．補液とインスリン療法を開始して，血清カリウム濃度が 4 mEq/l 以下となったときは 40 mEq/時，4〜5.5 mEq/l では 20 mEq/時で KCl を投与する．血清カリウム濃度 5.5 mEq/l 以上では保留し，1時間後に再検した結果で補充の必要性を検討する．無尿ないしは乏尿患者では心電図モニターを装着し，高カリウム血症の徴候の有無を観察する．経過中の血清カリウム値は必ずしも細胞内カリウムを反映するものではないので，低カリウム血症の予見のためにも心電図によるモニターが有用である．

(4) アルカリ療法（重炭酸ナトリウムの投与）

原則的には使用しないのが一般的であるが，pH 7.0 以下，乳酸アシドーシスの合併，昏睡，高カリウム血症を伴う不整脈の場合は適応となる．適応時は，50〜100 mEq の重炭酸（$NaHCO_3$）を初期補液 1〜2 l に加える．

C. 特殊な病態における糖尿病の管理

1) 周術期

術前の血糖コントロールの目標は，小手術（大多数の局部麻酔，腰椎麻酔による手術）の場合は，空腹時血糖 200 mg/dl 以下，大手術（すべての全身麻酔による手術，および腹腔鏡や内視鏡による消化管の手術で術後禁食を必要とするものなど）の場合は，空腹時血糖 150 mg/dl 以下，食後血糖 250 mg/dl 以下程度とすることが多い．早期手術を要する場合は，既治療からスライディングスケールによるインスリン療法に変更する（血糖値を 150〜250 mg/dl に保つ）．術後の輸液は 5〜10％グルコース含有液とし，速効型インスリンをブドウ糖 5〜10 g に対して 1 単位混ぜたうえで，スライディングスケール（通常 1 日 4 回）を併用する（引き続き血糖値を 150〜250 mg/dl に保つ）．禁食が 48 時間以上にわたる場合は高カロリー輸液への移行を考慮するが，この場合の血糖コントロールは，（インフュージョンポンプによる）インスリンの持続静注にて行うことが望ましい（1.A「どう診断し，どう治療するのか」の項を参照）．

2) 妊 娠

糖尿病患者の妊娠においては，胎児奇形，周産期死亡，巨大児，新生児合併症，妊娠中毒症などのリスクが高く，網膜症や腎症の悪化をきたしやすい．これらを予防するために重要なことは，妊娠前から厳格な血糖管理を行い，糖尿病合併症の状態を評価，治療し，計画妊娠を指導することである．妊娠時は，accelerated starvation の状態でケトーシスになりやすく，胎盤の形成，母体脂肪組織の増大に伴いインスリン抵抗性となる．このため，糖尿病妊婦では高血糖，高ケトン血症が起こりやすく，食事療法とインスリン療法が必須の治療となる．

a) 妊娠の許可条件

糖尿病合併症のある症例では，単純網膜症およびクレアチニンクリアランス 70 ml/分以上，タンパク尿 1 g/日以下，血圧正常の場合である．前増殖性，増殖性網膜症の場合は，光凝固施行後，6 か月間網膜所見が安定していれば妊娠可能である．妊娠可能であれば，各食前血糖 100 mg/dl 以下，食後 2 時間値 120 mg/dl 以下を目標に，自己血糖測定を指導し，血糖管理を行う．目標血糖基準を 1 か月以上満たせば妊娠を許可する．

b) 食事

1日30 kcal/kg×標準体重とし，付加カロリーとして，妊娠前半；+150 kcal，妊娠後半；+350 kcal，授乳期；+600 kcalを指導する．肥満妊婦では，1200 kcalを基本とし，適宜調整する（授乳期のみ+200 kcal）．カロリー制限をする場合は，尿ケトン体のチェックを行い，ケトーシスにならないように注意する．糖質は胎児への重要なエネルギー供給源であり，1日150〜200 g以上を摂取させ，タンパク質も多め（1.5〜2 g/kg×標準体重）とする．妊娠初期は，糖，アミノ酸の利用が増大するため低血糖に対する注意も必要である．食前低血糖や食後高血糖を避け，血糖日内変動を小さくするため，分割食を用いることもある．妊娠中の体重増加は，非肥満妊婦で6〜8 kg，肥満妊婦で4〜5 kg以内を目標にする．

例）標準体重50 kgの場合は，

妊娠前半では，30 kcal/kg×50 kg+150 kcal=1650 kcal

c) インスリン療法

食事療法のみでコントロール不十分な場合にインスリン療法を行う．妊娠前も含めて強化インスリン療法を導入し，血糖を厳重に管理する．妊娠の進行に伴い，インスリン必要量は増大し，非妊娠時の1.5〜2倍にも達する．インスリン不足によるケトアシドーシスは，胎児死亡につながるので注意する．糖尿病妊婦では，内服薬でコントロールが十分な場合でも，原則的にインスリン治療に切り替える．SU薬は胎盤を通過し，新生児に重篤な低血糖を引き起こす危険があり，母乳にも移行するため，妊娠，授乳期を通して使用しない．

d) 分娩前後の管理

食事摂取不能のため，速効型インスリン3〜5単位を混ぜた5％グルコース含有液の点滴を継続し，1〜2時間ごとに血糖モニターを行い，血糖100 mg/dlを目標にコントロールする．1型糖尿病（インスリン依存例）など血糖コントロールが不安定な症例では，スライディングスケールによるインスリン治療を併用する．分娩後はインスリン必要量が1/2〜1/3量となるので，すみやかにインスリン量を減量する．

e) とくに注意すべき点

罹病期間の長い糖尿病患者は，網膜症や腎症などの細小血管障害を伴っていることが多く，妊娠を契機に悪化することも多い．このような症例には，血糖管理とともに，適宜眼底検査，腎機能検査を施行する必要がある．

3) 高齢者糖尿病

高齢者における糖尿病の治療目標をどこにおくかはなお議論のあるところで

ある．短期的には急性代謝失調の予防に主眼をおくことになるが，とくに薬物療法に当たっては，低血糖を起こしやすいことに注意し，成人初期投与量に比し少なめの量より投与を開始する（「薬物療法（経口糖尿病治療薬）」の項，p.109を参照）．インスリン療法では，自己注射，自己血糖測定などが確実に実施できない場合が多く，家族の援助，在宅看護など，患者の生活背景にも配慮する必要がある．慢性合併症の進展には5～10年の経過が必要であり，その程度の余命を期待できることも条件の1つである．したがって，高齢糖尿病患者の治療目標は，個々の症例の身体的，精神的背景，社会的条件などを総合的に判断して決定するべきである．

2. 高脂血症

A. 高脂血症とは

　高脂血症と心血管疾患との関連は欧米では古くより重要な課題とされ，血清コレステロール値が1％低下すると虚血性心疾患の発症が1％低下するという成績が示されている．わが国でも食事習慣を含むさまざまな生活習慣が欧米化するに伴い高脂血症は大きな問題となっている．日本動脈硬化学会では日本人のコレステロール値の適正域と高コレステロール診断基準と管理基準を表10のように定めている．この基準が今後普遍的に用いられていくと考えられるので，ここでもその基準に沿っての治療方針を記載する．

1) 高脂血症の診断

　一般に総コレステロール値は食事によってはあまり大きな影響を受けないことより随時の採血でよいが，トリグリセライド（TG）とHDL（high density lipoprotein）コレステロールは早朝の絶食の状態で測定する．これらの値を元にLDL（low density lipoprotein）コレステロール値を以下の式に従って計算する．

　　　LDLコレステロール
　　　　＝（総コレステロール）−（HDLコレステロール）−（TG/5）

ここでもしTGが400 mg/dl以上の場合には，上記の式は意味をなさないので注意が必要である．

　この3つを測定し高脂血症の診断と治療指針をたてるが，1度だけではさまざまな要因が関連してくるので，数週間の間隔をおいてもう一度測定し，診断と治療方針を決定する．このように数値により高脂血症の診断がなされたならば，次に患者自身の有する危険因子をしっかりと把握しておく必要がある．危険因子としては，①男性では45歳以上，女性は閉経以後（ただしホルモン補充療法を受けていない），②心血管系疾患の家族歴がある，③喫煙，④高血圧，⑤低HDLコレステロール血症，⑥糖尿病，⑦肥満などがあげられる．逆にHDLコレステロール高値（60 mg/dl以上）では心血管系疾患の罹患が少ないといわれている．

表10 冠動脈疾患の予防,治療の観点からみた日本人の高コレステロール血症患者の管理基準

カテゴリー	生活指導,食事療法適用基準[*1]	薬物療法適用基準[*2]	治療目標値
A 冠動脈疾患[1] (−) 他の危険因子[2] (−)	LDL-C 140 mg/dl 以上 (TC 220 mg/dl 以上)	LDL-C 160 mg/dl 以上 (TC 240 mg/dl 以上)	LDL-C 140 mg/dl 未満 (TC 220 mg/dl 未満)
B 冠動脈疾患 (−) 他の危険因子[*3] (+)	LDL-C 120 mg/dl 以上 (TC 200 mg/dl 以上)	LDL-C 140 mg/dl 以上 (TC 220 mg/dl 以上)	LDL-C 120 mg/dl 未満 (TC 200 mg/dl 未満)
C 冠動脈疾患 (+)	LDL-C 100 mg/dl 以上 (TC 180 mg/dl 以上)	LDL-C 120 mg/dl 以上 (TC 200 mg/dl 以上)	LDL-C 100 mg/dl 未満 (TC 180 mg/dl 未満)

1) 冠動脈疾患
　①心筋梗塞,②狭心症,③無症候性心筋虚血(虚血性心電図異常など),④冠動脈造影で有意狭窄を認めるもの
2) 高コレステロール血症以外の主要な動脈硬化危険因子
　①加齢(男性;45歳以上,女性;閉経後),②冠動脈疾患の家族歴,③喫煙習慣,④高血圧(140 and/or 90 mmHg 以上),⑤肥満(BMI 26.4 以上),⑥耐糖能異常(日本糖尿病学会基準,境界型,糖尿病型)
[*1]:生活指導,食事療法は A,B,C,すべてのカテゴリーにおいて治療の基本をなすものである.とくに A では,少なくとも数か月間は,生活指導,食事療法で経過を観察すべきである.B では他の危険因子の管理強化で A に改善される例があることに留意する.
[*2]:薬物療法の適用に関しては,個々の患者の背景,病態を考慮して慎重に判断する必要がある.
[*3]:末梢動脈硬化性疾患,症状を有する頸動脈疾患や脳梗塞など,冠動脈疾患以外の動脈硬化性疾患を有するものは,冠動脈疾患発症の危険性が高い群として他の危険因子がなくともカテゴリーB に含めて治療する.

2) 高脂血症の治療

高脂血症の治療のガイドラインは3つのカテゴリーに分けられている.

① 冠動脈疾患の合併がなく,さらに高コレステロール血症以外の危険因子を有していない場合:この場合にはまず,生活指導と食事指導が基本となる.しかし LDL コレステロール値が 160 mg/dl 以上の場合には薬物治療の対象となる.生活や食事指導を行う期間は6~12か月が適当と考えられ,それ以上行っても有益ではないことが多い.

② 冠動脈疾患の合併はないが,高コレステロール血症以外の危険因子を有している場合:先にあげたような危険因子を伴っている高コレステロール血症では,薬物治療を LDL コレステロール値が比較的低い段階より開始する.この危険因子のなかに含まれている,高血圧,糖尿病,肥満のいずれもが,生活や食事指導の対象となっている.高血圧は収縮期血圧 140 mmHg,拡張期血圧 90 mmHg 以上のいずれかを満たす場合と定義されており,糖尿病は耐糖能異常を含めている.肥満は body mass index(BMI)で 26.4 以上としており,これらは最近問題とされているいわゆるインスリン抵抗性症候群と考えてよい.したがって冠動脈疾患を発症する可能性が高く,十分な生活指導がたいせ

つである.

③ 冠動脈疾患を有している場合：この場合にはいわゆる二次予防としての高コレステロール血症への対象となる. この場合には生活や食事指導も重要ではあるが, 薬物治療がよりいっそう重要である. しかも, 治療の目標値も冠動脈疾患を有していない場合と比してよりいっそう低くすることが求められている.

B. 治療はどうするか

1) コレステロール値をどこまで下げればよいか

最近, 2つの大規模研究の結果が興味あるデータを示している. 1つはWOS (The West Scotland Coronary Prevention Study), これは心筋梗塞の既往のないコレステロール値の平均が272 mg/dl の男性を対象としてプラバスタチン40 mg/日投与を行い, 検討した成績であるが, それによるとLDLコレステロール減少率が24%のときに心血管系障害の発症率が最低となり, それ以下に下降させても最大効果は得られていない. また冠動脈疾患を有するコレステロール値平均209 mg/dl の患者を対象としたCARE (The Cholesterol and Recurrent Events) ではプラバスタチン40 mg/日の投与でLDLコレステロール値が120 mg/dl になれば十分に予防効果があるとしている.

2) 非薬物治療

a) 運動

運動療法によって得られる最大の予防効果はHDLコレステロールの増加である. また肥満の解消からTGが下降することも期待される. 実際にどの程度の運動がよいのかは個人差があるが, 軽いジョギングや自転車などで, 1回30〜60分で週3〜4回とされている. しかし冠動脈疾患が隠されている場合もあることより, 運動療法をはじめる前には, 負荷心電図をとることがすすめられる.

b) 食事

食事療法の基本は総カロリーをどのくらいとするかである. 糖尿病や肥満においても同様であるがだいたい1800〜2000 kcalを標準とし, 急激な体重の減少を目標とせず1〜2か月で数kgの減量を目標とするのがよい.

つぎに食事の内容であるが, ①コレステロールおよび飽和脂肪酸の摂取量を減らすことが第一である. 一般にエネルギー摂取量の30%近くを脂質から得

ているので，それ以上にはしないことが重要である．具体的に肉類とくに脂肪分の多い肉類を少なくし鶏や白身の魚を中心とする．次に飽和脂肪酸であるが，これは上記の肉類に多いことより肉類を減らすことである程度減少させることがすすめられる．また，飽和脂肪酸は野菜やマーガリンあるいは植物性油に多く含まれていることより，バターの代わりにマーガリンなどを用いる．

高 TG 血症のみの患者ではアルコールと喫煙の禁止がもっとも重要である．さらに糖分の取り過ぎも原因となっていることが多いので，コーヒーや紅茶などは砂糖を用いないようにする．

3） 薬物療法
a） 血清コレステロールとくに LDL コレステロールを低下させる薬剤
（1）HMG-CoA 還元酵素阻害薬

肝臓においてコレステロール合成の律速酵素である HMG-CoA 還元酵素を拮抗阻害し，それによりコレステロールの生合成を低下させ肝臓内のコレステロールプールを減少させる．この結果，肝臓の LDL 受容体の合成が亢進し，LDL コレステロールが血中から肝臓に取り込まれ，血中の LDL コレステロールが減少する．現在，この薬剤はスタチン系といわれ，わが国ではプラバスタチン，シンバスタチン，フラバスタチンがある．

 i ）プラバスタチン　　　10〜20 mg　　1日2回もしくは就寝前1回
　　シンバスタチン　　　 5〜20 mg　　1日2回もしくは就寝前1回
　　フラバスタチン　　　10〜30 mg　　1日2回もしくは就寝前1回

ii ）副作用：　一般にどのスタチン系薬剤も副作用は少ないとされている．消化器系の副作用として，嘔気，下痢，食欲不振，腹痛，便秘，消化吸収不良などがある．その他，発疹，掻痒感，肝機能異常（GOT，GPT の上昇），CPK の上昇などがある．とくに肝機能に関しては，最初の3か月間は4〜6週間に1回，1年目までは2か月に1回，さらにその後は6か月に1回行えば十分である．もし基準値をこえるような上昇が認められれば，薬剤の投与を中止すべきである．また明らかに肝障害のある患者ではスタチン系薬剤の投与は避けるべきである．しばしば問題とされる横紋筋融解症に代表される筋肉痛や筋炎さらに CPK の上昇には注意を払う必要があるが，まれである．さらにこのような副作用は，シクロスポリン，エリスロマイシン，ナイアシンなどの薬剤により増強されることがあり併用には注意が必要である．

（2）陰イオン交換樹脂薬

小腸管内で胆汁酸を吸着しそれを糞便として排泄することでリパーゼ活性が亢進し，コレステロールから胆汁酸への異化が高まり，コレステロールプール

が減少する．一方で，LDL 受容体の合成が亢進し，LDL コレステロールが肝臓に取り込まれ，血中の濃度が減少する．この薬剤は血中の TG を軽度上昇させる．本剤はほとんど吸収されないため副作用が少ない．しかし消化系の副作用として，便秘，腹痛，嘔気，胸やけ，放屁などがある．さらにこの薬剤は，併用薬剤の吸収を低下させることより，本薬剤服用前 1 時間もしくは服用後 4 時間くらいおいて服用することが望ましい．吸収を低下させる薬剤としては，サイアザイド系利尿薬，ジゴキシン，ワルファリン，β 遮断薬，サイロキシン，シクロスポリンなどが知られている．コレスチラミンの投与量は 1 日 4 g＋水 100 ml を 1 日 3 回．

（3）プロブコール

いくつかの作用機序があり，①コレステロールの合成抑制，②コレステロールの胆汁中への排泄促進作用，③LDL の酸化変性阻止，④LDL 受容体によらない LDL の処理と促進があげられている．

副作用は比較的少ないが，心室性不整脈を有する患者には禁忌である．心電図上 QT 延長を認めることがある．

例）プロブコール　500〜1000 mg　1 日 2 回

b） 血清 TG 低下作用をもつ薬剤

（1）フィブラート系薬剤

フィブラート系薬剤はリポタンパクリパーゼ（LPL）を活性化させ VLDL-TG の水解を亢進させることに加えて肝臓での VLDL の合成を抑制する．これらの作用により TG を 20〜50 % 低下させ HDL コレステロールを 10〜15 % 増加させる．

副作用としては，下痢や腹痛を認め，横紋筋融解症もまれではない．とくに腎機能が低下した症例では横紋筋融解症が起こりやすいので注意が必要である．クロフィブラートは，胆石との関連や，トルブタミドの血糖降下作用の増強やワルファリンの作用を増強させることが知られている．また，消化管系の癌の発症を増加させることも報告されている．

例）クロフィブラート　750〜1500 mg　1 日 3 回
　　シンフィブラート　750〜1500 mg　1 日 3 回
　　クリノフィブラート　600 mg　1 日 3 回
　　ベザフィブラート　400 mg　1 日 2 回

（2）ニコチン酸系薬剤

遊離脂肪酸の脂肪組織からの動員を抑制し肝臓での VLDL の合成を抑制する．また，LPL 活性を亢進させ，VLDL-TG の水解を促進することにより TG を低下させる．以上により TG を 50 % 近く，LDL コレステロールを 10〜

20％低下させ，HDLコレステロールを15〜35％増加させる．

副作用としては，顔面，皮膚の紅潮，掻痒感，発疹などを認める．これらは本剤の末梢血管拡張作用によるものと考えられており，アスピリン81 mg（小児用バッファリン®1錠）を30分前に服用することにより軽減することが知られている．さらに高尿酸血症，高血糖，肝機能異常が起こることが知られており，少なくとも3〜4か月に1回は尿酸値，血糖値，肝機能をチェックすることがすすめられる．上記のような作用があることより糖尿病，痛風，肝機能障害がある場合には，使用しないほうがよい．

例）ニコモール　　　600〜1200 mg　1日3回
　　ニセリトロール　750 mg　1日3回

（3）イコサペント酸エチル

肝臓でのVLDLの合成抑制が主たる作用とされている．副作用としては出血傾向があげられるが，これは本剤の血小板凝集抑制作用による．したがって他の血小板凝集抑制薬との併用は行わない．

例）イコサペント酸エチル　1800 mg　1日3回

C. 特殊な高脂血症の治療

1） 家族性高コレステロール血症

常染色体優性遺伝でLDL受容体の異常によってもたらされる．500人に1人の頻度とされており，壮年期に狭心症，心筋梗塞を発症することが多く，黄色腫や腱鞘炎などの身体所見を有する．一般には血清コレステロール値は300 mg/dl以上を呈する．コレステロールを低下させる薬剤（HMG-CoA還元酵素阻害薬，陰イオン交換樹脂薬，プロブコール，ニコチン酸系製剤）を用いる．ホモ接合体は100万人に1人と頻度は極端に少ないが，血清コレステロール値は600〜1200 mg/dlと高く薬物治療よりはむしろLDLアフェレーシスが有効である．

2） 家族性III型高脂血症

頻度は1万人に2〜3人程度とされており，リポタンパク電気泳動で，いわゆるbroad β（pre-βとβの融合したバンド）を認める．この疾患は薬物治療，とくにプロブコールが有効である．

3) 内因性高トリグリセライド血症

常染色体優性遺伝で100〜500人に1人の頻度とされている．TGのみ高値でありコレステロール値は正常値である．食事療法が中心であり，動脈硬化との関連については証明されていない．

4) 特発性複合型高脂血症

常染色体優性遺伝で頻度は100人に1人とされ，わが国では心筋梗塞患者の数十％をしめるともいわれている．多くはコレステロールが300 mg/dl以下であるが，コレステロールとTGの双方が上昇していることもある．しかし一般には腱黄色腫は認めない．食事療法よりはむしろコレステロールおよびTGを低下させる目的で薬物療法がすすめられる．

その他特殊な高脂血症（高カイロマクロン血症，家族性LPL欠損症，家族性LCAT欠損症，原発性高HDL血症など）については成書を参照していただきたい．

D. 合併症を有する高脂血症の治療

1) 虚血性心疾患

虚血性心疾患を有し高コレステロール血症を有する場合，コレステロール値をよりいっそう低下させることがたいせつである．したがって単剤で不十分な場合には，2剤もしくは3剤の併用を積極的に行う．第1選択薬としては，大規模研究の結果からHMG-CoA還元酵素阻害薬があげられる．

2) 糖尿病

糖尿病ではインスリンの相対的不足から，脂肪組織において脂肪分解亢進が起こり肝臓へのFFA供給が増加し，TG合成の基質が増加しVLDL産生が増加する．一方，コレステロールはリポタンパクリパーゼ（LPL）の活性増強に伴い上昇することが多いと考えられるがインスリンのLDL受容体活性亢進も関与している．一方，インスリンが補充されるとLDL活性が増加し，VLDLとLDLは低下し，HDLは増加する．

高トリグリセライド血症に対しては，フィブラート系薬剤が適応となる．ニコチン酸系の薬剤は血糖を上昇させることがあるので使用しないほうが安全である．高コレステロール血症に対してはHMG-CoA還元酵素阻害薬である．

3） 高 血 圧

　高血圧を伴った高脂血症では冠動脈疾患の罹患率が急激に上昇することが知られている．したがって両者の合併例では厳重な降圧療法と高脂血症の治療が要求される．降圧薬のなかには，コレステロール値を上昇させたり耐糖能異常を引き起こす薬剤（利尿薬，β遮断薬）があり，一方高脂血症のなかでは，陰イオン交換樹脂薬が，β遮断薬との併用で重篤な不整脈を引き起こしたりすることがあり注意が必要である．高脂血症を有する場合には抗動脈硬化作用があるとされているACE阻害薬，カルシウム拮抗薬あるいはコレステロール，TG，LDLコレステロール低下，HDLコレステロールの増加作用のあるα_1遮断薬などが推奨される．

4） 腎 疾 患

　腎疾患とくにネフローゼ症候群や巣状糸球体硬化症では高脂血症がしばしば問題とされる．これらの疾患に関して高脂血症薬が有効であるという成績もいくつか報告されているが，長期間の成績が欠如していることにより，使用の可否について明確な結論は出されていない．

5） 高 齢 者

　高齢者の高脂血症も治療すべきであるとする報告も多く出されるようになってきているが，どこまで低下させるのがよいのかについてはいまだ一定の見解が得られていない．陰イオン交換樹脂は腹部症状とくに便秘などが起こりやすいのであまりすすめられないが，一般にはHMG-CoA還元酵素阻害薬が安全と考えられる．

6） 更年期女性

　更年期になるとエストロゲンの消退とともに脂質系代謝に異常が起こるとされている．現在これらに対してはホルモン補充療法がよいとされているが，わが国ではいまだ一般的とはなっていない．したがって更年期女性でも高脂血症が認められた場合，通常と同様な治療を行う．

3. 高 血 圧

A. 高血圧の診断

1) 高血圧とは
 高血圧の定義に関してはさまざまな意見があるが，収縮期血圧 140 mmHg 以上かつ/または拡張期血圧が 90 mmHg 以上，あるいは降圧治療を受けている状態をいう．

2) 高血圧はいかに診断するか
 高血圧の診断のもっともたいせつなポイントは血圧の測定にある．血圧の測定は患者を椅子に座らせ，腕を心臓の高さに保つ．腕の周囲を少くとも 80 % 以上取り囲むカフを用いる．収縮期血圧は Korotkow 音が最初に現れた時点 (第 1 相) の血圧を収縮期血圧，それが消失した時点 (第 5 相) を拡張期血圧とする．2 回以上数分の間隔をおいて測定しその平均をとる．

3) 家庭血圧をどうするか
 外来での血圧測定では血圧が上昇しているが，家庭などでは血圧が正常である，いわゆる白衣高血圧を示す人が多いことが知られている．このような場合には，家庭血圧の測定は有効である．一般に白衣高血圧を示さなくても，診察室での血圧はそれ以外で測定したよりも高くなる傾向があるといわれている．家庭血圧の正常値の定義はないが，目安として 135/85 mmHg が提唱されている．

4) 24 時間血圧測定の意義
 24 時間血圧測定は頻繁に行う必要はないが，夜間の血圧の下降が著しい場合や，家庭血圧とのズレが大きい場合には有効である．24 時間血圧測定で得られた血圧値のほうが，臓器障害とよりいっそう結びついているという成績が多く，今後より積極的に用いられていくことが予想される．

5) 高血圧とわかったら臓器障害をチェックする
 高血圧では，血圧値よりもしばしば臓器障害が問題とされる．いかに臓器障

害の進展を防ぐかに降圧治療の目的は集約されているといってもよい．その意味で，尿検査と心電図および胸部 X 線は必須である．

6) 高血圧は生活習慣によってしばしば修飾されている

高血圧は基本的には多因子による遺伝子疾患であるが，食塩をはじめとするさまざまな食事や環境によって修飾されている．したがって，できるかぎりこれらの修飾因子を取り除いたり，あるいは軽減したりすることが重要であると考えられている．

a) 減 塩

減塩をいったいどのくらい行えばよいのか，またすべての高血圧の人は減塩を行うべきかについての結論は出されていないが，1 日食塩で 7〜9 g 前後を適切と考えている．

b) 肥満の是正

肥満・耐糖能異常・高脂血症・高血圧という syndrome X なる症候群が，心血管死と強く結びつくことが提唱されている．したがって肥満の是正は重要であり，積極的に行うべきである．

c) 運動の奨励

運動療法は，すべての心血管系疾患の予防の基本であるといってさしつかえない．1 週間に 4 日以上 30〜40 分早足での運動がよいとされている．しかし虚血性心疾患がある場合には，運動強度をしっかりと決めることにより効果をあげることが可能である．

B. 薬物治療

現在，米国のみならず多く国で参考とされている米国合同委員会第 6 次報告の高血圧治療手順をかかげる（図 1）．この報告では 140/90 mmHg 以上を治療対象と考えており，降圧薬では合併症がないかぎりにおいて利尿薬もしくは β 遮断薬を第 1 選択薬として使用することをすすめている．わが国では現在カルシウム拮抗薬が汎用されており，利尿薬や β 遮断薬の使用はむしろ第 2 選択薬として使われている．またこの報告では望ましい降圧薬と疾患の組み合わせ，さらには特殊な病態における降圧薬の適応および禁忌をあげている．これらを参考にして降圧薬の第 1 選択薬を決めるようにする．

1) 第1選択薬の決め方

a) 利尿薬

降圧治療に用いられる利尿薬は通常サイアザイド系利尿薬あるいは抗アルドステロン薬（トリアムテレン，スピロノラクトン）（あるいはカリウム保持性利尿薬）がある．一般に利尿薬はどのような高血圧で適応となるのか．

① 食塩摂取過剰からぬけきれない
② 高齢者
③ 高齢者とくに女性で骨粗鬆症を有している
④ 血清クレアチニンは正常範囲であるが，タンパク（+），あるいは血尿（2+）までの腎障害があるとき

利尿薬の使用上の注意点は，低カリウム血症，高尿酸血症，高脂血症，耐糖能異常があげられる．

例）トリクロルメチアジド　1〜2 mg　1日　朝1回

b) β 遮断薬

β 遮断薬は心選択性を有するものとそうでないものの他に，脂溶性（肝排泄），水溶性（腎排泄）がある．そこでさまざまな使い方が提唱されているが，基本的には大量使用を行わないかぎりにおいてはほぼ同等な作用を有していると考えてよい．作用は基本的には，①心拍出量減少と②レニン分泌抑制が主であり，それにより血圧が下降する．

適応は，
① 虚血性心疾患
② 狭心症
③ 左心室肥大
④ 既往に心筋梗塞がある
⑤ 若年者で頻脈

使用上の注意は，気管支喘息，慢性閉塞性肺疾患，糖尿病，末梢血管障害などを有する患者では，少量の β 遮断薬でもときにそれらの疾患の増悪をもたらすことがあり注意が必要である．さらに脂質代謝異常や抑うつ傾向，不眠となることもある．

例）アテノロール　　25〜 50 mg　1日朝1回
　　メトプロロール　60〜120 mg　1日3回

c) α_1 遮断薬

α_1 遮断薬は現在まで大規模研究での成績が比較的少なく，軽症高血圧での利尿薬，β 遮断薬，ACE阻害薬，カルシウム拮抗薬との比較を行ったTOMHS (Treatment of Mild Hypertension Study) が知られている．それ

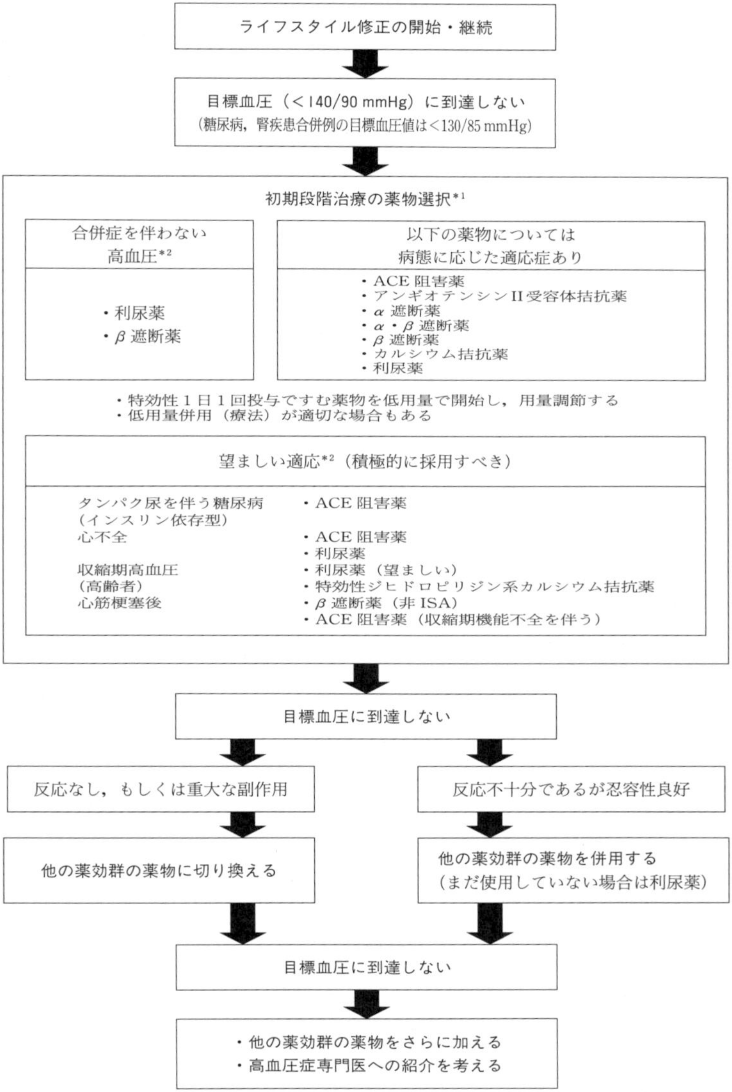

3. 高血圧　135

```
┌─────────────────────────────────────┐
│   ライフスタイル修正の開始・継続    │
└─────────────────────────────────────┘
                  ↓
┌─────────────────────────────────────┐
│   目標血圧（＜140/90 mmHg）に到達しない │
│  （糖尿病，腎疾患合併例の目標血圧値は＜130/85 mmHg） │
└─────────────────────────────────────┘
                  ↓
```

初期段階治療の薬物選択[*1]

合併症を伴わない 高血圧[*2]	以下の薬物については 病態に応じた適応症あり
・利尿薬 ・β 遮断薬	・ACE 阻害薬 ・アンギオテンシンⅡ受容体拮抗薬 ・α 遮断薬 ・α・β 遮断薬 ・β 遮断薬 ・カルシウム拮抗薬 ・利尿薬

- 特効性1日1回投与ですむ薬物を低用量で開始し，用量調節する
- 低用量併用（療法）が適切な場合もある

望ましい適応[*2]（積極的に採用すべき）

タンパク尿を伴う糖尿病 （インスリン依存型）	・ACE 阻害薬
心不全	・ACE 阻害薬 ・利尿薬
収縮期高血圧 （高齢者）	・利尿薬（望ましい） ・特効性ジヒドロピリジン系カルシウム拮抗薬
心筋梗塞後	・β 遮断薬（非 ISA） ・ACE 阻害薬（収縮期機能不全を伴う）

```
                  ↓
┌─────────────────────────────────────┐
│        目標血圧に到達しない         │
└─────────────────────────────────────┘
         ↓                    ↓
┌──────────────────┐  ┌──────────────────┐
│反応なし，もしくは│  │反応不十分であるが│
│  重大な副作用    │  │   忍容性良好     │
└──────────────────┘  └──────────────────┘
         ↓                    ↓
┌──────────────────┐  ┌──────────────────┐
│他の薬効群の薬物に│  │他の薬効群の薬物を│
│    切り換える    │  │     併用する     │
│                  │  │(まだ使用していない│
│                  │  │ 場合は利尿薬)    │
└──────────────────┘  └──────────────────┘
                  ↓
┌─────────────────────────────────────┐
│        目標血圧に到達しない         │
└─────────────────────────────────────┘
                  ↓
┌─────────────────────────────────────┐
│ ・他の薬効群の薬物をさらに加える    │
│ ・高血圧症専門医への紹介を考える    │
└─────────────────────────────────────┘
```

図1　高血圧治療アルゴリズム
[*1] 禁忌でない場合，[*2] 無作為臨床試験に基づく．

に加えて現在行われている ALLHAT (Antihypertension Lipid Lowering Treatment to Prevent Heart Attack Trial) がある. TOMHS ではほとんど降圧効果などには差異は認められなかったが, コレステロール比の変化率が大きく, また男性の勃起不全の頻度が著しく減少したことが示された. α_1遮断薬は, 利尿薬やβ遮断薬と比較して脂質代謝に影響を与えないあるいは改善することが示されていること, またインスリン抵抗性を改善することより, わが国では今後より積極的に使われてよい降圧である. 注意点としては起立性低血圧がある.

例) ドキサゾシン 2〜8 mg 1日朝1回

適応は,

① インスリン抵抗性を有している可能性のある患者. たとえば, 耐糖能異常や高脂血症の合併.

② 高齢の男性で前立腺肥大症が合併している患者. また, 特殊な使い方として早期の血圧上昇を抑制することに夜就寝前に服用するとよいことが報告されている.

d) ACE 阻害薬

ACE 阻害薬は開発当初レニン-アンギオテンシン系の亢進している高血圧に効果があるとされてきたが, その後必ずしも血漿レニン活性 (PRA) のみからみた高値, 低値での降圧効果にはあまり差異がないことが, 漸次明らかにされていった. その結果, 現在では ACE 阻害薬はすべての本態性高血圧に適用されうる降圧薬となってきている.

ACE 阻害薬を適用すべき対象は,

① 60 歳以下

② カルシウム拮抗薬を過去に服用した経験があり動悸や頭痛を経験したことがある患者

③ PRA, 血漿アルドステロンともに正常もしくは高い値を示す患者

④ 血清コレステロール値が高い患者

⑤ 肥満傾向のある患者

⑥ 心拡大もしくは心肥大のある患者

以上を第1選択と考えている.

ACE 阻害薬の効果を最大限に発揮するには, 減塩を行うことがよいとされている. もちろん, 過度の減塩状態での ACE 阻害薬の使用は, ときに急激な血圧の低下や腎機能の悪化を引き起こすことより危険である.

現在, ACE 阻害薬の副作用として,

① 咳嗽があり, だいたい 5〜15% ほど出現する. 咳嗽に関しては, 中止す

② 急激な血圧の下降によるふらつきや眩暈，ときとして PRA が高値な症例や，過度な減塩がなされているときに起こることがあり，この場合には一度中断し，半量もしくは 1/4 量から再開することにより良好な降圧効果が得られる．

③ 喉頭浮腫：わが国での報告例は少ないが，1 回目の服用で急に呼吸困難あるいは息苦しさを訴えることが，ごくまれに起こることがあり，はじめての投与に際しては一言付け加えておくことが重大な事故を防ぐことにつながる．

④ 妊娠する可能性のある患者：最近は比較的高齢の女性でも妊娠，出産することが多くなってきており，しかも高血圧を有している場合もけっしてまれではない．

ACE 阻害薬は，妊娠中に投与されると，羊水過多症や胎児の成長障害などさまざまな胎児への悪影響が報告されており，妊婦，もしくは妊娠する可能性のある女性に対してはけっして投与してはならない．

特殊な病態での ACE 阻害薬の使い方

① 心血管系病変を有する患者：すべての ACE 阻害薬で証明されているわけではないが，心不全や虚血性心疾患での予後をみた成績から心保護作用があると考えられている．さらに不整脈も減少させることが示唆されている．

② 腎障害を有する患者：腎障害といっても血尿，タンパク尿から末期腎不全に至るまで広い範囲にわたるので，一概に腎障害を有する患者で ACE 阻害薬が有効であるというわけにはならない．現在までの成績をみると，

・タンパク尿を有する血清クレアチニン 2.0 mg/dl 以下の糖尿病性腎症 (IDDM，NIDDM)

・慢性糸球体腎炎で血清クレアチニンが 4.0 mg/dl 以下

・タンパク尿を有する腎機能が正常な IgA 腎症の一部

に対して用いられたときには明らかにその有効性があることが認められている．しかし一般に腎機能障害が血清クレアチニンで 2 mg/dl 以上の症例では，しばしば腎機能の増悪を認めることがあり注意が必要である．

例）エナラプリル　　5〜20 mg　　1 日朝 1 回
　　ベナゼプリル　2.5〜10 mg　　1 日朝 1 回

③ 脳血管障害を有する患者：脳血管障害を有する患者では，どの降圧薬がよいのかに関しては大規模研究の成績が出されていないのが現状であり，いくつかの現在行われている研究の成果が待たれている．

e) アンギオテンシン受容体拮抗薬

作用は ACE 阻害薬と同様にレニン-アンギオテンシン系を阻害する．ACE 阻害薬とは降圧効果ではほとんど差異がないとされているが，副作用として咳嗽はほとんど認められない．この点が大きく異なっている．

f) カルシウム拮抗薬

わが国でもっとも汎用されている降圧薬である．とくにジヒドロピリジン系カルシウム拮抗薬はどんな合併症を伴った高血圧でも確実に血圧が下降することより汎用されてきたが，単剤のみで血圧を下降させると危険であることが示されるようになった．最近，主として使われている比較的作用時間の長いカルシウム拮抗薬でも大量に用いると心血管系事故を増加させる可能性が示唆されている．

適応：①高齢者の収縮期高血圧，②シクロスポリンによる高血圧．
禁忌：①心不全（ただしアムロジピンとフェロジピンを除く）
例) アムロジピン　　2.5〜5 mg　　1日朝1回
　　ベニジピン　　　2〜8 mg　　　1日朝1回

C. いかに外来通院を続けるような医療を行うか

高血圧の診断がつき治療方針として合併症を伴わない非薬物治療をまず行いながら，血圧の推移を少くとも1か月間（160〜140/90〜100 mmHg の範囲にある患者の場合）は経過をみる．しかし，合併症がある場合や 160/100 mmHg 以上の場合には降圧薬による治療を開始する．外来は1〜4週間に1回とし，降圧効果や副作用に注意を払いながら行う．

D. 高血圧緊急症

高血圧緊急症とは高血圧性脳症，頭蓋内出血，不安定狭心症，急性心筋梗塞症，肺水腫を伴う急性左心不全，解離性大動脈瘤や子癇によってもたらされる標的臓器の著しい障害が急激に引き起こされる状態を総称している．この場合，2〜6時間かけて血圧を 160/100 mmHg 前後に下降させることが肝要である．

用いられる薬剤は表11に示した．

表11 悪性高血圧に用いられている点滴静注可能な降圧薬

一般名	商品名	使用法	注意事項
ニトログリセリン	ミリスロール（日本化薬） ニトログリセリンACC（ミドリ十字）	1〜5 μg/kg/分で点滴静注	心不全の増悪
ジルチアゼム	ヘルベッサー（田辺）	5〜15 μg/kg/分で点滴静注	房室ブロック
ニカルジピン	ペルジピン（山之内）	2〜30 μg/kg/分で点滴静注	緑内障

E. 特殊な高血圧

1) 高齢者高血圧

　高齢者を生理年齢で65歳以上と定義した場合，血圧値はいくつ以上を高血圧とするか明確に決定されていない．年齢を考慮した降圧治療を提唱されている向きもあるが，若年者と同じく140/90 mmHg以下を目標とするのがよいと考えられる．しかし収縮期高血圧は160 mmHg以下を目標とする．現在，長時間作用型のカルシウム拮抗薬と利尿薬が，この高齢者収縮期高血圧には脳血管障害を減少させる効果があるとされている．

　高齢者高血圧のなかには時々両側腎血管狭窄による高血圧が含まれていることがあり注意が必要である．

2) 糖尿病

　最近，わが国では急速に糖尿病患者が増加している．糖尿病もわが国ではほとんどが非インスリン依存型であり，肥満や高脂血症を伴っている．したがってこれらの患者においては血糖のコントロールが必須であることはいうまでもない．さらに糖尿病患者では自律神経機能に障害があったり，起立性低血圧を認めることより，24時間血圧を測定し日内変動をみることも重要である．降圧目標としては130/85 mmHg未満がよいとされている．降圧薬としては低用量のACE阻害薬，α_1遮断薬，カルシウム拮抗薬，および利尿薬がよいとされている．さらに重要なことはもし微量アルブミン尿（20〜200 mg/日）が認められれば，血圧のレベルのいかんにかかわらずACE阻害薬を使用することがすすめられている．

3) 脂質代謝異常

　脂質代謝異常が合併したときには，心血管障害をよりいっそう合併することが知られている．したがって両者をしっかりと治療することは非常にたいせつである．降圧目標は糖尿病と同じく130/85 mmHg未満とすることがよいと筆

者は考えている．低用量の利尿薬は脂質代謝異常を引き起こさないとされているが，それらはプラセボとの比較であることに注意を払う必要がある，$α_1$遮断薬は総コレステロール値を下降させHDLコレステロールを上昇させる作用があり，第1選択薬として考慮すべきである．ACE阻害薬やカルシウム拮抗薬は脂質代謝には影響を及ぼさないことより安全であるといえる．

4） 妊　　娠

　妊娠の高血圧は妊娠20週をすぎて出てくるいわゆる妊娠を関連した高血圧と20週以前から認められる本態性高血圧に妊娠を伴ったものとに大きく分けられる．一般に妊娠中に高血圧とするのは拡張期血圧で90 mmHg以上を1つの基準としている場合が多い．治療としては，$α$メチルドパが第1選択薬であり，それ以外に$α_1β$遮断薬であるラベタロール，$β$遮断薬であるアテノロールとメトプロロールが安全性が確立されている．ヒドララジンは若い妊婦では頻脈を引き起こすが血圧を確実に下降させる．一方，望ましくない降圧薬としてはACE阻害薬と利尿薬があげられる．ACE阻害薬は催奇形性が，利尿薬は胎盤の血流を低下させることより使用は禁忌と考えてよい．ただし利尿薬は妊娠前より使用している場合にはそのまま継続して使用することが可能である．

5） 合併症を伴った高血圧

　① 脳血管障害：急性期の脳血管障害ではむしろ血圧は急速には下降させないほうがよいとされている．一方，慢性期では血圧はある程度下降させたほうがよいと考えられているが，どこまで血圧を下降させるかについてはいまだ議論がありJカーブ現象があるとするものとないとするものがある．拡張期血圧で80～85 mmHgを目標とするのがよいとされている．降圧薬としてはカルシウム拮抗薬がよく用いられている．

　② 狭心症：狭心症を有する患者の降圧治療は$β$遮断薬が主体となる．しかし，アムロジピンやフェロジピンなどのカルシウム拮抗薬も有効であるとされている．

　③ 心不全患者：心不全では通常血圧がそれほど高いことは少ない．しかし，心不全になる前にはしばしば左心室肥大や冠動脈に閉塞性疾患が認められることより，心肥大抑制を考慮した降圧治療が必要である．現在までの成績を総合すると第1選択薬はACE阻害薬，つぎに$α_1β$遮断薬であるカルベジロールがあげられている．カルベジロールは，とくにこのような患者に有効であることが示されている．

④ 腎実質性障害：進行性腎不全における高血圧の果たす役割は大きい．米国ではACE阻害薬を第1選択薬として使うことをすすめているが，筆者らはまずカルシウム拮抗薬を第1選択薬として使うこととし，それに必らずACE阻害薬を少量から加えることとしている．それにもし必要があれば少量のループ利尿薬を加えていく．

4. 高尿酸血症

　高尿酸血症は血清尿酸値のレベルが 7 mg/dl 以上と定義されている．高尿酸血症は尿酸の産生が増加するかあるいは尿酸の腎からの排泄が低下することによって起こる．このようにして尿酸値が上昇すると尿酸の結晶が形成され，これにより生じる臨床症状を痛風とよんでいる．

　尿酸は尿酸ナトリウム塩の形で存在し，この血清の濃度が 6.8 mg/dl となると結晶の形成がはじまるとされているが，通常は 8 mg/dl をこえるまでは結晶の形成を起こさない．また，結晶の形成には pH が重要であり，低くなると低濃度でも結晶を形成する．

　尿酸は主として腎臓から排泄されるが濾過された 10 ％前後が尿中に排泄される．尿酸は糸球体で濾過され，その後ほとんど再吸収され，その再吸収された 50 ％が分泌され，その分泌された約 50 ％が再吸収され，残りが尿に排泄される．

A. 高尿酸血症の原因

　臨床上問題となる高尿酸血症は大きく分けて 2 つある．1 つはプリン体の急速かつ大量の崩壊が起きる．すなわち，白血病のクライシス，溶血，横紋筋融解症，悪性腫瘍の治療時，もう 1 つは，尿酸の腎での再吸収分泌機構に異常が生じた場合である．

　このなかで近位尿細管からの尿酸分泌低下が高尿酸血症の原因となり高尿酸血症を起こす疾患として痛風が臨床上問題となる．痛風は 3 つの段階—無症候性高尿酸血症，急性痛風発作，慢性痛風結節—をたどる．好発年齢は男性 20 ～40 歳で女性は更年期以後に発症するが，男性に圧倒的に多い．

B. 治療のガイドライン

1) 無症候性高尿酸血症

　男性では 8 mg/dl，女性では 7 mg/dl 以上であっても，もし症状がない場

合には治療は行わないことを原則とする．

2) 急性痛風発作

注意すべきことは血清尿酸値のレベルが 8 mg/dl 以上にならない場合でも，急性痛風発作が起こりうることを心にとどめておく必要がある．この発作は通常第 1 趾もしくは外側の 1 個の関節に起こる．痛みは自然に数日間で消退することもあるが，多くは治療により数時間で消失する．

非ステロイド抗炎症薬（NSAID）のなかで短時間作用型のインドメタシンがすすめられる．インドメタシン 25〜50 mg を 1 日 3 回服用する．長時間作用型の NSAID はすすめられない．コルヒチンは痛風発作の痛みに対してはもっとも効果のある薬物である．通常 1 錠（0.5 mg）を 30 分ごとに 2〜3 時間にわたって服用すると，ほとんどの痛風発作は消失する．しかし下痢や腹部の不快感が 1〜2 錠服用しただけで出現することもあり注意が必要である．もし NSAID やコルヒチンが腎機能障害や消化管症状が強いために服用できない場合には，プレドニゾロンの局注や経口が効果があるがあまりすすめられない．

3) 慢性痛風関節炎

急性痛風発作がおさまった段階で，尿酸排泄促進薬や尿酸合成阻害薬の投与を考慮する．このような場合は 1 週間はコルヒチンを 1 日 1〜2 回 1 錠（0.5 mg）併用することにより急性発作の再発予防を行っている．

C. 薬物治療

1) 尿酸合成阻害薬

アロプリノール：はじめ 200 mg 1 日 1〜2 回から開始し，必要に応じて 2〜4 週間ごとに 300 mg まで増量する．しかし急激に血清尿酸値を下降させることは，発作を誘発する可能性もあり慎重に行う．もし腎機能障害がある場合には，100 mg を 1 日間隔で用いる．アロプリノールは Stevens-Johnson 型の重症な皮膚炎から軽症の湿疹までさまざまな副作用があり，約 5％に好酸球増加，発熱さらには腎臓や肝臓にも障害を起こす．とくに腎障害のある患者では副作用の発現率が高くなる．

2) 尿酸排泄促進薬

プロベネシドは 500 mg からはじめ徐々に増加させ 2000 mg 程度まで使用が

可能である.この薬剤は副作用が少ないが,サリチル酸との併用は相互に拮抗作用があり使用はすべきでない.またペニシリン,インドメタシンなどの尿中排泄を低下させる作用のあることを念頭に入れておく.

IV. 各 疾 患

1. 循 環 器

1.1 急性心筋梗塞

A. 診断の進め方

　急性心筋梗塞（acute myocardial infarction）の確定診断には次の基準のうち少なくとも2つが必要である．① 30分以上の胸痛または胸部不快感，②心電図上の2誘導以上でのSTの上昇または低下（0.1 mm以上）あるいは新たなBBB（脚ブロック）の出現，③心臓超音波検査で該当部位の収縮異常，④心筋逸脱酵素の上昇（CPK，CPK-MB，LDH），とくにtroponin-Tは簡単に定性可能である．

　本論は発症時ST上昇を伴うQ波心筋梗塞を対象とする．ST下降で発症する心筋梗塞（non Q波心筋梗塞）は，心原性ショックや極度の心不全を伴うものを除いて，血栓溶解療法あるいは経皮的冠動脈形成術（PTCA）の効果が認められていないため，治療としては不安定狭心症に準ずる．

B. 急性期の治療

1） 初期治療

　①酸素投与（鼻腔投与にて2～4 l/分），②ニトログリセリン舌下（BP 90 mmHg以下またはHR 50以下を除く），③鎮痛薬（モルヒネまたはブプレノ

ルフィン静注），④アスピリン（アレルギーのない者に対して 81〜162 mg）内服か舌下．

2) 冠動脈閉塞を解除するには；血栓溶解療法と primary PTCA のどちらがすぐれているか

primary PTCA は加速的 tPA 療法より治療後の入院中全イベント発生は低く（9.6％対 13.6％；GUSTO-Ⅱb），造影時に他の冠動脈病変が検出しうる利点もある．血栓溶解療法でも primary PTCA でも，退院後 1 年間における全イベントは有意差はない．

PTCA の適応：すべての Q 波心筋梗塞であり，発症 12 時間以内であれば長期予後が改善される．primary PTCA の弱点であった入院中再閉塞（7〜10％）や慢性期再狭窄（35〜45％）も，primary PTCA 時にステント（stent）を挿入することにより改善されつつある．

血栓溶解療法はカテ設備がなくとも行いうるが，再灌流不整脈，とくに心室細動への対処は必要である．しかも血栓溶解療法では 10〜15％に再灌流成功血管に再閉塞が起こる．最近の進歩として，glycoprotein Ⅱb/Ⅲa 抗体（わが国では未承認）投与により両療法の成績にさらに改善がみられる．

この時点において患者および家族に対するインフォームドコンセントはきわめて重要である．

閉塞血管を再開通した直後の造影所見の意義：院内死亡率と密接に関係しており，TIMI 0 群（完全閉塞）では死亡率 21％，TIMI 3 群（造影遅延なし）では 2％である．

3) 再灌流後の入院当日

CCU に入院とし，心電図，血圧，心拍数，酸素飽和分圧，心筋逸脱酵素の経時的なモニタリングが主体となる．

PTCA およびステントを施行した場合，術後の急性血栓閉塞予防に，施行直後からの小児用バファリン® 162〜243 mg/日，チクロピジン 200〜300 mg/日を投与する．

広範囲の前壁梗塞患者では，壁在血栓の発生が高く，塞栓性脳卒中のリスクも高い．ヘパリンの持続静脈投与，慢性期にはワルファリンによる抗凝固療法が望ましい．

その他の内服として，①β遮断薬：心不全やショックのない患者群には早期からの静脈投与，およびその後の経口投与がすすめられている．② ACE 阻害薬：左室収縮能不全（左室駆出率 LVEF が 40％未満）または肺うっ血があ

る患者には，血圧の許すかぎりを投与．エナラプリル（レニベース®）においては1日2.5 mg 程度から開始する．

4） 低リスク患者の特定

米国 AHA ガイドラインでは，梗塞既往歴，持続性虚血性疼痛，うっ血性心不全，低血圧，心ブロック，血行動態の悪化を伴う心室性不整脈のない患者を低リスクと定義して，不必要な検査と長期入院を抑え，コストの軽減をすすめている．

再灌流療法成功後低リスクの患者については，入院後1日程度の絶対安静で充分である．酸素の投与も数時間以上の効果は認められていない．

5） 高リスク患者の特定と治療

高死亡率に至る項目：①年齢75歳以上，②収縮期血圧100 mmHg 以下，③心拍数100以上，④Killip 分類の高いもの．

a） 心不全を合併した群（Killip III, Forrester の分類で肺動脈楔入圧＞18 mmHg, 心係数≦2.5 l/分/m² および収縮期血圧90〜100 mmHg 以上相当）

ニトログリセリン点滴にて前負荷の軽減，カテコラミン（ドブタミンやドパミン）を開始．

以下の修正可能な要素がないかを検討する．①機械的問題（ポンプ失調か僧帽弁逆流か，または心室中隔穿孔か）．②電気的問題（心房細動，心室頻拍，上室性頻拍といった不整脈により心不全をきたしている）．

前述加療においても酸素飽和度90％以下，意識混濁，または呼吸状態の改善がみられなければただちに挿管し人工呼吸を行う．

血行動態が不安定な場合：Swan-Ganz カテーテル，動脈圧ラインのモニタリング．平均血圧が80 mmHg を保てない場合は点滴にて昇圧反応を待つよりは，素早く IABP（大動脈バルーンポンプ）を挿入する．

発症12時間以内のものについては，①自己施設で primary PTCA，または②1時間以内に転送可能な専門施設があれば転送する．

b） 心原性ショック（Killip IV, Forrester の分類で肺動脈楔入圧＞18 mmHg, 心係数≦2.5 l/分/m²および収縮期血圧90 mmHg 以下相当）

本症の入院中の死亡率は50〜80％ときわめて高く，ショックによる多臓器不全は短時間のうちに進行し，不可逆性となるため，再灌流はできるだけ早期に試みる．

原因として以下の3項目があげられる．①心筋梗塞による左室機能不全，②

右室心筋梗塞，③腱索断裂，乳頭筋断裂による僧帽弁逆流．中隔穿孔や自由壁穿孔による破裂．

①の場合，ただちに ⓐ自己施設で primary PTCA を施行か，ⓑカテコラミン点滴や IABP などで平均血圧が 80 mmHg 以上が確保でき，かつ1時間以内に転送可能な専門施設があれば転送かを決定する．他施設に送っても専門治療まで最低2～3時間以上必要な場合には，輸液，カテコラミンなどの点滴で血行動態の安定化をはかる．可能であれば IABP を併用し，血栓溶解を試みる．

c) 右心室梗塞

下壁梗塞患者には全例右胸部誘導 V4R を施行，1 mm 以上の ST 上昇を診断根拠とする．特徴的所見は，低血圧，肺野の陰影減少，頸静脈圧上昇の3徴候であるが，感度は低い．

治療としては，①大量の輸液（冠動脈内楔入圧で 15～18 mmHg を目標とする），②血圧反応がなければカテコラミン投与（とくにドブタミン），③高度房室ブロックのある患者では A-V 逐次型ペーシングを行う．

6) 不整脈が出現したら

急性期には虚血によるだけではなく左室機能不全，低酸素血症，アシドーシス，電解質異常など多くの誘因により不整脈が起こる．適切に対処すれば長期予後に影響を及ぼさないことが多い．

a) 心室頻拍および心室細動

ただちに非同期的電気ショックにより治療すべきである．

b) 頻脈性心室調律

通常は経過観察のみで特別な治療は必要としない．

c) 心室性期外収縮（VPC）

心筋梗塞患者には高率とされるが，それが VT，VF を引き起こす予告的不整脈であるかどうかは議論のあるところである．

d) 心房細動

狭心症や心不全および血行動態不安定を伴うものについては，非同期的電気ショックが治療選択となる．

血行動態が安定しているなら，基礎にある虚血や心不全状態を改善し，カリウム濃度に注意しながら，ジゴキシンの急速静注を行う．

e) 徐　脈

徐脈性の不整脈は下側壁の心筋梗塞で生じることが多く，vasovagal reflex が関与している．硫酸アトロピン 0.5～1.0 mg の静注．ただし徐脈や低血圧，

ショック状態を繰り返すものにはボスミン（10 µg 入りアンプルを 100 倍に希釈して 1 ml を 1〜3 回静注）。徐脈のみならず血行動態も一時的に回復するため，ペースメーカーまでの橋渡しとなる．

2〜3 度の房室ブロックは数日間で消失することが多く，ほとんどの場合は 2〜3 週間で消失する．

f） 一時的体外ペーシングの絶対的適応
①心停止，②症状を伴う徐脈，③両脚ブロック，④ Mobitz type 2 型の房室ブロック，⑤新たに出現した一度房室ブロックを伴う 2 束ブロック．

7） 特殊な状況
a） 心室破裂
急性心筋梗塞に伴う心室破裂は，発症 1 週間以内に起こることが多い．頻度は心筋梗塞急性期死亡の約 10 ％と少ないが，いったん発症すると死亡率はきわめて高い．手術の可能性について心臓外科と協議するとなっているが，現実にはむずかしい問題が多い．

b） 腱索断裂や乳頭筋断裂
これらによる急性僧帽弁閉鎖不全症は発症 1 週間以内にみられることが多く，急性のショック状態や肺水腫に陥ることが多い．心不全の進行が急激なものには，ただちに挿管や IABP を挿入して血行動態の安定をはかりつつ手術を考慮する．

c） 心室中隔穿孔
突然の肺水腫または心原性ショックの出現，聴診上のスリルを伴う胸骨左縁下部を中心とした典型的な汎収縮期雑音が診断の助けとなる．

本症でも僧帽弁逆流と同様に，血圧が保たれているものは心不全の治療を主体とする．

ショックを伴ったものには IABP を使用し，一時的に安定したら冠動脈造影を速やかに行い，可及的速やかに外科的手術を行う．

d） 心室瘤
広範前壁梗塞によくみられ，心電図上，急性期を過ぎても ST の上昇を認めたら疑い，心臓超音波検査で同部を確認する．壁在血栓や末梢塞栓症を合併する危険がある．

血栓の存在するもの，左室駆出率にて 35〜40 ％以下に対しては，長期的な抗凝固療法を検討する．

致死的な不整脈の出現，繰り返す心不全，再発性の全身性塞栓症があれば瘤切除の適応となる．

C. 亜急性期のリハビリ

再灌流に成功した群および合併症のないもので，CPK値のピークをみたものについては，入院中の食事などの日常生活が可能となる．米国ではPTCA成功後低リスク患者の入院は3日間後で退院させ，死亡率に悪影響はなかったとしている．

D. 退院前のリスク評価

急性心筋梗塞後の組織修復には数週間を要するとされる．退院前に残存虚血および予後のリスクの評価の目的で，亜最大運動負荷試験（maxHR＝100〜120 bpm，または＝＜5 Mets）を行う．タリウム心筋血流シンチまたは心エコーを組み合わせることで虚血反応の感度をさらにあげることができる．

中〜高度の残存虚血があるものには心臓カテーテル検査を行い，血行再建術の適応について判断する．

E. 退院後の二次予防

大規模臨床研究の結果，抗血小板薬，β遮断薬，ACE阻害薬の投与により，梗塞後の死亡率や心事故を減少させることが判明している．

1.2 狭　心　症

A. 安定狭心症

1) 病態生理

狭心症は，絶対的または相対的心筋虚血に基づく胸痛症候群で，心筋の酸素需要が供給を上回ったときに発生する．酸素供給は，冠動脈血流量によりほぼ一義的に決定されるが，酸素需要は，心筋収縮性，心拍数，壁張力の3因子（前負荷，後負荷，心拍数ともよばれる）で規定される．一般に冠動脈狭窄と

症候はほぼ一致し，狭窄が70％未満であれば無症状であるが，70〜90％となると労作性狭心症が生じ，90％以上では安静時狭心症が発生する．

2) 診　　断
a) 問　診
　典型的症状は，胸骨後部の痛み・不快感・重圧感・圧迫感で，頸部・顎・肩・腕に放散し，2〜5分間持続する．労作により誘発され安静により軽快する．冠危険因子（喫煙，高血圧，高コレステロール血症，糖尿病，ストレス，運動不足，高 Lp(a)血症，など）があり，典型的胸痛を有する場合には90％の確率で狭心症が存在する．非典型的症状であったり，無症状だが冠危険因子や他の動脈硬化所見（頸動脈狭窄，閉塞性動脈硬化症，大動脈瘤）が存在する場合には，まず非侵襲的検査が適応となる．

b) 検　査
　i) 安静時心電図： 発作時に典型的な虚血性 ST-T 変化を示せば診断は確定するが，通常，安静時心電図は正常であり，診断には役立たない．

　ii) 運動負荷心電図： 狭心症の診断には不可欠で，外来では Master 2 階段試験が簡便である．水平型・下降型 ST 低下 0.5 mm 以上を陽性とする．トレッドミル運動負荷では血圧・脈拍・心電図を持続モニターし，水平型・下降型 ST 低下 1.0 mm 以上を陽性とする．

　iii) 心エコー検査： 安静時心電図と同様，診断価値は少ないが，心機能の推定は可能である．また負荷心エコーは心筋シンチグラムと同様の感度を有するが，診断には習熟が必要である．

　iv) トレッドミルまたはジピリダモール負荷心筋シンチグラム： ^{201}Tl または ^{99m}Tc 製剤を用いた心筋シンチグラムを撮像すると，狭心症発見の感度・特異度が上昇する．負荷心電図の判定困難例（左室肥大，左脚ブロック，WPW 症候群，ジゴキシン使用など），運動困難例（高齢，脊椎/下肢関節疾患，閉塞性動脈硬化症）では，ジピリダモール負荷を行う．

　v) 冠動脈造影と左室造影： 冠動脈狭窄の程度と範囲，左室機能の評価が可能である．狭窄は 70％以上（luminal diameter）を有意とし，障害度に応じ，1枝，2枝，3枝と分類する．重篤な合併症（心筋梗塞，致死性不整脈，脳塞栓）は，きわめてまれ（0.2％）である．不安定狭心症，梗塞後狭心症，原因不明の心不全，虚血閾値の低い安定狭心症は絶対適応であり，冠攣縮性狭心症，負荷心電図または負荷心筋シンチグラム陽性も適応となる．

3) 治　療
a) 安定狭心症の治療原則

外来薬物治療が原則であるが，高リスク例（多枝病変，重症虚血，心機能低下）では積極的に冠動脈造影を行い，インターベンションの適応を決定する．リスク評価は運動負荷心電図や心筋シンチグラム，心エコーを用い，ST低下 $\geq 2.0\,mm$，ST上昇，3分未満の運動耐用能やST低下，シンチ上の多枝虚血，左室駆出率<40%を高リスクと判断する．

狭心症治療の目標は，冠危険因子の排除と，心筋酸素需要の軽減，酸素供給の増加にある．とくに禁煙，食事療法（低コレステロール食），運動療法の指導は重要である．

b) 内科的薬物治療

狭心症の薬物療法は，硝酸薬，β遮断薬，カルシウム拮抗薬の3種類が中心である．またアスピリン（小児用バファリン® 1錠）は全例に投与し，発作時用にニトログリセリンまたはISDNの頓用を処方する．労作性狭心症が頻発する場合には，まずβ遮断薬を投与し，無効例にはカルシウム拮抗薬や長時間型硝酸薬を加える．高血圧合併例にはカルシウム拮抗薬やACE阻害薬を考慮する．

i) β遮断薬：　交感神経亢進時（運動，興奮など）の心拍数上昇・心収縮力亢進を抑制し，心筋酸素消費量を軽減，発作回数の軽減・発作閾値の上昇をきたす．投与量の目安は運動時心拍数100/分未満であるが，便宜的に安静時心拍数50～60/分を目標とすることが多い．夜間，心拍数が50/分未満となることがあるが，めまいなどがなければ続行可能である．高齢者では心拍数40/分以上を維持する．狭心症には，β_1選択性のメトプロロール，アテノロールなどが選択されることが多い（「高血圧」の項参照）．本剤の禁忌は，洞機能不全，高度房室ブロック，気管支喘息，高度閉塞性動脈硬化症などである．本剤は血管攣縮を誘発する可能性があり，典型的な安静時狭心症には投与しない．

ii) 硝酸薬：　労作時・安静時を問わず，発作時の第1選択薬である（表1）．また，診断確定のため，発作時に頓用させ効果をみることもある．全身静脈を拡張させ，前負荷を軽減することで効果を現し，続いて冠血管拡張による冠血流改善，側副血行の血流促進効果が加わる．副作用は低血圧，顔面紅潮，頭痛などで頻度は少ない．高い血中濃度が持続すると耐性が生じるため，投与間隔をあける．舌下錠で耐性は生じない．

ニトログリセリン舌下錠またはスプレーは2分以内に効果を現し，効果は15～30分持続する．効果不十分の場合2錠（回）まで反復使用させるが，それでも無効の場合にはただちに来院させる．発作前の予防的投与も有効であ

表1 硝酸薬の分類

一般名	使用法	商品名	使用量	効果発現時間(分)	持続時間
ニトログリセリン	舌下錠	ニトロペン	0.3〜0.6 mg	1〜2	10〜30 分
	スプレー	ミオコール	1〜2 吹き	1〜2	10〜30 分
	貼付剤	ニトロダーム TTS	1 枚(25 mg)/日	60	10〜12 時間
ISDN*	舌下錠	ニトロール	5〜10 mg	2〜4	60〜120 分
	スプレー	ニトロール	1〜2 吹き	2〜3	60〜120 分
	徐放錠	フランドル/ニトロール R	20〜80 mg/分 2	30〜60	6〜8 時間
	貼付剤	フランドルテープ S	1 枚(40 mg)/日	60〜120	24〜48 時間
ISMN**	内服錠	アイトロール	20〜40 mg/分 2	30〜60	6〜8 時間

ISDN*＝硝酸イソソルビド (isosorbide dinitrate)
ISMN**＝一硝酸イソソルビド (isosorbide mononitrate)

る．スプレーは口内乾燥時にも効果が速やかである．低血圧に伴う失神・めまいの防止のため，坐位・臥位で頓用させる．ISDN 徐放錠は，吸収された薬剤が肝臓で不活化される (first-pass effect) 程度に個人差があるが，ISMN 錠は first-pass effect がなく安定した血中濃度が得られるため，内服投与に適している．

貼付剤は皮膚より吸収されるが吸収に個人差がある．耐性予防のため，数時間の無貼付状態をつくるべきとされ，入浴前に除去し，入眠前に新しいものを貼付する．

iii) カルシウム拮抗薬: おもに安静時狭心症の予防に用いられるが，冠血管拡張作用・降圧作用を期待し，労作性狭心症にも併用される．血管平滑筋弛緩が作用機序の基本である．ニフェジピンは反射性頻脈を引き起こすのに対し，ジルチアゼム，ベラパミルは安静時心拍数を低下させるため，β遮断薬とともに単独療法には適している（「高血圧」の項参照）．ニフェジピンは血管拡張作用が強く，降圧作用は強いが，低血圧，めまい，顔面紅潮，頭痛，動悸，浮腫などを生じやすい．ジルチアゼム，ベラパミルは弱心作用・房室伝導抑制作用のため，心機能低下・高度房室ブロック例では禁忌で，β遮断薬の併用も避けるべきである．

c) 経皮的冠動脈形成術（PTCA: percutaneous transluminal coronary angioplasty）

標的病変部でのバルーン拡張によりプラークの断裂圧排をはかり，血管内腔を確保する方法である．70％以上の有意狭窄があり，狭心症または客観的虚血の存在が証明された症例が適応となる．左主幹部病変は絶対的禁忌で，慢性閉塞例，20 mm 以上のびまん性病変，強度石灰化/屈曲性病変も成功率が低く，相対的禁忌である．当初の適応は 1 枝孤立性近位部病変に限定されていたが，器具・技術の改良により，2 枝・3 枝病変，分岐部病変，石灰化病変にも

適応拡大されている．初期成功率は約90％であるが，3～6か月で30～40％が再狭窄をきたす．最近頻用されるステントは，バルーンより広い内径が得られ，再狭窄率は20％弱と低率である．血栓予防のため，アスピリン（160 mg/日）＋チクロピジン（200 mg/日）を1か月投与する．多枝病変を合併した糖尿病例には，原則としてバイパス術を選択する．

d） 冠動脈バイパス術（CABG：coronary artery bypass graft）

全麻下に胸骨正中切開し心臓に到達，人工心肺を使用し，冠動脈バイパスを作成する．左主幹部病変，3枝病変かつ左室駆出率低下例は絶対適応である．そのほかPTCA不適例，3度以上の再狭窄例も適応となる．待機的手術の死亡率は1～3％で，周術期心筋梗塞が10％に生じる．良好な長期開存率（10年開存率：90％）を期待して，静脈グラフトより内胸動脈などの動脈グラフトが選択される．術後合併症には，脳血管障害，肺炎・胸骨感染症・褥瘡などの感染症，心室性・上室性不整脈などがある．PTCAに比べ完全血行再建が可能であるが，入院期間が長く，コストが高い，精神的負担が大きいなどのデメリットがある．

B．不安定狭心症

1） 定義と診断

不安定狭心症は，冠動脈プラークの断裂破綻に，冠動脈トーヌス亢進，血小板血栓や二次血栓が加わり，絶対的血流障害をきたす病態をいう．本症は急性心筋梗塞への移行が10～20％にみられるため，見逃しは許されない．診断は問診のみから下す．臨床的にはBraunwaldの定義が簡潔明瞭で（表2），安静時発作の有無により重症度分類しているのが特徴である．48時間以内に安静時発作を認めたものを最重症とし，梗塞後狭心症は再梗塞リスクが高いため別項目として扱う．さらに先行する薬物治療にも分類を設け，薬物治療の限界をも示している．

2） 管　　理

不安定狭心症を疑ったら，CCUへ即座に入院させ，ベッド上安静とする．虚血の誘因となる高血圧，貧血，低酸素血症などは速やかに治療を開始する．抗狭心症薬内服，硝酸薬持続静注，ヘパリン静注を行い，症状の安定化をはかる．自覚症状，心電図変化を毎日チェックし，48時間安定化したら徐々にADLを拡大する．48時間以内に狭心症の再発をみたり新たなST-T変化をみ

表2　不安定狭心症の分類（Braunwald）

重症度	臨床像		
	A．二次性狭心症（心外性因子による心筋虚血の増悪）	B．一次性狭心症（心外性因子のない心筋虚血の増悪）	C．梗塞後狭心症（急性心筋梗塞後2週間以内に発症）
I．発症2か月未満の重症労作狭心症（1日3回以上）または，労作狭心症の増悪，安静時の発作なし	IA	IB	IC
II．発症後1か月の安静狭心症で48時間以内に発作なし（亜急性安静狭心症）	IIA	IIB	IIC
III．48時間以内に発症した安静狭心症（急性安静狭心症）	IIIA	IIIB	IIIC

心外性因子：貧血，感染，発熱，低血圧，頻脈性不整脈，甲状腺中毒，呼吸不全による低酸素血症．
治療の状況によりさらに細分化　1）安定狭心症に対する治療が施行されていない状態での発症
　　　　　　　　　　　　　　　2）安定狭心症に対する治療が施行されている状態での発症
　　　　　　　　　　　　　　　　（β遮断薬，硝酸薬，カルシウム拮抗薬）
　　　　　　　　　　　　　　　3）安定狭心症に対する最大限の治療が施行されている状態での発症（β遮断薬，硝酸薬，カルシウム拮抗薬＋NTG iv）

るときは切迫心筋梗塞と考え，緊急冠動脈造影を行い，インターベンションを考慮する．48時間安定していても，禁忌がなければ冠動脈造影の適応である．

　i）抗狭心症薬：　安定狭心症に準じ，β遮断薬・カルシウム拮抗薬を開始または増量する．

　ii）硝酸薬静注：　高血圧例ではニトログリセリンを，低血圧傾向ではISDNを持続静注する．原液3.0 ml/時で開始し，収縮期血圧90 mmHg以下とならないよう，随時増減する．新たな発作時にはニトログリセリン舌下を行い，その後に静注量を増量する．血管拡張作用に基づく頭痛により中止を余儀なくされる場合もある．

　iii）ヘパリン：　3000単位を静注後，5％ブドウ糖500 ml＋ヘパリン25000単位を20 ml/時の速度で開始する．作用機序はアンチトロンビンIIIの作用増強で，半減期は60〜90分であるが，肝機能障害例では遷延する．開始後6時間でAPTTを測定し，APTT 60〜85秒を目標に量を調節する．投与開始後2〜10日で軽度の血小板減少をみることがある．アスピリン併用時はより出血傾向となるため，消化管出血などに注意する．大量出血のため急速中和が必要な場合は，ヘパリン1000単位に対しプロタミン10 mg（1 ml）をゆっくり静注する．

　iv）アスピリン：　血小板機能抑制作用を有し，通常，小児用バファリン®（81 mg含有）1錠/日が使用される．PTCA治療が予定される場合は，術

前より投与し再狭窄予防をはかる．

ⅴ） 大動脈内バルーンポンプ： 上記治療によっても安定化が得られず，発作が頻発する場合には緊急冠動脈造影の適応であるが，ショック例では緊急に大動脈内バルーンポンプを挿入する．本装置は PTCA あるいはバイパス術までのつなぎ治療であり，1週間を限度とする．

C. 異型 (prinzmetal) 狭心症

冠動脈攣縮による絶対的血流不足により生じる心筋虚血が病態である．固定性狭窄を有する症例にも生じるが，狭窄のない症例にも生じる．夜間から早朝の安静時に多く，発作時の心電図は ST 上昇を示す．予後は一般に良好とされるが，心室頻拍やブロックから突然死を生じることもある．日本人に比較的多く，とくに多枝攣縮を生じる例は重症と考え，内服管理を徹底する．喫煙が契機となることが多く，厳しく禁煙を指導する．硝酸薬舌下は著効するが，発作頻度の多い症例ではカルシウム拮抗薬の予防的内服が有効である．ジルチアゼムまたはアムロジピン就眠前投与で無効の場合は，ニフェジピンを使用する．

D. 無症候性心筋虚血

心電図などで客観的虚血が存在するにもかかわらず，狭心症状を呈さないものをいう．まったくの無症状のものから，狭心症を有する症例の無症候発作を示す場合まである．運動負荷心電図や Holter 心電図などで指摘されるが，無症候性心筋虚血を症候性虚血と同様に扱って治療すべきかどうかは定かでない．

1.3 心　不　全

A. 急性心不全

ここには慢性心不全の急性増悪も含まれる．急性心不全は急性呼吸不全の1つとして全身の酸素化を第一目標にする．原因検索や診断は並行して行う．

ⅰ) 静脈を確保し,患者の一番楽な体位をとらす.ショックでなければ坐位とする.
ⅱ) 酸素療法: PO_2 60 mmHg 以上酸素飽和度 90% 以上が目標.PaO_2 60 mmHg 以下または PCO_2 50 mmHg 以上のときは,気管内挿管し人工呼吸器を装着する.肺水腫では PEEP (positive end-expiratory pressure) が必要となることが多い.重症のときは検査結果を待たずに対処する.
ⅲ) フロセミド 20 mg を静注する.利尿の前に肺うっ血軽減作用がある.一過性に心拍出量が減少することがある.
ⅳ) ニトログリセリンを舌下またはスプレーで投与,5分ごとに使用し,有効時は静脈内投与を 0.05 μg/kg/分から開始し 5~15 分ごとに 0.1~0.2 μg/kg/分増量する.24時間で耐性出現の可能性があり用量増加を要する.塩化ビニール以外のラインが必要.ショック時は使用禁忌.収縮期血圧 90 mmHg 以下,脈拍 110/分以上,50/分以下,循環血液量減少時,右室梗塞時は注意.硝酸イソソルビドはフロセミドと併用すると有効.3 mg 静注し 5 分ごとに繰り返す.
ⅴ) 塩酸モルヒネ: 2~4 mg を 3 分以上かけ静注,15 分ごとに使用.不安を減少させ,肺うっ血を改善.呼吸抑制や気管支痙攣が悪化することがあり気管内挿管の準備が必要.嘔吐,血圧低下に注意.
ⅵ) 強心薬: 上記にて反応不能の際,ドブタミン,ホスホジエステラーゼ阻害薬を使用(後述).
ⅶ) アミノフィリン: 気管支痙攣の際使用する.3 mg/kg を 20 分以上で静注し 0.1~0.2 mg/kg/時で持続点滴.虚血性心疾患では禁忌,不整脈や心筋虚血の発現に注意.
ⅷ) 瀉血: 上記治療で反応がない場合,200~400 ml の脱血を試みる.
ⅸ) 基礎疾患の治療: PTCA や AC バイパス術を含む虚血の解除,高血圧に対する降圧,弁膜症に対する弁形成術や置換術など.
ⅹ) 診断上の注意: 雑音が消失することがあるため大動脈弁狭窄を見逃さない.左房負荷所見に注意.心原性か否か判断不明のときは Swan-Ganz カテーテルの適応.肺動脈楔入圧 18 mmHg 以上が目安.

B. 慢性心不全

ⅰ) 診断(表3参照)
ⅱ) 一般的治療

表3　Framinghamの心不全診断基準

大基準
　発作性夜間呼吸困難または起座呼吸
　頸静脈怒張
　肺野ラ音
　心拡大
　急性肺水腫
　S 3 gallop
　静脈圧上昇＞16 cmH$_2$O
　循環時間＞25秒
　hepatojugular reflux

小基準
　足背の浮腫
　夜間咳嗽
　労作時呼吸困難
　肝腫大
　胸水
　肺活量が最大の1/3
　頻脈（120/分以上）

大基準または小基準
　治療により5日以内で4.5 kgより体重減少

大基準2つか，大基準1つと小基準2つを満たす．
(*N Eng J Med*, 285：1441, 1971)

① 安静：排便は可能ならばベッドサイドにし，尿道カテーテルはベッド上排尿不能の際や正確な尿量測定が必要なときに留置．

② 塩分制限：食塩として6gくらいに制限．無症候性心機能低下（NYHA I度）では不要．

③ 飲水制限：低ナトリウム血症や急性肺水腫では必要．500～1500 mlくらいが適当．

④ 肥満の解消：標準体重の10％までを目標とする．

⑤ 酸素吸入：低酸素血症の場合は必要．A「急性心不全」の項参照．

C. 収縮機能不全 (表4参照)

主として症候性左室機能不全を述べる．しかし，無症候性左室機能不全（NYHA I度）でもACE阻害薬が心不全の予防および死亡率を低下させることが知られており，とくに心筋梗塞後で左室駆出率40％以下の患者に有用（後述）．

表4 収縮機能不全と拡張機能不全の鑑別

	収縮機能不全	拡張機能不全
gallop	S 3	S 4
血圧		拡張期血圧 105 mmHg 以上
頸静脈怒張	あり	なし
雑音	僧帽弁逆流性雑音の存在	
心拡大	多い	ない
心電図	低電位やQ波，正常のときは否定的	左室肥大
心エコー	左室拡大	左室肥大
左室駆出率	45％未満	正常

1) 血管拡張療法

i) **ACE阻害薬**： 有症状（NYHA II〜IV度）患者に有用．可能ならば最大用量まで使用するが低用量でも有効の可能性はある．低用量（エナラプリル 2.5 mg, カプトプリル 6.25 mg）から開始する．重要なのは初期投与時症候性低血圧の有無を確認することである．カプトプリルならば1〜2時間，エナラプリルなら4〜6時間くらいの観察が必要．その後はエナラプリルは12時間，カプトプリルは6〜8時間で増量してよい．目標量はカプトプリル 150 mg, エナラプリル 20 mg, リシノプリル 20 mg, キナプリル 10 mg だが，わが国では心不全への適応はエナラプリル 10 mg, リシノプリル 10 mg までである．ショック，血管浮腫，高カリウム血症（5.5 mEq/l 以上）は禁忌．無症候性低血圧（収縮期血圧 70〜90 mmHg），血清クレアチニン 3 mg/dl 以上は慎重投与．血清Kを上昇させるのでカリウム製剤，カリウム保持性利尿薬，非ステロイド系消炎鎮痛薬併用は注意が必要．アスピリンとエナラプリルを併用では生存改善の相加効果は消失する報告があり留意する．

ii) **ヒドララジン＆硝酸イソソルビド**： ACE阻害薬が使用できない場合に使用．ACE阻害薬に追加も可能．ヒドララジン 40 mg・硝酸イソソルビド 15〜30 mg から開始しヒドララジン 300 mg（わが国では 200 mg まで認可）硝酸イソソルビド 120 mg（わが国では 40 mg まで）．硝酸イソソルビド単独での心不全に対する長期効果は不明．ヒドララジンは純粋な血管拡張薬であり，長期連用の副作用としては薬剤惹起性ループスが有名．また，Na貯留傾向に働くため利尿薬との併用も必要．

iii) **カルシウム拮抗薬**： 原則は使用しない．ただし，アムロジピンは通常の治療に併用すると非虚血性心筋症の患者では死亡率を低下させる．フェロジピンは悪影響はない．

iv) **アンギオテンシンII受容体拮抗薬**： 現在使用可能はロサルタンであり，心不全に対する使用認可はないが，ACE阻害薬やヒドララジンと硝酸イ

ソソルビドが副作用により使用できないとき考慮する．使用の際は低用量（12.5 mg）から開始する．

2） 利 尿 薬

体液貯留傾向のとき有効であるが，心不全患者の生命予後は変えない．

① ループ利尿薬は1回投与よりも持続投与のほうが効果的で，フロセミド20〜40 mg/時，ブメタニド 1〜2 mg/時がよい．経口時は静注量の倍量使用とし最高 160 mg くらいが適当．大量投与で聴覚障害の報告があり，低カリウム血症が副作用で多いが，低マグネシウム血症や慢性投与時のビタミン B_1 欠乏も報告がある．

② サイアザイド系利尿薬は体液貯留の軽度のときやループ利尿薬に抵抗性の体液貯留のときに使用する（ヒドロクロロチアジドやメトラゾンの長時間作用型のサイアザイド系利尿薬を選択）．併用時は脱水や電解質異常を惹起する場合があるため，慎重な観察が必要である．

③ カリウム保持性利尿薬はK低下に対し補助的に使用する．スピノロラクトン 50 mg 以上，ACE 阻害薬高用量使用のとき，使用前の血清 K が 4.2 mEq/l 以上，血清クレアチニンが 1.6 mg/dl 以上のときは高カリウム血症の危険がある．抗アルドステロン薬は心筋線維化予防効果がいわれているが，現在検証中である．

3） ジギタリス製剤

心不全症状の改善には心房細動，洞調律とも有効であるが，死亡率は減少させない．収縮力を期待するとすれば血中濃度 1.5 ng/ml 前後が至適ではあるが，神経体液性因子の抑制は 0.7 ng/ml 前後でよいといわれている．ジゴキシンは静注での効果発現時間は 15〜30 分，経口では 2 時間とされる．初期投与量は経口では 0.25〜0.5 mg，その後は 6〜8 時間ごとに 0.25 mg 投与（3〜4 時間ごとに 0.125 mg でもよい）し最大 0.75 mg に抑える．維持量は体重，腎機能による．他剤との相互作用が多くあり注意．

4） β 遮断薬

作用機序は明らかでないが，症状改善と生命予後の改善が示されつつある．効果的な薬剤はメトプロロール，ビソプロロール，カルベジロールであり，ブシニドロールは臨床試験中である．わが国では心不全にはすべて未認可である．

開始するに当たり患者に 4〜10 週の間症状が悪化しうることを知らせておくことが肝要．安定化している状態で少量より開始する．カルベジロール 2.5

mg より 25〜50 mg まで，メトプロロール 5 mg より 50〜75 mg まで，ビソプロロール 1.25 mg より 5〜10 mg までがよい．収縮期血圧が 85 mmHg 以下の場合はさらに少量から開始する．用量依存性に効果が認められているため，できるかぎり最大限まで投与する．体重を測定し 1〜1.5 kg/日増加した際は利尿薬を増量する．増量は 2 週間ごとぐらいが適切．カルベジロールは米国で心不全患者使用に認可している β 遮断薬であるが，ACE 阻害薬併用では低血圧の発生頻度が多い．NYHA Ⅲ〜Ⅳ度でも有用であり，原因疾患にもよらない．効果は用量依存的のため，可能ならば 50 mg まで使用する．

5） 強心薬，その他

ⅰ） カテコラミン： 治療抵抗性の急性心不全や慢性心不全の増悪の際に有用であるが，長期投与での生命予後に対する関与は否定的である．

① ドパミン：1〜3 $\mu g/kg$/分でドパミン作動性作用（腎血流および腸管血流の増加）を認め，この作用はハロペリドールやブチロフェノンで減弱する．4 $\mu g/kg$/分以上で拡張末期圧を上昇させうる．陽性変力作用は 2〜8 $\mu g/kg$/分で認められ，7〜10 $\mu g/kg$/分で末梢血管抵抗を上昇させる．心不全のときは 4 $\mu g/kg$/分くらいまでの使用がよい．低用量で低酸素血症を起こす報告がある．

② ドブタミン：静注用強心薬で，末梢血管拡張と心拍出量増加作用があり血圧低下は少ない．2 $\mu g/kg$/分から開始し 10 $\mu g/kg$/分までにする．これ以上では心拍出量より心筋酸素消費量が増大する．持続投与により耐性がある．

③ デノパミン：経口可能なカテコラミン．静注用カテコラミンから離脱不能の症例で 15 mg から使用するが，耐性の発現や長期予後に関する結果は不明．

④ ドカルパミン：ドパミンの prodrug であり，ドパミンの静注から離脱できないとき経口使用する．常用量でおよそドパミンの 3 $\mu g/kg$/分に相当する．

ⅱ） ホスホジエステラーゼ（PDE）阻害薬： カテコラミンとの併用や，カテコラミンの代用や離脱のときに用いる．一般的な副作用としては不整脈惹起作用と血小板減少がある．アムリノン（1 mg/kg 5 分で静注 5〜15 $\mu g/kg$/分で維持），オルプリノン（10 $\mu g/kg$ 5 分で静注 0.1〜0.4 $\mu g/kg$/分で維持），ミルリノン（50 $\mu g/kg$ 5 分で静注 0.25〜0.75 $\mu g/kg$/分で維持）が使用可能．わが国では使用時間に制限がある．

ⅲ） ベスナリノン： PDE 阻害作用のほか Na-K イオン動態に作用し陽性変力作用を示す．また，活動電位の延長など，多彩な作用をもつ．副作用として白血球減少症が認められるため，1 週間に 1 度の末梢血検査が必要であ

る．用量依存的に死亡率の上昇が認められたため，他の療法で治療抵抗性の場合に使用し30 mg から使用するのがよい．

iv) ピモベンダン： calcium sentitizing の性質と PDE 阻害作用とで，強心作用と血管拡張作用を示す．5 mg までは用量依存的に運動耐応能と自覚症状を改善するが，死亡率は増加傾向とのデータがあり，長期効果に関しては結論がでていない．2.5 mg（1.25 mg）から開始する．

x) hANP（カルペリチド）： Na および水利尿作用，末梢血管拡張作用（動静脈），心筋保護作用がある．急性期あるいは利尿薬抵抗性の際に $0.025〜0.05\,\mu g/kg/$分から開始し $0.2\,\mu g/kg/$分まで使用する．血圧低下や徐脈を起こすことがあり，ドパミンとの併用も有用である．

D. 拡張機能不全

表4参照．弛緩機能のみを改善させる方法は認められていない．

① 利尿薬および硝酸薬は症候性の肺うっ血の患者には有用であるが，低血圧，ショックに陥りやすいため少量より投与する（とくに肥大型閉塞性心筋症）．

② 高血圧性心肥大を示す場合は β 遮断薬，カルシウム拮抗薬，ACE 阻害薬が有用であり，肥大退縮効果にすぐれるのは ACE 阻害薬であるが，拡張機能改善作用は証明されていない．

③ 肥大型心筋症の場合はベラパミルが有用であり，β 遮断薬も使用してよいが，ニフェジピンは反射性頻脈のため禁忌である．

④ 虚血性心疾患による拡張機能不全に対してはカルシウム拮抗薬が有用であるが，β 遮断薬は拡張機能自体は改善しない．

⑤ 頻脈は拡張機能をさらに悪化するため厳密なコントロールが必要である．

E. 難治性心不全

① 機械的心補助
・大動脈内バルーンパンピング（IABP）
・心室補助装置（ventricular assist device：VAD）

② 透析療法：フロセミドで反応がなく体液貯留の著明な患者は血液濾過法により改善をみることがある．ECUM, CVVH, CAVH などの方法がある．

ACE阻害薬使用の際はカラムの種類（AN 69）に注意する．

③ 心臓移植はわが国では現在のところ可能施設が限定され，脳死判定施設も指定されているため，施行できる可能性は非常に限られている．

④ partial left ventriculectomy (Batista) は左室の一部を切除し内腔の縮小と壁張力の減少をはかる手術であり，心移植のできない状況で用いられている．心機能の改善や心不全症状の改善も認められる症例があるが治験段階である．

1.4 不　整　脈

A. 薬物治療と非薬物治療

1) 抗不整脈薬の種類，分類，選択法，問題点

a) Vaughan Williams分類

Vaughan Williams分類は抗不整脈薬の分類として臨床の場で長年使用されてきた．本分類法ではI群はNaチャネル遮断による伝導抑制作用，II群ではβ受容体への遮断作用，III群は活動電位を延長させる作用，IV群はCaチャネルへの持続作用で薬剤を分類している．I群薬はさらに活動電位持続時間（action potential duration：APD）への影響で細分類されている．

Ia群はAPD延長，Ib群はAPD短縮，Ic群はAPD不変といった性質を有しており，すべて心室性不整脈に用いられるほか，Ia，Ic群は上室性不整脈にも用いられる．

b) Vaughan Williams分類の限界とSicilian Gambit

Vaughan Williams分類は各薬剤の主たる作用をもとに便宜的に各群に分類しているが，とくに新しく開発された抗不整脈薬のなかには必ずしもこの枠組みに当てはまらないものもある（例：アミオダロンはI～IV群まですべての作用がある）．そこで薬剤の作用機序を正確に表現する新しい分類法としてSicilian Gambitの分類が提案された．

c) Sicilian Gambitの分類（表5）

この分類法はスプレッドシート方式で，1つ1つの薬剤についてのチャネルや受容体への作用が詳細に記載されている．チャネル，受容体，ポンプに対する作用を示す欄に続いて，左室機能，洞調律への影響，心外性の副作用の有無，さらにはPQ，QRS，QTなどの心電図上の指標に対する効果を示す欄が

表5 Sicilian Gambit の提唱する薬剤分類枠組み（日本版）
(Sicilian Gambit 会議メンバーの承認を得て修正転載)

DRUG	CHANNELS						RECEPTORS				PUMPS	CLINICAL EFFECTS			ECG EFFECTS		
	Na Fast	Na Med	Na Slow	Ca	K	If	α	β	M₂	A₁	Na-K ATPase	LV function	Sinus Rate	Extra cardiac	PR	QRS	JT
Lidocaine	○											→	→	⊘			↓
Mexiletine	○											→	→	⊘			↓
Tocainide	○											→	→	●			↓
Moricizine	❶											↓	→	○		↑	
Procainamide		Ⓐ			⊘							↓	→	●	↑	↑	↑
Disopyramide		Ⓐ☆			⊘				○			↓	→	⊘	↑↓	↑	↑
Quinidine		Ⓐ			⊘		○		○			→	↑	⊘	↑↓	↑	↑
Propafenone		Ⓐ						⊘				↓	↓	○	↑	↑	
Aprindine		❶		○	○	○						→	→	⊘	↑	↑	→
Cibenzoline			Ⓐ#	○	⊘				○			↓	→	○	↑	↑	→
Pirmenol			Ⓐ☆		⊘				○			↓	↑	⊘	↑	↑	
Flecainide			Ⓐ		○							↓	→	○	↑	↑	
Pilsicainide			Ⓐ									↓	→	○	↑	↑	
Encainide			Ⓐ									↓	→	○	↑	↑	
Bepridil	○			●	⊘							?	↓	○			↑
Verapamil	○			●			⊘					↓	↓	○	↑		
Diltiazem				⊘								↓	↓	○			
Bretylium					●		▰	▰				→	↓	○			↑
Sotalol					●			●				↓	↓	○	↑		↑
Amiodarone	○			○	●		⊘	⊘				→	↓	●	↑		↑
Alinidine					⊘	●						?	↓	●			
Nadolol								●				↓	↓	○	↑		
Propranolol	○							●				↓	↓	○	↑		
Atropine									●			→	↑	⊘	↓		
Adenosine										☐		?	↓	○	↑		
Digoxin										☐	●	↑	↓	●	↑		

Relative potency of block: ○ Low　⊘ Moderate　● High　☐ = Agonist　▰ = Agonist / Antagonist　A = Activated state blocker　I = Inactivated state blocker

☆ジソピラミドによる Na チャネルブロックのキネティクスについては intermediate ではなく slow であるとする報告もある．ジソピラミドは活性化状態の Na チャネルに結合するが，活性化ゲート（activation gate）が閉じると薬物がチャネル内に閉じこめられた状態となり（activation gate trapping），チャネルから薬物が解離するためには再び活性化ゲートが開く必要がある（activation unblock）．このような特性があるため静止電位レベルがわずかに変わるだけで使用依存性ブロックからの回復時定数が大幅に変化すると考えられている．ピルメノールについても activation gate trapping や activation unblock が起こることが示唆されている．

#シベンゾリンについては Na チャネルブロックのキネティクスを詳しく検討した論文が発表されていない．児玉らがモルモット心室筋の活動電位最大立ち上がり速度を指標として行った使用依存性ブロックの実験では，フレカイニド（29秒）に類似した回復時定数（26秒）が観察されており（論文投稿中），本表では slow に分類した．

記載されている．とくに Na チャネルの欄は Na チャネルへの結合解離動態の差から fast, intermediate, slow に分類されている．

Sicilian Gambit の分類では K チャネル遮断作用や β 受容体遮断作用などについても同時に表記できるようになっており，新しい薬剤の開発，新しい臨床応用の可能性について検討しやすくなっている．

B. 徐脈性不整脈

1) sick sinus syndrome (SSS)
a) 概　説
洞結節の自動能や洞房伝導の機能不全などの慢性の洞房機能不全．半数は房室伝導や心室内の伝導異常を伴う．

b) 分　類
Rubenstein 分類
- I　心拍数 50/分以下の洞性徐脈
- II　洞停止（3秒以上，先行 PP 間隔の非整数倍）
　　洞房ブロック（突然 P 消失，先行 PP 間隔の整数倍）
- III　徐脈頻脈症候群（多くは発作性心房細動などの上室性頻脈を合併）（図1）

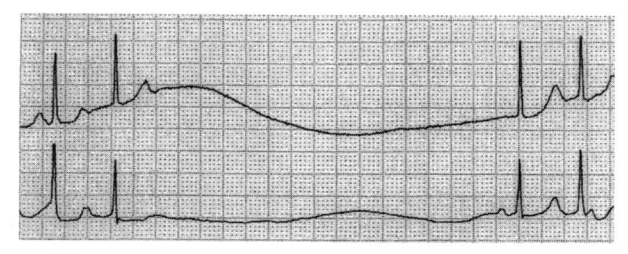

図1　sick sinus syndrome (brady-tachycardia syndrome)

徐脈をきたす原因には以下のようなものがある．

先天性，心筋症，心筋炎，悪性疾患，アミロイドーシス，鈍的外傷，低体温，甲状腺機能低下，脳圧亢進，閉塞性黄疸，迷走神経機能亢進，薬剤（キニジン，ジソピラミド，ジルチアゼム，ベラパミル，ジギタリス，β 遮断薬，アミオダロン，モルヒネ，レセルピンなど）．

c) 症　状

めまい・立ちくらみ・失神・頻脈発作時の動悸．高齢者では脳血流低下に伴う記憶力低下・判断力低下・睡眠障害などもある．

d) 検　査

電気生理学的検査（EPS）で補正洞結節回復時間（CSRT＝洞結節回復時間SRT－洞周期SCL）が 550 msec 以上を SSS としている．運動負荷で心拍数が 130/分以上となる例では SSS は否定的．

e) 予　後

ペースメーカーで 90 ％以上の症例で症状の改善が期待される．

f) 治　療

目的として以下の i ～iv) の 4 つの方針がある．

i) 症候性徐脈の救急処置としての薬物療法

① アトロピン（1 A＝0.5 mg）0.5 mg 静注：1 分以内に反応する．3～5 分間隔で 2 mg まで静注する．

少量では副交感神経反射で paradoxical slowing を生じ房室ブロックに至る可能性がある．半減期は 13～38 時間．

② ドパミン（1 A＝100 mg/5 ml）5～20 γ（＝μg/kg/分）：ドパミン 100 mg を 5 ％ブドウ糖で総量 33 ml の溶液とすると体重 50 kg の人で 5 ml/時＝5 γ となる．

　エピネフリン（1 A＝1 mg/1 ml）0.04～0.4 γ：エピネフリン 3 mg を 5 ％ブドウ糖で総量 25 ml とすると体重 50 kg の人で 1 ml/時＝0.04 γ となる．

　塩酸イソプレナリン＝イソプロテレノール（1 A＝0.2 mg/1 ml）0.04～0.2 γ：イソプロテレノール 0.4 mg を 5 ％ブドウ糖で総量 20 ml とすると体重 50 kg の人で 6 ml/時＝0.04 γ となる．

イソプロテレノールは cardiac arrest では適応にならない．$β_1$，$β_2$ の区別はない．とくに虚血性心疾患では酸素消費量や PVC を増加させ VT，VF に移行する危険がある．

③ ①②でも依然 Mobitz II 以上の房室ブロックのときは一時式ペースメーカー挿入．

ii) 徐脈頻脈症候群の頻脈に対する薬物療法：　上室性頻脈と同様に対処（D．「上室性頻脈」の項参照）．ただし，高度の徐脈に至ったり，torsades de pointes を合併する可能性があり，あらかじめペースメーカーを挿入しておくほうがよい．

iii) 血栓塞栓症の予防：　SSS のみでも生じうるが，とくに徐脈頻脈症候群に伴う心房細動では SSS よりもさらに塞栓症の比率が高く，禁忌がなけれ

ば抗凝固療法を行う．
　iv）　最終的治療として恒久的ペースメーカーを挿入（後述）．

2）房室ブロック
a）概　説
　刺激伝導系での興奮伝導が心房心室間で遅延ないし途絶するもの．
b）分　類
　部位により以下に分類される．
　① 房室結節内ブロック
　② ヒス束ブロック
　③ 三枝（右脚＋左脚前枝＋左脚後枝）ブロック
また，PQ間隔や伝導比率により1～3度に分類される．
c）Ⅰ度房室ブロック
　PQ間隔が0.2秒以上（高齢者では0.22以上）に延長したもの．副交感神経の緊張やジギタリス内服，β遮断薬内服によっても起こる．治療は不要．
d）Ⅱ度房室ブロック Wenckebach型
　PQ間隔は漸次延長し（RRは徐々に短縮し）QRSが脱落するもの．下壁梗塞に合併することが多く，ジギタリス中毒，副交感神経の緊張でも起こる．房室結節におけるブロックが多い．治療不要だが，ジギタリス内服中に出現した場合はジギタリスを減量する．
e）Ⅱ度房室ブロック Mobitz型
　PQ間隔は一定でQRSが脱落するもの．急性心筋梗塞，急性心筋炎，伝導系の線維石灰化など器質的伝導障害が多く，ヒス束以下のブロックが多い．
　治療：①慢性的でQRSの脱落頻度が少なく無症状であれば経過観察，②症状が強ければペースメーカーを挿入．なお急性に出現した徐脈については，症候性徐脈の救急治療に準じて治療を行う．
f）高度房室ブロック
　房室の伝導比率が2：1以下のもの．ペースメーカー挿入を考慮する．
g）完全房室ブロック
　PとQRSがそれぞれ独立し，QRSは下位の補充調律として出現（図2）．
　i）　原因：　急性心筋梗塞，急性心筋炎，悪性疾患，膠原病（とくに慢性関節リウマチ），鈍的外傷，先天性など．房室結節性が約8割をしめる．
　ii）　治療：　心拍数40/分以上のnarrow QRSではブロックが上部であることが多く，症状がなければ経過観察でよい．心拍数40/分以下のidioventricular rhythm（心室固有調律）ではブロックが下部であることが多

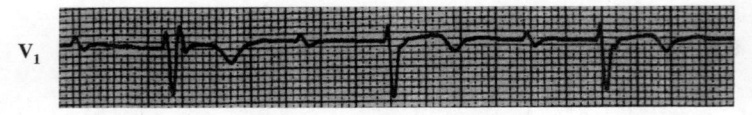

図2 complete AV block

く，生命予後改善のため積極的にペースメーカー挿入を考慮する．

h) 急性心筋梗塞に伴う房室ブロック

房室ブロックと洞性徐脈の合併は vasovagal reflex の関与が多く，下肢挙上やアトロピンによく反応する．下壁梗塞への合併は副交感神経も関与し，ときに2週間持続するときもあるが，一般に予後良好である．房室結節の虚血と浮腫では，補充調律が早くなり accelerated AV junctional rhythm が生じる．前壁梗塞に合併した場合，梗塞は広範囲のことが多く，心不全，ショックを起こしやすい．

C. 心室性不整脈

1) 心室性期外収縮（PVC）

a) 概 説

臨床的にもっともよく遭遇する不整脈．

b) 原 因

虚血，高血圧，弁膜症，心不全，心筋疾患，呼吸不全などの病態以外に正常者にもストレス，飲酒，コーヒー，睡眠不足を誘因に起こる．

c) 心電図

QRS 幅>0.10秒以上，T 波は QRS と反対方向．

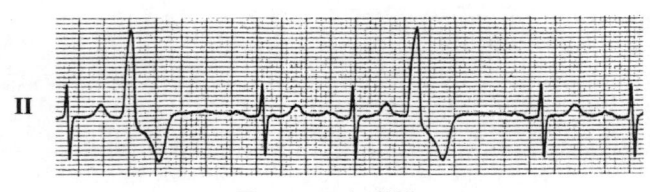

図3 PVC（三段脈）

d) 分 類

急性心筋梗塞に伴う心室性期外収縮の重症度分類として Lown 分類がある（表6）．

表6 Lown 分類

重症度	心室性期外収縮の程度
0	なし
1	30 個/時間以下
2	30 個/時間以上
3	多形性
4 a	2 連発
4 b	3 連発以上
5	R on T

e) 治 療

症状や基礎疾患による．

ⅰ) まず基礎疾患の治療

① 心不全，低酸素血症，低カリウム血症，QT 延長，ジギタリス中毒の補正，治療．

② 基礎疾患が狭心症や心筋梗塞であれば虚血の改善をめざし，また心不全があれば ACE 阻害薬や β 遮断薬などの使用を検討する．心筋梗塞発症 48 時間以内の Lown 分類 Ⅱ 度以上に対しては治療を行う．

リドカイン 50 mg 静注．その後 30 分は 2 mg/分，以後は 1〜2 mg/分で持続投与，または，メキシレチン 125 mg 静注．その後 0.4〜0.6 mg/kg/分で持続投与．

ⅱ) 心室性期外収縮の内服治療： 症状が強い場合や致死的なリスクが高い場合のみ適応となる．

① 基礎疾患がない場合以下のいずれかを投与．
　メトプロロール 60〜120 mg 分 3
　ベラパミル 120 mg 分 3
　シベンゾリン 300 mg 分 3
　ピルメノール 200 mg 分 2
　ジソピラミド 300 mg 分 2〜3
　フレカイニド 100 mg 分 2
　ピルジカイニド 150〜225 mg 分 3 など
必要に応じてこれらに，
　ジアゼパム 6 mg 分 3
　またはクロチアゼパム 15 mg 分 3
　またはロラゼパム 1〜3 mg 分 2〜3 などの抗不安薬を追加する．
② 基礎疾患がある場合以下のいずれかを投与
　メキシレチン 300 mg 分 3

キニジン 300 mg 分3
アプリンジン 40 mg 分2

2） 非持続性心室頻拍（non-sustained VT）
a） 概　説
3連発以上で15連発以下の心室性期外収縮．
b） 分　類
単形性（mono）：QRSの波形が同一のもの．
多形性（poly）：QRSの波形が2種類以上．
torsades de pointes（TdP）：QT延長に伴い経時的にQRSの波形が変化するもので心室細動に移行しやすい．
c） 心電図上の鑑別
VT以外にregular wide QRS tachycardiaになるものとして，①変行伝導を伴う発作性上室性頻拍，②脚ブロックを伴う発作性上室性頻拍，③副伝導路を順行するWPW症候群，④1：1伝導の心房粗動，などがある．

そのうち経験的にVTを疑う所見としては，房室解離，心室捕捉，融合収縮，左軸偏位，QRS幅0.14秒以上，V_1が単相〜2相でV_6のR/S<1の右脚ブロックパターン，V_1のRが増高し，V_1〜V_2のS波にノッチ，などがあげられる．
d） 単形性，多形性非持続性心室頻拍の治療
PVCの治療に準じる．
e） torsades de pointes（TdP）
ⅰ） 原因： 低カリウム血症，低マグネシウム血症，グリチルリチン，三・四環系抗うつ薬，エリスロマイシン，シメチジン，ミコナゾール，テルフェナジン，利尿薬，Kチャネル遮断作用のある抗不整脈薬，遺伝性など．

QT延長例では活動電位持続時間（APD）延長が早期後脱分極を促し，これが閾値電位に達すると撃発活動によりTdPを起こしうる．

ⅱ） 治療： 心室細動と同様に対処する．血行動態が悪ければ直流cardioversionを施行．

① 原因除去，補正．

② 内向きのNa・Ca電流を低下させ，Kチャネルを遮断しない薬剤が第1選択となる（Kチャネル遮断薬は禁忌）．
　　リドカイン 50 mg 静注あるいは，メキシレチン 125 mg 静注．

③ マグネゾール®（1 A＝2000 mg）30〜40 mg/kg 静注（約10分間で）．

④ 症候性徐脈の治療薬に準じてアトロピンやイソプロテレノール（遺伝性

を除く）で心拍数を 90/分以上に維持．場合によっては右室ペーシングを行う．

⑤ 遺伝性 QT 延長症候群の治療：交感神経の興奮が cAMP を介して Ca 電流を活性化させると増強される．Ca 電流を低下させる薬剤が第 1 選択となる．

　　プロプラノロール　30 mg　分 3
　　アテノロール　50 mg　分 1
　　メキシレチン　300 mg　分 3
　　左側星状神経節切除
　　植え込み型除細動器（後述）など

3) 持続性心室頻拍 (sustained VT)
a) 特発性持続性心室頻拍 (idiopathic VT)

VT の約 10 % は基礎疾患を認めない．

i) 左室起源：　右脚ブロック＋左軸偏位型で比較的若年に多い．心室中隔心尖部付近の後下壁を起源とする．リエントリー回路中に Ca 依存性の緩徐伝導組織が存在するためベラパミルが特異的に有効．

　ベラパミル（1 A＝5 mg）5 mg　緩徐に静注．
　予防：ベラパミル　160 mg　分 4．
　　　　高周波カテーテルアブレーション（比較的起源が限局するため）

ii) 右室流出路起源型：　左脚ブロック＋垂直〜右軸偏位で女性にやや多い．short run 型の VT が洞調律をはさみながら反復する．右室流出路心外膜側を起源とする遅延後脱分極によって生じる撃発活動と考えられている．イソプロテレノールや運動で誘発されやすく，迷走神経刺激で停止することもある．β 遮断薬が有効．

　プロプラノロール　2〜4 mg　緩徐に静注．
　予防：プロプラノロール 30 mg　分 3
　　　　メトプロロール 60〜120 mg　分 3 など
　　　　高周波カテーテルアブレーション

b) 器質的心疾患に伴う持続性心室頻拍

i) 概説：　ヒス束より遠位の心室を起源とする．多くは虚血，心筋疾患，高血圧，弁膜症などを基礎疾患にもつ．血圧低下，Adams-Stokes syndrome，心不全，など種々の症状を呈する場合が多い．

ii) 心電図：　QRS 幅は 0.12 秒以上で，心拍数 130〜180/分 の regular wide QRS tachycardia を呈することが多い．

iii) 急性治療

① 血行動態が悪ければ直流 cardioversion (DC) (100 ⇒ 150 ⇒ 200 J).

② Na チャネル遮断薬が第 1 選択. リドカイン 50 mg 静注. その後 30 分は 2 mg/分, 以後は 1〜2 mg/分で持続投与. あるいは, メキシレチン 125 mg 静注. その後 0.4〜0.6 mg/kg/分で持続投与.

③ ②が無効時は, プロカインアミド 100 mg ずつ反復静注. 最大 10 mg/kg まで. QRS 幅が 25 ％以上延長したら中止する. Na チャネル遮断に加え K チャネル遮断作用もある.

ジソピラミドやピルメノール, フレカイニドなどは Na チャネルからの解離定数が長いため頻脈時に作用が増強し, より強く VT を徐拍化するが, 催不整脈作用の危険が大きい.

iv) 維持治療

① リドカイン有効例：メキシレチン 300 mg 分 3.
② プロカインアミド有効で心機能良好例：ジソピラミド 300 mg 分 2〜3.
③ プロカインアミド無効で心機能低下例：キニジン 300〜900 mg 分 3.

300 mg で開始して徐々に増量する. ジギタリス・ワルファリン併用時はジギタリス・ワルファリンを減量する. 肝代謝胆汁排泄のため, 肝血流を低下させるシメチジン併用時はキニジンを減量する.

④ その他（心機能良好な場合）
  ピルメノール 200 mg 分 2
  プロパフェノン 300 mg 分 3, など

c) **ジギタリス中毒に伴う心室頻拍**

遅延後脱分極による撃発活動から異所性頻拍をきたす. 遅延後脱分極すなわち Ca 電流を抑制する薬剤が選択される. DC は禁忌である.

① リドカイン 50 mg 静注, その後リドカイン 1〜2 mg/分で持続投与.
② ベラパミル, β遮断薬, 血清 K の補正, Mg の投与も有効.

d) **カテコラミン感受性心室頻拍**

褐色細胞腫, 術中・術後, 運動誘発性, 急性心筋梗塞発症直後, 甲状腺機能亢進症などのカテコラミン過剰状態を基礎に生じる.

プロプラノロール 2〜4 mg 緩徐に静注.

e) **難治性心室頻拍**

Na チャネル遮断薬が無効な致死的 VT, VF.

① アミオダロン：アミオダロン 400 mg 分 2, 1〜2 週間（定常状態に達するまで）, その後アミオダロン 200 mg 分 2.

Na チャネル遮断・K チャネル遮断・β遮断薬作用・Ca 拮抗作用すべてをもち, 心房・心室・伝導系の活動電位持続時間を延長し QTc を延長する. 中

止後半減期は 8〜107 日と長い．副作用として，肺線維症，甲状腺機能障害，皮膚や角膜の色素沈着，肝機能障害などがあり，肺線維症は致死的となりうる．甲状腺機能，肝機能，肺 CO 拡散能 (D_{Lco}) などの定期的検査が必要である．

② 植え込み型除細動器 (ICD)：詳細は後述．VT に対する抗頻拍ペーシングや徐脈時のバックアップペーシングも可能．

4) 心室細動 (VF)

a) 虚血性

心筋梗塞急性期の VF は入院前死亡原因のほとんどをしめる．蘇生が 3〜4 分以内に開始され，6〜8 分以内に除細動が成功すれば救命しうるといわれる．

① ただちに CPR を優先する．
② 胸骨殴打
③ 電気的除細動 (DC)：200 ⇒ 300 ⇒ 400 J．
④ 虚血，電解質異常の場合はその補正・治療．十分な酸素化，アシドーシスの補正．
⑤ 長期予防（虚血の関与がない場合）：Na チャネル遮断薬は効果が不確定でありアミオダロンを投与する（投与法は前述）．さらに ICD 挿入を考慮する．

b) Brugada 型心室細動

① 概念：1992 年に Brugada らが非発作時 12 誘導で不完全〜完全右脚ブロック（頻度 50〜80％），前胸部誘導でスラー状 ST 上昇（頻度 50〜80％），QRS 終末部にノッチ（頻度 20〜50％）を示し，心室細動から失神・突然死をきたす例を報告．20〜30 歳代の男性に多く，夜間から早朝に多く，ポックリ病の 1 つとされる．

② 診断：非発作時の特徴的な心電図所見
　　　　　失神の既往
　　　　　若年性突然死の家族歴
　　　　　EPS で VF の誘発

③ 機序：右室局所心筋の活動電位持続時間の短縮によるリエントリーが考えられている．迷走神経刺激が誘因となる．

④ 治療：有効薬は証明されておらず，現時点では ICD が唯一の予防法である．

D. 上室性不整脈

1) 発作性上室頻拍症（paroxysmal supraventricular tachycardia：PSVT）

a) 原　因

房室結節リエントリー	60％
副伝導路を介する房室リエントリー	30％
洞結節内リエントリー	4％
心房内リエントリー	＜5％
自動能亢進による心房頻拍	＜5％

　i) 房室結節リエントリー性頻拍（AV nodal reentrant tachycardia：AVNRT）：房室結節へのインプットに前方および後方の二重伝導路を認める例では，早期の心房興奮は不応期の長い伝導路には進入できずに slow pathway（伝導速度が遅く，不応期が短い）を順行性に進み，次に fast pathway（伝導速度が速く，不応期が長い）を逆行性に伝導して旋回する．逆行伝導による P 波は QRS に重なり認識できないことが多い．まれに fast pathway を順行性に slow pathway を逆行性に旋回する稀有型もある．

　ii) 房室リエントリー性頻拍（AV reentrant tachycardia：AVRT）：正常伝導路と副伝導路をリエントリー回路に含む型で，正常伝導路を順行性に，副伝導路を逆行性に旋回する型が多い（orthodromic type）．潜在性房室副伝導路あるいは WPW 症候群の副伝導路の存在下に出現する．頻拍中の心室興奮後に心房へ興奮が伝導するまでの時間は，房室結節リエントリーでみられる時間よりも長く，その結果，逆行性 P 波は QRS の後（RP 間隔＜PR 間隔）に出現する．

b) 診　断

　RR 間隔は一定．変行伝導や脚ブロックがなければ QRS 幅は狭い．心拍数 150～200/分．突然発症し，突然洞調律に復する．

c) 治　療

　i) 迷走神経刺激

　① Valsalva 法（息こらえ）

　② 潜水反射法（diving reflex method）：冷水に顔を浸し，苦しくなるまで息をこらえる．

　③ 頸動脈洞マッサージ：右の頸動脈洞を数秒間圧迫する．頸動脈の血管雑音がないことを確認すること．高齢者，脳血管障害の既往のある症例では危

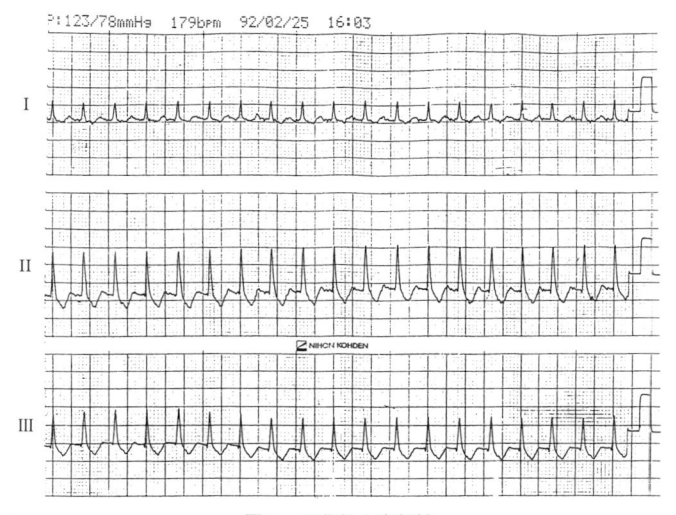

図4 発作性上室頻拍

険.
　眼球圧迫は網膜剝離のリスクがあるため行わない.
　ⅱ) 薬物療法:　多くのリエントリー性頻拍は房室結節が関与しているので,それを抑制する.必ず心電図をモニターし心停止や徐脈に対処できるようにする.
　① 血行動態が安定している場合
・ベラパミル (ワソラン® 1A=5mg/2ml):ベラパミル 5mg+5％ブドウ糖 20ml 5分で静注.5分以内に 50〜60％,10分以内に 90％の有効率.最大投与量 0.1〜0.15 mg/kg (50 kg 1〜1.5 A).
・ATP (アデホス® L 1A=10mg/2ml):ATP 10mg 急速静注.1分以内に奏効.無効のときは 10〜20mg 追加する.頻拍停止後一過性に洞停止,洞徐脈,房室ブロックを起こす可能性あり.喘息例では禁忌.
　② 上記無効の場合
・プロカインアミド (アミサリン® 1A=200mg/2ml):プロカインアミド 600mg+5％ブドウ糖 20ml 15分以上かけてゆっくり静注.最大投与量は 10 mg/kg で 20〜50 mg/分をこえないように.腎機能低下例,高齢者への投与量は半減.
　③ 頻脈発作の頻度が少ない場合:発作時のみベラパミル 80mg を頓用.1

時間後無効の場合はもう一度同様に内服し，改善なければ来院．

iii) 心房ペーシング： 高頻度心房ペーシングによりリエントリー回路をより早期に興奮させ，その部分に不応期をつくることによりリエントリーを断ち切り，頻脈発作を停止させる．血行動態への影響が少なく，全身状態の悪い症例，薬物治療抵抗例，洞結節機能低下例では有効．

d) 再発防止

房室結節を抑制するか，PSVTの引き金となる期外収縮を抑制する．前者の目的ではベラパミル，ジゴキシン，β遮断薬など，後者の目的ではジソピラミドなどが投与される．

i) 房室結節の抑制

① ベラパミル（ワソラン® 40 mg）3 T 3×経口．
② ジゴキシン（ジゴシン®） 0.125〜0.25 mg 1×経口．ただし高齢者，腎不全患者には慎重投与．
③ メトプロロール（セロケン®） 40〜60 mg 2〜3×経口．
④ アテノロール（テノーミン®） 25〜50 mg 1×経口．

ii) 期外収縮の抑制

① ジソピラミド（リスモダン®, リスモダンR®） 300 mg．

房室結節リエントリー性頻拍（AVNRT）で薬物でのコントロールが困難な症例では，選択的にslow pathwayに対するカテーテルアブレーションを考慮する．WPW症候群に合併するPSVT（AVRT）で発作頻度の多い例では，副伝導路に対するカテーテルアブレーションがすすめられる．

2) 心房粗動 (atrial flutter)

a) 機 序

右房拡大と伝導遅延によって三尖弁周囲を旋回する回路が形成される．

b) 診 断

鋸歯状の規則正しい基線のゆれである粗動波（F波）が認められる．粗動波（F波）は250〜300/分で2：1〜4：1で心室に伝導されることが多い．

c) 鑑別診断

2：1伝導の場合，F波の1つはQRSと重なり洞頻脈や発作性上室性頻拍症と誤ることがある．II，III，aV_F，V_1誘導でP波類似のF波が隠れていないかをさがすこと．迷走神経刺激もしくはATPで房室結節の伝導を抑制すると心拍応答が3：1〜4：1となり診断が容易になることがある．

d) 治 療

洞調律にもどすためにはKチャネル遮断作用をあわせもつNaチャネル遮

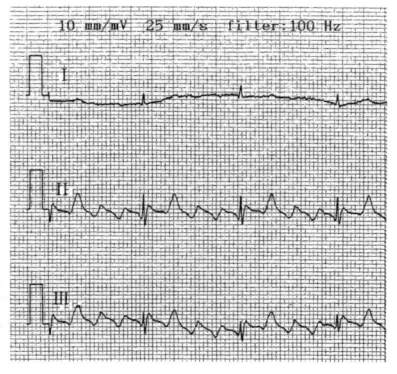

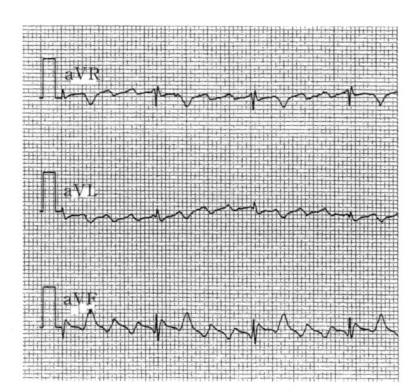

図5　心房粗動

断薬（プロカインアミド，ジソピラミドなど）を使用する．この場合，F波レートは減少するが，抗コリン作用で2：1から1：1伝導へと心室レートが速くなりやすいため，ベラパミル，ジゴキシンなどで十分に房室伝導を抑制する必要がある．無効時には心房頻回ペーシングやアブレーションを考慮する．

 i） 血行態が不安定な場合，薬物治療無効の場合： 電気的除細動50～100Jから．
 ii） 症状が強い場合，ただちに停止させたいとき
 例）ベラパミル（ワソラン® 1A 5mg/2ml）5mg＋生理食塩水20ml 5分で静注し，その後，プロカインアミド 600mg＋5％ブドウ糖 100ml 10分で点滴静注．
 iii） 比較的症状が軽度の場合
 例）プロカインアミド 750mg 3×（またはベプリジル 200mg 2×）
　　ベラパミル 120mg 3×経口投与
 iv） 洞結節機能不全例，薬物投与が不可能な症例： 高頻度心房ペーシング．
 v） 根治療法： アブレーション．

3） 心房細動（atrial fibrillation）
a） 機　序
いまだ解明されていない点も多いが，心房内に形成される複数のランダムリエントリーによって起こるとされている．

b) 原因

① 基礎心疾患なし．

② 基礎心疾患あり：弁膜症（とくに僧帽弁狭窄症，僧帽弁閉鎖不全症），拡張型心筋症，急性心筋梗塞，心膜炎，心筋炎，先天性心疾患（とくに心房中隔欠損症）．

③ 二次性：甲状腺機能亢進症，肺塞栓症などの低酸素血症，電解質異常（低K，低Mg），ジギタリス中毒，アルコール，カフェイン，カテコラミン．

c) 診 断

P波がなく，不規則なRR間隔．細動波（f波）は400～600/分の不規則な基線のゆれとして認められる．QRS波形は変行伝導，脚ブロックがなければ幅が狭い．

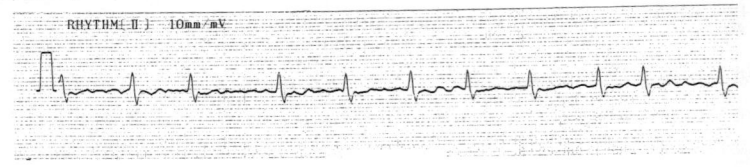

図6 心房細動

d) 治 療

ⅰ） 心拍数のコントロール： 頻脈性心房細動では安静時心拍数＜90/分となるようにコントロール．

① ジゴキシン（ジゴシン® 1A＝0.25 mg）：心拍数減少，心拍出量増加作用．ジゴキシン 0.25 mg を静注．15～30分後ジゴキシン 0.25 mg 再度静注．維持量としてはジゴキシン 0.125～0.25 mg/日静注もしくは経口投与．WPW症候群の心房細動では副伝導路の不応期を短縮し，房室伝導が亢進するため，1：1伝導になりやすく危険であるため禁忌．高齢者や腎機能低下例では投与量の減量が必要．

② ベラパミル（ワソラン® 1A＝5 mg/2 ml）：急速な心拍数減少を期待するときに追加．ベラパミル 5 mg＋生食 20 ml 5分かけて静注．WPW症候群に伴う心房細動には禁忌．

③ β遮断薬：甲状腺機能亢進症例で効果的．

ⅱ） 洞調律への復調，維持： 発作性，短期間の心房細動はまず薬理学的除細動を試み，不成功なら電気的除細動を施行する．48時間以内発症の心房細動ならワルファリン投与は不要．48時間以上経過した心房細動については，塞栓症予防のために少なくとも除細動前3週間と除細動後4週間のワルファリン投与が必要である．50 mm以上の左心房拡大，長期間（1年以上）の心房細

動継続例ではしばしば除細動が困難であり,さらに洞調律の維持がむずかしい.

薬理学的除細動

① Na チャネル遮断薬（いわゆる Ia, Ic 群薬）

・ジソピラミド（リスモダン® 300 mg 3×経口）:抗コリン作用が強く,前立腺肥大例や高齢者男性には要注意.陰性変力作用が強い.
・フレカイニド 100 mg 2×
・ピルジカイニド 150 mg 3×
・キニジン:陰性変力作用が少ない.副作用（下痢,悪心,めまい,QT 延長症候群）が多く,投与開始時に心電図のモニターが必要.QT>500 ms となる場合は投与量の減量を考慮する.ジゴキシンの血中濃度を上昇させるので,併用するときはジゴキシンを半量にする.

② 電気的除細動:血行動態が悪化している心房細動（例:WPW 症候群の頻脈性心房細動,心筋梗塞）または薬物療法不成功例で洞調律維持の可能性のある例,もしくは必要な例.

静脈麻酔下（ラボナールなど）に QRS 同期にて 50〜100 J から試す.

iii) 塞栓症の予防（抗凝固療法）: 慢性心房細動では脳塞栓症の発症が洞調律に比べ,およそ 5 倍多いことが知られている.禁忌がなければワルファリンにて抗凝固療法を施行する.プロトロンビン時間で INR 2.0〜3.0 を適正値とする.とくに弁膜症,塞栓症の既往のある例,高齢者ではワルファリン投与が推奨されている.出血のリスクが高い例や内服のコンプライアンスが悪い例などではアスピリン投与とする.

iv) 基礎疾患の治療: 甲状腺機能亢進症に伴う心房細動は,甲状腺ホルモンの適正化によって 70% は洞調律に復する.

E. めまい・失神の鑑別

全脳虚血による一過性可逆性の意識障害で,筋緊張低下を伴う.受け身をとらずに転倒するので頭頸部外傷が多い.救急患者の 3% 以上で,大部分は vasovagal reflex による.本人および目撃者に発症状況を確認することが,鑑別にもっとも重要である.

1) 発症状況による鑑別点

疼痛・不安・興奮後:vasovagal（vasodepressor）,過換気症候群など.

運動後：肥大型閉塞性心筋症（HOCM），大動脈弁狭窄症（AS），先天性チアノーゼ性心疾患など．
頭頸部運動後：carotid sinus hypersensitivity．
上肢運動後：subclavian steal syndrome．
突然：神経原性，不整脈，起立性低血圧，carotid sinus hypersensitivity など．
前徴を伴ってすぐに：vasovagal，神経原性など．
徐々に：過換気症候群，低血糖など．
動悸が先行：vasovagal syncope，種々の頻脈，徐脈頻脈症候群，心室頻拍など．
臥位で：てんかん，Adams-Stokes syndrome，低血糖，過換気症候群など．
体位変換後：左房粘液腫，血栓塞栓症など．
起立直後：起立性低血圧など．
長時間の立位：vasovagal など．
飲酒直後や急に寒い場所へ移動：血管拡張性など．
飲酒後しばらくして：vasovagal, vasospastic angina など．
排尿後：vasovagal など．
胸痛後：急性心筋梗塞，vasospastic angina など．
失禁・咬舌：てんかん，神経原性など．
意識低下が遷延：てんかん，神経原性など．

2) vasovagal reflex

突然血圧が低下する．立位での発症が多い．睡眠不足や過労，空腹，精神的刺激，痛み，医療刺激で誘発される．動悸，悪心，眼前暗黒感，筋血流増加による体の温かさを前徴として生じうる．経時的に，①交感神経緊張から血圧，心拍数上昇，②その後血圧，心拍数低下が10～20秒起こり失神，③急速に改善，の3段階がある．

3) 起立性低血圧

数分間の安静臥床で血圧，心拍数測定後，起立させ心拍数と血圧を1分おきに10分間測定し，20以上の心拍数上昇と20以上の収縮期血圧低下を認めたら陽性（Schellong テスト）．

4） 心原性失神

AS, HOCM が高度な例に失神を生じる．また，HOCM の 25％に心室頻拍を認め失神の原因となりうる．大きな肺塞栓症でも生じうる．急性心筋梗塞の 5〜12％に失神を生じる．原因としては突然のポンプ不全，不整脈，vasovagal などが考えられる．

不整脈では洞不全症候群，発作性心房細動，発作性上室性頻拍，WPW 症候群，心室頻拍などが失神を起こしうる．高度の徐脈，高度の頻拍では低心拍となり失神を生じうる．また，キニジン，プロカインアミド，ジソピラミド，フレカイニドなどの抗不整脈薬が催不整脈作用を示し失神を生じうる．

F. ペースメーカーの適応と選択

1） 洞不全症候群
a） 適　応
① めまい・失神・息切れなどの症状の存在．
② 5 秒以上の心停止や QTc 延長では無症状でも考慮．
③ 急性または一過性の原因でない（とくに電解質，薬剤をチェック）．

b） 選　択
心房筋の伸展を生じやすく，血栓を生じやすいため VVI モードは避ける．
① AAI か DDI が第 1 選択．
② DDD（房室結節機能低下を伴っている可能性がある場合）．

2） 徐脈頻脈症候群
頻脈に対する抗不整脈薬投与を要する場合，それによる徐脈の増強を避けるためにペースメーカーを挿入する．失神による外傷の予防の目的もある．夜間のみの徐脈の場合は通常ペースメーカーを挿入しない．

3） 完全房室ブロック
a） 適　応
① めまい・失神・息切れなどの症状の存在．
② 無症状でもヒス束以下のブロックで補充調律が心室固有調律で不安定な場合．

b） 選　択
慢性心房細動がなければ VVI は避ける．

① VDD（P波が明らかな場合）．
② DDD（心機能低下例で心房のポンプ作用を期待）．

4） 肥大型閉塞性心筋症

DDDペースメーカーで心室中隔に奇異性運動を起こすことで流出路圧較差改善をもたらす．

G. カテーテルアブレーション，植え込み型除細動器

1） カテーテルアブレーション（カテーテル心筋焼灼術，catheter ablation）

経皮的に心腔内へ挿入した電極カテーテルと対極板間の通電により頻脈性不整脈の原因となる心筋組織を焼灼し不整脈を根治する治療法．

a） 原　理

一般的には高周波を用いてアブレーションを行っている．高周波法は電気メスと同様の原理で，300〜1000 kHzの高周波が流れると電荷の移動と摩擦のため組織が発熱することを利用している．

b） 適　応

WPW症候群で心房細動の際に偽性心室頻拍を起こすもの．房室リエントリー性頻拍（AVRT），房室結節リエントリー性頻拍（AVNRT），通常型心房粗動，心房頻拍，特発性心室頻拍．

c） 成功率

① 副伝導路：90％以上．右側のほうがやや成功率は低い．
② 房室結節リエントリー性頻拍（AVNRT），心房粗動：90％以上．
③ 特発性心室頻拍：80％以上．

2） 植え込み型除細動器（implantable cardioverter defibrillator：ICD）

心臓突然死の原因となる心室細動（venticular fibrillation：VF），心室頻拍（ventricular tachycardia：VT）といった致死性不整脈に対して，近年，植え込み型除細動器（ICD）が臨床応用されている．1980年に米国で第1例目の植え込みに成功し，わが国では1994年から認可され1996年から保険適用となった．

a） ICDの機能

① VFに対する除細動
② VTに対する抗頻拍ペーシング

③ 放電直後の心拍停止に対するバックアップペーシング

1996年より植え込み可能となった第4世代ICDは，1本の心内膜リードのみで本体も小型化（約100g）され，従来のペースメーカーと同様に本体の胸部植え込みが可能となった．

b) ICD植え込み術の適応

1998年のACC/AHAガイドラインで有効性がある（Class Ⅰ）とコンセンサスを得られているもの．

① VF，VTによる心停止の既往例．急性心筋梗塞などの改善しうる一過性の原因によるものは除外．

② 持続性心室頻拍（VT）．

③ EPSでVT，VFが誘発され，薬理学的治療が無効，あるいは不可能な失神例．

④ 冠動脈疾患，陳旧性心筋梗塞，または左室機能低下例に合併する非持続性VTで，EPSで誘発されるVF，持続性VTが抗不整脈薬によって抑えられない例．

c) ICDの治療成績

現在，欧米ではVF蘇生例や血行動態の悪化をきたす持続性VTを対象として抗不整脈薬とICDの多施設無作為試験が行われている．AVID (antiarrhythmic versus implantable defibrillator) trialではICD群において1年後の生存率が38％の改善を認め，MADIT (multicenter automatic defibrillator implantation trial) でも27か月の平均観察期間でICD群において有為に死亡率の低下を認め，突然死予防効果が示されている．

d) 合併症

植え込み術に関連するもの：手術死亡，感染，血栓症，出血，心不全，不整脈など．

誤作動について：リードによって逆にVFを誘発する危険性もある．また，他の頻脈性不整脈に対して不必要に作動する可能性あり．ただし第4世代ICDでは頻脈性心房細動，洞性頻脈はほぼ鑑別できる．心房粗動や上室性頻拍の場合は症例によっては困難なことがある．

2. 呼 吸 器

A. 慢性閉塞性肺疾患 (chronic obstructive pulmonary disease：COPD)

1) 定義と分類

　第一に，慢性肺気腫または慢性気管支炎に弁別できない閉塞性障害を有する例に用いる診断名である．第二に，気管支喘息の症状が長期に及び，閉塞性障害の可逆性が著しく低下した場合も COPD とする．第三に，閉塞性障害を認めるが，肺気腫，慢性気管支炎，喘息の単独または混合型のどれにも合致しない場合に暫定的診断名として用いる．

　肺気腫は終末細気管支より末梢の破壊を伴った異常拡張と定義される形態学的診断名であり，慢性気管支炎は連続する2年間3か月以上喀痰を伴う咳嗽を訴える例であるから，症状から診断する．したがって，後者では閉塞性障害を示さない症例を含む．慢性気管支炎で閉塞性障害を示す場合に COPD に分類される．胸部 X 線で肺野に粒状陰影を示す場合は細気管支炎の存在を示し，副鼻腔炎を伴う場合わが国ではびまん性汎気管支炎が該当するが，COPD には含まれない．

2) 診断に当たっての留意点

　喫煙歴のある者で労作時息切れを訴え，呼気延長，口すぼめ呼吸，呼気時の頸静脈怒張，胸郭の樽状変形，呼吸音減弱（ときに wheeze, early inspiratory crackles の聴取），Hoover 徴候（肋骨下方外縁が吸気時に内側へ移動）といった身体所見，胸部 X 線の肺野の透過性亢進，過膨脹所見（横隔膜の低位平低化，後肋間腔の開大，滴状心）などからその存在を疑ってスパイロメトリーで診断する．喫煙歴がない場合は喘息，びまん性汎気管支炎の可能性を考慮する．しかし，これらの典型的所見を認める例はすでに進行した例である．胸部 X 線も上記のような定型所見を呈さないことが多い．症状出現前に早期に COPD を診断し，禁煙などをすすめる必要がある．健診時のスパイロメトリーの経時変化を追跡し閉塞性障害の出現を予知する，あるいは胸部 CT の低濃度吸収域（low attenuation area：LAA）は気腫性病変の存在を示し，それを健診時などに検出することは早期診断につながる可能性がある．閉塞性障害の確認はスパイロメトリーで行う．一秒率69〜60％を軽度，59〜50％を中等

度，49〜40％を高度，39％以下を重度とする．肺拡散能（DL_{CO}）の低下も早期から認められる．

3） 治療上の留意点とガイドライン

米国胸部学会（ATS），欧州呼吸器学会（ERS）などから診療指針が発表されている．日本呼吸器学会の指針は喘息とCOPDの両者を含み，ATS，ERSと差異も認めるが，いずれでも禁煙がもっとも重要な治療戦略である．ATSガイドラインでは外来での段階的治療法を示している．まず第一に，β_2刺激薬を用い，次のステップ2で抗コリン薬を使用し，これにβ_2刺激薬の併用を試みることも考える．ステップ3ではテオフィリンの使用を追加し，徐放型β_2刺激薬や喀痰溶解薬の使用もよい．ステロイドについてはステップ4でステップ3までの不応例に対して経口でプレドニゾロン 40 mg/日までの投与を試みることを考える．症状および肺機能で（$FEV_{1.0}$ 20 ml以上，％$FEV_{1.0}$の10％以上の増加）改善があれば有効とする．効果がなければ10〜14日後に中止する．有効例では漸減，7.5 mg/日くらいで維持量とする．近年では低いステップで吸入ステロイドを使用することが検討されている．わが国では去痰薬の使用が日常的であるが，欧米ではそれほどではない．

急性増悪時には点滴のステロイド投与，抗生物質，ネブライザー吸入を含む最大の薬物療法をもって対処とする．慢性呼吸不全例には在宅酸素療法の導入を考慮する．近年，肺気腫症例に対する外科治療（肺容量減少手術）も施行されつつある．

補足事項；びまん性汎気管支炎は大量の喀痰，息切れ，進行性の閉塞性障害，胸部X線のびまん性粒状影，過膨脹などCOPD類似の症状を示す．喫煙歴との関連は少なく，80％以上に慢性副鼻腔炎を合併する．東アジア特有の疾患とされる．起炎細菌が *H. inflienzae* から緑膿菌に菌交代すると呼吸不全に進行し，予後不良であった．近年，エリスロマイシン（EM）長期少量投与で60〜80％の有効性が明らかにされ，予後にも著しい改善がみられる．特筆すべきは，本剤が抗菌薬としての効果を示すのではなく，宿主側および細菌側の要因に作用して効果を発現することである．この効果はエリスロマイシンだけではなく，クラリスロマイシン，ロキシスロマイシンなど他の14環系マクロライドにも同様であるが，16環系マクロライドにはその作用がない．

4） 肺 性 心

肺性心とは肺疾患に基づく肺高血圧症に起因した右室拡大，右心不全を呈する病態である．症状は肺疾患の症状（労作時の息切れ，呼吸困難，チアノー

ゼ）に右心不全（腹部膨満感，腹水，下肢浮腫，頸静脈怒張）の症状が加わる．身体所見上，聴診でⅡpの亢進がもっとも高率に認められ，このほか右心性Ⅲ音，Ⅳ音を聴取することもある．三尖弁逆流が生じると収縮期雑音を，肺動脈弁逆流が生じると拡張期雑音を聴取する．胸部X線上の肺動脈陰影の拡大，心陰影の拡大，肺門部血管影増強，心電図で右室肥大（右軸偏位，V_1～V_3でT波陰転，V_1でのR/S>1，V_5でのR/S<1）などが知られるがすべての例に出現するわけではない．心エコーでは右室壁の肥厚および右室腔の拡大を認める．またパルスドップラー法で平均肺動脈圧を推定する方法も報告されている．しかし，これらは肺高血圧が顕著ではないと確実ではなく，肺高血圧の確定診断には右心カテーテル法により肺動脈圧を直接測定することが最良である．慢性肺疾患では 20 mmHg 以上を肺高血圧症が存在すると考える．

治療はまず基礎疾患の治療である．そのうえで肺高血圧と右心不全の治療を行う．肺高血圧が改善されれば右室仕事量の減少，心拍出量の増大，組織酸素運搬量，組織酸素化能の改善が期待される．肺血管拡張薬として $α$ 遮断薬，カルシウム拮抗薬などの使用が検討されたが，十分とはいえない．低酸素血症は肺血管攣縮を惹起し，肺高血圧を助長することから，酸素吸入は血管拡張にはたらき，肺高血圧を軽減する．近年では肺血管拡張薬として PGI_2 の持続静脈注入，吸入や NO ガスの吸入が注目を集めている．

B. 気管支喘息

1) 概　　念

気管支喘息は従来気道攣縮を主体とした機能的側面から定義されてきたが，近年に至り好酸球，Tリンパ球，肥満細胞といった細胞による気道の上皮剥離性炎症として理解されている．また，気道炎症は気道過敏性の原因ともなる．したがって，その治療も気管支拡張薬中心の方法から抗炎症作用を有するステロイド治療に移ってきている．ただし，その投与法に従前と異なりがあり，吸入治療が主体である．

アトピー素因を有する例では，抗原に対するアレルギー性炎症により夜間，早朝に喘鳴を伴う呼吸困難を繰り返す．広範な気流制限がみられるが，その程度は変動し，無治療でも部分的には可逆的である．アレルギー以外の炎症でも同様の状態が誘導される．

喘息の診断に有用な肺機能所見は，① $β_2$ 刺激薬吸入による閉塞性障害の改善，②ピークフローの変動性（20％をこえていれば喘息）である．

2） 治療のガイドライン

慢性の気道炎症であるかぎり，長期的な管理が必要である．客観的に喘息の重症度判定するため毎日定期的にピークフローを測定し，気道の緊張状態の経過を観察することがすすめられる．国内外のガイドラインならびにワークショップレポートにおいてもピークフローは重症度分類に使用されている．日本アレルギー学会による喘息の長期的管理のための薬物治療のガイドライン，重症度別の対応，急性増悪時の管理について表7,8に示す．

吸入療法は全身的副作用が少ない．長期管理には即効性のある β_2 刺激薬の頓用と吸入ステロイド療法の組合わせが第1選択として望ましい．吸入 β_2 刺激薬の使用は最小限にすべきであるが，罹病歴のある者には前徴を自覚する段階で使用するよう指導する．吸入ステロイドは多めの用量で開始する．Step 2 でベクロメタゾン（BDP）400 μg/日，Step 3 では 800 μg/日である．効果不十分な場合は増量するが，BDP の臨床効果は 1600〜2000 μg/日でプラトーに達する．

吸入療法においては吸入量ばかりでなくスペーサーの有無，吸入テクニック，使用前にカニスターを振ったか否かなどの要素にも左右されるため正しい使用法の指導が不可欠である．

吸入療法が不適切と考えられる者では経口薬のテオフィリン製剤が比較的使いやすい．経口 β_2 刺激薬を吸入 β_2 刺激薬やテオフィリン製剤と併用すると動悸などの副作用が出現しやすいため，初回投与においては常用量より少なめにする．抗アレルギー薬の効果は好ましいものではないが，近年登場した抗ロイコトリエン受容体拮抗薬は50％以上の奏効率があるとされる．

急性増悪の治療は通常経口ステロイドを短期間に中等から大量投与する．プレドニゾロン換算で 0.5 kg/mg/日の2週間以内である．多くの場合5日以内に症状の劇的な改善が得られ，中止可能となる．不十分な量のステロイドを（プレドニゾロン換算で 5〜10 mg/日）を長期に継続することは慎むべきである．

C. 間質性肺疾患

1） 間質性肺炎を生じる原因

間質性肺炎では炎症は狭義の間質すなわち肺胞隔壁中の結合組織ばかりではなく肺胞隔壁全体ならびにその周囲にも波及するものである．数日の経過で推移する急性のものから，慢性進行性で最終的には広範な肺の線維化をきたし予

表7 日本アレルギー学会のガイドラインによる気管支喘息の長期管理

Step	臨床症状の特徴	PEF, $FEV_{1.0}$ (参考)	治　療	目　標
Step 1 軽症	喘鳴*・咳* 呼吸困難 週1～2回以内 間欠的で短い 月1～2回以内夜間に症状、ただしその他は無症状	予測値80%< 変動20～30%>	○吸入/経口β_2刺激薬、テオフィリン薬頓用 ○吸入β_2刺激薬または、DSCG吸入：運動前、アレルゲン暴露前に頓用 ○抗アレルギー薬を考慮 ○BDP 200 μg/日、連用を考慮	○ごく軽い症状のみ（理想的にはなし） ○夜間の症状も最小限 ○救急受診なし
Step 2 中等症	週2回以上の発作 日常生活や睡眠が妨げられる 夜間発作が月2回以上	予測値60～80% 変動20～30%>	○吸入ステロイド薬：BDP 200～400 μg/日連用 ○抗アレルギー薬連用 ○吸入/経口β_2刺激薬 および/または 徐放性テオフィリン薬連用 ○吸入β_2刺激薬追加頓用（1日3～4回まで）	○β_2刺激薬吸入は必要時のみ使用 ○行動制限なし ○PEF値変動少なく最良値が吹ける ○副作用なし
Step 3 中等症	慢性的に症状があり β_2刺激薬吸入がほとんど毎日必要	予測値60～80% 変動20～30%	○吸入ステロイド薬：BDP 400～800 (1200**) μg/日# ○抗アレルギー薬連用を考慮 ○吸入/経口β_2刺激薬 および/または 徐放性テオフィリン薬連用 ○吸入抗コリン薬を考慮 ○吸入β_2刺激薬追加頓用（1日3～4回まで）	
Step 4 重症	（治療下でも）しばしば増悪する症状持続 しばしば夜間発作 日常生活制限	予測値60%> 変動>30%	○吸入ステロイド薬：BDP 800～1200 (1600**) μg/日# ○経口ステロイド薬：短期・中～大量投与後、維持量はなるべく少量とし、隔日または毎日1回 ○吸入/経口β_2刺激薬 および徐放性テオフィリン薬連用 ○吸入β_2刺激薬追加頓用（1日3～4回まで）	○症状は最小限 ○日常動作・運動には支障なし ○PEF値の日内変動は20%以内でほぼ正常に近い ○薬の副作用はほとんどない

Step up：現行の治療でコントロールできないときはつぎのステップへ進む（PEF 60%>では経口ステロイド薬大量投与後に行う）.

Step down：治療の成果が得られたら、少なくとも3か月の安定を確認してから治療内容を減らす。以後もコントロール維持に必要な治療を続ける.

* 喘鳴、咳のみの場合は週3回以上でも軽症とする.

**この量まで使用を考慮する.

吸入ステロイド薬高用量使用時にはスペーサーを使用する.

表8 気管支喘息の急性増悪時の管理

治療目標：呼吸困難の消失，体動，睡眠正常，日常生活正常
　　　　　PEFの正常値（予測値70%以上），酸素飽和度>90%*
　　　　　平常服薬，吸入で喘息症状の悪化なし

喘息症状の程度	呼吸困難	動作	治療	自宅治療可，救急外来入院，ICU**
1. 軽度 (PEF 70~80%)*	苦しいが横になれる	ふつうにできる	$β_2$刺激薬吸入，頓用*1 テオフィリン薬頓用	自宅治療可
2. 中等度 (PEF 50~70%)* (PaO_2 60Torr以下)* ($PaCO_2$ 45Torr以下)* (SaO_2 90%以下)*	苦しくて横になれない	かなり困難 かろうじて歩ける	$β_2$刺激薬ネブライザー吸入反復*2 $β_2$刺激薬皮下注（ボスミン®）*3 アミノフィリン点滴*4 ステロイド薬静注考慮*5 酸素考慮*6 抗コリン薬吸入考慮	救急外来 1時間症状改善すれば：帰宅 4時間で反応不十分 2時間で反応なし ｝入院治療 高度喘息症状の治療へ
3. 高度 (PEF 50%以下)* (PaO_2 60Torr以下)* ($PaCO_2$ 45Torr以下)* (SaO_2 90%以下)*	苦しくて動けない	歩行不能 会話困難	$β_2$刺激薬皮下注（ボスミン®）*3 アミノフィリン持続点滴*7 ステロイド薬静注反復*8 酸素*9 $β_2$刺激薬ネブライザー吸入反復*2	救急外来 1時間以内に反応なければ入院治療 悪化すれば重篤症状の治療へ
4. 重篤症状 (大発作の治療に反応しない発作・上記治療でも悪化) エマージェンシー重篤発作 (PEF測定不能) (動脈血ガス前項に同じ)	（状態） チアノーゼ 錯乱 意識障害 失禁 呼吸停止	会話不能 体動不能	上記治療維持 症状，呼吸機能悪化で挿管*10 酸素吸入にもかかわらずPaO_2 50Torr以下および/または$PaCO_2$ 60Torr以上 人工呼吸*10，気管支洗浄 全身麻酔（イソフルラン・セボフルラン・エンフルランなどによる）を考慮	ただちに入院，ICU**

* 測定値を参考とする.
** ICUまたは，気管内挿管，補助呼吸，気管支洗浄など処置ができ，血圧，心電図，オキシメーターによる継続的モニターが可能な病室.
*1 $β_2$刺激薬MDI 2 (~4) パフ，20分おき2回反復可．無効あるいは増悪傾向時$β_2$刺激薬1錠，コリンテオフィリンまたはアミノフィリン200 mg頓用.
*2 $β_2$刺激薬ネブライザー吸入：20~30分おきに反復する．脈拍は130/分以下に保つようモニターする.
*3 ボスミン®（0.1%エピネフリン）：0.1~0.3 ml皮下注射20~30分間隔で反復可．脈拍は130/分以下に止める．虚血性心疾患，緑内障，甲状腺機能亢進症では禁忌，高血圧の存在下では血圧，心電図モニターが必要.
*4 アミノフィリン6 mg/kgと等張補液薬200~250 mlを点滴静注，1/2量を15分間程度，残量を45分間程度で投与し，中毒症状，頭痛，吐き気，動悸，期外収縮の出現で中止．平常テオフィリン服用患者ではキットで血中濃度を測定.
*5 ステロイド依存性患者では，ヒドロコルチゾン100~200 mg，メチルプレドニゾロン20~40 mg静注を考慮.
*6 酸素吸入：鼻カニューレなどで1~2 l/分.
*7 アミノフィリン持続点滴：第1回の点滴（項目*4）に続く持続点滴はアミノフィリン250 mg（1筒）を5~7時間で（およそ0.6~0.8 mg/kg/時）で点滴し，血中テオフィリン濃度が10~20 μg/ml（ただし最大限の薬効を得るには15~20 μg/ml）になるよう血中濃度をモニターし中毒症状の出現で中止.
*8 ステロイド薬静注：ヒドロコルチゾン200~500 mgまたはメチルプレドニゾロン40~125 mg静注し，以後ヒドロコルチゾン100~200 mgまたはメチルプレドニゾロン40~80 mgを必要に応じて4~6時間ごとに静注.
*9 酸素吸入：PaO_2 80 Torr前後を目標とする.
*10 気管内挿管，人工呼吸：重症呼吸不全時の挿管，人工呼吸装置は，ときに危険なので，緊急処置としてやむをえない場合以外は複数の経験ある専門医により行われることが望ましい.

表9 びまん性間質性肺疾患

1. 原因の明らかな疾患
   (1) 職業性, 環境性
      - 無機質：珪肺, ベリリウム肺, タルク肺, アスベスト肺, アルミ肺など
      - 有機物：過敏性肺臓炎
      - ガス, 煙, 蒸気, エロゾール
   (2) 医原性
      - 薬剤性：金属剤, 抗癌薬 (メトトレキサート, ブスルファン, ブレオマイシン), 抗生物質 (ペニシリン), ヒドララジン
      - 放射線
      - 酸素吸入
   (3) 毒物性
   (4) 感染：グラム陰性桿菌, マイコプラズマ, クラミジア, ウイルス (サイトメガロウイルス), ニューモシスチス・カリニ, 真菌
   (5) 肺以外の臓器障害：慢性肺水腫, 慢性尿毒症
   (6) 腫瘍：癌性リンパ管症
2. 原因不明の疾患
   (1) 特発性肺線維症 (IPF)
   (2) 膠原病性間質性肺炎 (RA, PSS, SLE, DM-PM, Sjögren, MCTD, Overlap)
   (3) サイコイドーシス
   (4) 好酸球性肉芽腫症
   (5) Goodpasture 症候群
   (6) 特発性肺ヘモジデローシス
   (7) Wegener 肉芽腫症
   (8) { Lymphomatouid granulomatosis / Immunoblastic lymphadenopathy / Unclassified }
   (9) Churg-Strauss 症候群
   (10) Hypersensitivity angitis
   (11) Overlap vasculitides
   (12) 遺伝性 { Tuberous sclerosis / Neurofibromatosis / Familial pulmonary fibrosis }
   (13) Pulmonary veno-occlusive disease
   (14) Ankylosing spondylitis
   (15) 肺アミロイドーシス
   (16) 慢性好酸球性肺炎
   (17) Lymphangiomyomatosis
   (18) Pulmonary epithelioid hemangioendothelioma (旧称 IVBAT)

後不良なものまである．原因は多彩で，ウイルスなどの感染症，薬剤，放射線被爆，粉塵，さらに癌，膠原病などの全身性疾患の合併症として，あるいは原因不明の特発性間質性肺炎などがある（表9）．

2) 診断のための基本指針

多くは息切れが主体であり，呼吸困難 (Hugh-Jones 分類) の程度とその臨床経過 (急性か亜急性か慢性か, 慢性経過中に急に悪化したか) に注意する．既往歴で膠原病の有無 (関節痛, 日光過敏, 皮膚病変など), 放射線肺炎を除外するための放射線曝露歴, 職歴で粉塵環境での就労の有無 (塵肺症では曝露から何年もたってからも発症しうる), 生活歴では過敏性肺臓炎を除外するための住居環境, 空調, 加湿器の使用歴, ペット (鳩, インコなど) 飼育歴などがたいせつである．また，薬剤性間質性肺炎除外のための服薬歴も確認する必要がある．身体所見では，浅速呼吸，慢性例でばち状指，チアノーゼ，聴診で両側下肺野の捻髪音 (fine crackle) を聴取する．末期には右心不全徴候を合併する．

検査では上記のような原因に対応した成績に注意する必要があり，末梢血液

像，生化学のほか，自己抗体や免疫複合体，吸入抗原に対する沈降抗体（過敏性肺臓炎の診断）など免疫アレルギー検査を要する．リウマチ因子や抗核抗体は特発性間質性肺炎で二次的に陽性になる場合もある．血沈，CRP，血清LDHの上昇は非特異的ではあるが，間質性肺炎の急性増悪，活動性の指標となる．

間質性肺炎の治療反応性は組織所見によって大きく異なるため，患者の状態が許すかぎり気管支鏡検査を行う．気管支肺胞洗浄法（bronchial alveolar lavage：BAL）は肺局所の細胞成分，液性成分の回収，解析を可能にし，各種疾患の診断，病態解明に有用である．BAL液（BAL fluid：BALF）中に病原体が検出可能な感染症，細胞診で診断しうる悪性腫瘍，特徴的な回収物資が得られる肺胞タンパク症，肺胞微石症では確定診断となりうる．また，BALF中の細胞分画，リンパ球サブセットの解析は特異性は乏しいものの補助的診断としては有用である．健常人ではBALF中肺胞マクロファージが大部分で（約90％），リンパ球は約10％，好中球，好酸球は1％以下である．また，喫煙者では総細胞数，マクロファージの比率は増加する．各種疾患におけるBALF細胞比率を表10に示す．リンパ球比率の増加例ではリンパ球サブセットを測定する．CD 4/CD 8比が鑑別診断に有用な場合がある．CD 4/CD 8比は健常人で2〜3で，CD 4/CD 8比上昇ではサルコイドーシスを，CD 4/CD 8比低下では，過敏性肺臓炎，BOOP（bronchiolitis obliterans organizing pneumonia）を疑う．

経気管支肺生検（transbronchial lung biopsy：TBLB）は採取される標本

表10 間質性肺疾患におけるBALF細胞比率

	細胞数	細胞分画（％）				CD 4/CD 8比 (1.6〜2.3)*
		Mφ	Ly	Poly	Eo	
特発性間質性肺炎	↑	→↓	→(↑)	(→)↑	(→)↑	→
膠原病肺						
RA, SLE, Sjögren	↑	↓	↑	→(↑)	→(↑)	(→)↓
PSS, DM, MCTD	↑	→	→(↑)	(→)↑	(→)↑	→(↓)
サルコイドーシス	↑	↓	↑↑	→	→(↑)	↑↑
(夏型)過敏性肺臓炎	↑↑	↓↓	↑↑↑	→	→	↓↓
薬剤性肺臓炎	↑	↓	→↑	→	→↑	↓↓
じん肺						
石綿肺	↑	→	(→)↑	→↑	→↑	↑
珪肺	↑	→	→↑	(→)↑	(→)↑	↓
慢性ベリリウム肺	↑	↓	↑↑	→	→	↑↑
好酸球性肉芽腫症	↑	(→)↑	→	→(↑)	→(↑)	
BOOP	↑	↓	↑↑	(→)↑	→↑	↓

*正常値

が数ミリではあるが，特徴的所見が得られれば診断可能である．悪性腫瘍は腫瘍細胞の存在，感染症（ウイルス，真菌，カリニ原虫，抗酸菌）は病原体の存在により診断できる．過敏性肺臓炎やサルコイドーシスなどは，臨床所見と組み合せで診断しうる．

原因不明のびまん性間質性肺炎は病理所見から，AIP (acute interstitial pneumonia), NSIP (nonspecific IP), UIP (usual IP), BIP (bronchiolitis obliterans and IP), DIP (desquamative IP), などに分類される．BIP は BOOP として1つの独立した疾患としてみなされる．このほか lymphocyte infiltrative lung disease や重金属による giant cell interstitial pneumonia が以前はこの分類中にあった．特発性肺線維症（idiopathic pulmonary fibrosis：IPF）は UIP と考えられる．原因不明のびまん性間質性肺炎の概念があくまで病理に立脚しているため，確定診断には開胸あるいは胸腔鏡下肺生検が必要となることが多く，重篤例では実施困難である．また，膠原病の肺病変でも間質のリンパ球，マクロファージ，形質細胞の炎症性単核球細胞浸潤やびまん性線維化病変，血管炎などがみられるが，同一の膠原病であっても組織像の多様性や病期による差異がある．

3) 治療上の留意点

原因の明確なものでは原疾患の治療が優先される．薬剤性肺炎であれば，原因薬剤を中止するとともに呼吸状態によってはステロイド治療を選択する．好酸球性肺炎や BOOP などでは自然軽快例もあることから，呼吸状態によってステロイド治療を開始する．プレドニゾロン 0.5～1 mg/kg/日で初期治療を開始し，以後漸減療法とする．好酸球性肺炎では陰影が比較的早期に軽快するため1か月以内で中止を考慮してもよい．BOOP では陰影の消失が長引くこともあり，初期量を4週間程度投与して陰影の改善をはかり，以後2週間ごとに徐々に漸減していく．呼吸状態の悪い膠原病や急性間質性肺炎ではステロイドパルス療法から導入治療を開始した後，プレドニゾロン 1 mg/kg/日程度で漸減療法を開始し，以後2～4週間ごとに 10 mg を減量し，30 mg 程度になれば 5 mg ごとに減量していく．パルス療法の反応が不良の場合は週1回のペースでパルス療法を繰り返すことになるが，初回治療で反応不良の場合は予後不良である．また，膠原病肺や背景に膠原病が疑われる間質性肺炎では，この際にシクロホスファミド 50～10 mg/日やアザチオプリン 1 mg/kg/日などの免疫抑制薬の併用を考慮する．IPF の治療に当たっては安定期であれば原則としてステロイド投与は行わない．病状進展期（PaO_2<50 Torr，PaO_2 の急激な低下，胸部X線の陰影の増加と自覚症状の悪化）には酸素療法のほかステロイ

ドパルス療法を行うことがある．経口ステロイド投与はあまり行われなくなった．急性増悪時（1か月以内に自覚症状，胸部X線所見，動脈血ガス所見の急激な悪化）には，酸素療法さらには人工呼吸管理，ステロイドパルス療法を3～7日行う．

D. 呼吸器感染症

1） 市中肺炎

発熱，咳，喀痰など気道感染症状のほか，白血球増加，CRP陽性，血沈亢進の炎症所見，胸部X線上の新しい浸潤影から肺炎を疑う．市中肺炎の起因菌は，細菌性肺炎では主として肺炎球菌，インフルエンザ菌である．非定型性肺炎としてマイコプラズマ，クラミジア，ウイルス，レジオネラ菌によるものも多い．他に黄色ブドウ球菌，肺炎桿菌も考慮に入れる．確定診断は細菌性肺炎では起炎菌の分離同定，非定型肺炎では血清抗体価上昇，寒冷凝集反応，マイコプラズマ，クラミジア，ウイルスの分離である．細菌性肺炎の治療においては，肺炎球菌を中心にインフルエンザ菌，黄色ブドウ球菌を考慮する．

2） 日和見感染症

慢性呼吸器疾患，気管内挿管，気管切開などの気道局所や高齢，糖尿病，悪性腫瘍，ステロイド投与，臓器移植など全身の感染防御能の低下した者では喀痰の訴えや陰影形成が明確でないにもかかわらず，広範な肺炎を伴うことが多い．院内肺炎は全入院患者の0.6％をしめ，全院内感染例の15％である．院内感染患者では感染防御能の低下や濃厚な抗生物質投与歴があり，長期入院に伴い院内環境に多い緑膿菌，耐性グラム陰性桿菌，黄色ブドウ球菌（MSSAおよびMRSA），耐性嫌気性菌が口腔内に常在し，microaspirarionを繰り返すうちに肺炎を起こす．死亡率は20～50％である．よって患者が発生した場合ただちに診断を試み，培養検体を提出した後加療を開始する．速やかな改善を認めない場合には侵襲的検査（気管支鏡，肺生検）の施行も検討する．院内肺炎の患者は全身状態が悪く，生命予後が短いため，強力で広域な抗菌力をもつ抗菌薬の併用療法を行う．

AIDS患者の約半数は初診時に何らかの肺疾患をもつ．肺合併症のほとんどは日和見感染でありカリニ肺炎がもっとも頻度が高い．末梢血CD 4細胞数によって日和見感染の発症時期が決定される．肺感染症はカリニ肺炎のほか肺結核，非定型抗酸菌症，真菌肺炎，サイトメガロウイルス肺炎，細菌性肺炎，非

定型肺炎など多岐にわたる．また，AIDSでは薬剤性肺炎の合併も多い．このため，喀痰検査のほか気管支鏡による気管支肺胞洗浄，肺生検，必要があれば開胸肺生検も考慮する．カリニ肺炎には治療としてST合剤の経口投与が第1選択となる．呼吸不全例ではST合剤の経静脈投与にステロイド薬の併用で肺機能の改善がみられたという報告がある．真菌，細菌，結核菌感染についてはそれぞれの治療を開始する．

3） 肺結核と非定型抗酸菌症
a） わが国における現状と課題

日本は結核罹患率の高い唯一の先進国である．罹患率は人口10万対35.7（1994年），新規発生患者数は毎年45000人でその数は低迷している．しかし，高齢者，30歳以下の結核は増加傾向にあり，東南アジアなどからの外国人結核も社会的問題である．1970年代以降は集団発生の増加もみられる．早期発見と治療に努める必要がある．また，近年では結核の院内感染が問題化しており，予防体制の確立が望まれる．また，1950年代より報告された非定型抗酸菌症は，従来日和見感染の傾向を示していたが，1980年代に入りAIDSの終末期感染症などから注目を集めるようになった．罹患率は人口10万対2.5程度と報告され，MAC（*M. avium* complex）が70〜80％，*M. kansasii* が20〜30％，そのほかが5％程度である．近年，*M. kansasii* が増加している．

b） 診　断

結核菌の培養による．Ziehl-Neelsen染色の陽性は活動性の結核の存在を予想させるが，結核菌以外の抗酸菌やノカルジアでも陽性となることがある．近年は，核酸増幅法が導入され，現在臨床で行われるのはDNA増幅であるアンプリコア法とRNA増幅であるMTD法である．核酸増幅法は感染症か否かの評価ができないこと，また薬剤感受性も評価できないことから，あくまで従来法と比較して評価すべきであるが，迅速性においてはきわめてすぐれている．

c） 化学療法の現状
（1） 肺結核

1996年4月より適用された日本の初回標準治療方法を示す．

ⅰ） 標準治療法

① 初回2か月PZA（ピラジナミド）を加えたINH（イスコチン），RFP（リファンピシン），SM（ストレプトマイシン）またはEB（エタンブトール）4剤併用，その後INH，RFP（EBを加えてもよい）の2〜3剤併用4か月間の合計6か月間．

② INH, RFP, SM, (または EB) 3 剤併用 6 か月間, その後 INH, RFP 2 剤併用 3〜6 か月間の合計 9〜12 か月間.

③ INH, RFP の 2 剤併用 6〜9 か月間.

ⅱ) 適応基準: 喀痰塗抹陽性症例は標準治療法①または②を施行する. 喀痰塗抹陰性, または喀痰塗抹陰性, 培養陽性, 気管支内視鏡塗抹陽性, その他の症例は, 病状により①②③のなかから適切なものを選択する.

抗結核薬と副作用を示す (表11).

表11 抗結核薬剤とおもな副作用

	耐性濃度 (mcg/ml)	用 量	用 法	おもな副作用, 備考
INH	0.1	0.3 g	分 1〜2	末梢神経障害, 肝障害
RFP	50	0.45 g	分 1	肝障害, 血小板減少, 皮疹
SM	20	0.5〜0.75 g	im	アレルギー, 聴覚平衡障害 (不可逆性)
EB	0.25	0.75 g	分 1	視野視力障害 (多くは可逆性)
KM	100	0.5〜0.75 g	im	SM に準じる
TH	25	0.5 g	分 2〜3	胃障害, 肝障害 (劇症化することあり)
EVM	100	1.0 g	im	SM に準じる
PZA		1.2 g	分 1〜2	高尿酸血症, 肝障害
PAS	1	10 g	分 2〜3	胃障害, アレルギー

(2) 非定型抗酸菌症の治療

M. kansasii は肺結核類似の治療でほぼ完治するが, MAC 症は治療が困難である. 完全治癒は期待できないため, 長期の化学療法 (RFP, EB, TH, KM を最低 1 年間継続) また病変が限局している場合には外科手術が確実な治療法である. 海外ではクラリスロマイシンが有効とされるが, わが国ではその使用は認められていない.

薬剤耐性 INH, RFP, 両結核薬に耐性を示すものは, とくに難治性で多剤耐性結核とよばれる. 病院での集団感染事件はこれに該当する. 初回治療例ではいずれか 1 剤に対する耐性率は 5 % であるが, 再発例では著しく高く, INH か RFP に対する耐性率は 15〜20 % である. 耐性菌の発生機序としては不適切な初回治療に端を発することが多い. 再発例では結核治療歴を調査のうえ治療薬剤を決め, 再治療中は月 1 回薬剤感受性試験を行う. 米国では AIDS など免疫不全患者への長期投与が多剤耐性菌を増加させ, さらに非 AIDS 患者への感染が問題視されている.

E. 肺　癌

1) 肺癌診療の現状と予後

肺癌は 1993 年以降わが国の男性においては胃癌を抜き，癌死亡数の第 1 位である．年間死亡者数は男女合わせて約 45000 人であり，今後も増加の一途をたどると予想される．肺癌はその生物学的特性と治療に対する反応性の異なりから小細胞癌と非小細胞癌（扁平上皮癌，腺癌，大細胞癌）に分けて検討される．患者数の 15～20 ％が小細胞癌で，残りの約 80 ％を非小細胞癌でしめる．わが国での男女比は 3:1 であるが，女性では腺癌の割合が高く，扁平上皮癌は比較的男性に多い．年齢別にみると肺癌全体の 5 ％程度をしめる若年肺癌の 60～70 ％は腺癌であるが，年齢の上昇とともに扁平上皮癌が増加する傾向がみられる．

健診時の胸部 X 線上の異常陰影で発見されるような場合は無症状である．しかし，咳，血痰，胸痛，呼吸困難，体重減少などの症状が出現している場合では進展していることが多いため，早期診断が重要である．しかし，胸部 X 線，喀痰細胞診を中心とした肺癌健診は有効性が否定されている．検出感度の高いラセン型 CT を健診に導入することも検討されている．肺野に発生する肺癌は胸部 X 線，CT などの画像診断で局在を確認後，気管支鏡による経気管支肺生検や経皮針生検で細胞，組織学的に確定診断を得なければならない．中枢気管支に発生する肺癌は喀痰細胞診の陽性率が高く，気管支鏡下生検や擦過細胞診で確定診断が得られる．組織型の決定は治療方針決定の重要な要素であり，小細胞癌では，化学療法が中心になるのに対し，非小細胞癌では手術療法が中心となる．手術適応を決定するもう 1 つの要素が TNM 分類である（表12）．T 因子は原発腫瘍の浸潤度，胸膜播種，悪性胸水の有無を規定し，N 因子は所属リンパ節の進展度を判定する．M 因子は対側肺，骨，脳，副腎，腎臓，肝臓などの遠隔転移の有無を規定する．わが国では非小細胞癌ではⅢA 期までを手術適応としてきたが，術前の画像診断で明らかな N 2 症例は切除後の予後が不良であるため，術前の化学療法による治療成績の改善や，保存的加療との比較が検討されている．

肺癌の予後は症例全体での 5 年生存率は 10～30 ％である．外科治療後の病期別 5 年生存率は，非小細胞癌ではⅠ期 65～75 ％，Ⅱ期 30～55 ％，ⅢA 期 15～40 ％，ⅢB 期 0～10 ％，Ⅳ期 0 ％である．小細胞癌では選択された少数例のみが手術適応とされ，Ⅰ期 30～50 ％，Ⅱ期 20～50 ％，ⅢA 期 20～30 ％である．組織型別では扁平上皮癌が腺癌と同じかわずかに予後良好とする報告

表12 TNMの臨床病期分類法および要約

病期分類法			
Occult carcinoma	TX	N 0	M 0
Stage 0	Tis	N 0	M 0
Stage I A	T 1	N 0	M 0
Stage I B	T 2	N 0	M 0
Stage II A	T 1	N 1	M 0
Stage II B	T 2	N 1	M 0
	T 3	N 0	M 0
Stage III A	T 1	N 2	M 0
	T 2	N 2	M 0
	T 3	N 1, N 2	M 0
Stage III B	Any T	N 3	M 0
	T 4	Any N	M 0
Stage IV	Any T	Any N	M 1

要約
TX 細胞診陽性
T 1 腫瘍の主径≦3 cm
T 2 腫瘍の主径>3 cm, 主気管支への進展が気管分岐部から≧2 cm, 臓側胸膜への浸潤, 部分的な無気肺
T 3 胸壁・横隔膜・心臓・縦隔胸膜への浸潤, 主気管支への進展が気管分岐部から<2 cm, 一側全肺の無気肺
T 4 縦隔・心臓・大血管・気管分岐部・気管・食道・椎骨への浸潤, 同一肺葉内の複数の腫瘍結節, 悪性滲出液
N 1 同側気管支周囲, 同側肺門
N 2 同側縦隔, 気管分岐部
N 3 対側縦隔または肺門, 斜角筋前または鎖骨上
M 1 遠隔転移, 複数の肺葉の腫瘍結節

が多く, 大細胞癌はこれよりやや不良で, 小細胞癌がもっとも不良である.

2) 化学療法の基本方針と治療法

a) 非小細胞肺癌

非小細胞肺癌の第1選択は手術であるが, その5年生存率はStage Iでも60〜70％であり, Stage II, III Aになると30％以下と低下する. 近年, 術前化学療法が注目され, 手術療法単独よりも凌駕するものと期待されている. 非小細胞肺癌は, 抗癌薬に対する感受性が低く, 単剤で15％以上の奏効率をもつ薬剤が有効薬剤とみなされ, シスプラチン (CDDP), マイトマイシンC (MMC), ビンデシン (VDS) が使用されてきた. 切除不能限局型 (Stage III Aの一部とIII B) ではCDDPを含む多剤併用化学療法 (CDDP＋VDS, CDDP＋VDS＋MMC) と放射線の併用療法が行われ, 5年生存率は15〜20％である. Stage IVではCDDPを含む多剤併用化学療法あるいはbest supportive care (BSC) が検討されてきた. 1年生存率でBSCが10〜15％であったが, 化学療法群では10％の上乗せ効果を認め, 延命と症状緩和が認められた. ここ数年新規抗癌薬として有効性が示されているものにパリタキセル, ドセタキセル, イリノテカン, ヴィノルビンがあげられ, 奏効率20〜34％と報告されている. わが国においてはイリノテカン, ドセタキセルが市販されており, 現在これらの薬剤とCDDPの併用療法が臨床試験中である.

b) 小細胞肺癌

小細胞肺癌は進行が速く早期から遠隔転移をきたすこと，抗癌薬に対する感受性が高いことから全身化学療法が第1選択となる．臨床期分類は TMN 分類より胸郭内限局型（LD：limited disease）と遠隔転移型（ED：extensive disease）分類を用いるのが一般的である．1983年に発表された小細胞肺癌の state of the art では3年生存率 LD 15～20 %，ED 0 % であった．

現在の標準的併用化学療法は，シスプラチン＋エトポシド（PE療法），シクロホスファミド＋アドリアマイシン＋ビンクリスチン（CAV療法），両者の交替化学療法（CAV/PE療法）などである．治療期間についてはこれまでの臨床試験の結果より4～6コースが適当とされている．小細胞肺癌は放射線感受性が高いことから LD 例には化学療法と胸部放射線療法の併用が検討され，放射線療法併用群で有意に予後良好の結果が得られ，現在 LD 例に対しては PE 療法＋放射線療法の同時併用療法が標準的治療法とされている．

脳は小細胞肺癌が高率に転移する臓器の1つであり，血液脳関門により抗癌薬が到達しにくいことから脳の微小転移の根絶を目的とした予防全脳照射（prophylactic cranial irradiation：PCI）が検討され，現時点では LD で complete response となった症例のみ 24～30 Gy の全脳照射を行うのが通常となっているが，その意義は確立されていない．

F. 睡眠時無呼吸症候群

1) 睡眠の呼吸に対する影響と睡眠時無呼吸症候群の分類

人間の生涯の1/3 は睡眠であるが，睡眠中の異常は日中の行動に影響し，事故につながることがある．睡眠中は呼吸が浅くなるため，慢性呼吸器疾患による呼吸不全例では睡眠中低酸素血症（nocturnal desaturation），高炭酸ガス血症が助長されることが多い．睡眠時無呼吸症候群（sleep apnea syndrome：SAS）は一晩7時間以上の睡眠中に鼻および口での気流が10秒以上停止する状態（無呼吸）が30回以上認められ，そのいくつかが non-REM 期にも出現するものと定義される．臨床的には無呼吸発作，呼吸回数の低下，呼吸機能障害による諸症状を起こすことが特徴で，症候として日中の高度の傾眠，夜間の大きないびき，家人からの睡眠中の呼吸パターンの不整の指摘，夜間に繰り返される目覚め（この間錯乱状態，または失見当識障害），通常の検査から説明困難な肺性心の存在，睡眠時の不整脈などがある．SAS には無呼吸中に胸・腹壁の奇異性換気運動が残存した閉塞型（obstructive sleep apnea：OSA）と

換気運動が完全に消失してしまう中枢型 (central sleep apnea: CSA) とに分類される. また無呼吸のはじめが中枢型で, 後半から閉塞型になる混合型も存在する.

2) sleep study による診断

ポリソムノグラフィー (PSG) を施行する. 脳波, 筋電図, 電気眼位図により睡眠相を, サーミスターにより気流を, レスピトレースまたはマグネットメーターにより胸腹部の換気運動を, パルスオキシメーターにより酸素飽和度を, 心電図により心拍数をチェックする. スクリーニング検査では, より簡便なアプノモニターが使用される. 判定としては apnea index: 無呼吸回数/睡眠時間(時) 5以上 (正常 4 以下) を有意, また酸素飽和度の 4%以上の低下を有意とする.

3) 治療の留意点
a) OSA の治療

もっとも多い原因は上気道の閉塞であり, その病態を引き起こす基礎疾患の治療が優先される. すなわち扁桃肥大であれば, 扁桃摘出術を, 肥満であれば体重減少を, 甲状腺機能低下症や末端肥大症であれば, ホルモン薬を投与する. また仰臥位による気道閉塞を防ぐため側臥位睡眠姿勢を指導する. 基礎疾患の不明な場合には上気道径の拡張を目的とした軟口蓋形成術, 呼吸刺激薬や REM 睡眠の発生抑制を目的とした三環系抗うつ薬の投与, 睡眠前のアルコール・鎮静薬の禁止, 気管経路の短縮のための気管切開術がある. 近年では口腔内装具や経鼻的に陽圧空気を上気道に送気し, 上気道内圧を高めて気道内の虚脱を防ぐ方法すなわち経鼻 CPAP 療法 (nasal continuous positive airway pressure: nasal CPAP) が確実な治療とされている.

b) CSA の治療

CSA の原因疾患としては神経筋疾患 (筋ジストロフィーなど), 脳障害 (血管障害, 腫瘍など), 原発性肺胞低換気症候群, 左心不全があげられる. 基礎疾患の治療が基本であるが, 治療困難な病態が多く, 対症療法が中心となる. CO_2 貯留を伴う CSA では以前は酸素吸入, 呼吸刺激薬 (アセタゾールアミド, プロゲステロン) による治療が主流であったが, 現在では鼻マスクを介した陽圧呼吸法 (nasal intermittent positive pressure ventilation: nIPPV) の夜間睡眠中の使用が覚醒中の $PaCO_2$ の低下に有効とされている. まれではあるが, CO_2 貯留を伴わない CSA で低酸素血症を合併する症例では酸素吸入が適応となる.

G. 慢性呼吸不全と在宅酸素・人工呼吸療法

1） 慢性呼吸不全の定義と在宅酸素療法

呼吸不全の状態が1か月以上持続するものをさす．呼吸不全とは室内気吸入時の動脈血酸素分圧（PaO_2）が60 Torr以下となる呼吸器の機能障害，またはそれに相当する異常状態と規定される．また動脈血炭酸ガス分圧（$PaCO_2$）の程度によりI型呼吸不全（$PaCO_2$が45 Torr以下）とII型呼吸不全（$PaCO_2$が45 Torr以上）に分類されている．

わが国における在宅酸素療法（home oxygen therapy：HOT）は1985年から保険適用となり，患者のQOLの向上に寄与している．在宅酸素療法の適応基準として1998年改訂日本胸部疾患学会より発表されたものを記す．①あらかじめ酸素吸入以外の治療（抗生物質，気管支拡張薬，利尿薬など）が積極的に行われており，少なくとも1か月以上安定期にあり，以下の条件を満たす者，②安静，空気呼吸下のPaO_2が55 Torr以下の者およびPaO_2が55 Torr以上60 Torr以下でも，臨床的に明らかな肺性心，肺高血圧症（平均肺動脈血圧20 mmHg以上），睡眠時または運動負荷時に著しい低酸素症をきたす者であって，医師が在宅酸素療法が必要であると認めた者．

1996年現在，在宅酸素療法施行患者数は約5万人と推定される．基礎疾患としては慢性閉塞性肺疾患39％，肺結核後遺症18％，肺癌12％，間質性肺炎12％である．神経筋疾患の比率は1％未満である．肺結核後遺症は減少，肺癌は増加している．最近，安静時の60 Torr以上であっても運動時や睡眠中に著しい低酸素血症を生じる者に対して間欠的に酸素を投与すると自覚症状が改善し，運動仕事量が増大し，長期生存率が上昇するとの報告がある．今後は現行の基準に加え，呼吸困難感の強い者で，酸素投与によって運動時に自他覚所見が有意に改善する者に対して，たとえ安静時のPaO_2が60 Torr以上であっても積極的に間欠的HOTを導入することが検討されている．予後は基礎疾患による．肺癌は当然予後不良（5年生存率6.6％）で，以下間質性肺炎（21.2％），慢性閉塞性肺疾患（41.7％），肺結核後遺症（52.4％）の順である．

2） 在宅人工呼吸療法の適用

近年，換気不全型慢性呼吸不全（II型呼吸不全）に対する換気補助を在宅で行うことが保険適用となり，在宅人工呼吸療法（home mechanical ventilation：HMV）とよばれる．従来は神経筋疾患（ポリオ後遺症，進行性筋ジス

トロフィー，筋萎縮性側索硬化症，脊髄進行性筋萎縮症，高位脊髄損傷など）の長期在宅療養に適用されてきたが，近年では呼吸器疾患（肺結核後遺症，慢性閉塞性肺疾患，塵肺など），胸郭異常（脊椎側弯症，胸郭成形術後），呼吸中枢調節障害（閉塞型睡眠時無呼吸）にも広く応用されている．呼吸器疾患でのHMV施行症例は肺結核後遺症がもっとも多い．人工呼吸の方法としては，①気切下に在宅用人工呼吸器を装着する方法，②鼻マスク，フェイスマスク，マウスピースを用いて非挿管下で陽圧換気する方法（noninvasive intermittent positive pressure ventilation：NIPPV），③体外式陰圧式人工呼吸器を用いる方法，がある．現在は気切下での従量式人工呼吸器の使用がほとんどであるが，近年はNIPPVの施行例が増加してきている．HMV施行に当たり，適応基準として全国的に確立したものはないが，一般的な適応は，①患者および家族がHMVを希望している，②家庭環境（介護スペース，2人以上の介護人の確保など）が整備されている，③患者の病状（気道の確保，循環動態の安定，重篤な合併症がない）が安定している，④HMVへ移行することにより延命効果およびQOLの向上が期待できる，の4項目のうち少なくとも2項目，禁忌は①循環動態が不安定である，②患者の協力が得られない，③誤飲の危険が高い（分泌物のコントロール不良），④気道が閉塞する可能性がある，⑤鼻咽頭の解剖学的異常（後鼻孔閉鎖症，高度の喉頭軟化症），⑥最近の顔面，食道および胃の手術の既往あるいは頭部顔面の外傷および火傷がある，の6項目のうちいずれかである．

3） 在宅人工呼吸療法における問題点

 非挿管下陽圧換気法（NIPPV）の利点としては，気切によるリスクを避けられ，また断続的な使用により食事や会話も可能となり，美容的にも有用である．ただし，マスク装着時の違和感，気道内の喀痰吸引の不可，胃内への空気の流入，自発呼吸とのミスマッチなどの問題点も認められる．

 1994年に在宅人工呼吸療法（home mechanical ventilation：HMV）が保険適用になり，患者数は増加したが，いまだ在宅に移行できない症例も多い．理由として介護人不足，人工呼吸器の取り扱いの不安，在宅医療支援システムの不備があげられる．しかし，これらの問題点は高齢化社会のなかで在宅医療化を推進する立場をとるならば，改善すべき課題である．

H. 呼吸器疾患に対する外科療法と肺移植

1) volume reduction surgery の適応と予後

重症肺気腫は呼吸困難を主体とする不可逆性疾患であり，わが国では酸素療法を主体に管理されてきた．欧米では肺移植が実施されているが，ドナー不足から肺容量縮小手術（volume reduction surgery：VRS）が注目されている．肺移植は若年肺気腫に限定されるため，今後高齢者への治療では VRS が必然的に重視されてくると予想される．

1991年，Wakabayashi らにより胸腔鏡下に炭酸ガスレーザーを用いた気腫肺部分の焼灼による肺容量減少が重症肺気腫例の劇的な症状改善をもたらしたという報告がなされ，1993年，Cooper らは胸骨正中切開下に高度の気腫化部分を切除して肺気量を20～30％減少させる手術を VRS と発表し，その後さまざまな改良が試行錯誤され，現在に至っている．

VRS の適応基準については各施設での発表はあるものの全国的には確立されていないが，基本的な部分は同じである．適応対象は，重度の閉塞性換気障害と画像上高度の肺気腫で，Hugh-Jones III度以上の呼吸困難を有し，内科的治療においても呼吸困難が改善せず，気腫性変化が不均等で切除対象となる target area が明確である症例である．参考として ATS の公式見解を示す（表13）．

予後に関して Cooper らは術後2年の経過観察で術後1年まで機能改善の維

表13 米国胸部学会（ATS）の VRS に対する公式見解

手術の適応条件	lung volume reduction 手術に必要なスクリーニング
・内科的治療に反応しない終末段階の肺気腫 ・高度の呼吸困難 ・% $FEV_{1.0}$<35％ ・胸部X線写真とボディプレチスモグラフで肺過膨張 ・術前術後の呼吸リハビリテーションが可能 手術の適応外とすべき ・年齢>75歳 ・術前禁煙期間<3～6か月 ・強度の肥満またはるいそう ・重篤な合併疾患や死が間近な疾患の合併 ・高度な肺高血圧症 ・呼吸リハビリテーションができない ・高度な高炭酸ガス血症（$PaCO_2 \geq 50$ mmHg） ・人工呼吸器依存	・肺の評価 ・肺機能検査，6分歩行試験，動脈血ガス分析 ・ボディプレチスモグラフ ・呼吸運動負荷試験 ・胸部X線写真 ・高分解能 CT/ヘリカル CT ・換気/血流シンチグラム ・心機能 ・精神状態，社交性の評価 ・その他（考慮すべきこと） 　ダイナミック MRI 　PET シンチグラム 　睡眠研究 　圧/量測定（換気力学）

持を報告している．Roue らは最長 4 年の経過を検討し，改善の継続期間は 1〜2 年と指摘した．長期予後は今後の検討課題である．

2) 肺移植の適用と予後

　肺移植は欧米では末期肺疾患に対する有効な治療法として，すでに 6000 例以上の報告がある．肺移植適応疾患は閉塞性肺疾患（肺気腫など），拘束性肺疾患（特発性肺線維症など），感染性肺疾患（嚢胞性肺線維症など），肺高血圧疾患（原発性肺高血圧症など）に分類され，余命 1 年以内と考えられる重症患者が肺移植の適応となる．わが国においては 1997 年 10 月に臓器移植法が施行され，肺移植の実施が待たれる状況にある．St. Louis International Lung Transport Registry の肺移植の報告によると肺移植後の 1, 3, 5 年生存率はそれぞれ 71, 57, 46 ％であった．心臓，肝臓などの他臓器の移植に比して，しだいに生存率が低下するところが問題である．移植後 90 日以内の死亡原因は感染症が 29 ％でもっとも高率であり，以前と比較して急性拒絶反応，気管支吻合不全は減少している．移植後 90 日以降の死亡原因では慢性拒絶反応（29 ％），感染症（24 ％）がおもなものであり，慢性拒絶反応は肺移植後の晩期合併症として現在克服されるべき重要な課題である．

3. 上部消化管

A. 上部消化管の不定愁訴

1) どういう診断名が妥当か？ 慢性胃炎かディスペプシアか？

　検査を繰り返し行っても器質的疾患が認められないにもかかわらず，持続的あるいは間欠的に消化性潰瘍様の不定愁訴を訴える機能性疾患である．消化器内科を初診で訪れる患者の25～50％はこの疾患の範疇に入る．心窩部痛，腹部膨満感，食欲不振，悪心，嘔吐，などの上部消化管の不定愁訴が1～3か月以上持続する．頭重感，肩こり，動悸，全身倦怠感，排尿異常など消化器系以外の全身的不定愁訴も訴えることも多い．わが国では一般に胃炎または慢性胃炎という病名がつけられている．あるいは俗に神経性胃炎，胃弱，胃酸過多，自律神経失調症などとよばれる．尿中アミラーゼの軽度の高値を伴うと，慢性膵炎という誤った診断を下されて，不要な食事制限を行っている患者も見受けられる．

　同様な症状を訴える疾患に対して，欧米ではディスペプシアすなわちnon-ulcer dyspepsia（NUD）またはfunctional dyspepsiaという病名をつけている．ディスペプシアの亜型として，①空腹時の心窩部痛を主として訴える潰瘍型ディスペプシア（ulcer-like dyspepsia），②腹部膨満を主として訴える運動不全型ディスペプシア（dysmotility-like dyspepsia），③胸やけを主として訴える逆流型ディスペプシア（reflux-like dyspepsia），がある．逆流型ディスペプシアは，最近では胃食道逆流症（gastro-esophageal reflux disease：GERD）とよばれている．症候をベースとしている分類であるため，各病型に重複が生じる．また，患者のなかにはときを経て症状が逆流型から潰瘍型ディスペプシアへさらには運動不全型ディスペプシアへと症状が回遊する例も見受けられる．

　以上のように，不定愁訴を訴える1人の患者に対し，慢性胃炎，ディスペプシアまたは胃食道逆流症と異なる病名がつけられる．医師の疾患に対する考え方により病名が異なるのは問題である．胃の酸度の高い欧米人は上腹部の不定愁訴のなかで胸やけを訴えることが多く，胃食道逆流症という病名が下される頻度が高い．わが国では，胃のもたれ，むかつき，膨満感など運動不全型ディスペプシアの範疇に入る患者が多く，その大多数は慢性胃炎という診断名が下

されている。本稿では疾患概念が症候をベースとしていることを重視し、本症を、(1)潰瘍型ディスペプシア、(2)運動不全型ディスペプシア、に分類して論じる。(3)胃食道逆流症（逆流型ディスペプシア）については次項で述べる。

2） 診断の進め方と治療方針

症状は数年持続するものが多く、20％の患者は若年に発症し生涯にわたり症状が持続する。主治医は薬物による症状の一過性の寛解を治療の目標とすべきではなく、長期的な視野から治療方針を検討すべきである。自覚症状に対する患者自身の解釈、医師側の病態生理に対する認識と治療方針を互いに理解し、患者が診断と治療に参加するようにする。外来を担当する内科医は主治医として継続的、包括的に患者をフォローすべきである。持続する自覚症状の原因が不明であることに懸念を抱く患者に対して、定期的に病状の再評価を行い、安心感が得られるように説明を繰り返す。

a） 検査、治療の個別化
　　―検査してから投薬するか、投薬してから検査するか

一人一人の患者の年齢、病歴に応じ、治療方針を個別化する。初診医がまず考えることは、癌、消化性潰瘍などの器質的疾患の可能性がどのくらいあるかであろう。症状の継続期間と過去の検査歴、治療歴が参考になる。本症の患者は年齢の若い割に、過剰な受診歴、検査歴を有していることが多い。20歳の患者が過去1年以内に、標準以上の検査精度を有する施設で精密検査（上部消化管造影検査、内視鏡検査、超音波検査）が行われていることがわかれば、検査を繰り返す必要はない。ディスペプシアの除外診断の症候は急性発症の激しい腹痛、就眠を妨げるような腹痛、吐血、タール便、体重減少、発熱である。50歳以上の患者がこのような症状を訴える場合は検査を優先し器質的疾患を除外する必要がある。初診時の検査で必要なものは検便（潜血反応、寄生虫）、検尿、末梢血、赤沈である。除外診断を目的として過剰な検査を行ってはならない。各症状に応じた治療をまず開始し、治療に対する反応を観察してから、あらためて精密検査計画を患者に示し、必要性を納得させてから検査を開始する。

b） 検査所見ではなく、患者の自覚症状に基づいた治療戦略（symptom-based criteria）

除外診断としてではなく、診断基準から積極的にディスペプシアとその病型を診断する（表14）。次に、患者が何を心配し、何を求めて医療機関を受診したかを把握する。腹痛の起こり方、食事・排便と腹痛との因果関係を十分に聞く。患者の疾患に対する理解度と関心度を把握する。症状の新たな増悪因子

表 14 ディスペプシアに対する診断基準

潰瘍型ディスペプシア
 下記の 3 項目以上(ただし上腹部痛が主訴であること)
 1. 腹痛が心窩部に限局する(1〜2 横指程度の狭い範囲に限局する)
 2. 腹痛が食事摂取により軽快する
 3. 腹痛が制酸薬または H_2 受容体拮抗薬の投与により軽快する
 4. 腹痛が食前あるいは空腹時に出現する
 5. 時々腹痛のため覚醒する
 6. 増悪寛解を繰り返す腹痛(数週から数か月の増悪期間と 2 週間以上の寛解期)
運動不全型ディスペプシア
 腹痛が主訴ではない.上腹部不快感が必発で慢性的に持続し下記の 3 項目以上を認める
 1. 少量の食事摂取で満腹感を訴える
 2. 食後の膨満感
 3. 嘔気
 4. むかつきと嘔吐を繰り返す
 5. 他覚的な腹部膨隆を認めないが上腹部膨満感を訴える
 6. 食事摂取後に上腹部不快感が増悪する

(食事の変化,他院での薬の変更・副作用の危惧,家族の不幸,仕事上のストレスなど)を聞き出す.

c) 薬剤による副作用の可能性

常用薬を尋ねて,抗コリン薬,抗 Parkinson 薬,抗うつ薬,抗不整脈薬,テオフィリン,カルシウム拮抗薬,抗ヒスタミン薬などによる消化管運動の低下,下剤の乱用などの副作用による消化器症状を除外する.

d) 病型と重症度の把握

重症度と病型を見極めて治療方針を立てる.「腹痛の訴えが主体な中等症の潰瘍型ディスペプシア」というように患者の重症度,病型を分類し,治療方針を決める.症状の強さや特徴,食習慣・消化管生理運動と症状発現との関連,心理社会学的背景,機能障害の有無などにより重症度を分類する.

軽症例では,消化器症状が軽度で,脱力感などの全身症状を伴わず,受診の動機(癌恐怖症,検診結果の不安,過労など)が明確である.軽症例では病態の説明と器質的疾患の否定,および食習慣,ライフスタイルの改善指導により症状をコントロールできる.薬物療法は不要である.

中等症では,日常生活,社会生活に何らかの制限が間欠的にみられる.訴えが消化管生理機能と連動するような症例では,症状が発現する機序の説明と患者の学習,適切な薬物治療により症状の改善が期待できる.画像検査結果が正常であるにもかかわらず,なぜお腹が痛むのか,なぜお腹が張るのかなどを消化管の病態生理学の面から患者にわかりやすく説明する.胸やけ,腹痛,腹部膨満など主たる症状に応じた薬物療法を併用する.

重症例では，消化器症状が長期的に持続し，自分の症状に対し頑迷かつ非現実的な解釈に固執している．このような症例に対し，腹部に関するルーチン検査を検診のごとく画一的に行い，「検査の結果，器質的疾患はありません」と一方的に告げて診療を終了してはならない．大多数の患者は自分の症状の原因となる疾患が存在すると信じ込んでおり，検査で陽性所見が得られなければ医師に不信感を抱く．慢性胃炎，慢性膵炎，自律神経失調症など根拠のない曖昧な病名を告げてはならない．重症例では，主治医と患者の両者で治療目標を設定すべきである．症状が100％消失することを目標とすべきではない．再度の評価，再度の説明，機能性胃腸疾患であることの確認を繰り返して行い，主治医-患者の信頼関係を時間をかけて築いていく．

e) 薬物療法

わが国では上部消化管の不定愁訴を訴える患者が受診すると積極的に上部消化管の造影検査と内視鏡検査を行う施設が多い．検査のレポートには胃炎，胃びらんなどという診断が記される頻度が高い．この診断名に基づいて，H_2受容体拮抗薬や胃粘膜防御因子製剤を漫然と投与することは愚かなことである．わが国の成人の70％以上は *H. pylori* 陽性であり，したがって検査を受けた大多数の内視鏡所見上，あるいは病理所見上，胃炎，胃びらんが認められる．しかし，これは臨床症状をまったく反映していない．

主たる症状に応じて最初に投与する薬を決める（表15）．重症度が中等度の患者に対する第1選択は主として末梢性に消化管運動，分泌に作用する薬剤である．患者に薬理作用，期待される薬効，効果発現までの時間を説明する．数日服用して効果がなくても2週間続けて服用すること，頓用で用いてはならないことをすすめる．原則として単剤を用い，2週間投与した後再診し，薬剤の有効性を患者に問う．2週間後無効と判断された場合は，同じく末梢性に消化管に作用する別の薬剤をさらに2週間投与する．これでも効果がみられない症例には，マイナートランキライザーやスルピリド，四環系抗うつ薬のような中枢性に消化器症状に作用する薬剤を投与する．

消化管生理機能と関連しないような症状を訴える重症例の多くは制酸薬，H_2受容体拮抗薬，抗コリン薬，マイナートランキライザーなどの服用歴があ

表15 病型別にみた第1選択の薬剤の選択

潰瘍型ディスペプシア
　H_2受容体拮抗薬，オキセサゼイン 15〜30 mg，スルピリド 150 mg
運動不全型ディスペプシア
　シサプリド 7.5〜10 mg，メトクロプラミド 15〜30 mg，塩酸イトプリド 150 mg，
　クエン酸モサプリド 15 mg

る．これらの効果を聞いたうえで投与する薬剤を選択する．最初から，中枢性に作用する薬剤を投与してもよい．

f） 精神科との連携

たいせつなことは内科医が外来主治医としての役割を継続し，引き続き内科でも診療を続けることを，患者に明言することである．全面的に精神科医に治療を委譲してはならない．多くの患者は精神科への受診をすすめると，主治医に見捨てられ，自身が心配している内科疾患の存在の可能性に対する追究を放棄されたと感じる．

精神科依頼を考慮すべきは，①性格異常，うつ病，精神分裂病，パニック障害などを合併していると考えられる症例，②成長期の不幸なエピソード，家庭内の深刻なトラブルなどによる精神的外傷を被っている症例，③頻回の外来受診，欠勤など社会生活，家庭生活に支障をきたしている症例，④消化器症状が消化管生理機能との因果関係がなく，病因について不合理な解釈に固執し，再三の内科医の説明に対して受容拒否するような重症ディスペプシア，⑤マイナートランキライザー，四環系抗うつ薬，スルピリドなどが無効でメージャートランキライザーや三環系抗うつ薬の投与が必要と考えられる症例，⑥頑固な不眠があり，単剤の睡眠薬ではコントロールできず，複数，大量の睡眠薬投与が必要な症例．

B. 逆流性食道炎，逆流症

a） 逆流性食道炎・逆流症とは

酸性の胃液あるいは十二指腸内容（胃切除術後の場合）が食道に逆流することによって生じる．胸やけ，嚥下困難感，胸痛を訴える．咽頭の違和感，げっぷ，夜間の慢性咳嗽を訴えることもある．下部食道括約筋（lower esophageal sphincter：LES）の機能不全が逆流の原因である．必ずしも食道裂孔ヘルニアを伴わない．逆流が起こっても食道炎が発生するとは限らない．内視鏡的に食道炎が認められても，胸やけなどの症状を訴えない者も多数存在する．反対に，内視鏡的に食道炎の所見が認められなくても症状を訴える患者も多数認められ，胃食道逆流症（gastro-esophageal reflux disease：GERD）とよばれる．

Barrett食道を合併している場合は食道癌発生のリスクがあり，定期的な内視鏡検査が必要である．55歳以上の患者で，治療をしても嚥下困難が進行し，固形物の摂取が困難になるような例は食道癌を疑い，投薬を変える前に，内視

鏡検査を施行すべきである．他に鑑別すべき疾患として，強皮症に起因する食道蠕動の低下による嚥下障害と狭心症による胸痛があげられる．ニトログリセリンの舌下が逆流症による胸痛に有効なこともあり，鑑別には注意を要する．

b) 治療法をどうするか

症状を訴える患者が治療の対象となる．

i) 体質と生活習慣の改善により逆流を減らし，食道の炎症を緩和する：①肥満，慢性の咳嗽などを改善して腹圧を減らす．腹圧のかかるような衣服を改める．②就寝後に症状が出現する患者には，上体が高くなるようマットレスを工夫して，就寝する．③食後2時間以上してから就寝する．④禁煙と節酒．

ii) 薬物療法：胸やけを主として訴える患者には酸分泌抑制薬が有効である．作用の弱い制酸薬，たとえば水酸化アルミゲル・水酸マグネシウム（マーロックス®）から投与を開始する．作用持続時間が短いので患者の症状が起こる時間帯に応じて投与方法を変える．症状の起こる前の時間帯，すなわち食後あるいは就寝前に投与する．症状の起きているときオキセサゼイン5mgを頓用するのも有効である．症状の程度，持続によってより酸分泌作用の強い，H_2受容体拮抗薬さらにプロトンポンプ阻害薬へと step up していく方法が一般的である．症例によっては逆にもっとも強力かつ有効なプロトンポンプ阻害薬から投与を開始し，診断的治療を行ってからH_2受容体拮抗薬さらに制酸薬へと step down する方法もある．

メトクロプラミド，シサプリドは LES の圧を上昇させ，胃の排出能を高めて胃内容の逆流を減らすので，酸分泌抑制薬と併用して用いられる．

C. 急性胃粘膜病変

1) 病態と診断

急性胃炎，急性潰瘍と診断される病変である．慢性・再発性の消化性潰瘍の原因として *Helicobacter pylori* 菌（*H. pylori*）の意義が明らかにされた現在，急性胃粘膜病変は慢性・再発性潰瘍とは別の病態であり，急性のストレス性の病変で，胃粘膜防御機構が破綻した病態として治療に臨んだほうが合理的である．外来の初診で，急性胃炎と診断される患者の多くはディスペプシアか，あるいは急性腹症の見逃しであることが多く，一般に考えられているほど急性胃粘膜病変の発症頻度は高くない．発症に先立ち明らかな誘因が必ず存在し，胃部症状が突発していることが特徴である．本疾患を疑ったら即日あるいは翌日に胃内視鏡検査を行い診断を確定すべきである．誘因として急性の精神的スト

レス，身体的ストレス（外傷，脳血管障害，重度熱傷，重症感染症，低酸素血症），消炎鎮痛薬の服用などがあげられる．激しい心窩部痛，悪心，嘔吐，吐下血で突然発症する．内視鏡で観察すると胃粘膜の著明な浮腫，発赤，多発性びらん，不整形あるいは地図状の潰瘍など独特の形態を呈する．内視鏡検査の偶発症である *H. pylori* 感染も同様な症状が検査後数日で発現する．

2） 治療のポイント

初診で急性胃粘膜病変を疑ったら，オキセサゼイン，マーロックス® など即効性のある制酸薬を頓用させ，効果をみる．臭化ブチルスコポラミン（ブスコパン®）の効果は不定である．防御因子系の粘膜保護薬を初期投与する意味はまったくない．ペンタゾシンの筋注は無効であり，インドメタシン坐薬の投与は逆効果となる．内視鏡検査で診断が確定したら，H_2受容体拮抗薬を2週間服用させる．プロトンポンプ阻害薬を投与すれば1〜2日で症状は消失する．誘因が除去されていれば維持療法は不要である．誘因が持続していればH_2受容体拮抗薬を常用量の半量，継続投与する．

D. 消化性潰瘍

1） 発症機序

急性胃炎と *H. pylori* との因果関係は概ね明らかとなっているが，消化性潰瘍の発生機序はいまだ不明である．*H. pylori* が胃粘膜に感染すると多核白血球の浸潤を主体とする急性胃炎が惹起される．また胃炎の存在する病変部から *H. pylori* が検出される．消炎鎮痛薬（NSAID）が原因となる潰瘍患者を除けば，胃潰瘍の患者の80％以上，十二指腸潰瘍の95％以上に *H. pylori* の感染が証明される．しかし一方，わが国では成人の75％がすでに *H. pylori* 保菌者であり，その大部分は消化性潰瘍を発症せず，ごく一部のみが発症する．この矛盾を解く要因として宿主側の因子（酸分泌，防御因子，喫煙，ストレス），*H. pylori* の菌株の相違などがあげられているが，いまだに十分納得できる説明はなされていない．しかしすでに諸外国で多数の臨床試験が行われ，十二指腸潰瘍では，*H. pylori* の除菌を行うと1年間の再発率が15％以下と，対照群の60〜100％に比較して有意に低い．また，長期の追跡調査で *H. pylori* 感染者のほうが非感染者より有意に多く十二指腸潰瘍を発症することが明らかとなった．さらに，酸分泌抑制薬を使用せずに，抗菌薬のみで胃潰瘍の治癒がみられた．また，抗菌薬の投与により，潰瘍の治癒が促進され，潰瘍の背景にある

粘膜の炎症所見も改善することが明らかとなった．これらの臨床知見から消化性潰瘍に対する *H. pylori* の除菌療法が正当化された．*H. pylori* の除菌により消化性潰瘍の再発防止のみならず治癒促進さえ期待されている．

2) *H. pylori* の存在診断と治療

治療を前提としている患者のみに *H. pylori* の診断を行うべきである．

活動性の胃潰瘍，十二指腸潰瘍例だけでなく，瘢痕を有する例，潰瘍の既往がある例で除菌を含めて治療を予定する例はすべて *H. pylori* 検索の適応となる．除菌開始前と終了後4～6週間後に，菌の有無を確認する必要がある．現時点では，培養，組織鏡検，ラピッドウレアーゼ法が診断のゴールドスタンダードである（表16）．上記の3つの方法はいずれも，内視鏡による胃粘膜の生検を必要とし，侵襲的検査に当たる．また，*H. pylori* は斑状に分布し，腸上皮化生に陥った粘膜には認められないことから，生検時のサンプリングエラーによる偽陰性が発生する危険がある．このため生検は，前庭部と胃体部大彎から2個ずつ採取するよう推奨されている．その他，非侵襲的検査として血清抗体，^{13}C 尿素呼気試験がある．いずれもまだ保険適用外だが血清抗体は *H. pylori* 感染の有無のスクリーニングとして，^{13}C 尿素呼気試験は除菌判定として有用である．

表16 *H. pylori* 検査法

検査の種類	検査の目的・有用性	感受性	特異性
侵襲的検査法（生検組織）			
ラピッドウレアーゼテスト	迅速な診断	86～98%	95%
培養	薬剤感受性，菌株の同定	90%	100%
組織学検査	胃炎の程度の診断	97%	97%
PCR			
非侵襲的検査法			
^{13}C 尿素呼気試験	除菌の判定	90～98%	95%
血清抗体	スクリーニング	84～98%	85～92%

H. pylori は全身的，局所的に免疫反応を引き起こすが，それによって菌が排除されることはなく，いったん感染すると生涯感染が持続する．したがって，*H. pylori* に対する治療の原則は，薬剤のみの作用により菌の eradication（根絶）すなわち除菌をはかることである．

a) 除菌治療の適応

1994年，NIHは「*H. pylori* 陽性の消化性潰瘍患者は初発，再発を問わず，酸分泌抑制薬に抗菌薬を併用して治療すべきである」という勧告を出した．現在のわが国においては除菌の適応はまだ検討中であり保険適用が待たれてい

る．再発を繰り返す潰瘍例や，出血の既往のある潰瘍例は除菌治療の絶対的適応例と考えられる．

b) 除菌療法の実際

感受性にすぐれた薬剤も単剤投与では除菌は不可能である．種々の薬剤の組み合わせが報告されているが，高率の除菌（90％以上），副作用が少ないこと，服薬のコンプライアンスが高いこと，薬剤耐性が少ないこと，短期投与で有効であること，安価であることなどが理想的プロトコールである．現在期待されているのは，プロトンポンプ阻害薬と抗菌薬2種の組み合わせである．オメプラゾール 40 mg，あるいはランソプラゾール 60 mg に加え，アモキシシリン 1.5～2.0 g，クラリスロマイシン 400～800 mg，メトロニダゾール 500～1000 mg のうち2者を1～2週間投与する．副作用は発疹，下痢，異味症，肝機能障害などがある．

c) 除菌治療後の方針

潰瘍が治癒するまで薬物投与を続けることが原則である．わが国では抗生物質の併用投与に引き続き，胃潰瘍では計8週間，十二指腸潰瘍では計6週間，プロトンポンプ阻害薬の投与を行うのが一般的である．抗生物質投与終了後のプロトンポンプ阻害薬の継続投与の必要性についても今後，議論されるべきであろう．潰瘍瘢痕例に除菌を行う場合はプロトンポンプ阻害薬の継続投与は不要である．プロトンポンプ阻害薬投与終了後，さらに4～8週後に $H.\ pylori$ の有無を検査するわけであるが，この間，H_2 受容体拮抗薬を投与すべきか，投薬なしとすべきかは議論のあるところである．潰瘍治療は $H.\ pylori$ の除菌が確認されるまで継続される必要があるというのが原則ではある．プロトンポンプ阻害薬投与終了時点で内視鏡検査を行い，潰瘍の治癒の確認と $H.\ pylori$ の有無を確認しておけば，H_2 受容体拮抗薬の適応は容易に定まる．すなわち，潰瘍が治癒していない場合は常用量の H_2 受容体拮抗薬の投与を開始し，潰瘍は治癒しているが $H.\ pylori$ が陽性であれば常用量の半量の H_2 受容体拮抗薬を投与すべきである．しかし，一方では内視鏡検査は患者の負担であり，プロトンポンプ阻害薬の6～8週投与で潰瘍の 95％ が治癒し，除菌治療で 90％ が除菌に成功するということが明らかになった現在，少ない確率の非治癒例や，除菌失敗例を念頭に余計な検査，治療をすべきではないという考え方もまた妥当である．この考え方に立てば，除菌治療のクール終了後は除菌の判定まで投薬なしとし，潰瘍再発を疑わせるような症状の再発があったときのみに内視鏡検査と H_2 受容体拮抗薬の投与を行えばよい．

除菌失敗例では，常用量の半量の H_2 受容体拮抗薬の維持投与を開始する．患者の同意が得られれば，抗生物質の組み合わせを変えて再度，除菌治療を試

みる．再除菌前に，*H. pylori* の培養と抗生物質の感受性テストを行うべきであろう．

除菌成功後の投薬は一般に不要である．しかし，ショックに陥るような出血を合併した潰瘍例や冠動脈疾患があり，NSAID を長期服用する例などは，H_2 受容体拮抗薬の継続投与の必要性も考慮すべきで，リスクの程度を評価してケースバイケースでなされるべきである．

3） *H. pylori* 陰性潰瘍の治療

H. pylori 除菌療法が導入される以前にスタンダードであった消化性潰瘍の治療を行えばよい．H_2 受容体拮抗薬，ムスカリン受容体拮抗薬あるいはプロトンポンプ阻害薬の単独投与が第1選択となる．プロトンポンプ阻害薬は H_2 受容体拮抗薬に比べ制酸作用は非常に強く，基礎分泌も抑制される．腎不全の患者では GFR に応じて H_2 受容体拮抗薬を減量する必要がある．ことに高齢者ではまれではあるが副作用として精神症状が出現する．ムスカリン受容体拮抗薬とプロトンポンプ阻害薬は腎不全患者でも常用量投与できる．ムスカリン受容体拮抗薬の副作用として口渇と便秘がある．プロトンポンプ阻害薬は投与期間に制限があり維持療法として使用できない．

投薬開始後胃潰瘍では8週後，十二指腸潰瘍では6週後に内視鏡検査を行い治癒を確認する．内視鏡検査で S_2 ステージに瘢痕化するまで治療を続ける．治療開始後12週以内に95％の潰瘍が治癒する．再発例や出血の既往のある潰瘍例に対しては維持療法を行う．H_2 受容体拮抗薬あるいはムスカリン受容体拮抗薬を初期投与量の半量投与する．治療開始後12週以内に治癒しない潰瘍は難治性の範疇に入る．難治性潰瘍例に対しては治癒が遅延する原因を再評価する．内視鏡検査で生検を行い胃癌の可能性がないか再検討すべきである．多くの難治性潰瘍は，慢性腎不全，低栄養，進行癌など基礎疾患が重篤で，これらが改善されないと潰瘍は治癒しないため，H_2 受容体拮抗薬の長期投与を余儀なくされる．

4） NSAID 潰瘍の予防と治療

NSAID を長期連用している患者の消化性潰瘍発生頻度は，非服用群の3〜10倍高いとされる．長期連用患者に内視鏡検査を行うと20〜30％に潰瘍が認められるという報告もある．十二指腸潰瘍より胃潰瘍が多い．整形外科では NSAID を投与される例が多く，ことに高齢者では消化性潰瘍を高率に合併する．また狭心症，心筋梗塞，脳梗塞の再発予防などにアスピリンが投与される例が増えている．酸分泌抑制薬の画期的進歩にもかかわらず，入院を要する潰

瘍患者が減らないのは，NSAID の投与患者が増加しているからである．

潰瘍発生は NSAID の服薬量に依存する．1日10 mg のアスピリンは血小板トロンボキサン B_2 の生合成を抑えプロスタグランジン E_2 の産生を著しく減少させる．1日30 mg 程度の少量のアスピリンでも投与初期には胃のびらんを生じうる．しかし投与を継続していくと，びらんは自然治癒する．潰瘍の予防のためにはできるだけ少量のアスピリンを投与すべきである．プロスタグランジン製剤の投与も潰瘍の予防に有効である．ミソプロストール 800 μg/日（分4）を併用投与する．しかし分4のためコンプライアンスが悪く，下痢，腹痛などの副作用もある．常用量の H_2 受容体拮抗薬の投与は NSAID 潰瘍の予防に無効である．しかし，ファモチジンを常用量の倍量，80 mg 分2服用させると NSAID 潰瘍の予防に有効であるとされる．

NSAID 投与により潰瘍を合併した例では，NSAID を中止すれば短期間で治癒させることができる．薬物療法は急性胃粘膜病変の治療に準じる．しかし合併する血管病変などのリスクが高いときは NSAID を続行しつつ潰瘍の治療を行う必要がある．プロトンポンプ阻害薬であるオメプラゾール 20 mg/日 8週間投与により NSAID を継続しながら潰瘍を治癒させることが可能である．ミソプロストール 800 μg/日投与も有効である．両者の6か月間の長期投与により，潰瘍の既往のある例でも NSAID 潰瘍の再発を予防できると報告されている．しかし，わが国ではプロトンポンプ阻害薬の長期投与は保険適用ではない．巨大潰瘍の場合は NSAID を継続しつつ潰瘍を治癒させることは困難である．直径3 cm 以上の潰瘍を合併する例では治癒するまで NSAID を一時中止とすべきであろう．

NSAID と *H. pylori* は独立した粘膜傷害因子と考えられている．NSAID 投与開始前に除菌すれば NSAID 潰瘍を予防できるかどうかは，臨床試験で検討中である．

5) 幽門狭窄の治療

幽門狭窄の多くは，既往の瘢痕狭窄に活動性潰瘍の浮腫が加わり，通過障害を起こす．浮腫が消退すればほとんどの例で通過障害は改善し，手術となる例は最近ではほとんどみられない．治療のポイントは胃管を3日から1週間留置し，胃内容を持続吸引することである．胃壁を伸展したままにしておくと酸分泌が刺激され，酸分泌抑制薬を投与したのみでは潰瘍は治癒しない．全身管理として代謝性アルカローシスの補正を行う．禁食が1週間以上に及ぶ例では中心静脈栄養を行う．

E. 上部消化管出血

1） 出血原因と初期管理

診断は頻度の多い順に考える．上部消化管出血では胃・十二指腸潰瘍からの出血が50％以上をしめる．これにつぐ疾患として食道・胃静脈瘤，胃癌，Mallory-Weiss症候群，急性胃粘膜病変があげられる．問診，危険因子，身体所見から，出血の原因を予測することは容易である．

急性の顕性出血があれば入院の適用がある．明らかなタール便があれば500 ml以上の出血があったと判断し入院させたほうが安全である．内視鏡が施行できれば，さらに入院適応の決定が容易である．露出血管の認められる潰瘍とフィブリン血栓の認められる静脈瘤は入院の絶対的適応であり，検査に続いて内視鏡的止血術を施行すべきである．一方，Mallory-Weiss症候群や急性胃粘膜病変は露出血管と活動性出血が認められなければ外来で経過観察可能である．H_2受容体拮抗薬かプロトンポンプ阻害薬を投与して，liquid dietを摂取するように指示する．1～2日後に外来で内視鏡を再検し，止血と治癒傾向を確認する．

消化管出血の治療の根本は出血性ショックの治療と予防である．まず全身状態の把握と管理が優先する．出血部位の検索はその次に行う．

i） 輸血をすべきか否かをまず考える．バイタルサインと問診から以下の点を検討し判断する： ①治療の対象となるような顕性出血が本当にあったか？ ②急性出血か慢性出血か？ ③ショックあるいはショックに近い状態であるか？ ④出血は続いているか？ ⑤再出血の可能性は高いか？

急性出血でショックあるいはショックに近い状態にあれば緊急に輸血すべきである．問診で起立性低血圧を疑わせるエピソードがあればショックに近い状態と判断すべきである．急性出血で出血が続いていれば輸血すべきである．再出血の可能性があれば輸血を準備すべきである．内視鏡的治療が成功し，再出血の可能性が低ければ輸血を準備する必要はない．合併症のない若年者で，止血処置が成功していれば輸血の必要はない．予防的に少量の輸血を行うことは無意味である．反対に，循環系の代償反射が低下している高齢者や，貧血によりhigh output failureや虚血による再発が予想される冠動脈疾患を有する症例は積極的に輸血する．輸血の代わりに昇圧薬を投与し，みかけの血圧をあげて経過をみていると不可逆性ショックに陥る．クロスマッチがすむまで生理食塩水を投与するが，輸血の代わりに生理食塩水を大量に投与しても循環動態は改善しない．

ⅱ) 経鼻胃管挿入の有用性： 診断的価値はあるが治療的価値はあまりない．胃管挿入には，①顕性出血の有無を知る，②出血の持続の有無を知る，③胃内洗浄による内視鏡検査の前処置，などの効用がある．胃管から有意な量の新鮮血あるいはコーヒー残渣様の胃液が吸引されたら，食道あるいは胃からの出血と判定されうる．十二指腸潰瘍からの出血である可能性もある．少量の血液混入は胃管挿入によるアーチファクトの可能性があり，陽性所見とはいえない．胃液内容の潜血反応を調べることは無意味である．胃管を留置する意義は少ないが，意識のない患者では再出血の早期発見，薬剤の投与ルートとして有用である．再出血の有無は胃管を留置しなくてもバイタルサインの変化，下血の再発，ヘマトクリットなどで判断できる．

内視鏡的止血術が進歩した現在，大量の氷冷水で洗浄して止血を試みるのは不確実な治療法である．洗浄により新鮮血の流出が消失した時点で，洗浄を中止し，内視鏡検査を予定すべきである．洗浄しても新鮮血の流出が持続するときは，緊急内視鏡検査を施行し，確定診断を得るとともに，内視鏡的あるいは手術的に止血を施行すべきである．上部消化管からの出血ということがわかれば内視鏡施行前に胃管は抜去してよい．

ⅲ) 緊急内視鏡検査の適応： 入院後24時間以内に内視鏡検査が施行されれば，症例の78％で出血源が確認できる．12時間以内であればその確率はさらに高くなり，反対に48時間後では確定診断の頻度は32％に減少する．内視鏡的止血術の進歩により開腹手術例は明らかに減少している．内視鏡的止血法導入前の緊急手術率は36.4％であったが，導入以後は13.7％となっている．

出血が持続する患者は即時に内視鏡を行う．ショックまたはプレショックの患者は輸血の準備をしながら内視鏡検査の準備を急ぐ．一方，上部消化管出血の8割以上は特別な処置をしなくても一時的に自然止血するとされる．したがって，消化管出血の患者の全症例を即刻内視鏡室に搬送する必要はなく，夜間の入院で止血していてバイタルサインが安定していれば，翌日，内視鏡のスタッフを揃え，止血の準備を整えて行えばよい．

2） 消化性潰瘍の露出血管からの出血のコントロール
a） 内視鏡的止血術

露出血管のある潰瘍からの再出血の可能性は，治療を行わなければ50％と高率である．胃体部に好発するDieulafoy潰瘍は，白苔は小さくても出血率は高頻度である．近年，薬物療法と内視鏡的止血術の組み合わせにより，手術例が著しく減っている．薬物療法でもっとも多く使用されているのは，H_2受容体拮抗薬の静注である．しかし露出血管を有する例に対して薬物療法のみで経

過をみるべきではない．出血性潰瘍にプロトンポンプ阻害薬の投与のみと内視鏡治療を行った例を比較すると，内視鏡下止血術を行った例のほうが有意に死亡率が低い．内視鏡観察時に自然止血していても，露出血管に対してはその消失を目的として内視鏡的止血術を施行すべきである．露出血管が肌色または赤色調の場合は再出血の可能性がある．露出血管が黒くなるか消失するまで，12〜24 時間ごとに止血術を繰り返す．内視鏡的止血法には純エタノール局注法，クリッピング法，アルギン酸ナトリウム散粉法，レーザー凝固止血法，ヒートプローブ法，高張 Na エピネフリン局注法，マイクロ波凝固止血法，トロンビン散布法などがある．各施設で数種の止血法を用意し，これらを組み合わせて露出血管が消失するまで止血術を追加する．

b) 禁　　　食

出血直後に liquid diet を開始しても出血を増悪させることはないとの報告があるが，再出血が生じるのは出血後のほぼ 3 日間であり，この間は禁食としたほうが安全と思われる．水分摂取は許可してよい．禁食中は末梢ラインから 1500〜2000 ml/日程度の補液を行う．中心静脈栄養は必ずしも必要ではない．内視鏡を再検し露出血管が消出していれば食事を開始する．

内視鏡的止血術を施行した例では，数日後再度内視鏡を施行し止血していること，露出血管が消失していることを確認し，食事を開始する．食事開始後再出血がなければ 1〜2 日後に退院としてよい．

3) 食道静脈瘤からの出血のコントロール

静脈瘤にフィブリン栓が認められれば，出血源と確定できる．食道静脈瘤未治療群では 50〜70％が再出血する．出血した静脈瘤は早期に治療すべきである．留意すべきは出血直後に内視鏡を行うと静脈瘤は虚脱しており，一見，出血源とは思えないように観察されることがあることである．フィブリン栓が確認できなくても，出血したことが明らかで静脈瘤以外に原因が認められなければ止血術を施行すべきである．

a) 活動性出血時における治療法の選択

内視鏡的止血術が第 1 選択である．バゾプレシン点滴静注法は最近はほとんど用いられない．大量の活動性出血があり，内視鏡を施行しても視野が得られない場合やショックの場合は Sengstaken-Blakemore tube（S-B チューブ）による圧迫を行い，一時的な止血をはかってから内視鏡的止血術を行う．内視鏡治療 2 日後から liquid diet や流動食を摂取させることは可能だが，静脈瘤の程度，潰瘍形成の程度などからケースバイケースで判断すべきであろう．

　i) 内視鏡的静脈瘤硬化療法：　静脈瘤内に硬化剤を注入し，血管内に血

栓を形成させることによって静脈瘤の血行を遮断する．また静脈瘤周囲に炎症を起こさせることにより線維化が起こり，静脈瘤が縮小，消失する．効果は炎症が数時間で，線維化が数日から数週間で現れる．硬化剤はオレイン酸モノエタノールアミン（オルダミン®），ポリドカノール（エトキシスクルロール®）の 2 剤がよく用いられる．初回の治療だけでは再出血する頻度が高い．1 週間ごとに 3〜4 回繰り返し，静脈瘤の完全消失をはかる．

　硬化療法後発熱，胸痛を訴えることがあるが，自然に軽快することが多い．食道潰瘍の形成は必発であり，ときに嚥下痛を伴う．まれに潰瘍から出血することがある．潰瘍が瘢痕化すると食道にひきつれが生じ，嚥下困難を訴える．本法では無菌的環境下で静脈瘤を穿刺することができないので，菌血症，縦隔炎，胸水貯留が起こりうる．悪寒を伴う発熱があれば抗生物質を投与する．その他の合併症は腎不全，肝不全，肺塞栓，食道穿孔などである．

　ⅱ）内視鏡的静脈瘤結紮術：　1 本の静脈瘤を数か所結紮し，機械的に血行を遮断することにより，静脈瘤を縮小消失させる方法である．一般に初回の処置では 8 か所以上結紮をかけたほうが止血に有効である．治療 3〜7 日後結紮部が壊死脱落して浅い潰瘍を形成する．約 2 週後に潰瘍は治癒傾向を示し，1 か月後瘢痕化する．治療の目標は静脈瘤を完全に消失させることであり，それまで結紮術を追加する．硬化療法と異なり，薬物投与による全身への影響がないが，一過性の胸痛，嚥下困難をみることがある．結紮局所に潰瘍形成による出血，食道狭窄などの合併症を生じる．

　ⅲ）S-B チューブ：　胃バルーンで噴門部を圧迫して食道静脈瘤への血流を遮断するとともに，食道バルーンで出血部を直接圧迫することにより止血させる．正しく挿入されれば 90％以上の症例で止血効果が得られる．挿入時に留意すべきは胃バルーンが確実に胃内に入っていることを確認することである．手の感触でチューブ尖端が噴門部を通過したことがわかり，大量の血液が吸引できれば胃バルーンを膨らましてもよい．しかし，胃食道接合部で抵抗を感じる場合は食道内で反転する場合があり，盲目的にバルーンを膨らませると食道破裂を合併する．この合併症は静脈瘤の硬化療法や結紮術の既往があり，食道が狭窄している症例に起こりやすい．このような症例はバルーンを膨らませる前に X 線透視下で確認すべきである．嚥下性肺炎，窒息は食道バルーンを膨らませるときに食道内に残った血液を誤嚥することによって起こる．挿入時適切な吸引を行い，意識が低下している患者には S-B チューブ挿入前に挿管も考慮すべきである．食道バルーンの内圧は 30〜40 mmHg に調節し，6 時間ごとに 15 分間脱気する．S-B チューブによる止血は一時的であり，患者にとっても苦痛であるので，48 時間以内に抜去し，内視鏡的治療を施行する．

b） 止血時における治療法の選択——結紮術か硬化療法か TIPS か手術か

　内視鏡による治療法として，硬化療法，結紮術，血管造影の手法を用いるものとして，経頸静脈的肝内門脈肝静脈瘻形成術（transjugular intrahepatic portosystemic shunts：TIPS），経皮経肝食道静脈瘤側副血行路塞栓術，外科手術として食道離断術，選択的シャント術などが行われている．血行動態，肝予備能（表17）などから治療法を選択する．治療後の再出血率がもっとも低いのは食道離断術である．しかし食道離断術が肝予備能のすぐれた Child A の症例に適応になるのに対して，内視鏡的治療法は Child A，B，C いずれの群にも使用できる．多くの施設で第1選択として行われている．硬化療法と結紮術の明確な選択基準はないが，最近の報告では結紮術の止血率は86％と硬化療法の止血率77％よりやや高く，再出血率が低く（結紮術36％，硬化療法48％），合併症も少ないため（結紮術2％，硬化療法22％），結紮術のほうが好んで使用される傾向がある．

表17　肝硬変の重症度分類（Child-Pugh 基準）

	A	B	C
肝性脳症	なし	1〜2度	3〜4度
腹水	なし	コントロールできる	コントロールできない
血清ビリルビン値（mg/dl）	2以下	2〜3	3以上
血清アルブミン値（g/dl）	3.5以上	3.0〜3.5	3以下
プロトロンビン時間(%)	80以上	50〜80	50以下

　内視鏡的治療の追加を重ねても再出血するような症例では，静脈瘤の流入路を血管造影で把握し，肝予備能が Child A または B であれば開腹手術を行い脾摘または選択的シャント術を施行する．TIPS は内視鏡治療後や食道離断術後に高率に起こる食道狭窄の合併がなく，術後の QOL にすぐれる．また入院期間も短縮できるので欧米では選択される頻度は多いが高価であり，わが国では保険適用となっていない．内視鏡的治療法で出血がコントロールできず，開腹手術も困難な症例に対し，適応を検討すべきであろう．しかし，肝予備能が悪い症例に TIPS を施行すると肝不全が進行するという報告もある．合併症として肝被膜の穿孔あるいは門脈壁の破裂による腹腔内出血，血性胆汁，門脈血栓，シャント狭窄，ステントの移動，うっ血性心不全，溶血などがある．後期合併症として肝性脳症が25％認められる．

　Child A の症例に対しては β アドレナリン受容体拮抗薬の経口投与も再出血予防に有用である．心拍数が25％減少することを目標にプロプラノロールを漸増投与する．

c) 予防的治療は必要か?

一度でも顕性の出血歴があれば治療すべきである。しかし一度も出血歴のない食道・胃静脈瘤の予防的治療の意義は明らかではない。わが国では内視鏡的検査で F_2 以上で red colour sign のある静脈瘤は内視鏡的に予防治療を積極的に行う施設が多いと思われる。しかし,欧米の無作為前向き試験では,予防的治療の有用性に否定的な報告が圧倒的に多い。また治療後の出血,食道狭窄など硬化療法後の合併症も高い。治療後の嚥下障害などの QOL の低下も考慮すべきである。一方,欧米の静脈瘤の症例はアルコール性肝硬変の症例が多く含まれている。アルコール性肝硬変では禁酒さえ守られれば内視鏡的治療あるいは薬物療法を行わなくても出血はしない。これに対し,わが国ではウイルス性肝硬変が 85 %以上をしめる。ウイルス性肝硬変は進行性であり,経過とともに門脈圧が亢進し出血の可能性が高くなるのは自明である。合併症の少ない結紮術を用いて予防的治療を行うという方針はまちがいとは断定できない。ウイルス性肝硬変に対する結紮術による予防の有用性に対する信頼性の高い臨床試験の実施が待たれる。

4) 胃静脈瘤からの出血のコントロール

食道静脈瘤より内視鏡的処置が困難である。活動性出血時は S-B チューブの胃バルーンを膨らませることにより一時的に止血をはかる。その後内視鏡的治療,外科的治療または放射線科的治療により胃静脈瘤を消失させる。肝予備能と側副血行路から治療法を選択する。肝予備能が Child A の場合は手術をはじめどの方法を選択してもよいが,Child B, C のときは内視鏡的治療か放射線科的治療を選択する。内視鏡的硬化療法としてシアノアクリレート(ヒストアクリル)を胃静脈瘤内に注入する方法がある。外科的,放射線科的治療を選択する場合は造影 CT,血管造影により,胃静脈瘤の流入路と流出路を把握しておく必要がある。食道・胃静脈瘤の流入路として脾臓からの短胃静脈,門脈からの左胃静脈,脾静脈からの後胃静脈がある。

放射線科的療法として,食道静脈瘤の項で述べた TIPS も胃静脈瘤からの出血の治療に有用である。胃腎静脈シャントが形成されて流出路となっており,短胃静脈と後胃静脈が流入路となっている胃静脈瘤ではバルーン閉塞下逆行性経静脈的塞栓術(balloon-occluded retrograde transvenous obliteration:BRTO)の適応がある。大腿静脈あるいは右頸静脈からカテーテルを左腎静脈内に挿入し,さらに胃腎静脈シャント内に挿入する。カテーテルに装着したバルーンを膨らませてシャントを遮断する。ついで,硬化剤オレイン酸モノエタノールアミン(オルダミン®)を最大量 0.4 mg/kg まで注入し胃静脈瘤を血

栓化させる．これにより大循環系と門脈系の分断ができ，門脈の血流動態が改善される．合併症は血色素尿が40％認められ，その予防にハプトグロビンを投与する．胃腎静脈シャントの形成が認められない場合や左胃静脈が静脈瘤の主たる流入路である症例では開腹し，脾摘，胃の静脈郭清，左胃静脈の選択的シャント術を行う．

4. 下部消化管

A. イレウス

1) 概念と主要な原因疾患

イレウスとは,腸管内容の通過障害により液体やガスが腸管内に異常に貯留した状態である.発生機構から機械的イレウス(単純性イレウスと絞扼性イレウス),機能的イレウス(麻痺性イレウスと痙攣性イレウス)とに分類される.各分類で主要な疾患を表 18 に示す.

表 18 主要な原因疾患

A. 機械的イレウス:大腸癌や小腸腫瘍などの腫瘍,手術後の癒着,腸重積,憩室炎やクローン病などによる狭窄,軸捻転,内ヘルニア,大腿ヘルニア,鼠径ヘルニア.
B. 機能的イレウス:高齢者,腹膜炎,膵炎,偽性腸閉塞症(強皮症,甲状腺機能低下症,糖尿病,三環系抗うつ薬,特発性など).

機械的イレウスは,腸管内腔の狭窄や閉塞によるもので,その原因のなかでも,手術後の腸管の癒着と大腸癌が圧倒的に多い.単純性イレウスは腸管壁に血流障害のないもので,絞扼性イレウスは血流障害を伴うものである.機能的イレウスは器質的な閉塞がないもので,麻痺性イレウスの頻度が高い.

2) 診断と治療の進め方

イレウスを疑う症状は,腹痛,便秘,排ガスの欠如,腹部膨満,嘔気,嘔吐などである.腹部単純 X 線像で小腸ガスや,立位で nibeou を認めることでイレウスの診断に至る.腹部にグル音亢進や金属音を聴取し,nibeou を認めれば,機械的イレウスの可能性が高い.一方,麻痺性イレウスでは,グル音は低下か消失し,小腸ガスの割には nibeou があまり認められない.

機械的イレウスを疑ったら,ごく軽症のもの以外は,イレウス管を上部空腸まで挿入する.Miller-Abott 管よりも,最近市販されているガイドワイヤー付きのイレウス管のほうが挿入が容易である.また,できるだけ速やかにガストログラフィン® による注腸造影を行う.この場合,注腸前処置は行わず浣腸のみとし,微細病変は無視して閉塞部位のみを探す.注腸で閉塞部位がみつからない場合は,イレウス管を徐々に進めながらイレウスの改善をはかる.イレウス管の進行が止まったところで,ガストログラフィン® をイレウス管から注

入し，小腸造影を行う．機械的イレウスでは，体液の 3rd space への喪失により，脱水や低カリウム血症に陥りやすいので，2000～4000 m*l*/日の輸液を中心静脈圧や肺動脈楔入圧をモニターして行う．また，グラム陰性桿菌を想定した抗生物質を投与する．腹痛に対しては，グル音が完全に消失していないかぎり，臭化ブチルスコポラミン（ブスコパン®）などを投与する．

腸管の癒着などによる単純性イレウスでイレウス管などにより改善するものは，保存的治療のみで退院できる可能性が高い．大腸癌などの悪性病変が発見されたときや，イレウス管によっても改善されないときは手術適応である．腹痛が強く，腹膜刺激症状を呈し，高熱，頻脈，血圧低下などが認められれば，絞扼性イレウスの可能性があり，緊急手術を考慮する．麻痺性イレウスが疑われたら，原因検索を急ぎ，原因治療をまず行う．また浣腸や，メトクロプラミド（プリンペラン®），パントテン酸（パントール®），プロスタグランジン F2α（プロスタルモンF®）などを投与して腸管蠕動を刺激する．慢性特発性偽性腸閉塞など原因を除去できない場合，シサプリド（アセナリン®）などの長期投与に加えて，低残渣食や成分栄養剤などを続けることもある．

B. 感染性腸炎

1） 急性の感染性腸炎の特徴と治療
a） 食中毒

食品を介して感染する食中毒の原因の約 90 ％は細菌によるものである．なかでもサルモネラ，腸炎ビブリオ，下痢原性大腸菌，ウエルシュ菌，キャンピロバクター，ブドウ球菌の頻度が高い．その臨床像の特徴を表 19 に示す．

血性下痢で腸管出血性大腸菌を疑ったときは，前述のごとく重篤な合併症を考慮し，検尿，血液検査（末梢血，LDH，BUN，クレアチニンなど）を行い，便培養を待たず，糞便の Vero 毒素 enzyme immunoassay（オーソ V_{T1}-V_{T2}®）を行う．キャンピロバクターも血便を呈することが多く，内視鏡像は炎症性腸疾患との鑑別を要するが，これらの急性腸炎は慢性化することはない．

細菌性腸炎の治療は，食事療法と脱水対策が基本で，抗生物質の投与は，発熱や血便を呈する場合や海外からの帰国者や易感染性の場合など，便培養を提出してから行う．原因不明のときはニューキノロンかホスホマイシンが選択され，サルモネラ，下痢原性大腸菌，赤痢などを疑った場合はニューキノロンを常用量投与する．キャンピロバクターに対してはエリスロマイシン 800 mg/日

表 19 頻度の多い細菌性腸炎の特徴

起因菌	潜伏期	血便	特徴・注意点
サルモネラ (*Salmonella* sp.)	8〜48時間	時に(+)	・食中毒のなかでもっとも頻度が多い．38℃以上の発熱を伴うことが多い
腸炎ビブリオ (*Vibrio parahemolytics*)	10〜18時間	時に(+)	・生の魚介類の摂取によることが多い
ウエルシュ菌 (*Clostridium Welch*)	6〜18時間	時に(+)	・壊死性腸炎を起こすことがある
ブドウ球菌 (*Staphylococcus aureus*)	1〜5時間	まれ	・食品に付着した毒素のため食直後より発症
下痢原性大腸菌			
病原性大腸菌 (Enteropathogenic *Escherichia coli*)	4〜48時間	まれ	
腸管侵入性大腸菌 (Enteroinvasive *E. coli*)	8〜24時間	(+)	
毒素原性大腸菌 (Enterotoxigenic *E. coli*)	4〜24時間	まれ	・海外旅行者のコレラ様下痢
腸管出血性大腸菌 (Enterohemorrhagic *E. coli*)	3〜8日	(+)	・赤痢様の血便が高頻度にみられ，小児に多発，HUS や脳症の合併で重症化することがある
キャンピロバクター (*Campylobacter jejuni* or *coli*)	2〜7日	(+)	・食肉摂取によることが多い．便の鏡検により迅速診断できる場合がある

が第1選択となる．

b) ウイルス性腸炎

Rotavirus, Norwalk-like viruses や adenovirus によるものが多く，成人では一過性，軽症である．治療も食事療法と脱水対策のみである．しかし，AIDS や骨髄移植後の患者など immunocompromised host にみられる cytomegarovirus 腸炎は，再発しやすく，非特異性炎症性腸疾患との鑑別を要することがある．内視鏡所見では，直腸に散在性の発赤と粘膜下出血，深い打ち抜き潰瘍などを認める．診断は生検組織で核内封入体を証明することで確定する．ガンシクロビル（デノシン®）やホスカルネット（ホスカビル®）などによる治療によく反応して寛解するが再発も多い．

c) 抗生物質による腸炎

抗生物質を投与することにより発生する感染性腸炎として，偽膜性腸炎とメシシリン耐性ブドウ球菌（MRSA）腸炎がよく経験される．いずれも高齢者や重症者に抗生物質投与開始後に発症し，水様下痢が慢性的に続く．臨床像は表 20 に示す．

偽膜性腸炎に特徴的なことは，前処置なしの大腸内視鏡検査でも，直腸から S 状結腸に偽膜を伴う浮腫状粘膜を認め診断できる．また，便より *Clostrid-*

表20 抗生物質による腸炎の臨床像

	偽膜性腸炎	MRSA腸炎
抗生物質	広域スペクトラム抗生物質	第3世代セフェム系抗生物質
好発条件	高齢女性	男性
	重症合併症	腹部手術後
便性状	水様下痢	水様下痢
臨床像	徐々に発症	術後徐々に発症
	重症	重症
	発熱, 貧血	麻痺性イレウス
	低タンパク血症	敗血症, 多臓器不全
病変範囲	直腸より連続する大腸病変	おもに小腸に病変
大腸内視鏡像	偽膜, 浮腫, びらん	浮腫, 発赤, 軽度のびらん
病理学的所見	高度な多核白血球浸潤, 偽膜形成	大腸は軽度の炎症細胞浸潤, 小腸は高度炎症像
便培養	*C. difficile*	MRSA
細菌毒素	糞便CD抗原(+)	

ium difficile が培養されたり, CD抗原 (CDチェック®) が検出される. *C. difficile* は偏性嫌気性菌で, その培養は排便後ただちに, 便汁を嫌気ポーターに採取して検査室に運ぶ必要がある. 内視鏡中などに便を吸引採取したりするのが理想的である. しかし, *C. difficile* や CD抗原陽性は健常者でもありうることで, 毒素産生性とは限らない. 診断は内視鏡か病理学的に偽膜を証明することによるべきである. 逆に偽膜性腸炎のほとんどは毒素産生性 *C. difficile* が原因である.

MRSA腸炎の特徴は, 下痢が続いているのに麻痺性イレウスを呈することで, MRSAの培養は容易で, 便培養により診断は確定される.

治療はいずれも塩酸バンコマイシン 0.5～2.0 g/日分4内服が第1選択である. これはほとんど吸収されず, 大腸内に到達するので, 腎不全の患者でも投与できる. その他, 偽膜性腸炎にはメトロニダゾール (フラジール®) 50～750 mg/日 内服, MRSA腸炎には硫酸アルベカシン (ハベカシン®) 100 mg 2×/日 点滴静注などが有効である.

2) 慢性の経過をとる感染性腸炎

この疾患群は, 症状, X線や内視鏡像なども潰瘍性大腸炎やクローン病との鑑別が必要となる.

a) アメーバ赤痢

わが国における1980年代からの患者数の増加は, 男性同性愛者の性行為による感染が要因で, *Entamoeba histolytica* の感染である. 粘血性下痢で発症し, 比較的軽症で慢性に経過する. 直腸, S状結腸, 盲腸が好発部位で, skip lesionを形成することも多い．軽度隆起したアフタ様，たこいぼ様潰瘍を認め，周辺粘膜は正常である．潰瘍底から生検して，栄養型アメーバの虫体を証明したり，血清抗体の上昇を認めれば診断は確定する．また栄養型虫体の血行性転移により肝膿瘍を形成することもある．

治療はメトロニダゾール（フラジール®）750 mg/日を投与し，全身症状や肝膿瘍があるときには1500〜2000 mg/日とする．チニダゾール1.2〜2.0 g/日も使われる．重症や巨大肝膿瘍にはデヒドロエメチン50〜65 mg/日筋注を行う．

b）腸結核

近年の腸結核の約半数は，肺結核を認めない原発性腸結核で，感染経路は不明のものが多い．症状で頻度の多いものは，腹痛，下痢，発熱，下血などであるが，無症状であることもある．注腸X線検査や小腸造影にて特徴的所見は，輪状または帯状潰瘍，潰瘍瘢痕を伴う萎縮瘢痕帯，腸管の変形である．潰瘍の周辺には炎症性ポリープを伴うことが多い．好発部位は回盲部，小腸，上行結腸で，上行結腸や盲腸の短縮，盲腸のタッシェ様変形，回盲弁の開大，腸管の偽憩室，砂時計様変形なども頻度の多い所見である．内視鏡的所見では，輪状潰瘍や帯状潰瘍などの辺縁は発赤がみられ，境界は比較的鮮明である．不整形の小潰瘍もよくみられ，これも輪状に配列する傾向にある．腸結核は自然治癒傾向が強いので，活動性潰瘍と瘢痕が混在してみられることも特徴の1つである．

腸結核の診断は，便や生検組織より結核菌を証明するか，病理組織学的に乾酪壊死を伴う類上皮細胞肉芽腫を検出することにより確定する．結核菌は鏡検によりZiehl-Neelsen染色や蛍光法で抗酸菌を認めることで疑われ，培養後にナイアシンテストなどにより確認される．また，生検組織からpolymerase chain reactionにより結核菌のDNAが証明されれば，それだけで結核菌の存在診断は確定する．しかしこれらの結核菌の証明や肉芽腫の検出率は20〜50％と報告されており，実地臨床上はX線や内視鏡検査により診断することが多い．鑑別診断は，クローン病，腸型Behçet病，単純性潰瘍，感染性腸炎などで，治療に対する反応により診断が確定する（治療的診断）こともある．

治療はイソニコチン酸ヒドラジド（イスコチン®など）0.3〜0.4 g/日，リファンピシン（リファジン®など）0.45 g/日，硫酸ストレプトマイシン0.75〜1.0 g/日（3×/週）またはエタンブトール（エブトール®）0.75 g/日の3者併用療法を，6か月間行うのが基本である．

C. 潰瘍性大腸炎

1) 病態と病型

　潰瘍性大腸炎は，原因不明の慢性非特異的炎症が直腸からびまん性，連続的に大腸に認められ，種々の免疫異常が関与している．病型としては臨床経過から，初回発作型（活動性炎症が1回だけみられたものであるが将来再燃する可能性がある），再燃寛解型（再燃と寛解を繰り返すもの），慢性持続型（初回発作より6か月以上活動期にあるもの），急性激症型（きわめて激烈な症状で発症し，中毒性巨大結腸症，穿孔，敗血症などを伴うことが多く，予後がきわめて不良なもの）とに分類される．病変の広がりとしては直腸炎（病変が直腸S状部以下の直腸に限局しているもの），左側大腸炎（直腸から横行結腸の中央をこえていないもの），全大腸炎（直腸から横行結腸右側より口側に病変が及ぶもの），右側大腸炎（横行結腸中央より右側に病変を認めるもの）あるいは区域大腸炎（上記以外の区域に限局するもの）に分類される．

2) 診断のポイント

　慢性の粘血，血便が続き，表21に示す項目を満たせば，多くの場合診断は

表21　潰瘍性大腸炎診断基準

a) **臨床症状**：持続性または反復性の粘血・血便，あるいはその既往がある．
b) ①**内視鏡検査**：i) 粘膜はびまん性に侵され，血管透見像は消失し，粗ぞうまたは細顆粒状を呈する．さらに，もろくて易出血性（接触出血）を伴い，粘血膿性の分泌物が付着しているか，ii) 多発性のびらん，潰瘍あるいは偽ポリポーシスを認める．
　②**注腸X線検査**：i) 粗ぞうまたは細顆粒状の粘膜表面のびまん性変化，ii) 多発性のびらん，潰瘍，iii) 偽ポリポーシス，を認める．その他，ハウストラの消失（鉛管像）や腸管の狭小・短縮が認められる．
c) **生検組織学的検査**：主として粘膜固有層にびまん性に炎症性細胞浸潤があり，同時に杯細胞の減少または消失，びらん，陰窩膿瘍や腺の配列異常などが認められる．

　a)のほか，b)のうちの1項目，およびc)を満たし，下記の疾患が除外できれば，確診となる．
　b)c)の検査が不十分，あるいは施行できなくとも，切除手術または剖検により，肉眼的および組織学的に本症に特徴的な所見を認める場合は，下記の疾患が除外できれば，確診とする．

　除外すべき疾患は，細菌性赤痢，アメーバ赤痢，日本住血吸虫症，大腸結核，キャンピロバクター腸炎などの感染性腸炎，および放射線照射性大腸炎，虚血性大腸炎，薬剤性大腸炎，クローン病，腸型Behçet病，リンパ濾胞増殖症などである．

　注1) まれに血便に気付いていない場合や，血便に気付いてすぐ来院する（病悩期間が短い）場合もあるので注意を要する．
　注2) 所見が軽度で診断が確実でないものは「疑診」として取り扱い，後日再燃時などに明確な所見が得られたときに本症と「確診」する．
（厚生省特定疾患難治性炎症性腸管障害調査研究班，平成6年度研究報告書より）

容易である．また海外渡航歴，抗生物質の投与，放射線治療歴を否定し，便培養や生検組織培養が陰性であることなど，除外診断をすることが重要である．一方，非定型的臨床像を呈する場合があり，右側あるいは区域大腸炎や回腸に病変を認めるものはクローン病や腸結核と鑑別を要する．しかし非典型例でも病変そのものはびまん性で，一見正常そうな部位の生検組織から炎症の名残りがあることなどから潰瘍性大腸炎の診断が可能であることが多い．

3) 治療方針

潰瘍性大腸炎の治療は，病型と重症度（表22）にあわせて方針を決め，治療効果をみながら，治療を変更してゆく（図7）．その際重要なことは，ステロイドは必要最小限とし，改善傾向になったら勇気をもって漸減，中止して，他剤に置き換えていくことである．具体的にはサラゾスルファピリジン（SASP，サラゾピリン®）3〜4 g/日 3〜4分服とステロイドを併用し，ステロイドは2週間ごとに減量し（たとえばプレドニゾロン 40 → 30 → 20 → 15 → 10 → 5 mg/日），中止する．SASPは大腸で腸内細菌のアゾリダクターゼによってsulfapyridineと有効成分の5-アミノサリチル酸（5-ASA）とに分解され，その作用を発揮する．5-ASAはそのままでは小腸上部で速やかに吸収され病変部で十分な濃度とならない．最近，5-ASAを小腸下部までdeliveryで

表22　潰瘍性大腸炎の臨床的重症度

	重症 severe	中等症 moderate	軽症 mild
1）排便回数	6回以上	重症と軽症 との中間	4回以下
2）顕血便	(#)		(+)〜(−)
3）発　熱	37.5℃以上		(−)
4）頻　脈	90/分以上		(−)
5）貧　血	Hb 10 g/dl 以下		(−)
6）赤　沈	30 mm/時以上		正常

軽症の3），4），5）の(−)とは37.5℃以上の発熱がない，90/分以上の頻脈がない，Hb 10 g/dl 以下の貧血がない，ことを示す．

重症とは1）および2）のほかに，全身症状である3）または4）のいずれかを満たし，かつ6項目のうち4項目以上を満たすものとする．軽症は6項目すべてを満たすものとする．

上記の重症との中間に当たるものを中等症とする．

重症のなかでもとくに症状が激しく重篤なものを激症とし，症状の経過により，急性激症型と再燃激症型に分ける．激症の診断基準は以下の5項目をすべて満たしている．

(1) 重症基準を満たしている．
(2) 15回/日以上の血性下痢が続いている．
(3) 38℃以上の発熱が続いている．
(4) 10000/μl 以上の白血球増加がある．
(5) 強い腹痛がある．

(厚生省特定疾患難治性炎症性腸管障害調査研究班，平成6年度研究報告書より)

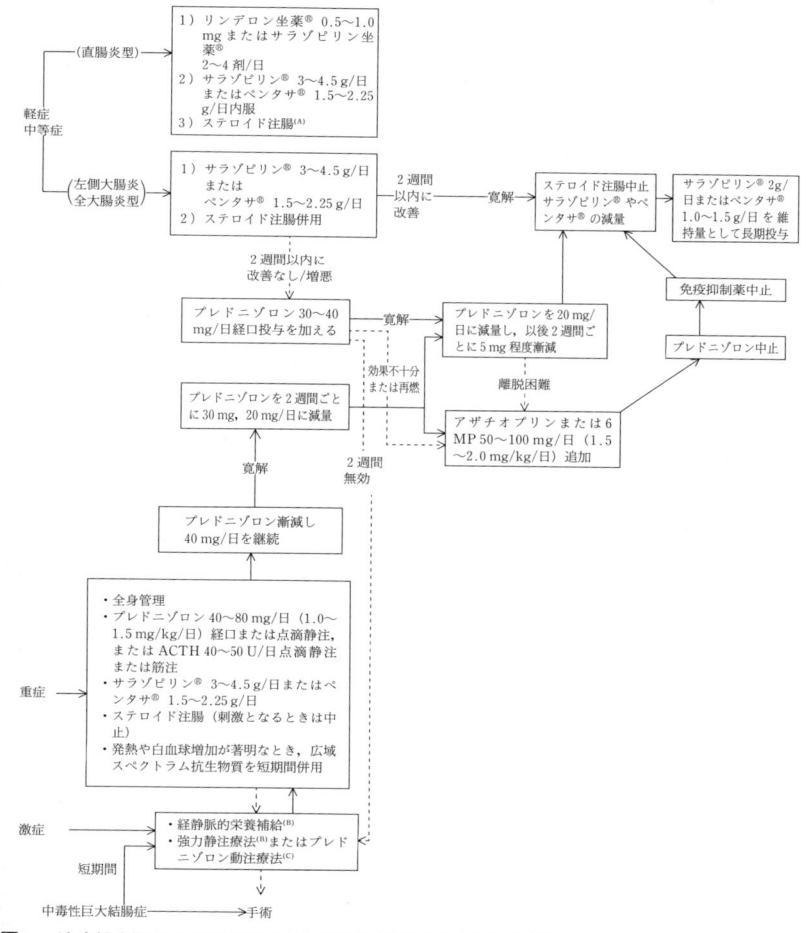

4. 下部消化管

図7 潰瘍性大腸炎の治療指針（厚生省特定疾患難治性炎症性腸管障害調査研究班，平成6年度研究報告書より）

(A)市販のステロイド注腸製剤としてはステロネマ®（100ml中にベタメタゾン3mg含有）がある．その他用いられる薬剤としては，プレドニゾロン，ヒドロコルチゾン，水溶性デキサメタゾンなどがあり，使用に際してはこれらを微温湯または肝油に混じて直腸内に注入，または点滴注腸して留置する．

(B)強力静注療法
　①経口摂取を禁ずる．
　②水溶性プレドニゾロン40〜80 mg（成人では1〜1.5 mg/kgを目安とする．4回分注）．この他ACTH 1日40〜50単位の点滴，または筋注を加えてもよい．
　③広域スペクトラム抗生物質．
　④輸液，電解質とくにカリウムの補給，経静脈的栄養補給，血漿タンパク製剤，輸血．

(C)プレドニゾロン動注療法
　選択的腸間膜動脈撮影後，上・下腸間膜動脈内に，症状に応じてそれぞれに水溶性プレドニゾロン10〜20 mgを，カテーテルを通じて動注する．有効例では通常3日以内に効果が現れる．やや有効な場合は追加動注を行ってもよい．

きる製剤メサラジン(ペンタサ®)が市販され，SASPの副作用で投与できない例や回腸病変を伴う非典型例にも有用であることが知られている．

このほかに，免疫抑制薬である6-メルカプトプリン(6-MP, ロイケリン®)の少量(30 mg/日)をSASPやステロイドと併用することにより，難治例のコントロールに有効であることが報告されている．また，中等症や重症例に対しステロイドパルス療法(メチルプレドニゾロン 1000 mg/日を3日間投与，4日間休薬を1クールとして毎週繰り返す)，ステロイド抵抗性の症例にシクロスポリンや白血球除去療法の治験が行われている．

潰瘍性大腸炎で手術が行われるのはまれとなってきたが，大腸穿孔，中毒性巨大結腸症で強力静注療法や動注療法が無効かその時間がない場合，重篤な腹膜炎，大量出血で循環動態の維持が困難な場合，大腸癌合併などが手術適応となる．

なお，SASPと男性不妊の関係が報告されているが，少なくとも投与中止により回復する一過性の副作用と考えられる．治療薬による女性不妊の明らかな根拠はない．妊娠中やとくに産褥期に活動性増悪の頻度が高くなるので，寛解期の妊娠が望ましい．しかし活動期にも妊娠可能で，妊娠前の治療を継続するのが原則である．また増悪した場合，原則として非妊娠時と同様に治療する．薬剤の胎児に対する影響としては，SASP, 5-ASA，ステロイドは安全とされている．また授乳児への影響は，5-ASAで下痢の報告があり，その場合は授乳を中止する必要がある．アザチオプリンは催奇形性の危険が指摘されている．

4） 大腸癌合併とサーベイランス

潰瘍性大腸炎の大腸癌合併(colitic cancer)の危険因子としては，左側大腸炎と全大腸炎，発症後10年以上経過した再燃寛解型と慢性持続型の症例で，

表23 潰瘍性大腸炎における異型上皮の病理組織学的分類

UC-Ⅰ．炎症性変化
UC-Ⅱ．炎症性か腫瘍性か判定に迷う変化
UC-Ⅱa．炎症性変化がより疑われるもの
UC-Ⅱb．腫瘍性変化がより疑われるもの
UC-Ⅲ．腫瘍性変化であるが，癌とは判定できないもの
UC-Ⅳ．癌
付記1．この基準にはRiddellらの"dysplasia"の概念も含む．
2．過形成と判断されるものは，そのように記載する．
3．通常の腺腫と区別できないものは，そのように記載する．

(厚生省特定疾患難治性炎症性腸管障害調査研究班，平成6年度研究報告書より)

1年に1%ほどの発癌率と考えられている．危険因子をもつ症例に対しては，毎年サーベイランス内視鏡を行う．colitic cancer の特徴は，分化度が低く，平坦型で境界不鮮明な浸潤性病変が多い，多発癌が多い，dysplasia を伴うものが多い，などである．サーベイランスにて早期大腸癌をみつけるには，長年の炎症で荒れ果てた粘膜のなかで，わずかな凹凸や発赤をみつけて生検を繰り返さなければならず，内視鏡専門医にとっても困難な作業である．しかしピットパターンは通常の早期大腸癌と同じような変化を示すことから，色素内視鏡や拡大内視鏡の有用性が報告されている．生検組織所見（表23）がUC-Ⅲ以上の変化を認めた場合は大腸切除の適応となる．

D. クローン病

1) 病態と病型

消化管に肉芽腫性炎症性病変をつくる原因不明の疾患で，消化管のどの部分にも起こりうる．10歳代後半から20歳代の若い成人に好発し，消化管以外に病変を生じることもある．縦走潰瘍，敷石像，狭窄の存在部位により，小腸型，小腸大腸型，大腸型，直腸型，胃・十二指腸型に分類される．またこれらの所見を示さず，多発性のアフタや不整形潰瘍のみのものや盲腸虫垂限局型などは，特殊型として分類する．

表24 クローン病の診断基準

1．主要所見
　A．縦走潰瘍
　B．敷石像
　C．非乾酪性類上皮細胞肉芽腫
2．副所見
　a．縦列する不整形潰瘍またはアフタ
　b．上部消化管と下部消化管の両者に認められる不整形潰瘍またはアフタ
確診例：1．主要所見のAまたはBを有するもの[1)2)]
　　　　2．主要所見のCと副所見のいずれか1つを有するもの
疑診例：1．副所見のいずれかを有するもの[3)]
　　　　2．主要所見のCのみを有するもの[4)]
　　　　3．主要所見AまたはBを有するが虚血性大腸炎，潰瘍性大腸炎と鑑別ができないもの

1) A．縦走潰瘍のみの場合，虚血性大腸炎や潰瘍性大腸炎を除外することが必要である．
2) B．敷石像のみの場合，虚血性大腸炎を除外することが必要である．
3) 副所見bのみで疑診とした場合は同所見が3か月恒存することが必要である．
4) 腸結核などの肉芽腫を有する炎症性疾患を除外することが必要である．
(厚生省特定疾患難治性炎症性腸管障害調査研究班，平成6年度研究報告書より)

2) 診断のポイント

まず本症を疑う症状としては,持続する発熱,下痢,腹痛,体重減少,痔瘻や肛門周囲膿瘍などである.虫垂炎類似の症状で急に発症することもある.

診断基準としては1995年の厚生省特定疾患難治性炎症性腸管障害調査研究班の改訂案が出されている(表24).そのポイントは縦走潰瘍または敷石像である.縦走潰瘍は長軸方向に4～5cm以上の長さで,活動期には周辺に炎症性ポリープや敷石像を伴うことが多い.敷石像は縦走潰瘍とその周辺の小潰瘍間の密集した粘膜隆起で,密在した炎症性ポリポーシスもこれに含める.縦走潰瘍または敷石像を認め,虚血性大腸炎と潰瘍性大腸炎が否定されれば確定診断となる.この両疾患の否定には病変の分布が重要で,クローン病はskip lesion,虚血性大腸炎では1つの区域に限局した病変,潰瘍性大腸炎は直腸から連続性びまん性病変を呈する.また虚血性大腸炎では,炎症性ポリープや敷石像を呈することはまれで,浮腫や残存粘膜島が敷石様にみえることがあるが,丈が低く発赤調が強い.潰瘍性大腸炎の縦走潰瘍は,潰瘍幅が広く,潰瘍の間の残存粘膜が敷石様を示すこともあるが,周辺粘膜にびまん性の炎症があることが鑑別点となる.

また,本症は活動期に瘻孔を形成することがしばしばあり,腸-腸瘻,腸-膀胱瘻,直腸-腟瘻,腸-皮膚瘻などがよく認められる.

病理組織学的所見では非乾酪性類上皮細胞肉芽腫が特徴的であるが,これは結核でもみられるので注意を要する.またリンパ球を主体とする集簇巣が消化管壁全層に及ぶ全層性炎症や,裂溝がみられることがあり,診断上重要な所見である.

3) 治療方針

初発活動期には原則として入院して治療方針の検討と栄養療法の教育を行う.栄養療法としては,成分栄養剤(エレメンタルダイエット:ED)と治療食を,重症度に応じてさまざまの比率で組み合わせ(図8),1日の総カロリーを2000 kcal/日以上に維持する.高度狭窄,瘻孔形成,広範囲小腸病変,著明な栄養低下を認めるものは完全静脈栄養療法を行う.改善したら成分栄養剤に移行する.完全静脈栄養が3週間以上続いた場合は,小腸吸収機能も非常に低下しているので,EDは200 kcalずつ4～5日ごとにゆっくり増量して,下痢を誘発しないように注意する.以上のような栄養療法はほとんどの場合薬物療法を併用し,EDの中止と治療食(低脂肪低線維)のみの治療で食生活のQOLを高める努力をする.

小腸型または小腸に主病変を有する場合は5-アミノサリチル酸(5-ASA,

4. 下部消化管

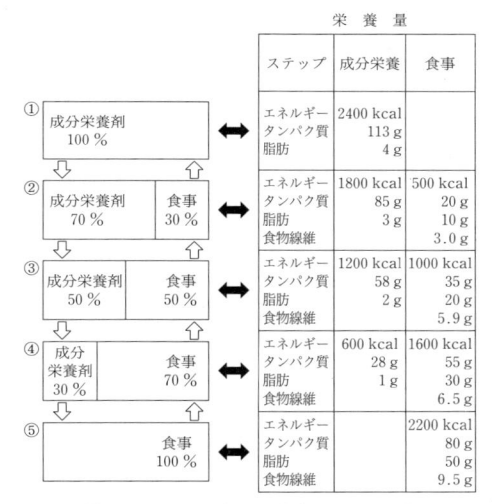

ステップ	成分栄養	食事
① 成分栄養剤 100%	エネルギー 2400 kcal タンパク質 113 g 脂肪 4 g	
② 成分栄養剤 70% / 食事 30%	エネルギー 1800 kcal タンパク質 85 g 脂肪 3 g	500 kcal 20 g 10 g 食物線維 3.0 g
③ 成分栄養剤 50% / 食事 50%	エネルギー 1200 kcal タンパク質 58 g 脂肪 2 g	1000 kcal 35 g 20 g 食物線維 5.9 g
④ 成分栄養剤 30% / 食事 70%	エネルギー 600 kcal タンパク質 28 g 脂肪 1 g	1600 kcal 55 g 30 g 食物線維 6.5 g
⑤ 食事 100%		エネルギー 2200 kcal タンパク質 80 g 脂肪 50 g 食物線維 9.5 g

図8　クローン病の栄養療法（日比ら）

メサラジン® 1500〜2250 mg/日，3〜4分服を開始し，効果が認められれば1500 mg/日を長期間投与する．効果が不十分な場合はプレドニゾロン 30〜40 mg/日を併用する．改善が認められれば，2週ごとに減量を試みるが，潰瘍性大腸炎と異なり長期に投与せざるをえないことがある．

5-ASAとステロイド併用で無効や減量困難な場合は，アザチオプリン（イムラン®）や 6-MP（ロイケリン®）50〜100 mg/日（または 1.5〜2.0 mg/kg/日）などの免疫抑制薬を加える．最近 6-MP 少量（30 mg/日）を長期に併用することにより，予後を改善する可能性が報告され，副作用も少なく有望な治療法である．

大腸型や大腸に主病変を有する場合は 5-ASA 1500〜2250 mg/日またはサラゾスルファピリジン（SASP, サラゾピリン®）3〜4 g/日，3〜4分服を第1選択とする．これで 4〜6 週以内に改善が得られない場合には，小腸型と同様にプレドニゾロンの適応となる．さらに効果が不十分な場合アザチオプリンや 6-MP（小腸型と同量）の併用や，メトロニダゾール（フラジール®）750 mg/日の投与を行う．

痔瘻や肛門周囲膿瘍などには SASP 坐薬やメトロニダゾールが，他病変の治療と併用して使われる．

治験としては小腸型と大腸型のいずれでもステロイド抵抗性の症例に対し，白血球除去療法，抗 TNF 抗体，メトトレキサートの投与などが行われてい

る.

　手術適応は緊急的なものして，穿孔，大量出血で循環動態の維持が困難なもの，腸閉塞でイレウス管などの保存的治療が無効の場合などである．待期手術は，狭窄による通過障害，瘻孔形成や膿瘍で薬物療法で軽快せしめることができない場合，癌合併などで行われる．

4）　成長障害と妊娠

　思春期以前に発症した場合，成長障害や性成熟障害を認めることがある．定期的身体計測が重要で，体重がもっともよい指標となる．原因は完全には解明されていないが，栄養障害とステロイドが問題とされている．したがって，腸管病変のコントロールと十分な栄養補給がたいせつで，EDを成人よりも積極的に用いる．またステロイドもできるだけ避けたいが，必要な場合は隔日投与などの工夫が報告されている．妊娠も重症例や栄養障害が著明な症例を除き可能で，SASPやステロイドの安全性も，潰瘍性大腸炎で確認されている（C項参照）．

E. 虚血性腸炎

1）　分類と誘因

　腸間膜動脈末梢の血流障害により，腸管壁の組織が虚血性変化を受ける可逆的病態を総称する．病型として，一過性型（transient），狭窄型（stricturing）に分類される．壊死型とよばれた病型は腸間膜動脈閉塞症と類似の病態で，本症の概念からはずす傾向にある．

　動脈硬化などの血管病変を有する基礎疾患が存在することが多い．高齢者，糖尿病，高血圧，心疾患，閉塞性動脈硬化症などが high risk group である．また，便秘や下剤の使用に伴う腸管内圧の急激な上昇が本症の誘因となることも多く，こうした症例は若年者でもまれではない．

2）　診断と治療

　急激な発症，腹痛，血性下痢が特徴である．抗生物質の投与歴がなく，risk factor があれば本症を疑う．便培養で病原菌陰性，注腸造影にて下行結腸からS状結腸に segmental な病変，thumb printing（拇指圧痕）像を認めれば診断は確実となる（図9）．内視鏡所見では，病変部に発赤，浮腫，びらん，縦走潰瘍が認められ，病変の境界は比較的鮮明で，病変部のすぐ側に血管透見

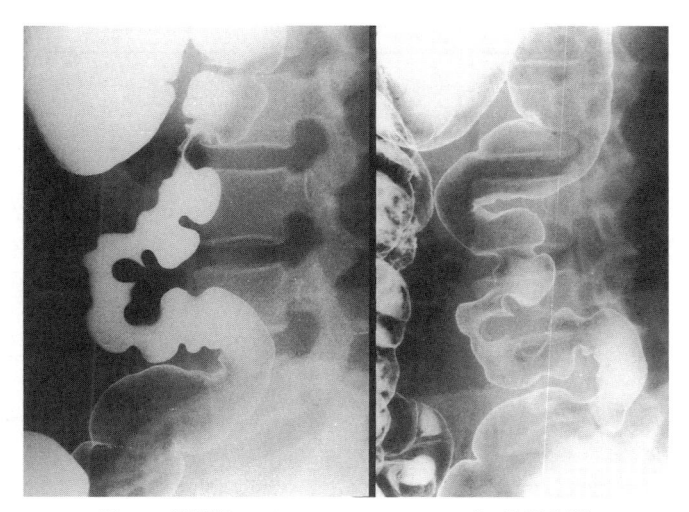

図9 下行結腸にみられた thumb printing 像（注腸造影）

可能な粘膜がみられる．炎症性ポリープは認めないのがふつうである．病理組織学的には，粘膜の浮腫と出血が主体で，細胞浸潤は比較的軽度である．粘膜固有腺の立ち枯れ像を認めることもある．慢性の経過をとる狭窄型は，便秘などの通過障害が前景に現れ，結腸は狭窄や偽憩室を形成し，組織学的には著明な線維化を認める．

鑑別診断としては，抗生物質による出血性大腸炎，感染性腸炎（とくに腸管出血性大腸菌やキャンピロバクターなど），潰瘍性大腸炎，大腸憩室炎，大腸癌などがあげられる．抗生物質による出血性大腸炎は，横行～上行結腸に好発する点が異なるが，画像診断上の病像は一過性型虚血性大腸炎と差はない．

保存的治療としては絶食，補液，鎮痛薬や鎮痙薬の投与などである．一過性型のほとんどがこれだけで軽快する．手術適応は壊死型や腸管膜動脈閉塞症が疑われるとき（腹膜刺激症状が強く，CK異常高値やショックなどを認める），高度狭窄による通過障害などである．

F．大腸ポリープ，大腸癌

1） ポリープと癌化の危険性

大腸ポリープとは，粘膜から隆起した病変の総称で，主として良性の病変を

表25 大腸癌の形態分類（大腸癌取り扱い規約より一部追加）

0型	表在型	3型	潰瘍浸潤型
1型	腫瘤型	4型	びまん浸潤型
2型	潰瘍限局型	5型	分類不能

注1：絞扼型の癌（str），粘液癌（muc），硬癌（sc），絨毛型の癌（v）などは修飾型として用いる．
注2：0型は腫瘍の壁深達度がM，SMの癌とし，早期癌と推定されるものをさす．その亜分類は次のごとくである．

I：隆起型	Ip	有茎型			
	Isp	亜有茎型			
	Is	無茎型			
II：表面型	IIa	表面隆起型		IIa＋IIc	
	IIb	表面平坦型		IIc＋IIa	
	IIc	表面陥凹型		LST	
III：陥凹型	III				

注3：絨毛型の場合には，修飾型を用いてIIa-vなどとする．LST：lateral spreading tumor（側方発育型）．

想定したときに用いている．観察時の形態は，早期大腸癌の形態分類Ip，Isp，Isを用いて表現される（表25）．大腸ポリープの組織像は腺腫がもっとも多く，次に過形成性ポリープで，また早期大腸癌も含まれてくる．大腸癌のおもな発生機構は，腺腫から癌化するadenoma-carcinoma sequence説と，腺腫を経ない発癌のde nove説とがあるが，腺腫のなかに早期大腸癌が存在することは，しばしば経験される（腺腫内癌）．その頻度は直径5mm以上の腺腫では，大きさが増大するほど高くなる．したがってポリペクトミーを行うことが，完全な生検と治療を兼ねることからも有益である．逆に5mm以下では癌の存在はまれである．

2） 早期大腸癌

早期大腸癌の定義は，癌浸潤が大腸粘膜（m）および粘膜下層（sm）までに限局しているもので，リンパ節転移の有無は問わない．大腸癌取り扱い規約の形態分類では，0型に相当し細かい形態的特徴を亜分類で表現する（表25）．隆起型の多くは腺腫内癌で，de novo発癌は表面型や陥凹型をとると考えられる．

側方発育型腫瘍という主として水平方向に発育する腫瘍性病変が知られており，表面が顆粒状のものは結節集簇様病変とよばれる．これも病理学的には腺腫から早期癌まであるが，癌であっても20mmまではm，それ以上でもsm

までにとどまることが多い．また，flat elevation といわれる平坦な隆起性病変は，病理学的にはほぼ正常の場合から，腺腫や早期大腸癌（IIa）の場合まである．

このようなさまざまな形態をとる大腸早期癌を，内視鏡所見から腺腫と鑑別したり，深達度を予測するためには，肉眼的な形態に加えて色素散布や拡大内視鏡を用いた，pit pattern の観察などが必要で，内視鏡専門医により検査が行われなければならない．

3) 治療法とその選択
a) 内視鏡的切除

原則としては腺腫，早期大腸癌，病理学的診断が確定できない粘膜下腫瘍などが内視鏡による切除の対象である．直径 5 mm 以下のポリープはホットバイオプシ，切除面の直径が 10 mm までのものは，一括ポリペクトミーの適応である．それより大型のものは，分割切除か手術か，患者の全身状態や希望，内視鏡医の力量などより判断する．切除した腺腫に癌の併存があっても，断端や sm_2 以上に浸潤していなければ根治と考えてよい．

平坦型や陥凹型の病変は，内視鏡的粘膜切除術（endoscopic mucosal resection：EMR）の適応を考える．これは生理食塩水またはエピネフリン加高張食塩水を病変の基部に注入し隆起させ，スネアーを用いて粘膜を切除する方法で，腺腫，m 癌，良性粘膜下腫瘍などが対象となる．やはり直径 10 mm 以内が，安全な一括切除の目安であるが，腺腫や側方発育型腫瘍はそれ以上でも分割切除の適応となる．陥凹型大腸癌は 10 mm 以下でも sm に深く浸潤するものがあるので，pit pattern が無構造なものや，生理食塩水注入時に持ち上がらない（non-lifting sign）などの徴候がないことを確かめる．

b) 腹腔鏡下大腸切除の適応

腺腫，粘膜下腫瘍，深達度 m か sm_1 の早期癌で，大きさや部位などから内視鏡的粘膜切除術ができなかったものが適応である．最近は施設によっては部分的なリンパ節郭清も可能となり，分化型大腸癌の sm_{2-3} や MP までのものも適応とする場合がある．症例の年齢や全身状態などから決定すべきである．

c) 開腹手術の適応

上記の治療法で根治が期待できない進行癌で，遠隔転移や腹膜播種のないものが，開腹手術の適応となる．また，大腸の狭窄のためイレウスの危険があるものは病期に関係なく適応を考慮する．すでにイレウスとなっている場合には，病変の口側に人工肛門を造設し，イレウスの解除後に大腸切除をするかどうかを，転移や全身状態を考慮して決める．肝転移に対しても，両葉に及ぶも

の（H_3）以外は，肝切除の適応を検討する．

d） 化学療法，放射線療法

切除不能または術後再発大腸癌に対する化学療法は，5-フルオロウラシル（5 FU）単独静注や，5 FU とホリナートカルシウム（ロイコボリン®）によるbiochemical modulation が標準的なものであるが，奏効率が低く，生存期間の延長も期待できないのが現状である．また，肝転移に対する動注化学療法は，5 FU の持続動注または週1回 1000 mg/m² 動注などが行われており，転移巣縮小効果は認められているが，生存期間に有意差は認められていない．

放射線療法は，直腸癌の術前，術後の補助療法として用いられているが，その臨床的有用性はいまだ確認されていない．しかし肛門管癌は扁平上皮癌であることが多いので，放射線感受性がある．高齢など非手術例には，肛門括約筋温存という点からも，有用な治療といえる．

G. 過敏性腸症候群

1） 概念と診断基準

腹痛や腹部不快感を伴う便通異常を慢性的にまたは反復して呈する症候群で，その症状の原因となる器質的疾患を認めない機能性腸管運動障害である．多数の診断基準が報告されているが，ローマ診断基準（1992年）が世界的によく使われている（表26）．病型として下痢型，便秘型，便秘下痢交替型の3型に分けられる．本症候群の診断には，検便，便培養，消化管の検査による消化管病変の否定とともに，甲状腺機能異常や糖尿病などの全身疾患による消化

表26 ローマ診断基準（Thompson, W.G.らのIBSの診断基準）

下記の1および2の症状が少なくとも3か月間繰り返す
1．腹痛あるいは腹部不快感があり，以下のいずれかの特徴をもつ
1）排便によって軽快する
2）排便回数の変化を伴うことがある
3）便性状の変化を伴うことがある
さらに
2．下記の1）～5）の少なくとも2つ以上の症状が，有症状期の25％以上にある
1）排便回数の変化
2）便性状の変化（兎糞/硬便，または軟便/水様便）
3）排便状況の変化（便意切迫，残便感）
4）粘液（便）の排出
5）腹部膨満感
＊研究目的の症例の排便回数は下記とする
3回/日以上　あるいは　3回/週以下

管運動異常も否定しなければならない．しかし臨床上は，軽微な器質的病変（小さなポリープや寛解期の炎症性腸疾患）があっても，症状の原因と考えにくい場合，本症候群と診断する．また神経症的性格，うつ状態やうつ病など精神的要因の関与が70～80％の症例でみられ，排便に異常なこだわりをもっていることが多い．また，自律神経機能試験で異常を示す例も約75％と報告されており，そのうち副交感神経緊張状態が2/3をしめる．

2） 治療方針
a） 心身医学的アプローチ

性格や精神的要因が病態に関与していても，軽症では，一般内科医が器質的疾患がないことや，食事療法や薬物療法でコントロールできることを，丁寧に説明することで軽快することも多い．また現在の症状は異常なものではなく，健常者でも経験するものであり，症状を受け入れるよう指導することも治療に役立つことがある．心身症的色彩の強い難治例は，心療内科や精神科医の管理が必要で自律訓練法や交流分析などの治療も行われる．

b） 生活習慣や食事の改善

本症の基本的治療となるもので，軽視してはいけない．喫煙や大量飲酒を避け，食事や排便を一定の時間に習慣化する，ストレスを回避または解消するなど，きめ細かい指導が有用である．本症では乳糖不耐症などの食品不耐が関与している場合があるので，誘因となる食品を避ける．どの病型でもコーヒーやコーラなどのカフェイン，糖質を多く含む食品を避けるほうがよい．便秘型には高線維食を試みる．

c） 薬物療法

本症候群の多くは，大腸に異常な攣縮を認めることが多く，どの病型でも基本薬として，腸管運動調節作用をもつ抗コリン薬（メペンゾラートやチキジウムなど）を，2～3×/日で投与する．腹痛には抗コリン薬（ブチルスコポラミンなど），下痢には乳酸菌製剤や止瀉薬，便秘には下剤や酸化マグネシウムなどが使われる．神経症的傾向のあるものには，マイナートランキライザー，抑うつ状態にあるものには抗うつ薬，自律神経失調症状を伴うものには自律神経調整薬などを投与する．

H. 憩室症，憩室炎

1） 定義と疫学

臨床的に問題となる憩室症は，主として Meckel 憩室と結腸憩室である．Meckel 憩室は回盲弁より口側 50 cm 付近にある真性憩室（筋層を含む）で，2〜3：1で男性に多い．結腸憩室は大腸粘膜が嚢状に漿膜側に向けて突出したもので，筋層を欠く仮性憩室である．日本人の場合右側結腸に多い．

2） 診断と対応

ほとんどの憩室症は無症状で経過するが，合併症のなかで頻度の多いものは，出血，憩室炎，狭窄である．出血は大量となることもあり，血管造影や出血シンチにより部位を確認できることもある．出血量が少ないときは，大腸内視鏡により憩室からの出血を確認できることもあるが，通常出血中は憩室の存在も確認できず，止血後には所見がなく，除外診断により本症と判断することも多い．

憩室炎は憩室の部位に虫垂炎様の腹痛，腹膜刺激症状，炎症所見を認める．炎症の結果憩室壁の破綻をきたし，穿孔や瘻孔を形成することもある．憩室炎の部位により，虫垂炎，胆嚢炎，付属器炎などとの鑑別が必要である．超音波や CT によりこれらの疾患を否定するとともに，憩室周辺の腸管壁の肥厚や，腸間膜の炎症像を確認できれば本症を疑う．

狭窄は繰り返す憩室炎により腸管が癒着変形したものと考えられる．注腸造影や小腸造影で，憩室の周辺に変形狭窄した腸管が確認される．

症状のないときは治療の必要はない．出血に対してはまず禁食とし，止血薬を含む点滴を行う．前述のように，出血が多く出血部位を確認できたときは，バゾプレシン（ピトレシン®）動注や点滴静注，動脈塞栓術，内視鏡による止血術を試みる．憩室炎が疑われた場合，抗生物質や鎮痙薬の投与を行う．瘻孔や膿瘍を形成したときには，エコーガイドでドレナージを試みる．ピンポイントの瘻孔は保存的治療で閉鎖できることも多い．以上の治療に抵抗して増悪または反復する出血，腹膜炎，膿瘍，イレウスの危険がある狭窄，穿孔などは手術適応である．

I. 痔核, 痔瘻

1) 概念と発症機構

痔核は肛門の静脈叢や結合組織が増大し，隆起したもので，歯状線より直腸側に発生する内痔核と肛門側の外痔核とに分けられる．痔瘻は肛門周囲の皮膚と肛門陰窩をむすぶ瘻孔をいう．肛門陰窩から感染巣が内外括約筋周辺に及び（肛門周囲膿瘍），皮膚面に自壊することにより形成される．

2) 診 断

痔核の症状は出血，脱出で，通常疼痛はない．視診と直腸指診を行い，肛門鏡により確定診断を得る．また出血の原因が痔核と思われても，大腸癌を合併していることもあるので，注腸造影や大腸内視鏡検査を，極力行うようにする．

痔核に血栓を生じると，腫脹して疼痛を伴うようになる（血栓性外痔核）．これは肛門縁に疼痛を伴うしこりとして認められる．痔核が肛門から脱出嵌頓し，還納不全を起こし腫脹したものを，嵌頓痔核という．これも疼痛を伴い，視診により肛門から突出した腫瘤として認められる．発熱と激しい疼痛を訴え，肛門周囲に熱感と腫脹を認める場合は，肛門周囲膿瘍を疑う．

痔瘻の診断は，肛門鏡により痔瘻の入り口を確認し，視診により出口である二次口を発見することにある．クローン病の部分症状であることが疑われるときは，注腸造影や小腸造影を行い，消化管-皮膚瘻との鑑別を行う．

3) 治療方針

肛門の清潔（洗浄機付き便器は有用），保温に努め，便秘のコントロールをする．坐薬や軟膏の局所療法が基本で，血栓性外痔核や嵌頓痔核で疼痛や腫脹が強いときには，消炎鎮痛薬の内服を行う．肛門周囲膿瘍に対しては，抗生物質を併用する．

手術適応は，脱出のため排便や日常生活に障害があるもの，出血が多く止血できないものなどであるが，その決定には専門医へのコンサルテーションが必要である．また，硬化療法や結紮療法の適応についても専門医の判断にゆだねる．痔瘻は原則として手術適応である．

5. 肝　　臓

A. 肝機能検査, 肝炎ウイルスマーカー検査

1) 肝機能検査

　肝機能検査の各項目の異常が示す病態を理解することがたいせつである（図10参照）．たとえばGOT（AST）・GPT（ALT）はよく一般肝機能という言葉で表現されるが字義どおり肝臓の機能を表すわけではなく，これらの酵素は肝細胞の変性・壊死に伴い血中に流出してくると考えられる．肝臓のもつさまざまな生理機能からみると，合成能という機能は，アルブミン・総コレステロール・血液凝固因子（プロトロンビンなど）・コリンエステラーゼ（ChE）などの生成に関与してくる．プロトロンビン時間は肝細胞障害の進行に伴い低値を示しかつ半減期が短いので重症度を鋭敏かつ迅速に反映するマーカーとして有用である．胆汁の生成・分泌という機能の異常は，総ビリルビン（T. Bil），直接ビリルビン（D. Bil）の異常とともに一般に胆道系酵素とよばれているALP・γGTP・LAPなどの異常値として表れる．γGTP値だけ高い場合には飲酒や薬物による酵素誘導の可能性もある．ALP値は骨や小腸の異常で

肝細胞の変性・壊死	AST (GOT)・ALT (GPT)	上昇
肝細胞の機能障害	アルブミン, ChE 総コレステロール PT (%)・HPT	低下
肝細胞の機能障害	総ビリルビン 総胆汁酸 ICG試験	上昇
胆汁うっ滞	ALP, γGTP 総コレステロール	上昇
間葉系の反応	ZTT γグロブリン, IgG	上昇
肝細胞の癌化	AFP, PIVKA-II	上昇

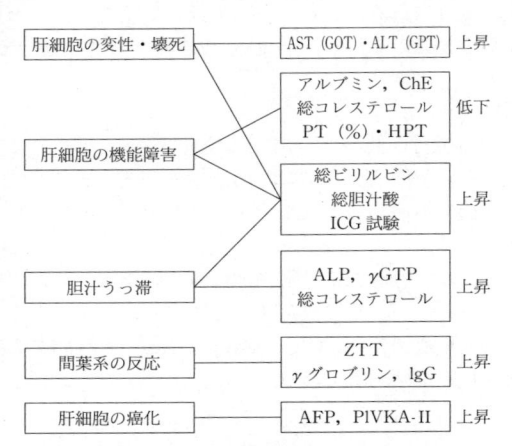

図10　肝病態と肝機能検査の関連
（日本消化器病学会・肝機能研究班：肝機能検査法の選択基準．日消誌，91：1376〜1381，1994）

も上昇する可能性があるので，鑑別するにはALPアイソザイムやLAPを同時に測定すればよい．解毒という機能が障害されれば血中アンモニア濃度などが上昇する．アミノ酸代謝は肝臓の病状の進行と密接な関係があり，慢性肝炎，代償期肝硬変，非代償期肝硬変と病気が進行するにしたがい，血中のメチオニン，フェニルアラニン，チロシン，トリプトファン濃度の上昇，分枝鎖アミノ酸濃度の低下をきたす結果，BCAA/AAA比の低下が著しくなる．最近では，血中の分枝鎖アミノ酸とチロシンのモル濃度比（BTR）が臨床の場で汎用されている．肝臓の線維化の程度を反映する「肝線維化マーカー」としてはIV型コラーゲン，ヒアルロン酸，プロコラーゲンIIIペプチド（P-III-P）などがある．

肝疾患の診断には免疫学的検査もよく行われる．免疫グロブリン（IgG，IgA，IgM）は慢性肝疾患でいずれも上昇するが，自己免疫性肝炎ではとくに高値を示す．急性ウイルス性肝炎の初期には高IgM血症がみられ，遅れてIgGの上昇がみられる．アルコール性肝障害ではIgAの上昇がしばしば認められる．原発性胆汁性肝硬変では血中IgMの上昇が特徴的である．なお血清膠質反応のZTTは主として血清IgG値を，TTTは主として血清IgM値を反映している．抗核抗体などの各種自己抗体の測定も自己免疫性肝疾患の診断に役立つ（後述）．

肝細胞癌の診断には画像検査とともに腫瘍マーカーが用いられる．αフェトプロテイン（AFP）は肝細胞癌，ヨークザック腫瘍で特異的に出現し診断に有用である．ただし劇症肝炎や慢性肝炎・肝硬変の急性増悪期などにも上昇するので注意が必要である．レクチンとの結合性分析で，肝細胞癌に特異的といわれるL3分画が15％以上をしめる場合には癌の可能性が高くなる．ビタミンK欠乏によりプロトロンビン生成が障害されたときに，血中に出現する異常プロトロンビンであるPIVKA-IIも肝細胞癌に特異的である．とくにAFP陰性ないし低値の肝細胞癌の診断の際有用である．これらのマーカーは肝細胞癌の治療効果のモニターにも利用される．

2） 肝炎ウイルスマーカー

肝炎を引き起こすウイルスとしては，アルファベット順にA型からE型肝炎ウイルスまであり，おのおののウイルス学的特性や感染経路，引き起こす肝病変については表27に示すごとくである．詳細は「急性肝炎」，「慢性肝炎」の項を参照されたい．ウイルス肝炎の診断には各種肝炎ウイルスマーカーが応用される．肝炎ウイルスマーカーの選択基準を表28に示す．肝炎ウイルスマーカーは大きく分けて免疫血清学的に測定される肝炎ウイルスの抗原・抗体検

表27 肝炎ウイルスの種類と感染経路・肝病変について

肝炎ウイルス	核酸・ウイルス属	感染経路	肝病変
A型	RNA エンテロ	経口	急性肝炎
B型	DNA ヘパドナ	血液	急性・慢性肝炎 肝硬変,肝癌
C型	RNA フラビ	血液	急性・慢性肝炎 肝硬変,肝癌
D型	RNA (植物ウイロイド)	血液	急性・慢性肝炎 肝硬変
E型	RNA カリシ	経口	急性肝炎
F型	DNA(?)	経口 (?)	急性肝炎(?)
G型	RNA パラミクソ	血液	?

(熊谷直樹・土本寛二:ウイルス肝炎と環境衛生. 臨床環境医学, 7:1〜6, 1998)

査と,ハイブリダイゼーション法,DNA probe法,あるいは PCR(polymerase chain reaction)法などで検出される肝炎ウイルスの遺伝子検査がある(感度は PCR法がすぐれている).

抗体についてまず理解しておくことは,ウイルス抗体には大きくわけて2種類あることである.すなわち「中和抗体」と「感染抗体」とよばれるものである.中和抗体は主としてウイルスの表面(envelopeないしsurface)抗原に対する抗体で,そのウイルスに対して感染防御機能を有する.したがって,中和抗体が陽性ならば原則として感染は起こらない.いわゆるワクチンは中和抗体を獲得させる目的で接種される.B型肝炎における HBs(=surface)抗体がこれに当たる.一方,感染抗体とは,ウイルスに感染することで血中に出現するがウイルスを中和する能力はもたない抗体をさし,ウイルスの核(core)やウイルスが分泌するタンパクなどに対する抗体がこれに当たる.感染抗体が陽性ということは,そのウイルスに感染しているか過去に感染していたことを意味し,免疫が成立していることにはならない.また診断に当たっては,肝炎ウイルスに感染してから血中に抗体が出現するまでには,一定の時間がかかる(この感染から抗体出現までの期間を「ウインドウ期」とよぶ)ことを念頭におくこともたいせつである.ウインドウ期の診断にはウイルスの遺伝子検査が有用である.

一般にウイルスに初感染の場合は,そのウイルスに対する IgM抗体がまず

表28 肝炎ウイルスマーカーの選択基準

	急性肝炎の型別診断	B型急性肝炎 経過観察 注1	B型急性肝炎 治癒判定	C型急性肝炎 経過観察 注3	C型急性肝炎 治癒判定	慢性肝疾患の型別診断	慢性肝疾患の急性増悪期	B型慢性肝炎 経過観察 注2	B型慢性肝炎 抗ウイルス薬の適応判定	C型慢性肝炎 経過観察 注3	C型慢性肝炎 抗ウイルス薬の適応判定	無症候性キャリアの経過観察 B型	無症候性キャリアの経過観察 C型	HBワクチン接種対象者選別	集検・ドックなどのスクリーニング	
IgM・HAV抗体	◎						◎									
HBs抗原	◎	◎	◎			◎	◎	○	◎			◎		◎	◎	注4
HBs抗体			◎			○								◎		注5
HBc抗体定性判定						◎										
HBc抗体高抗体価判定																
IgM・HBc抗体	◎						◎									
HBe抗原		◎						○	◎			◎				
HBe抗体		◎						○	◎			◎				
HBV DNA/DNA-p		○						○	◎			◎				
HCV群別判定											◎					
HCV コア抗体				○	○					○			◎			
HCV 第3世代抗体	◎			○		◎	○			○			◎		◎	
HCV RNA定性					◎		○									
HCV RNA定量				○						◎	◎		○			
HD抗体	○					○	○									
HE抗体	○															

◎必須,○必要に応じて行う
注1:検査間隔は通常週1回
注2:検査間隔は通常2〜4週に1回
注3:検査間隔は通常3〜4か月に1回
注4:HBs抗原陰性化の判定はEIA,RIA法などの鋭敏な方法で行う
注5:HBs抗体出現時の判定はEIA,RIA法などの鋭敏な方法で行う
(日本消化器病学会・肝機能研究班:肝疾患における脳炎ウイルスマーカーの選択基準.日消誌,91:1472〜1480,1994を一部改変)

出現し,遅れてIgG抗体が出現する.したがって各種ウイルスに対するIgM抗体の検出は急性ウイルス肝炎の原因ウイルス同定に有用である.各肝炎ウイルスマーカーの詳細は後にゆずる.

B. 急性肝炎

1) 病因と疫学

　急性肝炎を起こす肝炎ウイルスとしては，A型・B型・C型・D型・E型肝炎ウイルスがあげられる（表27参照）．このうちD型肝炎ウイルスの感染にはB型肝炎ウイルスとの重複感染が必要なことと，わが国では非常にまれであることから鑑別から除外してもよい．非肝炎ウイルスのなかで急性肝炎を引き起こす可能性のあるものとして，EBウイルス（EBV），サイトメガロウイルス，単純ヘルペスウイルスなどがあげられる．

　A型，E型肝炎は経口感染を主体とする．A型肝炎の流行は衛生環境の良否に深くかかわっているので，東南アジアやアフリカなどの発展途上国では常在性の感染症である．わが国では環境衛生の向上により感染機会も減ってきたため，とくに若年層ではHA抗体（中和抗体）の保有率は低下していて感染すると発病しやすい．国内での感染例としては，牡蠣などの生食が原因となることが多い．

　E型肝炎ウイルスは中国西部からインド，パキスタン，ネパール，ミャンマー，タイ，ナイジェリア，アルジェリア，エチオピア，アフガニスタン，メキシコなどの亜熱帯から熱帯地方に分布し，主として水系感染（糞便に汚染された飲料水などによる感染）である．わが国においては海外渡航者などにおける輸入感染症として注意が必要である．

　B型・C型肝炎は主として血液・体液などを介して感染する．B型肝炎ウイルスの感染経路としては，最近は性行為や薬物の回し打ちなどがめだつ．とくに人口に対してB型肝炎ウイルスキャリアのしめる率が高い東南アジアやアフリカで罹患するケースが増えている．C型肝炎は，血中ウイルス量がB型肝炎ウイルスなどに比べて少ないこともあり，性行為などで感染する率は低い．医療行為や民間療法などに伴って感染事故が起こることもある．

　EBVの初感染は，主として若年者にみられる．サイトメガロウイルスの感染は，免疫抑制薬を投与されているような免疫不全状態の患者に起こるのが一般的である．

2) 臨床経過

　A型・E型肝炎は感染後2～6週を経て，感冒様症状を前駆症状として発病し，血中GOT（AST），GPT（ALT）上昇および黄疸を主症状とする肝炎を起こし，大部分が2～3か月の経過で完全に治癒する（図11参照）．慢性化す

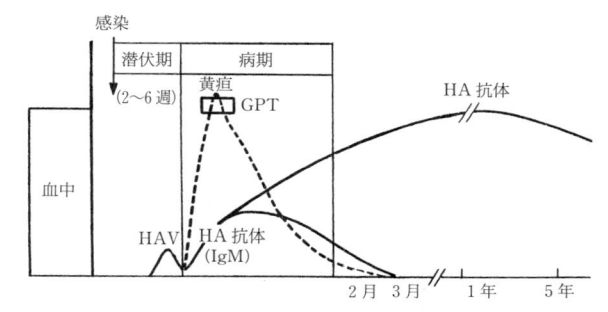

図11 A型肝炎の経過と血中ウイルスマーカーの推移
(厚生省・日本医師会編:肝疾患診療のてびき. 日本医師会雑誌, 104(4), 付録, 1990)

ることはない．少数例では劇症肝炎に移行することもある．発症前後1週間の患者との接触者には二次感染の可能性がある．

B型急性肝炎は感染後1〜6か月の潜伏期を経て血清GOT（AST），GPT（ALT）の上昇と黄疸を主症状とする肝炎を発症する．劇症肝炎への移行が他の肝炎と比べると多いので注意を要する．発症後2〜3か月で血清トランスアミラーゼ値は正常化し治癒する（図12参照）．わが国では成人発症のB型急性肝炎が慢性化することはまれであるが，AIDSなどを合併していると慢性化しやすい．

C型急性肝炎も感染後1〜6か月を経て発病するが肝障害は比較的軽度で黄疸がみられないことも多い．しかし，持続感染しやすく約80％が慢性化するといわれている．

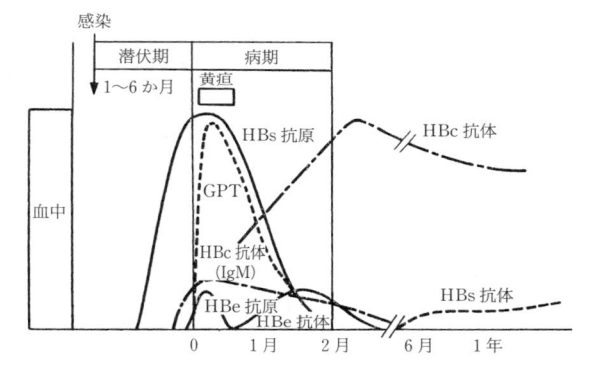

図12 B型急性肝炎の経過と血中ウイルスマーカーの推移
(厚生省・日本医師会編:肝疾患診療のてびき. 日本医師会雑誌, 104(4), 付録, 1990)

EBVによる伝染性単核症は，比較的症状も軽く完全に治癒する（しかし，最近EBVの持続感染例も報告されてきた）．

3） 診断のポイント

主訴として全身倦怠感や，食欲不振，嘔気，腹痛，尿濃染などが多い．ビリルビン尿を血尿と表現してくることもある．感冒様症状が長引き食欲が低下しているような症例では，肝機能検査のチェックが望まれる．急性肝炎と診断がつき入院した後の問診のポイントとして，最近の海外渡航歴・牡蠣などの生食の有無・性交渉の内容・観血的治療歴・本人および家族や親族内の肝炎罹患者の有無などは必須である．いずれの質問も，どのウイルス肝炎を想定するかによって潜伏期を考慮してアナムネをとることがたいせつである．薬剤性肝障害の可能性も考慮し，最近の薬歴も忘れずにとること．

診察に当たっては，まず劇症肝炎への移行の可能性を探る必要がある．自覚症状としては，食欲の有無がポイントとなる．食欲が回復しつつあれば峠はこえつつあると考えてよい．腹部の触診では柔らかい肝臓腫大はふつうにみられるが，肝臓の強い圧痛や叩打痛・肝臓の萎縮傾向などは危険信号である．また頻脈や微熱の持続なども要注意で，回復期に入ったことが確認されるまでは肝機能検査やプロトロンビン時間などを頻回にチェックする．肝臓の大きさがはっきりしないときは，腹部超音波検査が有用である．腹部エコーはまた黄疸の原因として胆石症などを除外する意味でも有用である．

病因を明らかにするための肝炎ウイルスマーカー検査は表28を参照されたい．とりあえず検査する項目としてはIgM・HAV抗体，HAV抗体，HBs抗原，HBc抗体，IgM・HBc抗体，HCV抗体などがあり，とくにIgM型の抗ウイルス抗体の検出が診断につながる．B型急性肝炎でも早期からHBs抗原の検出されない症例があることと過去の感染を知る意味もありHBc抗体の検査は有用である．若年者で扁桃炎や頸部リンパ節腫大が目立つ症例などでは伝染性単核症も疑い，これにVCA-IgM抗体，VCA-IgG抗体やEBNA抗体を加えることもある．VCA-IgM抗体が検出されなくてもVCA-IgG抗体が陽性で，EBNA抗体陰性の場合はEBVの初感染の可能性が高い（EBNA抗体は発症より6～8週で出現する）．問診などからC型肝炎ウイルスの感染を強く疑う場合には，抗体出現までに時間がかかるのでPCR法によって直接血中のHCV-RNAの検出を試みる場合もある．HBs抗原が陽性でB型肝炎が考えられた場合，初感染からの発症か無症候性キャリアからの発症か鑑別することが重要である．B型急性肝炎では一般にIgM・HBc抗体が陽性であるのに対してHBVキャリアでは高力価のHBc抗体価（200倍希釈で陽性）を示し，

IgM・HBc 抗体は陰性か低力価を示す．引き続き HBe 抗原・抗体と HBV-DNA 定量も行い，退院後も中和抗体である HBs 抗体の出現を確認するまではフォローする必要がある（図 12 参照）．

4） 治療と予防

劇症化の予防が基本であり，安静臥床に努める．食欲不振の時期は糖質の点滴などを行う．食事は低脂肪糖質中心の食事から始め回復期に入ったら高タンパク高カロリー食とする．最近は慢性化の危惧がない場合には，早期に社会復帰させる方向にある．

肝炎ウイルスに対するワクチンが開発され高危険群における発症予防が行われている．現在までに A 型肝炎・B 型肝炎ウイルスに対するワクチンが実用化されている．投与方法・投与量などについては成書を参照のこと．大事なことは，これらのワクチンによって獲得される免疫は終生免疫ではないということで，抗体を獲得後も 2～3 年に 1 回は抗体価をチェックし，低力価になったら追加免疫（ブースター）を 1 回行うようにする．

B 型肝炎ウイルスの感染性のある血液などによる針刺し事故を起こした際には，受傷後 48 時間以内にワクチンや免疫グロブリンの投与が必要である．

C. 劇症肝炎

1） 診断基準と成因

劇症肝炎とは，肝炎のうち症状発現後 8 週以内に高度の肝機能障害に基づいて肝性昏睡 II 度以上の脳症をきたし，プロトロンビン時間 40 ％以下を示すものをいう．発病後 10 日以内に脳症が発現する急性型とそれ以後に発現する亜急性型がある．昏睡 II 度とは，指南力（時，場所）障害や物の取り違え，常軌を逸した行動などの精神症状を示す状態をさし，羽ばたき振戦（手首を手背側に過伸展して検査するとわかりやすい）の有無が参考になる．急性肝炎治療中に劇症肝炎への移行が危ぶまれるときには，黄疸（T. Bil）の進行やプロトロンビン時間の延長に常に注意し，肝性脳症が疑われたときには血中アンモニアのチェックもたいせつである（「急性肝炎」の項参照）．

急性肝炎の約 0.5～1.0 ％が劇症肝炎に移行すると推定される．B 型肝炎がもっとも多く，全体の 50 ％以上をしめる．劇症肝炎の成因としてウイルス性以外にハロタン，イソニアジドなどの薬剤性によるものもあるので注意が必要である．広く急性肝不全の成因としてみるとキノコやパラセタモールなどによ

る中毒性肝炎，循環不全や低酸素血症に伴うものなども含まれる．日常臨床で注意が必要なことは，B型肝炎ウイルスなどの無症候性キャリアの人が悪性リンパ腫などの疾患に罹患した際，強力な化学療法や免疫抑制薬の使用によりウイルスが活性化され劇症肝炎を起こすことがあることである．

2) 治療と予後

　劇症肝炎は致死率60〜70％前後と予後不良である．加えてわが国では年間約3000人と数少ないため，治療の経験を有する医師の数も限られる．したがって可能であれば劇症肝炎の治療に習熟した専門病院へ移送することが望ましい．治療の基本は，広範な肝細胞壊死に伴う肝機能不全の是正をはかることと，さまざまな合併症に対処することである．肝不全の治療に関しては後述の慢性肝不全の治療と基本的に同じなので参照されたい．急性肝不全に特徴的な治療法としては，肝細胞再生を目的としたグルカゴン-インスリン療法，肝細胞壊死の進展防止や減黄を目的としたステロイド療法，血漿交換療法，ウイルス性肝炎に対する免疫抑制薬（シクロスポリンなど）を併用したインターフェロン療法などあるが，いずれも高度な知識と経験が要求される．劇症肝炎の合併症として留意すべきものとして，脳浮腫，DIC，消化管出血，腎障害，呼吸不全，感染症などがあげられ，おのおのの合併症の早期発見と早期治療に心がけることがたいせつである．とくに脳浮腫は高頻度に出現するが，対策がみすごされるきらいがあるので注意が必要である．

D. 慢性肝炎（B型・C型）

1) 臨床経過と診断
a) 病因と疫学

　慢性肝炎の原因となる肝炎ウイルスとしては，B型・C型・D型などが考えられる（最近，G型やTTVに関する報告もある）．

　B型慢性肝炎は大部分が幼小期よりウイルスに持続感染しているHBVキャリアからの発症である．成人が急性B型肝炎に罹患しても免疫不全などの特殊な事情になければ慢性肝炎に移行する確率は低い．一般に3歳以下の幼小期にHBVに感染するとキャリア化する可能性が高く，そのほとんどがHBe抗原陽性の母からの垂直感染で，約90％はHBe抗体陽性の無症候性キャリアとなるが，残り10％くらいが慢性肝炎へと進行するといわれている．

　C型肝炎ウイルスは成人になってから感染しても慢性化する確率は約80％

と高い．感染経路としては，以前は輸血がおもな原因であったがスクリーニングが行われるようになり，最近の感染経路としては観血的な民間療法・鍼灸・刺青・覚醒剤などの回し打ち・医療機関内事故などにおける血液汚染などがあげられる．一度慢性化すると血中ウイルスが自然消失する可能性はほとんどない．ウイルスの変異の速度が速いことなどからまだ中和抗体がみつからず，したがってワクチンも開発されていない．血中ウイルス量がB型肝炎などに比べて少ないことから家族内感染は比較的少なく，夫婦間感染も結婚後10年以内ではほとんどみられず，それ以後でも15％前後と推定されている．母子感染のリスクも約10％以下と低率である．授乳による感染の可能性もないといわれている．

b） 臨床経過

慢性肝炎は肝臓の炎症（トランスアミナーゼ値の異常）が持続するかぎり，徐々に肝線維化が進み肝硬変へと近づくと考えてよい．C型慢性肝炎を例にとると，報告によって数字は多少異なるが，診断確定後10年で約30％が，20年で約60％が肝硬変へと進展し，おのおのの約半数に肝細胞癌が発生すると

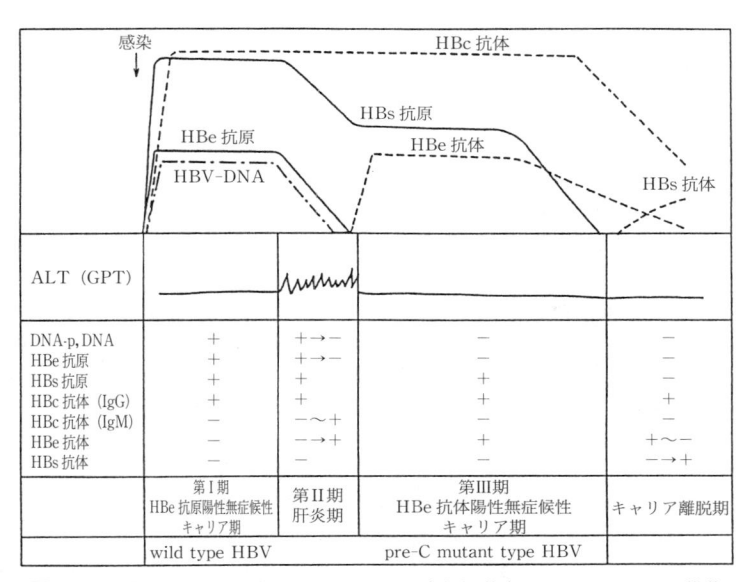

	第Ⅰ期 HBe抗原陽性無症候性 キャリア期	第Ⅱ期 肝炎期	第Ⅲ期 HBe抗体陽性無症候性 キャリア期	キャリア離脱期
DNA-p, DNA	+	+→-	-	-
HBe抗原	+	+→-	-	-
HBs抗原	+	+	+	-
HBc抗体 (IgG)	+	+	+	+
HBc抗体 (IgM)	-	-〜+	-	-
HBe抗体	-	-→+	+	+〜-
HBs抗体	-	-	-	-→+
	wild type HBV		pre-C mutant type HBV	

図13 B型肝炎ウイルス（HBV）キャリアの自然経過時のHBVマーカーの推移
（日本消化器病学会・肝機能研究班：肝疾患における肝炎ウイルスマーカーの選択基準．日消誌，91：1472〜1480，1994）

されている。一方、肝炎ウイルスに同じように持続感染していても、血清GPT（ALT）の平均値が低値にコントロールされていれば、病状の進行は遅らせることができることも一般に知られている。

HBVキャリアにおけるウイルスマーカーの推移は図13のようになる。HBe抗原が消えてHBe抗体が出現することを"seroconversion"とよび、この状態になると血液中のウイルスの感染性はほとんどなくなり、肝炎も鎮静化すると考えられてきた。後述のインターフェロン療法もseroconversionを目的に行われてきた。しかし最近、HBe抗原を生成しないHBVの存在が明らかとなった。従来のHBe抗原を分泌する野性型（wild type）に対して変異型（pre-C mutant type）とよばれ、seroconversionという現象は野性株優位から変異株優位へ変化する過程であるという認識が一般的となってきた。したがってseroconversion後も肝炎の再燃や持続に十分な注意が必要である。野性株・変異株ともにハイブリダイゼーション法またはPCR法によるHBV-DNA定量などで検出が可能である。

c) 診 断

臨床的には6か月以上トランスアミナーゼ値の異常が持続する場合、慢性肝炎が疑われる。ただし脂肪肝やアルコール性肝障害は除外する。その他、薬剤性肝障害や自己免疫性肝炎などを除外すると、慢性ウイルス性肝炎の可能性が高くなる。肝炎ウイルスマーカーとしてHBs抗原・HBc抗体およびHCV抗体をまずチェックする。非B非C型ウイルス肝炎の可能性も考慮する必要がある。HBs抗原陽性の場合さらにHBe抗原・抗体系とHBV-DNA定量を行う。HBs抗原陰性でHBc抗体陽性の場合には過去のHBV感染と考えられるが、念のためHBs抗体も含め上記ウイルスマーカーをチェックする。HCV抗体陽性の場合には、PCR法によるHCV-RNA定性または定量を行い、血中ウイルスの存在を確認する。C型肝炎と診断されたら、ウイルスの遺伝子型を群別（セロタイプ）判定法などで検索する。日本人ではセロタイプ1群でSimmondsの分類の遺伝子型Ibが約70％をしめ、セロタイプ2群（Simmondsの分類でIIa、IIb）が残りをしめる。HCVは遺伝子型によりインターフェロン療法に対する反応性が大きく異なる（後述）。

慢性肝炎の確定診断は肝臓の針生検による。組織学的には門脈域を中心とした持続性の炎症があり、円形細胞浸潤と線維の増生により、門脈域の拡大がみられ、活動性（active）と非活動性（inactive）または持続性（persistent）に区分される。最近は炎症の程度をA0からA3までのGradingで、線維化の進行度をF0からF4までのStagingで表現する新犬山分類が汎用されている（表29）。

表29 新犬山分類

	Staging		Grading
F 0	線維化なし	A 0	壊死・炎症所見なし
F 1	門脈域の線維性拡大	A 1	軽度の壊死・炎症所見
F 2	線維性架橋形成	A 2	中等度の壊死・炎症所見
F 3	小葉のひずみを伴う線維性架橋形成	A 3	高度の壊死・炎症所見
F 4	肝硬変		

[表記例]
線維性架橋形成が散見され，軽度の壊死・炎症反応がみられる慢性肝炎
CH (F 2/A 1)

2） インターフェロン療法（IFN療法）

慢性ウイルス肝炎に対する抗ウイルス療法としてIFN療法が広く行われている．その目的は血中ウイルスの消失とそれに伴う肝炎の鎮静化である．

　i） B型慢性肝炎： 治療の対象となるのは，HBe抗原陽性・HBV-DNA陽性の慢性活動性肝炎である．しかし実際には，HBe抗原陰性の変異株によるB型慢性肝炎にも行われる．目標はHBe抗原陰性化・HBe抗体陽性化（seroconversion）と血中HBV-DNAの陰性化である．IFN開始によりしばしば肝炎の一時悪化をみることと，IFN終了後にreboundとよばれる肝炎の急性増悪が起こることがあるので注意が必要である．rebound後に血中ウイルスが消失することもあるので，治療効果の判定に際してはIFN終了後6か月以上の慎重な観察を要する．

　ii） C型慢性肝炎： 治療の対象となるのは，HCV抗体陽性・血中HCV-RNA陽性の慢性活動性肝炎であるが，最近慢性非活動性（慢性持続性肝炎）に対しても投与が認可された．治療後6か月以上血中HCV-RNAの持続陰性化が得られれば治癒と判定される．HCVのセロタイプ2群（とくに遺伝子型IIa）の例，血中HCV-RNA量が少ない（100 K copies/ml以下）例，肝線維化の程度が軽い例，感染期間が短い例などで著効率が高い．ただしC型慢性肝炎におけるIFN療法は長期にわたるため，甲状腺機能異常・間質性肺炎・うつ病などの重篤な合併症が発生する可能性もあり，治療に当たっては専門医と相談しながら十分経過観察を行う必要がある．

3） 日常診療のポイント

慢性肝炎のフォローアップのポイントとしては，一般肝機能と肝炎ウイルスマーカーの定期的なチェックと，AFPなどの腫瘍マーカーと腹部超音波検査などの画像検査の適時施行があげられる．IFNなどの抗ウイルス療法以外の治療薬としては，トランスアミナーゼ値の正常化をはかるグリチルリチンの注

射薬（強力ネオミノファーゲンC®など）やウルソデスオキシコール酸などの一般的肝庇護薬がある．前述したようにGPT（ALT）値を低値に維持することは，肝線維化の進行を抑制するうえで有用と考えられているので積極的に行うべきである．

生活上の注意は食後の安静および過労や飲酒に気をつける程度とし，長期にわたる療養となるのであまり社会生活を制限することは好ましくない．

E. 肝硬変

1） 原因と分類

肝硬変の定義は病理学的形態で定められている．すなわち肝細胞の持続するまたは反復する炎症に伴う壊死の結果，結合組織線維の増生（隔壁形成）と残存する肝細胞の結節状再生がみられる状態をいう．臨床的定義は確立されていない．

原因としては，B型およびC型肝炎ウイルスによるものが多く，アルコールによるものがそれに続く．その他，自己免疫性肝炎やPBC，代謝異常，胆汁うっ滞，心不全に伴ううっ血肝などがあげられる．

分類としては，形態学的分類としては肥大性肝硬変・萎縮性肝硬変などの表現がある．診療上役立つ分類として代償性肝硬変と非代償性肝硬変という表現がある．すなわち肝細胞機能は低下しているが，生成・代謝・解毒などの生体内における本来の肝臓の生理機能を維持できている状態を代償期とよび，いずれかの機能が破綻しhomeostasisが保てなくなった状態を非代償期とよんでいる．非代償期は広い意味で肝不全状態ともいえる．

2） 臨床経過と診断・治療

肝臓は沈黙の臓器とよばれるように病状が進行してもなかなか自覚症状は現れにくい．したがって，肝硬変に付随する他覚所見の有無に注意する．すなわちクモ状血管腫，手掌紅斑，皮膚色素沈着などは目につきやすい．理学的所見として，硬い肝臓の触知・脾腫・女性化乳房・腹壁静脈怒張などがある．非代償期に入ると，その他に黄疸，腹水，浮腫，羽ばたき振戦などが観察される．門脈圧亢進症に伴う臨床症状として痔核や食道・胃静脈瘤の形成などがある．

肝硬変は慢性肝障害の終末像で，非可逆性の変化と考えられている．約半数に肝細胞癌を合併し，死因としては，癌・肝不全・出血（食道静脈瘤破裂など）の3つが大部分をしめる．

先にも述べたように肝硬変の臨床的定義は確立されていない．また慢性肝炎・肝硬変という2つの病態は連続しており，一線を画するものではない．参考となる検査項目として① アルブミン，ChE，コレステロールの低下，② ZTT値の上昇，③ ICG値の上昇，④ IV型コラーゲン，P-III-P，ヒアルロン酸などの線維化マーカーの上昇（IV型コラーゲン：8.5 ng/ml 以上かつ P-III-P：1.1 U/ml 以上の場合88％の確率で肝硬変と考えられる）などがあげられる．また，脾機能亢進症の結果としての血小板数減少も参考となる（10万/μl 以下の場合肝硬変の可能性が高い）．

代償期肝硬変の治療は慢性肝炎の場合と大きくは異ならない．生活上の注意としては，食後の安静横臥（座位と比べて臥位をとることで肝血流量は増加する）と食事療法（バランスのとれた高タンパク（100 g/日），高カロリー（2100～2400 kcal）の食事）およびアルコールの制限などがあげられる．診療上大事なことは，合併症を早期に発見し早期治療を心がけることである．「食道・胃静脈瘤」は定期的な内視鏡検査で発見する．内視鏡所見の記載基準は成書を参考されたい．とくに発赤所見（RCサイン）を認める場合には，出血予防に内視鏡的静脈瘤硬化療法や内視鏡的静脈瘤結紮術（endoscopic variceal ligation：EVL）などの内視鏡処置を施す必要がある．

肝細胞癌の合併を早期に発見するために定期的な腫瘍マーカーのチェックと少なくとも3か月に1回の腹部超音波検査が推奨されている．ただし肥満体型や肝萎縮などのため超音波では観察が困難な症例には腹部CTスキャンなどの併用が必要である．

肝不全への移行を予測するためには，前述のアルブミン値，ChE値，コレステロール値，プロトロンビン時間，アンモニア値などが参考となる．血清アルブミン値の低下に先立って血清BTRの低下が観察される．非代償期肝硬変の治療は慢性肝不全の治療に準ずる．

3） 慢性肝不全の治療

腹水に対しては，基本的には安静と水分・塩分の制限を行う．1日の食塩量を4～6 gとし，摂取水分量は前日の1日尿量などを参考に決めていく．薬物療法は，利尿薬としては，フロセミドとスピロノラクトンを併用することが多い．低アルブミン血症が顕著で腹水の要因の1つとなっている場合には，アルブミン製剤や新鮮凍結血漿などを投与する．難治性腹水に対しては最近 TIPS（transjugular intrahepatic portosystemic shunt）などの治療も試みられている．なお腹水をはじめて認めたときには，腹水の性状を明らかにする目的で試験穿刺（diagnostic parasentesis）をぜひ行うべきである．しかし，腹水穿刺

による大量の排液は，呼吸を圧迫するような緊満性の腹水などの場合を除いては脳症の誘発や腎不全の進行などを招く危険があるのでなるべく避けるべきである．

肝性脳症は，臨床的には失見当識や羽ばたき振戦で発見され血中アンモニア値が参考になる．腸内細菌によるアンモニア産生を抑える目的でラクツロース（合成2単糖で大腸の腸内細菌で分解され乳酸と酢酸になりpHを下げアンモニア産生を抑制する）を投与する．乳酸菌製剤を併用するとより効果的で便通を1日2～3行の軟便になるようにコントロールをする．さらにカナマイシンなどの非吸収性抗生物質を内服させることもある．血中の芳香族アミノ酸の増加が脳症の悪化に関与しているので，分枝鎖アミノ酸を多く含有するアミノ酸製剤（経口または経静脈投与）も有効である．その際，食事は総カロリー2000 kcal以下でタンパク量も50 g程度に抑える必要がある．なお肝硬変における肝不全の進行度を示す指標として「Pugh score」がよく用いられるので成書を参照されたい．

F. 肝　　癌

原発性肝癌には肝細胞癌と胆管細胞癌があるが，ここでは慢性肝疾患に合併の多い肝細胞癌について述べる．

肝硬変は肝細胞癌の高危険群であるので早期発見のために慎重なフォローアップが必要なことは先に述べた．肝臓内で炎症を繰り返すことと線維化の進行が発癌に深く関与していると考えられているが，HBVに関してはウイルスそのものが発癌遺伝子（X gene）を有していることがわかっている．したがって無症候性B型肝炎ウイルスキャリアなどにおいても定期的な腫瘍マーカーのチェックと画像検査を施行する必要がある．

腫瘍マーカーとしては，AFPが汎用されている．AFPは肝炎の増悪期にも遅れて高値を示すことがある．鑑別としてレクチン分画のチェックが有用である．PIVKA-IIも肝細胞癌に特異的なマーカーとして有用である（詳細はA.1)「肝機能検査」の項を参照）．

画像検査としては，スクリーニングとしては腹部超音波検査が役立つ．肝内占拠性病変（space occupying lesion：SOL）は5 mm程度から検出可能である．発見されたSOLの質的診断（肝血管腫などとの鑑別）には造影剤を用いたdynamic CT scanやMR imagingなどが有用である．確定診断には，超音波ガイド下の腫瘍針生検を行うこともある．診断と治療を兼ねて腹部血管造影

検査が行われる．腫瘍濃染（tumor stain）が認められれば肝癌の可能性は高く，腫瘍に残存する性格を有する油性の造影剤であるリピオドールを注入し，2～3週後に腹部CTスキャンにてリピオドール集積の有無で診断を確定する場合もある．

腹部血管造影で診断が確定した場合には，引き続き治療も行われる場合がある．肝臓が動脈と門脈との二重支配であることを利用した肝動脈塞栓療法（transcatheter arterial embolization：TAE—阻血効果により腫瘍を壊死に陥らせる．肝細胞は門脈からの血液補給により生存する）またはリピオドールに抗癌薬をエマルジョン化して注入するchemoembolizationなどがよく行われる．ただし，腫瘍塞栓などにより門脈血流が損なわれている場合やPugh scoreで10以上の肝不全の症例は適用外と考えられる．

非観血的治療として超音波ガイド下にエタノールを腫瘍に注入するPEIT（percutaneous ethanol injection therapy）も汎用されている．適用は直径2cm以下の腫瘍で個数としては2～3個以内が望ましい．同様の手技でマイクロ波を利用したPMCT（percutaneous microwave coagulation therapy）なども行われつつある．

肝切除は肝癌の基本的治療法である．手術に際しては，「癌の進行度の評価」と術後の肝不全の予知のため「肝予備能の評価」が重要になる．肝細胞癌は同時多発性の性格を有することが知られており，術前の評価には慎重を要する．また，肝炎がまだ活動性であるactive cirrhosisの場合，術後再発はなくてもde novoに肝癌が発生する危険も高いことを念頭において治療計画を立てる必要がある．

G. 脂肪肝，アルコール性肝障害

1）脂 肪 肝

肝細胞に脂肪（おもに中性脂肪）が過剰に蓄積した状態を脂肪肝という．主原因としてはアルコールの大量摂取，過栄養（肥満），糖尿病などがある．中心静脈からの高カロリー輸液を長期間続けると脂肪肝になることも知られている．自覚症状としては，易疲労感や右上腹部重圧感などがあげられる．検査所見としては，血清GOT（AST），GPT（ALT）の軽度～中等度の上昇，γGTPの上昇（とくにアルコール性の場合）などがみられ，ChEの上昇はとくに脂肪肝に特徴的である．腹部超音波検査で肝内エコーレベルの上昇（bright liver）・肝腎コントラストの増強などの所見から発見されることが多

い．腹部CTスキャンでは肝臓のCT値の低下がみられる．ときにはトランスアミナーゼ値が異常に高かったり肥満などを認めず，脂肪肝との確診が得られず，肝針生検を必要とすることもある．治療的診断法として，運動・節食による減量を指導し，体重がある程度減少した時点で肝機能を再検し，その改善の有無で判断することもある．

脂肪肝の特殊なタイプとしてNASH (non-alcohol-induced steatohepatitis) がある．これは病理学的に肝内に脂肪変性とともに炎症反応が認められるもので，肝硬変への進行も認められる．厳重なフォローアップが必要で，ウルソデスオキシコール酸の内服が有効との報告もある．

一般的には脂肪肝は可逆性の変化と考えられ，肝疾患のなかでは軽症の部類に属する．しかし内臓脂肪という意味では，動脈硬化を基盤とした成人病発症への1徴候と考えられるので，十分な保健指導を行う必要がある．

2） アルコール性肝障害

アルコール性肝障害とはアルコールの過剰摂取により発症する肝障害であり，初期病変である脂肪肝をはじめとして，重症型であるアルコール性肝炎，肝線維症，終末像としてのアルコール性肝硬変などの病型がある．なお，アルコール性肝炎とはアルコール多飲に伴い発症する症状の激しい急性肝障害をさす言葉であるが，ふだんの診療の場では不用意に乱用されている嫌いがある．

過剰の飲酒とはどのくらいをさすかというと，アルコール性脂肪肝の診断基準を参考にすると，毎日日本酒換算で平均3合以上，5年以上の飲酒（常習飲酒）ということになる．なおビール大ビン1本とウイスキーダブル1杯と日本酒1合がアルコール量としてはだいたい同量と考えてよい．

アルコール性肝炎の自覚症状としては，食欲不振，嘔気，嘔吐，著明な全身倦怠感さらに発熱，腹痛，下痢，腹部膨満，体重減少などが起こる．他覚所見としては，著明な肝腫大脾腫，黄疸，腹水，ときに羽ばたき振戦などを認める．発熱・腹痛・白血球数増加を認めることから，虫垂炎や胆石発作などの急性腹症とまちがわれることもあるので注意を要する．治療としては断酒がもっとも重要であるが，重症例に対しては急性肝不全に準じた治療も必要となる．内科的治療と並行してアルコール離脱症候群に対する精神科的管理もたいせつとなる．

アルコール性肝硬変は，毎日日本酒換算で5合以上，10年以上の飲酒歴がある大酒家に認められることが多い．治療はウイルス性肝硬変と同様である．またこれまでの検討で，C型肝炎合併例がわが国では多いことが知られているので，血清学的チェックが必要である．生命的予後は，断酒が実行できるか否

H. 自己免疫性肝炎，原発性胆汁性肝硬変

1） 自己免疫性肝炎

自己の肝細胞に対する免疫反応が肝炎を惹起し肝硬変へと進行する病態を形成する．女性に好発し，病理学的にも活動性肝炎の像を呈する．検査所見では，高γグロブリン血症（γGl 2.5 g/dl<，または IgG 2500 mg/dl<）を認め，血中自己抗体（LE 細胞現象，LE 試験，抗核抗体など）の出現をみることが多い．抗平滑筋抗体の出現も診断の一助となる．しばしば他の自己免疫疾患を合併する．副腎皮質ホルモンの投与が効果的である．急性肝炎と同じような臨床経過で発症することもあるので，鑑別診断の際考慮に入れておく必要がある．

2） 原発性胆汁性肝硬変 (primary biliary cirrhosis：PBC)

組織学的に慢性非化膿性破壊性胆管炎の像を呈する疾患で，自己の胆管細胞に対する免疫反応がその原因と考えられる．臨床的には中年以降の女性に好発し，皮膚搔痒感で発見されることが多い．病期として①無症候期，②皮膚搔痒期，③黄疸期，④末期，に分けられる．無症候期における発見は特徴的な血液所見による．すなわち ALP などの胆道系酵素の上昇，コレステロール値の上昇，血清 IgM 値の上昇などである．PBC が疑われたら，抗ミトコンドリア抗体あるいはさらに特異的な抗 M_2 抗体をチェックして確診を得る．その他の自己抗体（抗核抗体，抗 DNA 抗体など）もみられることが多い．病理学的に確診を得るには通常の肝針生検では困難で，外科的に edge biopsy などを行う必要がある．予後不良とされているが，病初期よりウルソデスオキシコール酸などを投与すると進行を抑えられるという報告もある．

I. 薬剤性肝障害

薬剤が原因となって生ずる肝障害で，用量依存性に起こる中毒性肝障害と個体の過敏反応に基づき発症する過敏性肝障害に大別される．日常診療上経験される大部分は後者で予測は困難である．

診断は，①薬物の服用開始後（1〜8 週くらい）に肝機能障害の出現をみる．

②初発症状として発熱,発疹,皮膚搔痒,黄疸などを認める(2項目以上を陽性とする).③末梢血液像に好酸球増加(6%以上),または白血球増加を認める.④薬剤感受性試験―リンパ球幼若化試験,皮膚試験―が陽性である.⑤偶然の再投与により肝障害の発現をみる.以上の項目で①,④または①,⑤を満たす場合「確診」,①,②または①,③を満たす場合を「疑診」とする.肝障害の患者を診察するときに薬剤性肝障害の可能性を必ず考慮に入れて問診する習慣と,新たな投薬を開始した際にはしばらくの間肝障害発現の有無に注意する必要がある.とくにこれまでに劇症肝炎や重篤な肝障害の発生が報告されている薬剤を投与する際には,定期的な肝機能検査の施行が義務づけられている.

6. 膵・胆道

A. 胆道感染症

1） 日常診断のポイント
a） 急性胆道感染症の症状
① 発熱，右季肋部から心窩部の疼痛，圧痛，右背部痛などであるが，老人では症状がはっきりしないこともある．

② 高度の黄疸（T.bil 3 mg/dl 以上）の合併は総胆管結石，胆管炎も疑う．

③ 胆嚢炎→触診で Murphy 徴候陽性のことがある．

④ 胆嚢周囲炎併発では腹膜刺激症状の出現に注意する（確認には CT が有用）→手術につき外科と相談する．

⑤ 悪寒・戦慄，ショック，意識障害出現は敗血症・急性化膿性胆管炎などを疑い，減圧が必要であれば緊急経皮経肝胆管ドレナージ（PTCD），経皮経肝胆嚢ドレナージ（PTGBD）を考慮する．

⑥ 胆石の既往がなくても消化管手術後の症例では無石胆嚢炎を起こすことがある．

b） 慢性胆嚢炎の症状
消化器不定愁訴が多いが無症状のこともある．急性増悪期の症状は急性胆道感染症と同じである．

c） 原因菌
① グラム陰性菌：*E. coli*（最多），*Klebsiella*，*Enterobactor*，*Proteus*，*Citrobactor*，*Serratia*，*Pseudomonas*．

② グラム陽性菌：*Enterococcus*，*Streptococcus*，*Staphylococcus*．

③ 嫌気性菌：*Bacteroides fragilis* など．

d） 診　断
胆道系の結石症に続発することが多いので，その既往や，Vater 乳頭切開術の既往に注意する．診断にはエコー，CT が有用．原因菌推定は，血液培養（悪寒・戦慄時がよい），胆汁培養〔十二指腸ゾンデ法（リヨン法）で採取〕または PTCD で得られたドレナージ液などを直接培養する．一般検査では，CRP 上昇などの炎症所見のほか，AST, ALT 軽度上昇がみられ，胆汁うっ滞が強ければ胆道系酵素（ALP, LAP, γGTP）およびビリルビン（直接型

優位) も上昇する．

2） 治療のポイント
a） 急性胆道感染症
① 禁飲食：CRPが改善するまで，輸液で対応する．禁食が長引くようならIVHも考慮する．

② 抗生物質：起因菌不明ならセフメタゾールナトリウム（CMZ），ピペラシリンナトリウム（PIPC）などから始めるとよい．起因菌がわかれば，緑膿菌ではセフォペラゾンナトリウム（CPZ）などを使用する．また，重症例では胆道系への移行はあまりよくないが，アミノ配糖体も併用する．

③ ドレナージ・手術：胆道閉塞が疑われ，高度炎症所見を認めるときは，胆囊破裂や急性化膿性胆管炎に移行する危険が高く，PTCD，PTGBDを考慮する．胆囊穿孔，壊疽性胆囊炎，胆囊周囲膿瘍は緊急手術適応である．

④ 疼痛対策：抗コリン薬，インドメタシン坐薬を使用．重症ではペンタゾシン（ペンタジン®）またはモルヒネ（Oddi筋を緊張させるので抗コリン薬を併用する）などで対応する．

b） 慢性胆囊炎
暴飲暴食を避け，生活習慣を改善するよう指導する．胆汁の流れをよくする目的でCOMT阻害薬であるフロプロピオン（コスパノン®）を処方することもある．急性増悪期の治療は急性胆道感染症に準じる．なお，慢性胆囊炎ではエコー，CT上，胆囊壁はびまん性に肥厚することが多いが，壁に不整がある場合，胆囊癌との区別はむずかしい．

B. 胆　　　石

1） 胆囊内結石
a） 臨床経過
多くは無症状に経過すると考えられる．ただし胆囊炎のrisk factorであり，結石により胆汁流出路が閉塞すれば胆石発作を起こす（Murphy徴候陽性）．

b） 診　断
超音波で結石を証明する．結石の種類とエコー像については，成書参照のこと．胆囊内結石はコレステロール系結石が多い．胆囊炎併発例では，胆囊壁の肥厚（典型例では内部に低エコー帯が出現），高度炎症例では炎症性胆汁（液面に高輝度線上エコー）がみられることがある．

c) 治療

i) 無症状の場合：
定期的にエコーを行い，胆嚢壁異常所見の出現や，結石数や大きさが増大する場合，症状が出現した場合は積極的治療を考える．

排泄性胆嚢造影で胆嚢がよく造影され，CTにて石灰化のないコレステロール結石では経口溶解療法または体外衝撃波結石破砕術（ESWL）の適応になる場合がある（石の大きさ・数によるが，経口溶解療法では直径1.5cmぐらいまで，ESWLでは直径2cm以内，結石3個以内が適応といわれている．成書参照のこと）．経口溶解療法ではウルソデスオキシコール酸（UDCA）またはケノデオキシコール酸（CDCA）を半年から1年続け，3か月おきにエコーで効果を確認する．UDCAのほうが下痢などの副作用がなく使いやすい．1年以上変化がなければ中止する．ESWL後は破砕結石による膵炎の発生に注意し，UDCA内服により破砕結石の溶解を促進させる．

充満結石は相対的手術適応ともいえるが，フォローする場合はエコーでは胆嚢壁がみえにくいのでCTのほうがよい．

ii) 有症状の場合

① 発作時：安静，禁食とし，疼痛に対して抗コリン薬投与，ペンタゾシンまたはモルヒネ（抗コリン薬併用）投与を行う．

② 間欠期：疲労を避け，高脂肪食は控える．COMT阻害薬であるフロプロピオンなどで胆汁流出をよくする．胆嚢摘出術を考慮する．最近では大部分の症例で腹腔鏡下胆嚢摘出術も可能である．

③ 胆嚢炎合併時：「急性胆道感染症」の項参照．軽症例で経口投与にて対応できる場合はニューキノロン系を使用すると効奏することが多い．

2) 総胆管結石

a) 臨床像の特徴

総胆管結石はおもにビリルビン結石である．総胆管が完全閉塞すると黄疸が出現し，白色便となる．胆嚢が無痛性に腫大し，触診されることがある（Courvoirsier徴候）．膵炎を併発していることがあるので注意する．

b) 診断

胆汁流出障害が高度の場合，排泄性胆嚢造影法では，胆道系がはっきり写らないことが多いのでCT，エコーのほか，PTCや内視鏡的逆行性胆道膵管造影（ERCP）で診断する．

採血では胆道系酵素（ALP，LAP，γGTP）上昇がみられ，完全閉塞ではD.Bilの高度上昇がみられる（1日にビリルビンが$1 \sim 2$ mg/dl上昇していくことが多い）．尿ウロビリノーゲンは陰性となる．胆管炎合併の場合は「胆道

感染症」の項参照のこと．

c) 治療

急性化膿性胆管炎では緊急 PTCD を行う．切石は内視鏡的乳頭括約筋切開術（EST）にても可能であるが，原則として総胆管結石は外科適応である．

3) 胆嚢ポリープ

通常エコーで診断可能である．直径 1 cm 以上のもの，広茎性のものは厳重フォローアップし，CT など他の検査も併用する．増大傾向のあるものは手術適応である．

4) 胆道悪性腫瘍

診断は，胆嚢癌は CT，エコー，胆管癌では PTC，ERCP，MR cholangiopancreatography（MRCP），胆汁細胞診なども有用である．胆管癌で下部胆管が完全に閉塞すれば Courvoisier 徴候がみられる．また，胆管癌は潰瘍性大腸炎や，先天性胆道拡張症に合併することがある．腫瘍マーカーは CA 19-9 が上昇しやすいが特異的ではない．

治療は，外科適応であるが，手術不能例では放射線療法も行われる．化学療法の有効例は少ない．胆管癌症例の減黄には PTCD が有用である．

C. 急性膵炎

a) 病因

アルコール，胆石症が多い．その他，高脂血症，副甲状腺機能亢進症，特発性なども考慮するが，感染症やステロイド投与後，ERCP 後，外傷などでも起こりうる．病態は膵臓のトリプシンによる自己消化と考えられている．

b) 臨床経過

一般に上腹部の激痛で発症する．早期合併症は多臓器不全（MOF），後期合併症は感染症，敗血症である．

c) 診断

上腹部痛があり採血で膵アミラーゼ高値，エコー，CT などで膵臓のびまん性腫大がみられれば診断はそれほど困難ではない．重症度分類（表30）は早期合併症発症の予測に有用といわれている．

d) 治療

① タンパク分解酵素阻害薬：発症後早期から膵酵素が正常化するまで十分

表30 急性膵炎重症度判定基準と CT grade 分類

重症度判定基準の予後因子

A. 臨床徴候	B. 血液検査成績		C. 画像所見
① ショック ① 呼吸困難 ① 神経症状 ① 重症感染症 ① 出血傾向	① BE≦−3 mEq/l ① Ht≦30％（輸液後） ① BUN≧40 mg/dl 　または 　Cre≧2.0 mg/dl	② Ca≦7.5 mg/dl ② FBS≧200 mg/dl ② PaO$_2$≦60 Torr (room air) ② LDH≧700 IU/l ② TP≦6.0 g/dl ② PT≧15秒 ② 血小板≦10万	② grade Ⅳ, Ⅴ CT：grade 分類表参照 US：CT の判定法に準じて判定し参考資料とする

【重症】
臨床徴候および血液検査成績からは予後因子①が1項目でも陽性であれば重症と判定し，血液検査成績および画像所見からは予後因子②が2項目以上陽性のものを重症と判定する
【中等症】
臨床徴候の予後因子①はみられず，血液検査成績の予後因子①の検査値は異常値を示すも陽性とならず，あるいは血液検査成績および画像所見から予後因子②が1項目のみ陽性のものを中等症とする
【軽症】
予後因子①および②をいずれも認めず，血液検査成績も正常に近いものを軽症とする
【重症度判定の時期】
原則として入院48時間以内に行い，以後経時的に検索して重症度を判定し経過を追跡する

CT grade 分類（改訂案）
grade Ⅰ：膵に腫大や実質内部不均一を認めない
grade Ⅱ：膵に限局性の腫大を認めるのみで，膵実質内部は均一であり，膵周囲への炎症の波及を認めない
grade Ⅲ：膵は全体に腫大し，限局性の膵実質内部不均一を認めるか，あるいは膵周辺（<u>網嚢を含む腹腔内，前腎傍腔</u>）にのみ <u>fluid collection または脂肪壊死を認める</u>
grade Ⅳ：膵の腫大の程度はさまざまで，膵全体に実質内部不均一を認めるか，<u>あるいは炎症の波及が膵周辺をこえて，胸水や，結腸間膜根部（上腸間膜動脈周囲）または左後腎傍腔に脂肪壊死を認める</u>
grade Ⅴ：膵の腫大の程度はさまざまで，膵全体に実質内部不均一を認め，<u>かつ後腎傍腔および腎下極より以遠の後腹膜腔脂肪壊死を認める</u>

(1990年厚生省特定疾患難治性疾患調査研究班：*Medical Practice,* 15(8)：1330, 1998 より転載)

量が原則．メシル酸ガベキサート（FOY®）1000〜2000 mg/日かメシル酸ナファモスタット（フサン®）120〜240 mg/日などを使用する．持続点滴が原則．重症例では急性循環不全にも効果のあるウリナスタチン1万 IU/日を併用する．DIC の場合は新鮮凍結血漿（FFP）投与を考慮する．

② 補液：キニン・カリクレイン系が活性化されて血管透過性が亢進するため hypovolemic shock となる．このため病初期に大量輸液が原則．腹水が出るような重症例では1日4l以上必要なことが多い．大量輸液により water balance がわからなくなるので CVP が10 cmH$_2$O あたりになるようコントロールする．循環状態が改善したら高血糖に注意し IVH に切り替えるとよい．

表31 慢性膵炎の臨床診断基準

典型的な慢性膵炎症例では,腹痛や腹部圧痛などの臨床症状,あるいは膵外・内分泌機能不全に基づく臨床徴候がみられる.慢性膵炎の臨床診断基準は,このような臨床症状あるいは臨床徴候をもつ症例に適用されるものである.しかし慢性膵炎のなかには,観察期間内は無痛性あるいは無症候性の症例も存在する.このような症例に対しては,より厳格に臨床診断基準を適用すべきであり,期間をおいた複数回の検査所見による.

診断基準の各項目は検査手順のおよその順序に列記するが,各項目はそれぞれ独立したものである.

1. 慢性膵炎の確診例 (definite chronic pancreatitis)

1a) 腹部超音波検査(US)において,音響陰影を伴う膵内の高エコー像(膵石エコー)が描出される
1b) X線CT検査 (CT) において,膵内の石灰化が描出される
2) 内視鏡的逆行性胆道膵管造影 (ERCP) 像において,次のいずれかを認める
 (ⅰ)膵に不均等に分布する,不均一[*1]な分枝膵管の不規則[*2]な拡張
 (ⅱ)主膵管が膵石:非陽性結石:タンパク栓などで閉塞または狭窄しているときは,乳頭側の主膵管あるいは分枝膵管の不規則な拡張
3) セクレチン試験において重炭酸塩濃度の低下に加えて,膵酵素分泌量と膵液量の両者あるいはいずれか一方の減少が存在する
4) 生検組織,切除膵組織などにおいて,膵実質の減少,線維化が全体に散在する.線維化は不規則であり,おもに小葉内に観察される.小葉内線維化のみでは慢性膵炎に適合しない
 このほか,タンパク栓,膵石と,膵管の拡張・増生・上皮化生,囊胞形成を伴う

2. 慢性膵炎の準確診例 (probable chronic pancreatitis)

1a) USにおいて,膵内の粗大エコー,膵管の不整拡張,辺縁の不規則な凹凸がみられる膵の変形,のうち1つ以上が描出される
1b) CTにおいて,辺縁の不規則な凹凸がみられる膵の変形が描出される
2) ERCP像において,主膵管のみの不規則な拡張,非陽性膵石,タンパク栓のいずれかが観察される
3a) セクレチン試験において,重炭酸塩濃度の低下のみ,あるいは膵酵素分泌量と膵液が同時に減少する
3b) BT-PABA試験における尿中PABA排泄率の低下[*3]と便中キモトリプシン活性の低下を同時に2回以上認める
4) 膵組織像において,線維化がおもに小葉内にあるが膵実質脱落を伴う病変,Langerhans島の孤立,仮性膵囊胞のいずれかが観察される

解説1
USまたはCTによって描出される,① 膵囊胞,② 膵腫瘤ないし腫大,および,③ 膵管拡張(内径が2mmをこえ,不整拡張以外)は膵病変の検出指標として重要である.しかし,慢性膵炎の診断指標としては特異性が劣る.したがって①②③ の所見を認めた場合にはERCPを中心とし,各種検査により確定診断に努める

ERCPの読影は,過剰に加圧されず,分枝膵管まで造影されている膵管像について行われることが望ましい

セクレチン試験の方法や正常値については,日本消化器病学会膵液測定検討小委員会の最終報告(日消誌,84:1920〜1924,1987)に準ずる.また膵外分泌機能検査は,膵病変の質的診断能が劣ることに注意する

解説2
[*1]:"不均一"とは,部位により所見の程度に差があることをいう
[*2]:"不規則"とは膵管径や膵管壁の平滑な連続性が失われていることをいう
[*3]:BT-PABA試験(PFD試験)における尿中PABA排泄率の低下とは,6時間排泄率70%以下をいう

注1. 本臨床診断基準で確診, 準確診に合致しないことのある膵の慢性炎症には次のものがある
  ① 慢性閉塞性膵炎
     明らかな膵管閉塞・狭窄部の上流の膵管に拡張した分枝膵管が限局して存在する
  ② 膵管狭細型慢性膵炎
     膵管系全体が狭窄を示し, 自己免疫異常の関与が疑われる. 病態については今後検討を要する

注2. 上腹部痛・圧痛が持続または再発継続しており, 血清膵酵素の異常を伴う症例を臨床上慢性膵炎の疑診例 (possible chronic pancreatitis) と一時的によぶことができる. ただしこれらの症例は膵に関する各種試験に異常をみることがあるが, 慢性膵炎確診, 準確診に該当しないものである

注3. 腫瘤形成性膵炎
  形態上腫瘤を形成する膵炎を多く認める. 多くは慢性膵炎確診, 準確診に合致するが, 該当しない例もみられる

  (膵臓, 10(4):xxiii〜xxv, 1995, *Medical Practice,* 15(8):1287, 1998 より転載)

③ 膵外分泌抑制:経鼻胃管を挿入し胃液を持続吸引する. H_2遮断薬も投与する.

④ 疼痛対策:ペンタゾシン, モルヒネを抗コリン薬(硫酸アトロピン)併用で投与する.

⑤ 感染対策:膵壊死組織に感染が起こると死亡率が上昇する(後期合併症). CT は壊死の程度を確認するのに有効であるので入院時だけではなく定期的に撮影する. また血中 LDH 上昇, Ca 値低値は膵壊死量を反映するといわれているので, これらも定期的に再検する. 抗生物質は壊死組織に移行性の高いカルバペネムがよいといわれている.

⑥ 血液浄化法:MOF 進展阻止に有効. 腹膜還流や持続血液濾過透析が行われる. MOF による腎不全の治療も可能である.

D. 慢性膵炎

a) 病因

アルコール(60%), 原因不明(28%), 胆道疾患(8%)の順. 膵実質の慢性炎症から膵線維化, 実質細胞の減少が起こる.

b) 臨床経過

代償期;腹痛, 背部痛, 下痢. 非代償期;脂肪便(進行例のみ), 二次性糖尿病の発症(アミラーゼはむしろ低値になる).

c) 診断 (表31参照)

日常診療では診断基準にあてはまらないものの腹痛, アミラーゼ上昇を繰り返す疑診例も存在する. この場合の治療は慢性膵炎代償間欠期にならう.

d) 日常診療のポイント

① 代償期急性再燃時：急性膵炎に準じた治療を行う．

② 代償間欠期：抗コリン薬，メシル酸カルモスタット（フォイパン®）などを投与する．脂肪制限（1日30gぐらいまで．牛乳，バター，卵などはあまり制限しなくてもよいといわれている）および禁酒を徹底する．タンパク質は膵外分泌を刺激するので，高タンパク食は避ける．

③ 非代償期：a) 脂肪便に対し消化酵素薬の投与（腸溶錠でない場合，失活予防のため，また胃潰瘍合併も多いので H_2 遮断薬を併用するとよい），b) 脂溶性ビタミンの補給，c) 疼痛にはペンタゾシンがよく使用されるが，依存症になりやすいので注意する．この場合トランキライザー投与が有効なことがある．疼痛がとまらない場合，神経ブロックも考慮する．疼痛が強い膵石症例では手術や ESWL による切石を考慮する，d) 糖尿病の大部分はインスリンで治療することになるが，同時に膵臓からグルカゴンも分泌されないので低血糖になりやすい．血糖は若干高めにコントロールする，e) 腹痛の性状がいつもと異なるときは消化性潰瘍，仮性囊胞などの合併症を考える，f) 腹痛が少なくなった例では脂肪制限をやや緩和してもよい．

E. 膵　　癌

ほとんどが膵管由来だが，まれに腺房細胞や，Langerhans 島（出るホルモンにより良性〜悪性までさまざま）からも発生する．また，一見膵囊胞にみえる場合でも粘液産生悪性腫瘍のことがある．

a) 診　断

発見が遅れることが多いが，採血にて膵アミラーゼに若干でも異常があれば，精密検査でトリプシン，エラスターゼ I，リパーゼ，Ca 19-9 なども採血する．Langerhans 島由来の腫瘍ではガストリン，インスリン，グルカゴン，VIP，セクレチン，セロトニンなどをチェックする．Ca 19-9 は膵癌で陽性率が高いが，人口の5％は Lewis 型血液型（Le^{a-b-}）なので，その場合は測定できない．DU-PAN 2，SLX は Le^{a-b-} でも測定可能なので，膵癌が少しでも疑われたら採血する．また，糖尿病が急に発症した場合，膵癌が隠れていることがある場合があることも忘れてはならない．採血異常値がある場合，腫瘍存在診断はエコー，CT，ERCP，血管造影などを組み合わせるが，最近では MRI T_2 強調画像を用いた非侵襲的な MR cholangiopancreatography (MRCP) も施行可能であり，膵癌のスクリーニングに威力を発揮している．

なお，Langerhans 島由来の腫瘍は血管造影で hypervascular となることが多い．

b) 治 療

発見時進行癌が少なくない．一般に腫瘤径 2 cm 以下で遠隔転移がない場合，周辺臓器浸潤が少ない場合は外科適応と考えられる．切除不能例で，症状緩和目的で抗癌薬を使用する場合は，5FU がよく使われる．これに放射線療法を併用する．疼痛に対しては麻薬を使用する．

7. 腎　　臓

A. 各種腎疾患の診断と治療

1) ネフローゼ症候群
a) 微小変化群

　小児ではネフローゼ症候群の 85％をしめるが成人では 15％前後とされており，男女差はない．微小変化群は腎組織所見によって診断をつけられるが，典型的な臨床像と副腎皮質ステロイドホルモンの投与による反応をみて腎生検を行えばよいという考え方もある．微小変化群ではときにメサンジウム細胞の軽度の増殖を呈し，ごくわずかに IgM の沈着をみることもあるが，ほとんどは正常である．電顕において足状突起の融合が認められる．鑑別診断として，ごく初期の巣状硬化症，非ステロイド抗炎症薬（nonsteroidal anti-inflammatory drug：NSAID）によるネフローゼ症候群（この場合には NSAID 投与中止により数週間以内にネフローゼ症候群は改善する）があげられる．Alport 症候群では，遺伝歴，難聴および電顕での基底膜の不規則な変化があることにより鑑別しうる．

i) 治　療： プレドニゾロン 40〜60 mg/日，1日1回経口投与を6週間行う．通常プレドニゾロン投与後5〜10日目でまず利尿が現れる．この利尿が出現すればプレドニゾロン効果があると判定してよい．その後，尿タンパク排泄量は漸次減少しはじめ，通常4週間以内に消失する．プレドニゾロン 40〜60 mg/日を1週間ごとに5 mg/日ずつ20 mg まで減量する．その後 2.5 mg/日ずつ10 mg まで減量する．再発の多くの例は 20〜10 mg に減量した時点で起ってくる．再発が起こらない場合には，10 mg まで減量したらその後1 mg ずつ1週間ずつ5 mg まで減量する．5 mg となった時点で週2〜3回の5 mg の投与を行う．もし尿タンパク陰性が続けばプレドニゾロンの投与を中止し，以後1か月に1回，約1年間経過観察を行う．

ii) 再発が起こったら： もしプレドニゾロンを 10〜20 mg/日投与中に再発が起こったら，1.5〜2倍のプレドニゾロンの投与を開始し，以後同様に減量を行い，再発したプレドニゾロンの投与量の時点でシクロホスファミドの併用を通常3か月間行う．シクロホスファミドの投与量は 50〜100 mg/日とする．シクロホスファミドをどこまで併用するかは不明確であるが通常3か月まで

併用を行う．また，シクロホスファミド以外にシクロスポリン 100～200 mg/日を使用する．シクロホスファミドは白血球数の減少などをみながら，投与量を決めていくのが１つの方法である．通常 2000/μl 以下にならないように投与する．シクロスポリンは，移植で用いる場合と異なり必ずしも血中の濃度がそれほど高くなくても効果のあることが報告されている．

もしプレドニゾロンを中止してから再発が起こったら，プレドニゾロンを初回と同様に用いる．微小変化群の 25～50％近くが再発を繰り返すとされているが，初期に比較的大量のプレドニゾロンを長期間にわたり使用することにより，再発率を 25％以下に減少させることができ，さらにシクロホスファミドやシクロスポリンの併用によりその再発率を 10％以下に低下させることができる．しかし中年以後に発症し，メサンジウムの増殖が軽度認められる微小変化群はプレドニゾロン依存性が高く，なかなかプレドニゾロンの中止をできず，糖尿病，骨粗鬆症，白内障，高脂血症といった副作用が出現することが多い．

b) **巣状糸球体硬化症** (focal glumerulo sclerosis：FGS)

FGS は多くの腎疾患でも認められる．たとえば Alport 症候群，高血圧性腎硬化症，HIV (human immunodeficiency virus) 腎症などがあり，一般に特発性 FGS はこれらの腎疾患を合併していないことが診断の条件である．FGS は，やや男性に多い傾向がある．組織上は巣状に分節性に硬化症が認められ，硝子化がしばしば認められる．これら硬化症が認められるところに IgM や C_3 が蛍光染色でみられることもある．

治療では，一般にステロイドホルモンは効果がないといわれてきたが，最近は比較的長期間にわたり使用することにより 30～40％近く寛解が得られるようになってきている．このステロイドホルモンにより寛解が得られるか否かは 10 年間の腎臓の生存率をみたときに非常に重要になる．すなわち，その腎臓の生存率は寛解では 100％，不完全寛解で 90％以上であるが，それ以外は 50％以下とされている．一方，腎生検所見で間質の線維化があるか否かも重要であり，1/4 近くが線維化している場合にはプレドニゾロンはほとんど効果がない．しかし高血圧があってもまた血清クレアチニンが 2.5 mg/dl 以下でかつ，間質の線維化が少ないときにはプレドニゾロンの効果を期待できるので，プレドニゾロンの投与を積極的に行う．

微小変化群ではプレドニゾロンの使用後比較的短期間に効果が発現するが FGS の場合は 4～6 か月間プレドニゾロン 40～60 mg/日を続けてみる価値がある．その場合，隔日療法（1 日 80 mg/2 日に 1 回）などの試みも副作用を減らす目的でされている．さらにこのようにプレドニゾロンの比較的長期間大

量治療を行って，もしタンパク尿減少効果が出始めたら微小変化群で行ったようにゆっくりと減量を開始する．FGS の場合には微小変化群と比して，再発の確率は少ない．FGS ではもしプレドニゾロン減量中に再発が起こった場合には，プレドニゾロンの増量を行う．また，試みる療法として，①大量間欠のシクロホスファミド投与（1回 750〜1500 mg 30〜60 分間かけて静注）を 1 か月に 1 回約 1〜2 年間行う，②シクロスポリン併用，などがある．

c） 膜性腎症

成人に多く，男性に多い傾向がある．一般に緩徐にタンパク尿が増加し，ネフローゼ症候群を呈するようになる．ほとんどの症例で顕微鏡的血尿を認める．腎生検所見では periodic acid-silver methenamine（PMA）染色で毛ばだったように基底膜がみられることが特徴で，内膜下に沈着物が電顕で認められる．蛍光所見では主として IgG が糸球体係蹄に認められるが，IgM と IgA は通常は認められない．もし IgG, IgM, IgA のすべてが認められたときには SLE を疑う．膜性腎症ではとくに注意すべきことは，悪性腫瘍の初発症状として，膜性腎症が出現することがある．とくに 60 歳以上の膜性腎症では 10〜20％近くに悪性腫瘍が関与しているとの報告もある．

わが国では，膜性腎症が末期腎不全に至る割合が少なく比較的予後がよいとされている．しかし，血清クレアチニンが 1.5 mg/dl 以上に上昇，タンパク尿 5 g/日以上，間質の線維化の強いものは予後不良である．さまざまな治療が試みられているが，欧米の報告では必ずしも決定的なものはない．現在，筆者らが行って比較的よい成績が得られているのは，プレドニゾロン 20 mg/日＋シクロスポリン 100 mg/日を 1 年間以上行うもので，腎機能の改善やタンパク尿の減少を認めている．また，血栓症を起こしやすいもの（一般には大量のタンパク尿）にはワルファリンや低用量のアスピリンの使用が行われることがある．

d） 膜性増殖性糸球体腎炎

成人では比較的まれな疾患ではあるが，ネフローゼ症候群の 5％近くをしめるといわれている．組織学的に，Type I，Type II，Type III と分けられている．

臨床症状としては，血尿，ときに急性腎炎を思わせる症状を呈することが Type II ではみられる．C_3 低下は 90％近くで認められるが，C_4 はほとんど正常である．しばしば C_3 nephritic factor が診断の決め手となるとしているが，他の腎炎でも認められるので注意を要する．この膜性増殖性腎炎は，クリオグロブリン血症，C 型肝炎，慢性心内膜炎，慢性リンパ球性白血病や B cell リンパ肉腫などによることがある．

治療は決定的なものがなく，比較的大量のプレドニゾロンを長期間にわたり使用し，それにシクロホスファミドやアザチオプリンを加えることが試みられている．

2） 急速進行性糸球体腎炎
a） 急速進行性糸球体腎炎

腎組織上半月体形成糸球体腎炎をとるものを総称している．臨床的には3つの型に分けられている．①肺出血を伴わない抗基底膜病，②免疫複合体病，③非免疫性腎炎，である．このうち，①は抗基底膜抗体がほとんどの症例で検出され，②は末梢抗白血球細胞質抗体が80〜90％近くに認められる．しかし，これらが検出されたからといって必ずしも確定診断とはならないことを知っておく必要がある．組織上は3者を鑑別することにはむずかしい面があるが，蛍光染色では，抗基底膜病ではIgGが糸球体係蹄に線状に，免疫複合体病ではIgGとC_3が顆粒状に糸球体係蹄に，非免疫性腎炎ではほとんど染色されない．電顕では，①では内皮細胞に付着物が，②ではメサンジウム細胞と内皮下に沈着物が，③でほとんど沈着物は認められない．

b） 非免疫性血管炎

これはWegener肉芽腫，Churg-Strauss病，結節性動脈炎，顕微鏡的多発血管炎があり，比較的C-ANCAの陽性率が高いものにWegener肉芽腫がある．臨床症状はさまざまで，血尿，タンパク尿，発熱，体重減少，関節痛，全身倦怠感，血清クレアチニンの上昇がある．治療はステロイドを中心とし（60 mg/日），シクロホスファミドを50〜100 mg/日併用することが多い．シクロホスファミドを比較的長期間にわたって使用する．筆者らは，シクロホスファミド500〜1000 mg/月1回の静注によるいわゆるシクロホスファミドパルス療法を行ってよい結果をあげている．

c） Goodpasture症候群

Goodpasture症候群は，腎糸球体基底膜に対する自己抗体によりもたらされる糸球体腎炎で，この自己抗体は同時に肺胞基底膜にも交差反応を起こし，喀血の原因となる．症状はタンパク尿と顕微鏡的血尿の出現以前数週間前に肺症状が出現することが多い．診断は血中の抗基底膜抗体の上昇と臨床症状，さらに腎生検により得られた糸球体の蛍光染色で係蹄壁に沿う線状のIgGの沈着を認める．治療は血漿交換が第1選択である．

3） 糖尿病性腎症

a） **タイプ I 糖尿病（インスリン依存型）**（insulin dependent diabetes mellitus：IDDM）

わが国では少ないが若年に多いため，しっかりとした対策がたいせつである．糖尿病性腎症の定義は微量アルブミン尿の出現とされており，一般に IDDM では発症5年後より少しずつ腎症がみられるようになる．IDDM では，腎症への移行に際し，血糖の厳重なコントロールのみでは腎症への進展を防ぐことはできないという報告もある．

b） **タイプ II 糖尿病**（non IDDM：NIDDM）

わが国では糖尿病（DM）の95％近くをしめるといわれている NIDDM では，IDDM と異なりその腎症への進展はさまざまな形をとるとされている．IDDM は発症から糖尿病性腎症への進展経過が比較的明確だが，NIDDM では DM の診断時にすでに微量アルブミンが認められる場合もある．さらに NIDDM では，腎症への進展過程で心血管系の合併症をしばしば認める．

IDDM では血圧が高い低いにかかわらず ACE 阻害薬は糖尿病性腎症への進展を防ぎ，かつ微量アルブミン尿からタンパク尿への進行も防ぐとされている．一方，NIDDM でも ACE 阻害薬の有用性は明確にされつつある．現在，糖尿病性腎症とくに微量アルブミン尿の段階においては ACE 阻害薬を中心とした降圧療法が推奨されており，降圧目標は 130/85 mmHg 以下とされている．NIDDM では高血圧がしばしば合併し，高血糖と高血圧とが相まって腎症を進展させることにより両者を適切にコントロールすることがたいせつである．最近の報告では降圧薬の第1選択薬は ACE 阻害薬とされており，カルシウム拮抗薬については長時間作用型においても単独では慎重な投与が要求されている．つぎに腎症とくにタンパク尿が比較的多い（2〜5 g/日）症例では1日タンパク摂取量を 0.8 g/kg＋喪失量とすることがよいとされている．糖尿病性腎症では血糖のコントロールはインスリンを用いて行うほうが望ましいが，いくつかの経口糖尿病薬は用いることが可能である．アセトヘキサミド（ジメリン®），クロルプロパミド（ダイヤビニーズ®），トラザミド（トリナーゼ®）などのスルホニル尿素（SU）系薬剤は大部分が尿中排泄なので，腎機能の低下に応じて服用量を大幅に減量する必要がある．わが国でもっともよく用いられている SU 系薬剤であるグリベンクラミド（オイゲルコン®，ダオニール®）は50％が胆汁排泄であるとされている．したがって 2/3 程度の減量が望ましい．

4） 間質性腎炎

間質性腎炎は，通常3つの型で臨床では診断される．①腎機能障害，②腎間質の炎症による発熱，血尿，タンパク尿，③高クロール血症性代謝性アシドーシス，高カリウム血症，低カリウム血症，Fanconi 症候群である．

a） 急性間質性腎炎

薬剤に起因する急性間質性腎炎は薬剤を服用した患者の状態および薬剤の種類によりその程度は大きく異なっている．もっとも有名なものは，①抗生物質（とくにペニシリンやセファロスポリン系，リファンピシン，キノロン系）と②非ステロイド抗炎症薬（NSAID）がある．抗生物質による急性間質性腎炎は，血尿，1日1g以下のタンパク尿，膿尿，さらには好酸球が尿中に認められる．また，近位尿細管の障害が認められることもある．これらは，一般には予後がよく，数日から数週間の間で軽快することが多い．

NSAID による急性間質性腎炎はおもに血行力学動態を介して起こり，ネフローゼ症候群はしばしば自然軽快する．

薬剤による急性間質性腎炎が疑われたときには，尿中に好酸球が増加していないか，あるいはガリウム67 によるシンチグラム，さらには腎生検を考慮する．

b） 慢性間質性腎炎

慢性間質性腎炎は感染症，薬剤，重金属による中毒，免疫疾患，悪性腫瘍などが原因として起こってくる．一般には症状がないことが多く，しばしば血清クレアチニンの上昇のみでみつかる．それ以外には濃縮力障害の結果，夜尿や多尿などが比較的初期から症状として認められており，さらに高クロール血症性代謝性アシドーシスに高カリウム血症や低カリウム血症を伴うことがあったり，腎機能障害の程度に比して貧血の度合が強かったりすることがある．

5） IgA 腎症

IgA 腎症はわが国の慢性糸球体腎炎の75〜80％近くをしめ，従来考えられていたような予後良好な疾患ではないことが判明しつつある．約30％近くは末期腎不全に陥るとの報告もある．IgA 腎症は顕微鏡的血尿から肉眼的血尿までさまざまであり，大量のタンパク尿を伴いネフローゼ症候群を示すものから，まったくタンパク尿を認めないものまである．IgA 腎症において腎生検が必要とされるのはタンパク尿を伴ったときとするのが一般的であるが，すべての原因不明の血尿に行うべきとする立場をとる専門家もいる．血清 IgA 値はほとんど診断的価値はない．

腎生検を必要としないような IgA 腎症と考えられる症例は，通常は無治療

でしかも予後はよい．これらは年2回程度の検尿と血清クレアチニン値の測定で経過観察は十分である．若い女性で妊娠を希望する場合には，糸球体濾過率(GFR)と尿酸値の測定を行い，GFRが80 ml/分以上，尿酸値が5 mg/dl 以下であるならば，妊娠可能を考えてよい．もし以上の測定値を満足しないときには専門医に相談する．

組織診断と1日尿タンパク量，血清クレアチニン値により治療法を決定する．比較的病気の進行が早くタンパク尿もネフローゼ状態にあるときには積極的にステロイド治療を考慮することでよい成績が得られている．ステロイド治療はSLE腎症に順じるのがよいとする考え方もあり，1日500 mgメチルプレドニゾロン3日間のあとプレドニゾロン40 mg/日投与を2か月間行い，減量を行っていく．

6) 急性感染後糸球体腎炎

現在その頻度は比較的少なくなりつつあるといわれている．溶連菌と髄膜炎菌による感染に罹患後数週間で血尿，それに引き続いて浮腫や高血圧がほとんどの症例で認められるが，血清クレアチニンの上昇程度はわずかである．また，赤血球円柱がみられることが多いので，尿沈渣には注意を払う．血清C_3はほとんどの症例で低下しているが，C_4は正常もしくは正常下限のことが多い．血清ASOを2週間隔で比較することは重要である．一般に腎生検は必要がないとされている．腎組織では，多核白血球の浸潤を伴った内皮および上皮細胞の増殖が認められる．最近，これらの感染後と異なり，MRSA感染後の腎炎が問題となっている．所見は感染後の腎炎に似ているが，蛍光染色でIgAが染色されるのが特徴である．

膜性増殖性糸球体腎炎が，ときに急性感染後糸球体腎炎のような経過をたどることがあり，注意を要する．急性感染後糸球体腎炎は自然軽快することがほとんどであるが，もし数週間以内に軽快しない場合には膜性増殖性糸球体腎炎を疑うべきである．それ以外にIgA腎症との鑑別も必要であるが，数週間以内に自然軽快しない場合には前者と同様にIgA腎症の可能性を考慮する．

7) SLE腎症

SLE腎症は，一般内科医が経過観察あるいは治療を行うことはあまりないが，現在もっともよく行われている治療法は，ステロイドとシクロホスファミド間欠静注である．この治療法により，SLE腎症の予後は飛躍的に改善している．

SLE腎症の治療に関しては，以下のことが参考になると思われるので，こ

こにあげておく．SLE 腎症をステロイドより治療を開始するとまず1日ないし2日で，発熱，関節痛は消失する．さらに胸膜炎や血管炎によると考えられる症状も軽快する．1か月目では，尿中タンパク量はほとんど変化しない．一方，血清クレアチニン値は少しずつ低下しはじめる．2か月目になると，尿タンパク量が少しずつ減少傾向となり，C_3 が正常化しはじめる．血清クレアチニン値も正常化する．この時期になると C_3 はほとんど正常化する．治療後1年目では尿タンパク量も減少傾向となり，血清クレアチニンや C_3 も正常となっていることが多い．

8） アミロイドーシス

免疫グロブリン L 鎖が沈着する AL アミロイドーシスがある．骨髄の形質細胞が悪性であるならば，骨髄腫による AL アミロイドーシス，もし悪性がなければ原発性アミロイドーシスとされる．続発性アミロイドーシスは10年以上続く慢性炎症（慢性関節リウマチ，慢性炎症性胸炎，結核，骨髄炎，四肢の障害者の慢性尿路感染症）が原因となり，一般に AA アミロイドーシスとされており，ほとんど心病変を伴わない．一方，AL アミロイドーシスは心病変が合併することが多い．

9） クリオグロブリン血症

C 型肝炎にはしばしば巣状糸球体腎炎を合併する．これは現在クリオグロブリン血症による糸球体腎炎の鑑別が問題にされている．症状としては血尿時にネフローゼ症候群を呈し，他の糸球体腎炎との鑑別はつきにくい．しかし，HCV（hepatitic C virus）陽性やクリオグロブリン血症が認められるときには疑う．

10） 溶血性尿毒症と血栓性血小板減少性紫斑病

この両者の病態は血小板による血栓が全身性につくられることによる．これらの疾患では腎障害をほとんどの場合に認めるが，軽度のタンパク尿のことが多い．もし早期にこれらの疾患がみつかり腎生検を行うと，糸球体や輸入細動脈に血栓を認める．臨床検査では血小板減少と溶血性貧血を認める．一般には凝固系は正常で，正常プロトロンビン時間，PTT 正常ならびにフィブリノーゲンの値も正常である．これは DIC とは基本的に異なっている．この症候群ではしばしばベロトキシン産生大腸菌による感染（いわゆる O 157 の部類）が引き金となるといわれている．治療は血漿交換が行われ，血小板数と LDH の値が正常化するまで行う．

B. 慢性腎不全の治療として

　慢性腎不全は原因は問わず，進行性に腎機能が低下していく病態をいう．この慢性腎不全はもちろん，その原因となる疾患によって治療法が異なるが，基本的には低タンパク食，減塩食，高血圧のコントロールが主体となる．

1) 血圧のコントロール

　血圧をコントロールをすることで慢性腎不全の進展を遅らせることができることはよく知られている．また，最近のいくつかの研究からタンパク尿の排泄量が多いほど，血圧を低下させたほうがよいという結果も報告されている．具体的には1日尿タンパクが3g以上の症例では血圧は130/85 mmHg以下に下降させたほうがよいとされ，通常でも拡張期血圧を確実に90 mmHg以下にすることが望ましい．

　どのような降圧薬を使うかについては欧米の報告ではすべてACE阻害薬となっている．しかし，わが国では必ずしもACE阻害薬が効果的であるとは考えられておらず，長時間型のカルシウム拮抗薬を用い，それにACE阻害薬を腎機能障害の程度に応じて投与量を調節しながら使用している．すなわち，血清クレアチニンが2.0 mg/dlまでは通常の投与量を用い，2.0〜3.0 mg/dlまでは1/2量，3.0〜4.5 mg/dlまでは1/4量程度を目安として用いている．血清クレアチニン値がそれ以上の場合には，ACE阻害薬の使用は控えたほうが安全である．もしカルシウム拮抗薬とACE阻害薬を用いても十分に下降しないときには，α_1遮断薬あるいは中枢作動薬を用いて降圧をはかる．

2) 食事療法
a) タンパク摂取量制限

　タンパク摂取量を制限することが本当に腎障害の進展を阻止しうるか否かについては，いまだ議論のあるところである．また，どの時点からどの程度のタンパク摂取量を制限したらよいのかも明確には示されていない．一般には血清クレアチニン値で2 mg/dlをこえた時点，もしくはGFRで50 ml/分以下になったときに，1日タンパク摂取量を0.8 g/kg/日（通常50 g/日）とする．さらに血清クレアチニンで3 mg/dl，GFRで30 ml/分を分岐点とし，1日タンパク量を0.5 g/kg/日（通常30 g/日）とする．また，タンパク摂取量を制限するとしばしば総カロリー摂取量も減少してしまうことが多いが，一般には30〜35 kcal/kg/日を目標とする．

b）食塩摂取量の制限

わが国では国民全体としてみた場合の食塩摂取量が一時かなり減少傾向となったが，現在はコンビニエンスストアなどの普及によりだいたい13 g/日前後とされている．腎障害のある患者では7 g/日前後が望ましいと考えられているがなかなか実際にはむずかしいことが多い．また，13 g/日以上摂取している患者に急激な減塩を行うと，しばしば腎機能がよりいっそう低下することがあり注意が必要である．一般には急激な減塩をはかることなくゆっくりと1週間に3 gずつ，血清クレアチニン値をみながら行っていくことが安全である．さらにこの減塩により，降圧治療のところで述べたACE阻害薬の降圧効果ならびに腎保護作用がよりいっそう発現されると考えられている．

c）高脂血症

高脂血症はしばしば慢性腎不全に合併し，また高脂血症自体が腎障害を進展させることが認められている．したがって高脂血症がある場合（定義はⅢ.2「高脂血症」の項参照）には治療を考慮すべきである．しかし，目標をどこにするかについては明確な報告はないが，慢性腎不全では心血管系疾患の危険度が高いことを考え，LDLコレステロール値で130 mg/dl以下が望ましい．腎不全ではタンパク摂取量を下げ，かつ総カロリーを保持し，またしばしば耐糖能異常もあり，どのように脂肪分を摂取するかは臨床ではむずかしいことが多い．目標としては脂肪分を総カロリーの35％前後にすることが望ましい．もし食事療法で不十分な場合には積極的に高脂血症薬を用いる．しかし，いくつかの高脂血症薬は腎機能が低下した患者に用いると横紋筋融解症を起こしやすくなるので注意が必要である．そのなかでもフィブラート系薬剤は使用禁忌と考えてさしつかえない．

一般には，HMG-CoA還元酵素阻害薬あるいは陰イオン交換樹脂薬を用いる（投与量はⅢ.2「高脂血症」の項を参照）．

3）その他の療法について

リンは，GFRが減少すると，リンの尿細管での再吸収が亢進し，その結果体内にリンが蓄積されるようになる．このリンの蓄積そのものがさらに腎機能障害を増悪することが知られている．したがって，リンの腸管からの吸収を抑制することが慢性腎不全の治療では重要となってくる．このリンの腸管からの吸収を抑制する目的で沈降炭酸カルシウムが使われている．通常1日3.0〜6.0 g分3で用いる．乳酸カルシウムはリンとの結合が少ないので用いない．同様にアルミニウム製剤の投与は長期間行わないようにする（現在，慢性腎不全ではその使用は禁忌とされている）．

アシドーシスの補正に重炭酸ナトリウムを用いることがあるが，これはあまり積極的な意味をもたないことが多い．しかし，重炭酸ナトリウム投与で改善するアシドーシスもあるので，1日3.0～6.0g分3で用いてもよい．また，これによりNaが入ることで血圧が上昇することはほとんどない．

ビタミン剤の投与，とくにビタミンB（B_1，B_2，B_6，B_{12}）の不足は，最近再びみられるようになってきたので，患者の栄養状態をみながら投与することはたいせつである．

C. 急性腎不全の診断と治療について

急性腎不全は，尿量の低下あるいは血清クレアチニン値が0.5～0.7 mg/dl/日以上上昇する状態をいう．急性腎不全はさまざまな原因によって起こるが，一般には3つの原因—腎前性，腎性，腎後性とに分けられる（表32）．

1）急性腎不全の原因の診断

腎後性の診断は現在では超音波により水腎症をみつけることで容易に可能と

表32 急性腎不全の原因

腎前性	腎毒性
低血圧	抗生物質（アミノ配糖体，アムホテリシンB，セフェム系抗生物質，テトラサイクリン）
体液量の減少（出血，火傷，下痢，利尿薬）	造影剤
第三スペースへの体液の貯留（膵炎，敗血症，挫滅症候群，肝硬変症）	アセトアミノフェン
重症心不全	シスプラチン
肝腎症候群	重金属
薬剤	急性間質性腎炎
シクロスポリン	急性糸球体腎炎
非ステロイド抗炎症薬	微小血管病変（コレステロール塞栓症，溶血性尿毒症症候群，血栓性塞栓症）
ACE阻害薬	
腎血管の閉塞（腎動脈血栓症，塞栓症，狭窄，血管炎）	腎後性
	腎臓内につまる
	（尿酸，オキザロ酪酸，メトトレキサート）
腎性	
急性尿細管壊死	腎臓外につまるもの
虚血	尿管閉塞（腫瘍，結石，後腹膜線維症）
低血圧，ショック	膀胱から出口の閉塞（前立腺肥大症）
敗血症	
長期間腎前性の状態が続いた場合	

なった.そこで腎性と腎前性との鑑別がしばしば問題となる.まず原因物質が判明しているか否かが1つのポイントとなる.つぎに尿中のNa排泄がしばしば診断的意味をもつことがあるが決定的ではないことに注意をする.腎前性では尿中Na排泄量が20 mEq/l以下であることが大部分で,腎性では40 mEq/l以上である.さらにいわゆるNa排泄分画(fractional excretion of sodium:FE_{Na})がよりよい指標となる.

$FE_{Na} = U_{Na}/P_{Na} \div U_{Cr}/P_{Cr} \times 100$

腎前性ではFE_{Na}が1%未満,腎性では2%以上となる.

2) 治 療

急性腎不全を引き起こす危険因子として,脱水と心不全があげられる.したがってこの2つの因子に関しては常に注意を払う必要がある.つぎにもし急性腎不全と診断がつけられたならば,ただちに水分バランスと電解質(ときに尿中も含む)を頻回に測定する.つぎに治療として透析療法を行うか否かを決定する.この点に関しては腎臓専門医に相談を速やかにすべきである.

a) 透析療法を用いない場合

i) 水分補充: しばしば水分不足は急性腎不全の誘因となることがあるので,脱水か否かは注意深く診断を下さなければいけない.もし脱水が急性腎不全の原因として強く疑われた場合,0.45% NaCl液300 mlを30分間かけて点滴静注し反応をみる.さらにフロセミド(ラシックス®)やマンニトールを投与することをすすめている成書もあるが,効果の得られないことも多い.しかし,一度は試みるべき方法であり,40〜120 mg/1回のフロセミドの静注投与を行う.

ii) ドパミン: ドパミンの低用量(1〜3 μg/kg/分)は,腎血管を拡張することにより利尿を引き起こす.この方法は数時間以内に効果が出現するので,比較的早期より用いることで効果をあげることができる.

b) 透析療法を用いる場合

従来,急性腎不全は比較的透析を用いることなく治療されてきた傾向があるが,最近では持続血液濾過透析療法の普及により比較的積極的に透析療法を行うことが多くなってきた.

従来の慢性血液透析用の機器を用いると,①体外循環に300〜800 ml/分,②血液流量を150〜200 ml/分であり,循環動態に大きな影響を与えることになる.また,透析流量が500 ml/分であり,溶質と水分の除去を比較的短い時間に行うことが可能であり,患者に与える苦痛も少ないことは事実である.しかし,一般に急性腎不全と慢性腎不全はまったく異質なものであり,とくに急

性腎不全では2つの大きな誘因(水分不足と心不全)があり,それらはいずれも循環動態と深く関連している.したがって急性腎不全は慢性腎不全の透析療法とはまったく別個のものとして考える必要がある.以上の観点からやや特殊ではあるが,ここでは急性腎不全に対する持続血液濾過透析療法を中心に述べる.

濾過により溶質の除去を行うので比較的大きい分子量の物質も十分に除去され,水分は限外濾過法により除去されるので,その濾過量を増加させることにより水分の除去量は調節される.またクレアチニン,尿素などの小分子物質の除去は透析に比べては良好とはいえないが,急性腎不全ではこれらのクリアランスはGFRでいえば10 ml/分程度に保たれればよいことより,実際上は十分であるといえる.この限外濾過による方法は溶質を除去するのに比較的長時間を要するので,一般に透析も同時に行う血液濾過透析が行われている.この持続血液濾過透析は今後より盛んに行われるようになると考えられる.

急性腎不全がすべて透析療法の適用となるわけでなく,一般には,高カリウム血症(6.5 mEq/l 以上),重篤な代謝性アシドーシス(重炭酸8 mEq/l 以下),尿素窒素100 mg/dl 以上,血清クレアチニン4〜5 mg/dl 以上,神経症状,心外膜炎,心不全などがあげられる.

D. 透析療法

少なくとも血清クレアチニンが5 mg/dl 以上となったいわゆる末期腎不全患者の治療は,専門医に依頼すべきである.また,透析療法に関しても専門医に委ねる.しかし,透析患者がさまざまな疾患を合併しそれらを診療することはけっしてまれではないので,透析療法について理解をしておくことは一般内科医として重要である.

透析療法は血液透析および腹膜透析があり,さらに腎代用療法としてはそれらに加えて腎移植がある.

1) 血液透析

慢性血液透析はおもに拡散により小分子の溶質を除去する.これらを行うために通常左もしくは右前腕において静脈に動脈をつなぎ,それにより静脈を太くかつ流量を多くする.一般に血液透析は週2〜3回,1日3〜4時間かけて行い,水分と溶質の除去を行う.体重のコントロールと血清クレアチニンおよび尿素窒素で評価する腎不全のコントロール,さらに高カリウム血症や高リン血

症の是正を行う．一般に血液透析を受けている患者は，貧血（ヘモグロビンで 8.0〜10.0 g/dl）があり，エリスロポエチンによる治療を受けている．さらに血圧が高いことが多く，約 70％が降圧薬による治療を受けている．さらに Ca-P 代謝の異常の補正目的で沈降炭酸カルシウムを服用していることが多い．

2) 腹膜透析

持続性自己管理腹膜透折（continuous ambulatory peritoneal dialysis：CAPD）を受けている患者はわが国で約 1 万人と比較的少ない．腹膜透析は腹膜を血液透析のダイアライザーの代わりに用いることにより透析を行う．腹膜透析の利点は水分除去がゆっくりであるため血圧の変動が少ないこと，自分で行うために透析センターなどへ通院する必要がないなどがあげられる．しかし操作が繁雑であることや，溶質の除去が十分にはできないなどがあり欠点も多い．もっとも大きな問題は 5 年くらい経過すると腹膜機能の低下が生じたり，また除水能が低下することがある．さらに腹膜炎があり，これらには通常腹膜液中にトブラマイシンを注入し，セフェム系抗生物質を静注することにより大半は治癒する．

8. 内 分 泌

8.1 甲　状　腺

A. 甲状腺疾患の診断まで

　甲状腺疾患診断の糸口になるのは，①甲状腺腫か，②甲状腺機能異常に伴う臨床症状や一般検査成績である．疑ったら特殊検査を行う．診断のフローチャートを図14に示した．

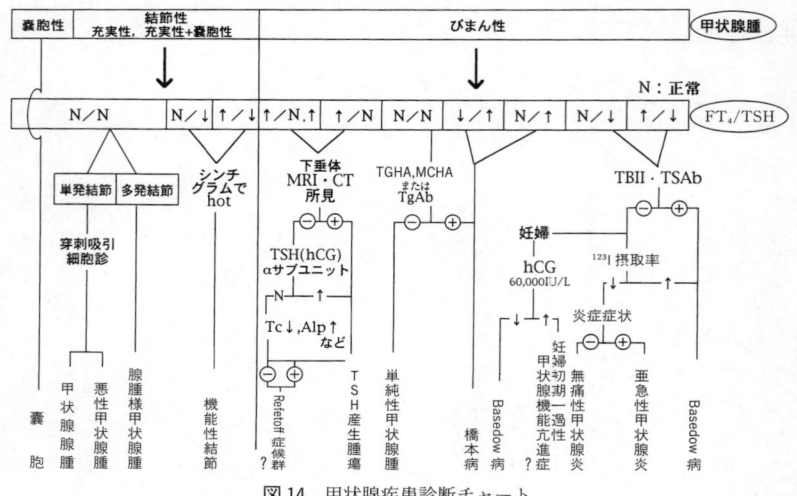

図14　甲状腺疾患診断チャート

1)　甲状腺疾患の種類

　甲状腺疾患は，①びまん性甲状腺腫を伴う自己免疫性甲状腺疾患（Basedow病，橋本病，特発性粘液水腫），②ウイルスが原因と推定されている亜急性甲状腺炎，③腫瘍性疾患（腺腫，腺腫様甲状腺腫，癌，悪性リンパ

腫), ④下咽頭梨状窩瘻を介しての感染による急性化膿性甲状腺炎に分けられる. このほかに, Basedow 病による甲状腺機能亢進症とまちがいやすい, ⓐ無痛性甲状腺炎 (painless thyroiditis), ⓑ妊娠初期の一過性機能亢進症 (gestational transient hyperthyroidism：GTH) という病態がある.

2) 甲状腺機能異常の臨床症状

ⅰ) 甲状腺機能亢進症： 代謝の亢進, 交感神経感受性の亢進に由来する症状である. よくみられるのは発汗亢進, 微熱, 動悸 (頻脈), 手指振戦である. 体重減少は, 男性と高齢の患者に高頻度にみられる. 若年女性は摂取量が消費量を上回り, 体重が増加することもある. Basedow 病患者の 20％ほどに眼症状 (上眼瞼の後退, 眼球突出, 眼瞼浮腫) がみられるが, 上眼瞼の後退以外は甲状腺機能亢進とは関係がない.

ⅱ) 甲状腺機能低下症： 代謝の低下に由来する. 寒さに弱い, 頭皮の脱毛, 便秘, 気力がない, 嗜眠, 摂取量の割に体重が増加傾向. むくんだ顔貌, 厚い下唇, 乾いた皮膚, 徐脈, 嗄声, 緩慢な動作や話し方. 浮腫は, 圧しても圧痕を残さない傾向がある. ムコ多糖類, コンドロイチン硫酸の沈着による.

3) 甲状腺腫

検査の最初のステップは, 甲状腺腫の形状 (びまん性か結節性か) の把握である. 触診では, 所見の紛らわしいものがあることと, びまん性甲状腺腫のなかの小さい腫瘍性病変を見逃しやすいことから, 疾患の種類を問わず一度は甲状腺超音波断層 (エコー) 検査を行うことがすすめられる. 結節が充実性か嚢胞性かばかりでなく, 腫瘍が悪性か良性かの推定にも有用である. 甲状腺腫を欠き, 著しい機能低下症を伴う橋本病を特発性粘液水腫とよぶ. 臨床症状, 一般検査で気づかれる.

触診でまちがいやすいのは次の場合である.

① 腫瘍性病変とまちがいやすいもの：右葉と左葉の腫大に著しい差のある橋本病.

② びまん性甲状腺腫のように触れるもの：小さい結節が多発している腺腫様甲状腺腫.

③ 甲状腺腫癌を疑われやすいもの：亜急性甲状腺炎の限局した甲状腺腫で硬く動きの悪いもの. 周囲と癒着している嚢胞.

4) 一般検査

ⅰ) 甲状腺機能亢進症： コレステロール低下, アルカリホスファターゼ

(骨性), GOT, GPT, γGTP, LAP, ChE 高値.
　ⅱ) 甲状腺機能低下症: コレステロール上昇, CPK, LDH 高値.
　ⅲ) その他: 橋本病, Basedow 病では, ZTT, TTT が高値で肝機能障害とまちがわれることがある.

5) 特殊検査
a) 甲状腺機能検査

結節性甲状腺腫で甲状腺ホルモン過剰分泌を伴う機能性結節はわずか2%程度である. 嚢胞は機能検査の必要はない.

機能検査は TSH と遊離サイロキシン (FT_4) で十分なことが多い. 甲状腺原発の場合は, 下垂体-甲状腺系のネガティブ・フィードバック機構がはたらいて, FT_4 濃度と TSH 値が鏡像の関係をとる. ごく軽い亢進症は, TSH が低値で, FT_4, FT_3 とも正常域にある (潜在性甲状腺機能亢進症). TSH 低値, FT_4 正常域, 遊離トリヨードサイロニン (FT_3) 高値を示すものは, T_3 toxicosis とよぶ. 抗甲状腺薬服用中の患者にみられる. 軽い機能低下症は, TSH 高値, FT_4 低値, FT_3 正常, あるいは TSH 高値, FT_4, FT_3 とも正常である (潜在性甲状腺機能低下症). ネガティブ・フィードバック機構と合わない値を示した場合は下記のどれかである.

① 低 T_3 症候群:飢餓, 重症疾患, 神経性食欲不振症などで T_3 が異常低値をとる.

② 抗マウス IgG (HAMA) の干渉:患者血中の HAMA で, TSH が実際より高値に測定される.

③ 抗 T_4, T_3 抗体の干渉:患者血中の抗 T_4, T_3 抗体で, FT_4, FT_3 が実際より高い値をとる.

④ TSH 産生腫瘍, Refetoff 症候群 (甲状腺ホルモン不応症):FT_4 高値, TSH 正常か高値で, HAMA, 抗 T_4, T_3 抗体の影響が否定される場合に疑う.

b) 免疫学的検査
(1) TSH 受容体抗体 (TRAb)

TSH 結合阻害抗体 (TBII) として測定する方法と, 甲状腺刺激抗体 (TSAb) として測定する方法の2つがある. TBII は, 先に開発されて普及したために TRAb, TSH 受容体抗体とよばれることも多い. いまの感度では, 未治療 Basedow 病で TBII, TSAb が陽性に出るのは約 90〜95% である. 無痛性甲状腺炎, 亜急性甲状腺炎も TRAb が一過性に陽性になることがあるので, 治療の有無を問わず TSH が短期間に正常化したら注意を要する. なお, GTH でも TSAb が弱陽性のことがある. 特発性粘液水腫は 20% ほどが

TBII陽性で，多くは強陽性である．このTBIIは甲状腺機能抑制作用があり，甲状腺抑制抗体 (thyroid blocking antibody：TSBAbまたはTBAb) とよぶ．

(2) 抗甲状腺抗体

抗サイログロブリン抗体 (TgAb)，抗甲状腺ペルオキシダーゼ抗体 (TPOAb)/マイクロゾーム抗体 (McAb) は，単純性甲状腺腫と，正常機能の橋本病との鑑別に必須である．橋本病は受身凝集法 (TgAbはTGHA，サイロイドテスト，McAbはMCHA，マイクロゾームテスト) で約80％が陽性を示す．これらがともに陰性の場合は高感度法のTgAbを測定する．これで診断できない橋本病はわずかであり，陰性例を単純性甲状腺腫としても問題は少ない．しかし穿刺吸引細胞診で確かめればさらによい．高感度法のTPOAbは感度が低い．なおBasedow病でも抗甲状腺抗体は高率に陽性に出る．診断には不要である．

c) ^{123}I摂取率，画像診断

ⅰ) ^{123}I 24時間摂取率： TRAbが陰性で無痛性甲状腺炎が疑われる場合に測定する．無痛性甲状腺炎は異常低値 ($<4\%$) である．

ⅱ) 甲状腺CT, MRI： 鑑別診断上の有用性はエコー診断の域を出ない．腫瘍の手術を予定したときに，腫瘍の広がりと周辺器官との関係を評価するために行う．

B. Basedow病

1) 治療法の特徴と選択

Basedow病の甲状腺ホルモン過剰は，TRAbの刺激による分泌亢進による．TRAbの産生を確実に抑制したり，作用を遮断する治療法はまだなく，ホルモンの産生量を正常に保つことを目的に行われる．これには抗甲状腺薬でホルモン合成を抑制する方法と，放射性ヨード (^{131}I) や手術でホルモン産生の場を減らす方法がある．各治療の特徴，患者の社会的背景や価値観を考慮して選択，変更する．

a) 治療法の特徴

ⅰ) 寛解に至るまでに要する時間： 外科的治療が最短で，^{131}I治療，抗甲状腺薬治療の順である．寛解までの患者の経済的負担もこの順である．

ⅱ) 再発率： 抗甲状腺薬は再発率が高い．外科的治療は，技術をもった外科医が行うと10％程度の再発率であり，再発時も機能亢進の程度は軽

い. ^{131}I 治療は複数回行うことが必要な例もあるが,いったん寛解すれば再発は滅多にない.

　iii） 欠点： 抗甲状腺薬は副作用の多い薬剤である.ただし開発から 40 年も経っているので,対処法はほぼ確立している. ^{131}I 治療は,子孫への影響,発癌について否定的な成績が出されているが,問題は,甲状腺機能低下症が高率に発生することで,治療後年々増加する.早期の寛解をねらうと機能低下の発生率が高くなり,これを減らそうとすると寛解率が低下する.外科的治療は,合併症の発生率や治療成績が術者の技術に左右されるのが弱点である.合併症としては反回神経麻痺による嗄声,副甲状腺機能低下症がある.

b） 治療法の選択

　わが国ではまず抗甲状腺薬治療が選択される.この理由には,医療保険が充実しているために長期療養による医療費がそれほど負担にならない, ^{131}I 使用の規制が厳しく,施行できる施設や外来での使用量が限られている,治療後の甲状腺機能低下症に用いるレボチロキシン (L-T$_4$) の処方が 3 か月が限度であるなどがある.抗甲状腺薬に見切りをつける症例と, ^{131}I 治療,外科的治療の適応は表 33 のとおりである.若年者の被曝に対する慎重論から,若年者には外科的治療を選択すべきだとの意見もある.

表 33　抗甲状腺薬治療から^{131}I 治療,外科的治療へ変更する場合

- A．抗甲状腺薬で副作用が出現する
- B．抗甲状腺薬で甲状腺機能抑制効果が不十分である
- C．甲状腺機能亢進症と関連した合併症がある
- D．長期・頻回の通院が時間的,経済的,精神的に負担である
- E．通院が性格的に続かない

^{131}I 治療は,小児,妊婦,授乳婦は不適応.
外科的治療は,甲状腺腫が著しく大きい者,寛解までの時間に制約のある者,手術に耐えられる者,腫瘍を合併している者が適応.

2） 抗甲状腺薬治療の実際

　抗甲状腺薬にはチアマゾール (MMI) と,プロピルチオウラシル (PTU) の 2 種類がある.即効性がないので,緊急性の高い患者には機能の正常化までヨード薬を併用する (10～100 mg/日).ヨードには確かな用量依存性はない.なお洞頻脈が著しい例には β 遮断薬を併用する.

a） 抗甲状腺薬の選択

　PTU より効果が確実であることから,まず MMI を選択することが多い.PTU の, T$_4$ から T$_3$ への変換阻害作用は,日常の臨床では期待できない.

b） 減量と中止

MMI 1日（15 mg 分1～45 mg 分3），多くは30 mg 分2で開始（PTUでは300 mg 分3）し，FT_4が正常化したら漸減する．TSHの正常化はFT_4の正常化より遅れる．TSHを正常にする量を維持量とする．TSHが長期間正常化しない場合はFT_3が高値であることが多く，そうした場合は増量する．このような例は難治性である．過量投与でTSHが高くなると，甲状腺腫が増大する．なお甲状腺機能が上下して投与量を決めにくい場合は，MMI 1日15～30 mgに$L-T_4$ 1日100 μgを併用して安定させる．

中止の目安はTRAbの陰性化と甲状腺腫の縮小である．未治療時からTRAbが陰性の例はサイログロブリンの正常化を指標にする．可能ならこの時点でT_3抑制試験を行う．方法は，T_3 1日75 μgを8日～2週間投与して^{123}Iの24時間摂取率を測定する．後値が前値の50％以下か，後値が20％以下が陽性で，寛解の指標になる．ただしこれらの指標は中止後1年程度の寛解を保証するにすぎず，長期予後の指標はいまのところない．そこで，まずは抗甲状腺薬を中止して，数か月ごとの間隔で検査を行う．

c） 副作用

MMIとPTUによる2大副作用は，無顆粒球症と肝機能障害である．前者は顆粒球数が500/μl以下をいう．500例に1例の頻度で起こり，大半は開始後1～2か月の間に生じる．予測はむずかしい．G-CSFは重症例には有効でない．肝機能障害は頻度は低いが，PTUで起こると重症になることがある．軽い副作用で多いのはじんま疹様の薬疹である．MMIで5～6％ほどに起こる．軽ければ抗ヒスタミン薬を併用し，著しければPTUに切り替える．発疹が消えるまでヨードを使うことも多い．ほかに筋肉痛，関節痛，発熱，白血球減少症がある．そのほかはごくまれである．両薬に共通でないものに，MMIによるインスリン自己免疫症候群，PTUによるMPO-ANCA関連腎炎がある．SLE-like syndromeもおもにPTUで起こる．

3） ^{131}I治療の実際

ヨードを多量に含む食品・薬品の摂取を1～2週間禁止し，服用中の抗甲状腺薬は最低1週間中止し，^{131}I入りカプセルを服用する．症例を問わず一定量を投与する方法と，^{123}I（または^{131}I）摂取率，甲状腺重量，^{131}Iの有効半減期から期待吸収線量（Gy）を産出して投与量（MBq）を決める方法がある．日本では185～222 MBq（5～6 mCi）の投与が多い．500 MBq以上の投与は入院を要する．

効果は早いと2週間後に発現する．最大効果は約6～12か月後である．治療

後4〜7日してヨード制限を解く．亢進症状がある場合は，最低2日あけて抗甲状腺薬（あるいはヨード薬）を開始する．甲状腺腫が縮小してきたら抗甲状腺薬を早めに減量，中止する．治療後にTRAbが一過性に上昇することがある．

4） Basedow病の合併症とその治療

合併症がある患者で，甲状腺機能をとくに速やかに正常化する必要がある場合は，抗甲状腺薬にヨード薬（10〜50 mg）を併用する．

a） 循環器

ⅰ） 不整脈・心不全： 亢進症による心房細動は心拍数が多い．高齢者は10％近くが心房細動か心不全を合併する．ジギタリス薬を用いる．カルシウム拮抗薬（塩酸ベラパミル）を併用することもある．抗凝固療法としてワルファリンカリウムまたはアスピリン製剤を用いる．基礎疾患がなければ甲状腺機能が正常化して数か月以内に自然に洞調律にもどることが多い．6か月しても残る場合は，薬剤か直流で徐細動を行う．なお上室性期外収縮の多発例も心房細動の予備軍と考え，ジギタリス薬を用いる．

亢進症と関連した心不全は，高拍出型で右心不全が前景になることが多い．他の心不全による患者より元気で訴えが少ない．洞頻脈にβ遮断薬を使用する．あとは一般の心不全に準じる．頻脈がない場合は伝導障害合併の可能性があり，入院治療が必須である．

ⅱ） 高血圧： 機能亢進によるものは高拍出による収縮期性の高血圧である．β遮断薬が有効．

b） 糖尿病

未治療Basedow病患者は70〜90％に耐糖能異常がみられる．FBSが正常域なら甲状腺機能の正常化で回復するが，140 mg/dl 以上のものは十分な回復はない．このような場合と，随時血糖が200 mg/dl 以上の場合は，亢進症の治療と並行して糖尿病の治療を開始する．甲状腺機能の改善に合わせて変えていく．必要ならインスリンを使用する．機能亢進状態の間は，肥満のないかぎり1日1600 kcal以上とする．運動療法は，甲状腺機能が正常化しても6か月は控え目に行う．

C. 橋本病, 甲状腺機能低下症

1) 橋本病

橋本病は甲状腺機能低下症の原因疾患としてもっとも頻度が高い。甲状腺疾患はいずれも女性が多いが,橋本病の男女比が最大である.本症はもっとも頻度の高い甲状腺疾患でもあり,女性の少なくとも30人に1人が罹患している.

a) 病態と予後

以前は病理学的な特徴(リンパ濾胞の形成,上皮細胞の変性,結合組織の増生,びまん性の円形細胞浸潤)を備えたものを橋本病と定義していた.古典的な橋本病と特発性粘液水腫の機能低下症の大部分がこの所見を呈する.現在は,自己免疫性甲状腺炎と橋本病を区別せず,リンパ球浸潤の程度の軽いもの,正常組織のなかに病変が散在しているなど組織病変が軽度のものも範疇に入れられ,さまざまな病態がある.

正常機能のまま終始することが多いが,途中で無痛性甲状腺炎を起こすことがある.永続性機能低下症となるものの頻度はそれほど高くない.受診する患者の機能低下症の約60%は永続性の低下症で,残りは1〜4か月で自然に正常機能を取り戻す.この一過性機能低下症は,ヨードの大量摂取(主として昆布)による場合もある.

b) 治療

機能低下症の場合に $L-T_4$ を投与する(後述).甲状腺腫による圧迫症状がある場合は,機能が正常でも $L-T_4$ を投与する.すなわち数か月間 $L-T_4$ 1日 50〜100 μg を試みる.

c) 特殊な病態

i) 無痛性甲状腺炎: 甲状腺組織に一過性に起きる炎症.橋本病の経過中ばかりでなく Basedow 病の寛解期にも起こる.亜急性甲状腺炎と同様に,甲状腺ホルモンが血中に流出して濃度が上昇する.この時期に Basedow 病と同様の機能亢進症状を呈することがある. ^{123}I 摂取率はきわめて低値で,ホルモン産生能は低下している.亜急性甲状腺炎のような炎症症状はない.回復途上に機能低下を経過することが多い.産後に起こる一過性の甲状腺機能異常はこれと同じものである.繰り返されることも多く,その頻度や間隔はさまざまである.甲状腺中毒症状に β 遮断薬を使う.抗甲状腺薬は無効である.

ii) 特発性粘液水腫: 甲状腺腫を欠き,著しい機能低下症を呈する. TSBAb を高濃度で保有していることがある.

iii) 急性増悪: まれに起こる炎症の増強である.甲状腺腫の強い痛みと

発熱を伴う．甲状腺ホルモン濃度が上昇することもある．赤沈が著明に亢進し，亜急性甲状腺炎に類似する．放射性ヨード摂取率はさまざまである．副腎皮質ステロイドが著効するが，離脱に苦慮するので，非ステロイド抗炎症薬を使う．経過後に機能低下症に陥ることが多い．

  iv) 甲状腺悪性リンパ腫： 橋本病を基礎に発症することがある．抗甲状腺抗体が陽性を示す．TSH が上昇せずに甲状腺腫が急に腫大してきたら要注意である．

2) 甲状腺機能低下症
a) 原　因
  ① 甲状腺ホルモンの産生低下：橋本病，特発性粘液水腫，亜急性・無痛性甲状腺炎回復期，甲状腺手術後，Basedow 病の^{131}I 治療後などの甲状腺原発性のものが主．ほかに下垂体や視床下部などの中枢性のもの．
  ② 末梢組織の反応性低下：甲状腺ホルモン不応症（Refetoff 症候群）．

b) 永続性機能低下症と一過性機能低下症
  甲状腺原発の機能低下症は，一過性であることがある．可能性のあるのは，①FT_3濃度が正常，②放射性ヨード摂取率が正常か高値，③L-T_3投与中にFT_4濃度が上昇傾向を示す，④抗甲状腺抗体価が低下してくる，④若年ことに産後1年以内，などの場合である．

c) 治　療
  機能低下症の治療には L-T_4 の投与を行う．T_3 の一部は甲状腺で産生されるが，80％はおもに肝臓の脱ヨード酵素により T_4 からの変換でつくられる．L-T_3 や臓器製剤は，服用後に一時血中 T_3 が亢進域まで上昇し，生理的でないので日常臨床には使用されない．なお中枢性の甲状腺機能低下症にはまず先に副腎皮質ステロイドの投与を行う必要がある．

（1） L-T_4 の投与法

  心合併症のない若年者は，初めから 100 μg/日を投与してよい．150 μg までなら分割の必要はない．高齢者，狭心症の発作の既往のある者では，心虚血を誘発することがあるので少量（L-T_4 12.5～25 μg/日 分1）からスタートし，開始後は前胸部圧迫感と胸痛の訴えに注意して，2～4 週ごとに 12.5～25 μg/日ずつ増量する．

  TSH は回復に時間がかかるので，初めは FT_4 値を指標にする．最終的にはTSH 値の正常化が目標になる．維持量は1日 L-T_4 100 μg 前後のことが多い．

  なお一過性機能低下症の可能性を考え，ヨード摂取について問診し，毎日大

量摂取している場合は中止するよう指導する．そのほかの場合も自然に軽快する可能性があれば，L-T$_3$ 25 μg/日を投与して経過をみるのもよい．投与中にFT$_4$に上昇傾向がみられるものは一過性の機能低下症である．

潜在性機能低下症でもことに高脂血症合併例にはL-T$_4$を補充する．

（2） 併用薬のある場合の注意点

① ビタミンK依存性凝固因子の代謝を増加するので，クマリン系の抗凝固薬の作用を増強することがある．

② 機能低下時に強心配糖体製剤と併用すると，ジギタリス中毒を起こしやすいと報告されている．

③ 甲状腺機能低下の影響で低下していたテオフィリンクリアランスが回復し，テオフィリンの効果が低下する．

④ 鉄剤，スクラルファート，コレスチラミンレジン，水酸化アルミニウムゲル・水酸化マグネシウム配合剤はL-T$_4$と結合し，吸収を悪くするので，6～8時間あけて服用する．

D. 亜急性甲状腺炎

非化膿性の炎症で，ウイルス感染が原因とされている．年齢は40歳代が最多．

1） 症状の特徴

炎症によるものと甲状腺ホルモン過剰によるものとに分けられる．

ⅰ） 炎症症状： 前駆症状としてかぜ様の上気道の感染症状がある．典型的なものは，甲状腺両葉か片葉に疼痛がある．痛みは耳，下顎，頭部，肩に放散し，耳痛や歯痛，頭痛，肩こりと誤る．午後から夕方にかけて発熱し，40℃に達することもあり，強い全身倦怠感を伴う．放散痛，発熱の原因がわからず，診断までに時間のかかることも多い．

20～30％の患者では片葉が軽快すると反対側に病変が起こる．これをcreeping thyroiditis とよぶ．なお自発痛がなく圧痛のみのことや，まれに痛みのないこともある．

甲状腺腫部に痛みのある疾患は，ほかに甲状腺嚢胞の嚢胞内の出血，橋本病の急性増悪（C.1）「橋本病」の項参照），急性化膿性甲状腺炎，未分化癌がある．

ⅱ） 甲状腺中毒症状： 動悸，手指振戦，発汗亢進，体重減少など

Basedow 病と同様．

2) 経過と予後

急性期は 2 か月前後で終わることが多い．creeping thyroiditis を起こすと 4 か月前後かかる．回復期に一過性に機能低下症となることがあるが，長くても 4 か月前後で終わり，永続性機能低下症になることはごく少ない．なお 10 年ほどして再罹患することがある．

3) 診　断

臨床症状，100 mm/時にも達する赤沈亢進や CRP 高値，FT_4 高値，TSH 低値があればまず確実である．^{123}I 摂取率は著しく低い．超音波では低エコー部がみられる．穿刺吸引細胞診で，破壊された組織を貪食した組織球が融合してできた多核巨細胞がみられるのが特徴である．

4) 治　療

本来自然に治癒する疾患であり，治療せずにすむこともある．痛みや熱が苦痛になる場合と，甲状腺中毒症状を訴える場合に治療を行う．

ⅰ) 炎症症状に対する治療： 軽い場合は非ステロイド抗炎症薬を使う．痛みや発熱が著しい例にはプレドニゾロン（15〜30 mg/日）が即効する．2 か月以内に減量中止できる．赤沈が正常となり，超音波検査で低エコー域がなくなった時点で中止する．減量中に再燃したら再び増量する．

ⅱ) 甲状腺中毒症状に対する治療： β 遮断薬を使う．抗甲状腺薬は無効である．

E. 外科に紹介すべき腫瘍性疾患

画像診断と穿刺吸引細胞診を行い，下記の場合は外科へ紹介する．
① 悪性腫瘍，あるいはその合併が疑われるとき
② 腺腫様甲状腺腫が縦隔内に侵入している場合
③ 良性結節と思われても，結節の長径が 4 cm 以上で，濾胞癌が否定できないとき（好酸性細胞型腺腫を含む）
④ 機能性結節
⑤ 美容上，患者が摘出を希望する場合
内科で行える治療としては，頻回に吸引しても再貯留する囊胞と充実性良性

結節とにアルコール注入法（PEIT 療法）が試みられている．

F. 妊娠合併

1） 正常妊婦の甲状腺機能検査値

TSH は非妊時と変わらない．ただ妊娠初期は測定感度以下になることがある．FT_4，FT_3 は，妊娠中期以降にやや低くなる．また妊娠初期には TSH の低下とともに FT_4 が高値になることもある．こうした妊娠初期の TSH の低下や FT_4 の上昇は，hCG に弱い甲状腺刺激作用があるためで，これが既述の GTH である．妊娠初期にみられる頻度は Basedow 病より高い．絨毛性疾患にみられるものも hCG が原因である．

2） 妊娠中の診断

ⅰ） 甲状腺機能亢進症： 妊娠初期は Basedow 病と GTH の鑑別が重要である．TRAb 陰性例は後者であることのほうが多い．hCG が 60,000 IU/l 以下なら Basedow 病の可能性が高い．

ⅱ） 甲状腺機能低下症： FT_4，FT_3 は妊娠中期以降にやや低くなるので，TSH で判定する．機能低下症患者では，L-T_4 の必要量が妊娠前より 1 日 25～50 μg ほど増える．

3） 治　　療
a） Basedow 病

機能亢進は流産の原因になりうるので，十分量の抗甲状腺薬を投与する．MMI，PTU とも催奇性は確認されていない．胎児の甲状腺は，妊娠中期をこえると母体由来の TRAb で機能亢進を起こすことがある．MMI も PTU も胎盤通過性があるので，母体の服用で自然に治療される．胎児甲状腺に対する効果はどちらも同じである．母体の FT_4 を正常上限付近になるように投与すると，胎児が正常機能になる．外科的治療や ^{131}I 治療で寛解している患者でも，妊娠が進んでなお TRAb 活性が高い場合は，胎児が機能亢進となることがある．児心音数を指標に母体に抗甲状腺薬を投与して治療する．

授乳は，PTU であれば安全である．MMI も，服用から 12 時間もすると乳汁中の濃度がかなり低くなる．そこで服用から半日あけての授乳は問題ない．

b) 橋本病，甲状腺機能低下症

甲状腺ホルモンの不足は不妊の原因になりうるが，著しい機能低下状態でも妊娠することがある．ただし流産の率は一般より高い．甲状腺機能が正常の場合や，機能低下症でも L-T_4 の補充が十分であれば健常妊婦と変わらない妊娠経過をとる．抗甲状腺抗体価が高くても胎児に影響はない．橋本病は，産後に60％ほどの頻度で無痛性甲状腺炎が起こる．

特発性粘液水腫で TRAb 活性が著しく高い場合は，胎児に機能低下症を起こし，生後 TRAb 活性が落ちるまで続くことがある．早期に十分量の L-T_4 を開始すれば知能の遅れはない．ただし妊娠中に母親の治療が不十分な場合は，精神発達に影響する可能性がある．

8.2 下垂体疾患

下垂体前葉からは，プロラクチン，成長ホルモン，ACTH，甲状腺刺激ホルモン，ゴナドトロピン，卵巣刺激ホルモン，性腺刺激ホルモンが分泌される．これらのホルモンは，プロラクチンを除いて標的臓器を有しており，それらとの間に負のフィードバック機構があり，制御を受けている．したがって下垂体疾患はホルモン過剰もしくは不足となって現れる．

A. 下垂体ホルモン不足あるいは低下症

このほとんどが，女性では性腺機能低下（無月経），男性では男性ホルモン低下として現れ，一般に副腎不全を呈したりすることはまれであり，ときに甲状腺機能低下をみることがある．したがって一般に下垂体機能低下症が疑われるときには甲状腺ホルモン（血清 T_4 あるいは T_3）を測定し，さらに必要があれば，血清のテストステロンを測定する．TSH や LH などの下垂体ホルモンを測定することはあまり役立たないことを念頭におく．

下垂体機能低下症の治療はおもにその標的臓器のホルモンを補充することによって行う．

B. 下垂体ホルモン過剰症

 ホルモン過剰症としてもっともよくみられるのは高プロラクチン血症であり，それについで成長ホルモン過剰症（末端肥大症）と ACTH 過剰症（Cushing 病）がある．

1） 末端肥大症

 末端肥大症は成長ホルモンの過剰によって起こされるが，ゆっくり症状が出現するために見すごされてしまうことがある．末端肥大症の名前が示すとおり，指や趾が軟部組織と骨の双方の肥大により手袋や靴が入りにくくなり，また顔貌の変化により気がつく．これら身体的異常に加えて，頭痛，関節痛，筋力低下などが目立たないが重要な徴候である．診断はソマトメジン C（insulin-like growth factor：IGF-I）の測定がもっともよい．もしこの上昇が不明瞭なときには 75 g 糖負荷を行うことにより，成長ホルモンが 30 分間から 2 時間にかけて抑制されなければ（通常 $5\,\mu g/l$ 以下になる）診断される．末端肥大症のほとんどの原因は下垂体腫瘍であり，手術が第 1 選択であり，ときに放射線治療やオクトレオチド（サンドスタチン®）$100〜150\,\mu g$ を 1 日 3 回用いることがある．

2） Cushing 病

 ほとんど下垂体腺腫で ACTH の過剰によって起こる．身体的特徴は中心性肥満，痤瘡，バッファロー肩，満月様顔貌などで診断は容易につく．確定診断は現在では ACTH 濃度の測定がよい．治療は末端肥大症と同様に腺腫摘出術であり，ときに放射線治療を行う．

3） プロラクチン産生過剰症

 プロラクチン産生過剰症のほとんどは，下垂体のプロラクチン産生腺腫によるが，女性では特発性の場合もある．症状は女性では無月経や月経不順で，ときには不妊の原因となる．男性ではアンドロゲン欠乏症が生じ，女性と同様に不妊の原因となる．プロラクチン産生過剰症の症状として乳汁分泌があるが，頻度としては 50 % 前後である．診断には，プロラクチンの測定が不可欠であり，女性とくに若年女性においては無月経や月経不順の際には一度は測定しておく．一般にプロラクチン産生過剰症では，血漿プロラクチンレベルは 200 ng/ml をこえることが多いが 100〜200 ng/ml のこともある．プロラクチン値

が 100 ng/ml をこえている場合には，下垂体腺腫を疑い必ず下垂体の MRI もしくは CT スキャンをとり，腺腫の存在の有無を確認する．

a） 治　療

他の下垂体腺腫と異なり一般には手術の対象とはならない．ブロモクリプチンによる薬物治療が第 1 選択である．

ブロモクリプチンは少量の 1.25 mg から投与を開始する．一般には就寝前に軽いスナック（ビスケット数枚など）とともに服用することがすすめられる．これは，ブロモクリプチンによる嘔気や鼻閉感，起立性低血圧などを防ぐ目的である．

初回投与を 1〜2 週間続け，副作用の強くないことを確認し，2.5 mg 1 日 2 回へと増量する．それをだいたいの維持量として 4 週間に 1 回血漿プロラクチン濃度を測定する．4 週から 8 週間で血漿プロラクチン濃度は正常化することが多いが，もし正常化しない場合には 5 mg 1 日 2 回まで増量する．月経は 2 か月以内に正常化する．さらに下垂体腺腫の大きさも数か月以内に縮小傾向となる．ブロモクリプチンによる治療は長期間にわたって続ける必要があるが，いつ中止すべきかについては明確にはされていない．一般には数か月に 1 回血漿プロラクチン濃度の測定と，1 年に 1 回 MRI による下垂体の評価を行うことで十分である．

b） 若い女性で妊娠を希望する場合

血中プロラクチン濃度が高かったり，また月経が不順の間は妊娠を避けるべきであるが，プロラクチン濃度が正常化し，月経が正常になれば妊娠は可能である．もし妊娠をした場合にはブロモクリチンの投与を一時中断する．ブロモクリプチン自体の催奇形性はほとんど報告されていないが中止するほうがよいとされている．

c） ブロモクリプチンの副作用

ブロモクリプチンは効果が強い薬剤である反面，比較的副作用も多い．おもな副作用としては嘔気，嘔吐，鼻閉感，頭痛，起立性低血圧，ときに便秘があるが，それらは投与量を減少することにより軽減できる．一方，重篤な副作用には肺線維症，精神障害，Raynaud 現象などがあるが，通常投与量 5 mg/日ではほとんど起こらない．

ブロモクリプチン投与でも縮小がまったく認められないような下垂体腫瘍に対しては摘出術を行う．

C. 下垂体偶発腫

下垂体の偶発腫は頭部 CT スキャンや MRI によって見つけられることがあり、その頻度も報告によりまちまちではある．
一般に無機能性の偶発腫についてはほとんど放置してよいとされている．

8.3 副 腎 不 全

副腎不全はまれな疾患ではあるが、治療により回復することが多く見逃してはならない．副腎不全の症状はさまざまであり、決定的なものはない．したがって除外診断ではあるが念頭におくことが必要である．一般には食欲不振、全身倦怠感、体重減少、起立性低血圧があり、これらが比較的長期間にわたり、増悪することもなく続くことが多い．従来の教科書に書かれている黒色の色素沈着などはそれほど多くないこと、また一次性にしか認められない．

A. 診断と治療

副腎不全は通常、一次性（副腎に原因がある）と二次性（下垂体に原因がある）とに分けられる．一次性は以前は結核が多かったが最近ではいわゆる自己免疫性副腎不全がもっとも多いとされている．二次性は下垂体そのものが不全になるというよりもむしろステロイドホルモン療法中やあるいはホルモン療法中止後に起こることが多い．

副腎不全が疑われる場合、有効な検査方法として、コートロシン®刺激試験がある．これはテトラコサクチド（コートロシン®）250 μg を静注し、前および 30 分後に血漿コルチゾール濃度を測定する．もしコルチゾールが 20 μg/dl 以上上昇すれば正常であると診断する．さらに一次性と二次性の相違としては、一般には鉱質コルチコイド低下作用（たとえば高カリウム血症）が一次性では認められるが、二次性では認められない．しかし、最近は ACTH の測定が鋭敏になっており、一次性では正常もしくは高値を示すが、二次性では検出限界以下である．

治療はヒドロコルチゾン 20 mg 朝 1 回，10 mg 夕 1 回より開始する．以後症状の改善の度合をみながら、1 日計 40 mg まで増量する．注意点はリファ

ンピシンやペントバルビタールを使用している患者ではヒドロコルチゾンの量を 1.2〜1.5 倍程度に増量する必要がある．

B. 急性副腎不全

　急性副腎不全も多くはないが，見逃されていることが多い．起こる状況としては，術後，血液凝固異常，敗血症などに引き続いて起こることが多い．これらの重篤な疾患では診断をつけることは困難なことが多く，わが国ではしばしば盲目的にステロイド薬が使用されている．しかし，適切にステロイド薬を使用すれば救命率の上昇が期待できる．十分な輸液を行っていたり，また心臓にも特別な原因がないような場合に血圧が低下してきたときには疑う．その場合，血漿コルチゾール測定を依頼すると同時にヒドロコルチゾン 100 mg 静注 8 時間ごとを開始する．これと同時に 0.45 % NaCl による輸液を開始する．以後症状に応じて 3 日間くらいから，ヒドロコルチゾンの投与量を漸減し，1 週間でもし状態が回復してくればヒドロコルチゾンの維持療法に変更していく．

C. ステロイド使用中の患者の注意点

　ステロイドは現在さまざまな疾患の治療に使われており，何らかの理由で急に服用が中止されていたり，また他の疾患との合併や緊急手術が必要とされるときなどでは，どのようにステロイドの補充療法を行うかは臨床上重要である．

　① 急にステロイドの服用を中止している可能性が考えられるとき：ヒドロコルチゾン 50 mg 静注を 8 時間ごとに数回行い，元の維持量が判明したら，それにもどす．

　② 腹部手術など比較的大きな手術が必要とされるとき：術前よりヒドロコルチゾン 50〜100 mg 静注を 8 時間ごとに数日間行い，経過が順調であれば，元の投与量にもどす．

　③ ステロイド薬服用中の患者が，肺炎などの重篤な疾患に罹患したときには，通常の服用量の 1.5〜2 倍に増量する．

D. 副腎ホルモン過剰産生症候群

　副腎は，皮質において，グルココルチコイド，鉱質コルチコイド，アンドロゲンを，髄質においてはカテコラミンを合成，分泌している．これらいずれのホルモンも副腎での腫瘍形成により過剰産生される．それらはほとんどが副腎摘出術により軽快することが多く，良性腫瘍が約80～90％をしめている．最近，画像診断が進歩し，ホルモン測定の精度も増したこととあいまって，比較的容易に診断がつけられ，また腹腔鏡による手術も普及し，とり扱いやすい疾患へと変わりつつある．

1） グルココルチコイド産生過剰症候群（Cushing 症候群）

　Cushing 症候群は特異な身体所見（中心性肥満，痤瘡，バッファロー肩，満月様顔貌など）により比較的容易に診断がつけられる．診断には現在でもデキサメタゾン抑制試験が有効であり，夜11時にデキサメタゾン1mg を経口服用し，翌朝8時に血漿コルチゾールを採血し，その値が $5\,\mu g/dl$ 以下であれば正常とする．さらに低用量デキサメタゾン試験（デキサメタゾン 0.5 mg を1日4回6時間ごとに経口服用）を行い，24時間の尿中コルチゾールが $20\,\mu g$ 以下であれば正常，もしそれ以上であれば Cushing 症候群と診断する．この2つの検査と画像診断での副腎腫瘍により Cushing 症候群と診断しえたならば，通常副腎摘出術を行う．もし手術が不可能な症例においては内分泌専門医に相談する．

2） 鉱質コルチコイド産生過剰症候群（原発性アルドステロン症）

　原発性アルドステロン症は腺腫によるものと過形成によるものがあり，それはほぼ同様な異常を呈する．Cushing 症候群と異なり，身体所見の異常はほとんど認めない．高血圧と低カリウム血症が特徴であるが，通常は比較的壮年（30～40歳代）の高血圧で，血清K値の測定により疑いがもたれることが多い．しかし最近，高血圧症に対し減塩が行われるようになり低カリウム血症を示さない症例もあり，また他の副腎腫瘍と比して小さい（腫瘍の直径 0.5～1.5 cm 程度）こともあり見つけ出しにくいこともある．もし原発性アルドステロン症が疑われたならば，血漿レニン活性（PRA）と血漿アルドステロン（PAC）濃度の測定は必ず行い，低レニン，高アルドステロンであることにより診断につながる．副腎腫瘍の場合には手術適応となるが，過形成の場合には手術は禁忌と考えてよい．過形成の場合には，降圧治療を第1選択とし，スピ

ロノラクトン 50〜100 mg/日，トリアムテレン 50〜200 mg/日を中心とし，もし降圧が不十分な場合には長時間型のカルシウム拮抗薬を加える．

3） アンドロゲン過剰産生症候群

比較的まれな疾患であるが，女性においては，多毛症との鑑別が重要である．身体的特徴としての多毛，痤瘡，男性化に加えて無月経がある．この疾患はさまざまな原因より起こるが，成人の場合にはほとんどが副腎腫瘍であり小児では先天性の酵素欠損症が大部分をしめる．成人では副腎摘出術が第1選択であるが，もし先天性酵素欠損症が小児よりのキャリーオーバーとしてある場合にはグルココルチコイドの投与，あるいは長時間作用型のヒドロコルチゾンの投与も行う．

4） 褐色細胞腫

副腎髄質あるいは傍交感神経に腫瘍を形成し，そこからのカテコラミンの過剰分泌によりさまざまな症状を呈する．一般には高血圧，動悸，発汗などを認め，それらを手がかりとして発見されることが多い．心臓疾患として，あるいは不安神経症などとして診療を受けている場合もあるので常に念頭におく必要がある．診断は24時間尿のカテコラミン，とくにVMA (vanilly mandelic acid) の測定が診断につながる．VMAは 35 μmol (7.0 mg)/日以上，カテコラミンは 1480 nmol (250 μg)/日以上あれば褐色細胞腫と診断してほぼまちがいがない．血中のカテコラミン濃度の判定ではしばしば不安定な結果しか得られないこともあり，あまり推薦できるものではない．従来よりレギチン試験（レギチン 5 mg 投与により血圧が 35/25 mmHg 以上数分以内に下降）やグルカゴン試験（この試験はしばしば過剰な血圧の上昇があり，危険を伴うので一般医は行うべきでない），クロニジン抑制試験などがあるが，カテコラミンの測定が安易に行われるようになった結果，あまり使われなくなっている．

褐色細胞腫が見つかった場合には，慎重な手術が必要なので，必ず内分泌専門医に送るべきである．また，手術不適例に関しても内分泌専門医に送ることが望ましい．

8.4 副腎偶発腫

　副腎偶発腫とは文字どおりまったく予期しないで見つけ出された腫瘍病変を示す．最近，超音波や CT 検査がさまざまな疾患や臨床症状に応じて行われるようになり，その結果副腎に偶然腫瘍が見つけられることが多くなった（表34, 35）．

表34　偶発腫

副腎皮質	黄色腫
結節性過形成	アミロイドーシス
癌腫	嚢胞
副腎髄質	血腫
褐色細胞腫	肉芽腫
神経節腫	転移腫瘍
神経芽細胞腫	乳癌
他の副腎腫瘍	肺癌
骨髄脂肪腫	リンパ肉腫
神経線維芽腫	白血病
過誤腫	その他
奇形腫	

表35　副腎腫瘍の CT スキャンと MRI での特徴

褐色細胞腫	副腎癌腫
大きさ，辺縁，濃度が腫瘍ごとに大きく異なっている	6 cm 以上の大きさ
T_2 強調画像で強調される	辺縁が不整
造影剤で増強される	軟組織と同じ輝度
非活動性副腎腫瘍	不均一
小さい	T_2 強調画像で中間の増強効果
辺縁が滑らか	造影剤で増強される
均一	片側性
CT では水分より輝度が低い	局所の浸潤あり
T_2 強調画像で肝臓と等しい輝度	リンパ腺や他の組織への浸潤あり
MRI で脂肪分と同じ輝度	転移
造影剤で強調されない	大きさは一定しない
1年以上の経過観察で大きさが増大しない	CT 軟組織と同じ輝度
	不均一
	辺縁が不整
	T_2 強調画像で 75％近くが強調される
	造影剤で強調される

A. 診　　　断

1) CT検査

　副腎を標的臓器とせずにCTスキャンを行い副腎偶発腫として見出される割合は，数％前後といわれている．見出される割合は高齢化とともに増加しており，とくに肥満や高齢の女性に多いとする統計もある．CTスキャンでみるこの副腎偶発腫は円形で直径が3cm以内のものが大部分であり造影剤ではほとんど増強されない．副腎癌もときとして副腎偶発腫として見つけ出されることがある．副腎癌の多くは6cm以上のことが多いが，ほとんど内分泌的過剰症状を示さない．副腎への転移性癌も副腎偶発腫としてしばしば見つけ出される．主たる臓器は，肺，腎臓，乳房，消化管，卵巣，メラノーマがあげられている．これらの転移性癌が副腎不全症状を起こすこともまれである．脂肪腫はまれな副腎腫瘍ではあるが，副腎偶発腫として見つかることがもっとも多い腫瘍の1つである．

　脂肪腫は脂肪の含有量が大きく幅があることよりCT検査では他の副腎疾患と鑑別することはむずかしい場合も多い．つぎに多いのが副腎囊胞である．副腎囊胞も脂肪腫と同様に副腎偶発腫としてほとんど見つけ出される．通常囊胞は一側性であり，ときに偽囊胞として見つけ出されることもある．副腎囊胞も他の臓器の囊胞とほとんど同様にCT検査では辺縁の明瞭な薄い膜でおおわれており，それは造影剤で増強されることはない．

2) MRI

　通常は，超音波検査もしくはCT検査が行われMRIがいきなり施行されることはないので，MRIで副腎偶発腫として見出されることはほとんどない．この副腎偶発腫のなかで，MRIを行うことにより明確に鑑別しうる疾患は褐色細胞腫で，T_2強調画像で明瞭となる．

　一方，非機能性副腎は，しばしば原発性アルドステロン症や転移性腫瘍とMRIで鑑別がつかないことが多い．

3) シンチグラム

　副腎のシンチグラムは，通常皮質を目標とするときには^{131}I-cholesterolシンチグラムが有効であり，髄質とくに褐色細胞腫に照準を合わす場合には，MIBG（メタイオドベンチル，グアチジン）が有効である．

4) 診断の進め方

悪性の副腎腫瘍は現実的には非常にまれであり，25万人に1人といわれている．また比較的発育も遅いことより，通常は6か月のCT検査で十分と考えられている．

腫瘍の大きさを1つの基準として手術的に切除を行うかどうかとしている．すなわち，もし6か月ごとのCT検査により腫瘍が大きくなるとすれば，それは手術の対象となるとしている．また5cm以上としている施設と3〜3.5cmとしている施設があり，一定の基準はなく行われている．ここで1つ問題となるのは2〜3cmの直径の腫瘍はどうするかである．事実2〜3cmの直径の腫瘍（副腎偶発腫）であっても，摘出を行ってみたところ悪性であったという報告も認められる（表36）．

表36 副腎偶発腫の手術適応

直径5cm以上	：形や辺縁の状態に関係なくただちに手術摘出．
直径3〜5cm未満	：形が不整で，辺縁不規則ならば，また6か月ごとのCTスキャンで増大してくるならば手術摘出．
直径3cm未満	：形が異常で，辺縁不規則で悪性腫瘍が疑われたり，活動性ホルモン産生腫瘍が疑われれば手術摘出．

8.5 高カルシウム血症

A. 治療

高カルシウム血症はさまざまな原因で起こるが，覚えやすいものとして表37にあげた方法がある．表のなかで臨床上問題となるのは，副甲状腺機能亢進症と悪性腫瘍である．

高カルシウム血症の治療の原則は疾患は何であれ，まず高カルシウム血症によると考えられる精神・神経症状を軽減することにある．通常，血清Ca濃度が12 mg/dl以上となると傾眠や錯乱さらには意識障害が出現してくる．これらの症状はCa濃度が低下すると著明に改善することが多い．

表37 高カルシウム血症のおもな原因

Vitamin D, A, Excess	Thyroidism (Hyperthyroidism)
Immobilization	Rhabdomyolysis
Thiazide diuretics	Alkali-milk syndrome
Addison's disease	Primary hyperparathyroidism
Multiple myeloma	
Inflammation	
Neoplasma	
Sarcoidosis	
VITAMIN'S TRAP	

B. 急性期の治療

まず腎機能を血清クレアチニン値で評価し，2 mg/d*l* 以下であれば，積極的に輸液を行い細胞外液の補充を行う．この補充には0.9％NaClを用い，だいたい1日2～3*l*を目標とする．しばしばフロセミドを用いることもあるが，心不全微候や腎機能障害がない場合には用いてもほとんど役に立たないことが多い．

a) ビスホスホネート

ビスホスホネートの作用は破骨細胞の機能を抑制することにあり，その機序としては，ハイドロキシアパタイトに結合することによると考えられている．

現在使われているビスホスホネートはパミドロレ酸二ナトリウム（アレディア®）とアレンドロン酸ナトリウム（オンクラスト®，テイロック®）がある．アレディア® は30～45 mgを500 m*l* の生食もしくは5％グルコースに溶解し4時間以上かけて点滴をする．これによりだいたい2日目から効果が認められ約1週間でピークとなり，2週間近く効果が持続する．オンクラスト® あるいはテイロック® は10 mgを同様に溶解し点滴静注を行う．

b) カルシトニン

カルシトニンは骨吸収を抑制し腎臓からCa排泄を促進する．カルシトニンはブタ，合成，サケとあり，それぞれ用法，用量が異なっている．カルシトニンは高カルシウム血症に対してはそれほど強力ではない．しかし腎機能障害時にも安全に使用できかつ副作用が少ないことより軽症の高カルシウム血症に使いやすい．さらに作用の発現時間が短いこともあり，ビスホスホネートとの協力作用も期待できる．

例）エルカトニン（エルシトニン®）1回40単位　1日2回静注あるいは筋

注
c) グルココルチコイド

グルココルチコイドは,サイトカインや腫瘍に作用したり腸管からのカルシウムの吸収を抑制したりすることにより高カルシウム血症に対して治療効果をあげるとされている.とくにグルココルチコイドは骨髄腫の高カルシウム血症やサルコイドーシス,白血病などの血液に関する腫瘍などに有効である.プレドニゾロンで20〜50 mg,1日2〜3回で使用し,長期間にわたっては使用しないようにする.

C. SIADH(バゾプレッシン不適切分泌症候群)

SIADHは表のような疾患で起こる.すなわち,アルギニンバゾプレッシン(AVP)が肺の腫瘍病変などで過剰産生されるか,あるいは頭蓋内病変がサイトカインなどを介してAVPの分泌を刺激したり,あるいはAVPが薬剤により刺激分泌される.SIADHは通常低ナトリウム血症で見つかることが多く血清Na濃度は130〜135 mEq/l である.一方,低ナトリウム血症がさらに進行すると脳浮腫による症状としてイライラ感から昏睡に至るさまざまな神経症状を呈する.

SIADHの治療の基本は水制限であり,必要があれば3〜5％の高張食塩水を200〜300 ml/3〜4時間かけて点滴静注する.

9. 神 経

9.1 脳血管障害

A. 分類と診断の進め方

1) 脳血管障害の分類
脳卒中の分類（NINDS, 1990）を表38に示す．

2) 脳血管障害の症状
数秒以内という突然，あるいは少なくとも数時間以内という急速に神経脱落症状が出現し，しかもこの症状が全般的神経機能異常ではなく局所的異常である場合は脳血管障害が疑われる．しかし，くも膜下出血は例外で，脳局所症状を示さず，髄膜刺激症状である頭痛のみを呈する場合が多い．脳血管障害の症

表38 NINDSの脳血管障害の分類III（1990年）

1. 無症候性
2. 局所性脳障害
  1) 一過性脳虚血発作（TIA）
  2) 脳卒中
    病型分類
    1. 脳出血
    2. くも膜下出血
    3. 動静脈奇形からの頭蓋内出血
    4. 脳梗塞
      A. 機序による分類
        ①血栓性（thrombotic）
        ②塞栓性（embolic）
        ③血行力学性（hemodynamic）
      B. 臨床病型による分類
        ①アテローム血栓性（atherothrombotic）
        ②心原性脳塞栓性（cardioembolic）
        ③ラクナ梗塞（lacunar）
        ④その他
3. 脳血管性痴呆
4. 高血圧性脳症

表39 脳血管障害の主要症状

意識障害
　昏迷，昏睡
　錯乱状態
失語症，その他の高次機能障害
構音障害
顔面神経麻痺
協調運動障害，筋力低下，感覚障害
　（通常片側性）
平衡障害，失調症，歩行障害
視力低下
視野障害（単眼性もしくは両眼性）
めまい，複視，一側聴力低下，悪心，
　嘔吐，頭痛，羞明，聴覚過敏

状として注目すべき症状を表39に示す．

3) 診断の進め方

患者が来院した場合は，救急処置（気道確保，静脈ラインの確保など）を行いながら他の疾患と同様に問診，診察（一般的身体所見，神経学的所見），検査の順に診断が進められる．まず，脳血管障害かどうか，脳血管障害であれば出血性か虚血性か，出血性であれば脳出血かくも膜下出血か，虚血性であれば一過性脳虚血発作（TIA）か脳梗塞か，脳梗塞であれば発症機序，臨床病型は何か，その原因は何か，起こりうる合併症（表40）は何かを考え，検査計画，治療指針を立てる．

表40 脳血管障害急性期の合併症

神経系	全身性	
脳浮腫	誤嚥	肺塞栓
水頭症	低換気	尿路感染症
頭蓋内圧亢進	肺炎	褥瘡
出血性梗塞	心筋虚血	低栄養
痙攣	不整脈	関節拘縮
	深部静脈血栓	

4) 問診のポイント

発症時間，症状が突発したか，症状が発症後に進行しているか，既往歴は，TIAの有無，高血圧，糖尿病，高脂血症，心疾患，不整脈（とくに心房細動），喫煙，高ヘマトクリット症，凝固異常症，薬物使用の有無が重要．

5) 診察のポイント

一般内科的所見（血圧，脈拍，心雑音の有無，呼吸状態，全身血管の触知と雑音，浮腫の有無）と神経内科学的所見をとり，異常所見より病巣部位，障害血管の部位を推定する．

6) 脳血管障害以外の疾患との鑑別

脳血管障害かどうかの鑑別が重要である．患者が病歴を伝えられない場合（意識障害，言語障害，痴呆など），あるいは目撃者がいない場合は偽陽性率が高い．悪性脳腫瘍の腫瘍内出血，硬膜下血腫，脳膿瘍が誤診しやすい．意識障害の患者では，低血糖，薬物中毒，てんかん，脳炎，髄膜炎，頭部外傷などとの鑑別が必要．臨床所見と検査所見を合わせて鑑別可能な場合が多い．表41にTIAと鑑別すべき疾患を示す．

表41 TIA の鑑別診断

片頭痛
てんかん
器質的脳病変
　脳腫瘍，慢性硬膜下出血，血管奇形
他の非血管性疾患
　低血糖，Ménière 病，ヒステリー，
　多発性硬化症
一過性単眼性症状を呈した場合
　巨細胞性動脈炎，悪性高血圧，緑内
　症，乳頭浮腫，眼窩および網膜の他の
　非血管性病変

表42 脳血管障害患者に必要な緊急検査項目

頭部 CT（造影なし）
心電図
胸部単純 X 線像
血液検査
　血　算
　プロトロンビン時間
　部分トロンボプラスチン時間
　血清電解質
　肝機能，腎機能に関する生化学検査
　血　糖
動脈血ガス分析（低酸素血症が疑われたとき）
脳波（痙攣が疑われたとき）

7) 緊急検査

脳血管障害患者に必要な緊急検査の一覧を表42に示す．

B. 病型診断

1) TIA, 脳梗塞

a) 臨床症状

虚血性脳卒中の場合は，症状の持続が24時間以内（多くは15分以内）に消失する場合はTIA，24時間以上持続する場合は脳梗塞．

TIA, 脳梗塞急性期ではCT, MRIで病巣が描出されない場合もあり，臨床診断がきわめて重要となる．TIA, 脳梗塞では，臨床症状は虚血の生じた部位と大きさによって決まる．閉塞血管別の臨床症状の特徴（表43），代表的ラクナ症候群（表44）を熟知する必要がある．脳梗塞の3つの臨床病型（アテローム血栓性脳梗塞，心原性脳塞栓症，ラクナ梗塞）の特徴を表45に示す．

b) 画　像

ⅰ) CT： 半球性梗塞では，発症後数時間以内に脳溝の消失，基底核の無構造化，中大脳動脈の high density（hyperdense MCA sign）などが認められることがある．しかし脳梗塞による低吸収域は，発症後数時間以内には現れず，翌日以後に再度病巣の確認が必要となる．最終的に病巣の位置関係がもっともわかるのは，7～10日後である．また骨によるアーチファクトのため，脳幹病変がとらえにくいという欠点がある．

ⅱ) MRI： 血管の flow void の欠損，動脈の高信号がみられる場合がある．発症2～3時間以内には T_1 強調画像で脳腫脹がみられる．脳実質の変化

表43 閉塞脳血管と主要症状

1. 内頸動脈
   無症候から有症候まで多彩，中大脳動脈閉塞の症状，同側の視力障害
2. 中大脳動脈
   対側の運動・感覚障害，同名半盲，対側への共同偏視，意識障害，失語（優位半球），病態失認（劣位半球）
3. 前大脳動脈
   対側の運動（とくに下肢）・感覚障害，離断症候群（左手の失行，失書），精神機能低下，自律神経障害
4. 椎骨脳底動脈系
   1）椎骨動脈
      無症候または延髄外側症候群（めまい，嚥下困難，病側の小脳症状・Horner 徴候，病側顔面と対側上下肢・体幹の温痛覚の低下）
   2）脳底動脈
      主幹部閉塞：意識障害，瞳孔不同，縮瞳，共同偏視，水平性または垂直性眼振，顔面麻痺，難聴，四肢麻痺，両側深部反射亢進
      上小脳動脈閉塞：病側の小脳失調・不随意運動・Horner 徴候，対側の顔面を含む半身の感覚障害・聴力障害
      前下小脳動脈閉塞：病側の小脳失調・顔面の温痛覚障害，難聴，末梢性顔面神経麻痺，Horner 徴候，対側の顔面を除く温痛覚障害
      傍正中視床動脈：垂直注視麻痺，動眼神経麻痺，無動無言，意識障害，行動異常
   3）後大脳動脈
      同名半盲，1/4半盲，失読・失計算（優位半球），相貌失認・地誌的障害（劣位半球），視床症候群（対側の運動・感覚障害，疼痛，不随意運動），中脳症候群，側頭葉症候群（記憶障害）

表44 代表的ラクナ症候群

症候群	症状	病変部位
1. pure motor hemiparesis	片麻痺	内包後脚，橋底部，大脳脚中央部
2. pure sensory stroke	半身感覚障害	視床後外側腹側核
3. ataxic hemiparesis	片麻痺＋同側失調	橋底部，内包後脚，放線冠
4. dysarthria-clumsy hand syndrome	構音障害＋一側上肢巧緻運動障害	橋底部，内包膝部
5. sensorimotor stroke	片麻痺＋同側半身感覚障害	視床後外側腹側核＋内包後脚

表45 脳梗塞の3臨床病型

病型	アテローム血栓性	心原性	ラクナ
病因	大血管の粥状硬化	心疾患	穿通枝の細動脈硬化
部位/大きさ	皮質/大	皮質/大	皮質/小
危険因子	糖尿病，高脂血症，喫煙	心疾患	高血圧
血栓	血小板	フィブリン	?
抗血栓療法	抗血小板療法	抗凝固療法	?

はT_1, T_2強調画像では8〜12時間以内ではみられない．プロトン密度強調画像では，脳梗塞の3時間以内に脳皮質の異常信号を高率にとらえる．拡散強調画像 (diffusion weighted image) を用いると発症後早期に (1〜2時間) に脳梗塞巣をとらえることが可能となった．

iii) MRA: 非侵襲的に血管を描出することが可能で，頭蓋内・外動脈の閉塞，狭窄の有無を検出できるが，細部にわたる評価はむずかしい．とくに，血管狭窄をMRAで過大評価する場合がある．MRAはアテローム血栓性脳梗塞の診断に有用である．脳梗塞急性期には血栓溶解療法の適応決定に用いることができる．

iv) 神経超音波検査

① 頸部血管超音波検査：総頸動脈，内頸動脈，外頸動脈，椎骨動脈が描出可能で，動脈硬化性病変（プラーク）の評価と内頸動脈の狭窄・閉塞および椎骨動脈の閉塞部位診断を行う．

② 経頭蓋ドプラ (transcranial Doppler：TCD)：頭蓋内動脈の前大脳動脈，中大脳動脈，後大脳動脈，椎骨動脈，脳底動脈の描出が可能で，血流速度が測定できる．脳血管の閉塞診断，塞栓子の検出に応用できる．

③ 心臓超音波検査（心エコー検査）：心原性脳塞栓症の塞栓源の検索に重要．弁膜症，心筋症，心内血栓を含めた心臓内占拠病変，心室瘤，心室壁運動などの発見に努める．コントラストエコーとValsalva試験により卵円孔開存を介した左右シャントを検出可能である．経胸壁エコー検査では心房の背部および深部の構造を撮影するのが困難であるが，経食道エコー検査では，心房の背部や上行大動脈の病変も検出可能で塞栓源に検出率が2〜10倍高くなる．

v) 脳血流検査： SPECT (single photon emission computed tomography), Xe-enhanced CT-CBF, dynamic CT, PET (positron emission tomography) などがあるが，簡便に超急性期に利用されるのはSPECTである．血流低下領域，残存血流量が判明するため血栓溶解療法の適応の判定に用いる試みがなされている．

・若年者では特殊な原因による脳梗塞，たとえば凝固異常症，抗カルジオリピン抗体陽性，血管炎，Willis動脈輪閉塞症，線維筋形成異常症，などの可能性も追求する必要がある．

2) 脳 出 血

a) 臨床症状

臨床症状のみで，脳出血と脳梗塞の正確な鑑別は困難．発症時に頭痛，悪心，嘔吐を伴う場合，発症初期に意識障害がある場合は脳出血の可能性が高い．昼間活動中に発症することが多い．高血圧性脳出血の好発部位の臨床症状

の特徴を表46に示す．発症後6時間までは血腫が増大し急速に臨床症状が悪化する場合がある．腎不全，肝障害，抗凝固薬を服用中の患者では血腫の増大が24時間以上続くことがある．

表46　高血圧性脳出血（部位別診断）

	被殻出血	視床・視床下部出血	小脳出血	橋出血
片麻痺	(+)	(+)	(−)	四肢麻痺
瞳孔				
大きさ	正常	小，ときに大小不同	小，ときに大小不同	小
反応	(+)	(−)	(+)	(+)〜(−)
顔面神経麻痺	反対側，中枢性	反対側，中枢性	同側，末梢性，軽度	末梢性
感覚障害	(+)	(+)	(−)	(+)
注視運動麻痺	(+)	まれ	通常(+)	(+)
方向	病巣反対側	病巣反対側	病巣側	病巣側
半盲	(+)	(+)	(−)	(−)
初期の歩行不能	(−)	(−)	(+)	(+)
嘔吐	(+)	(+)	激烈，反復性	(+)
痙攣	(+)	(−)	(−)	(−)
下方共同偏視	(−)	(+)	(−)	(−)
ocular bobbing	(−)	(−)	(+)	(+)
網膜前出血	ときに(+)	(−)	(−)	(−)

b) 画像

CTで診断可能．高血圧性脳出血として典型的かどうか（好発部位，高血圧歴など），非典型例では非高血圧性脳出血としての脳腫瘍，脳動静脈奇形，脳血管腫，脳アミロイドアンギオパチー，出血傾向，Willis動脈輪閉塞症，血腫を伴ったくも膜下出血，血管炎，薬物乱用などの可能性を追求する．

3) くも膜下出血

a) 臨床症状

突然の激しい頭痛で発症し，悪心，嘔吐を伴うことが多い．意識障害を一過性に伴うこともある．片麻痺，失語症などの局所症状は伴わないことが多いが，脳内血腫により脳実質が破壊されたとき，脳血管攣縮により脳虚血が生じたときは局所症状を示す．重症例では，急激に昏睡に陥る．

b) 画像

CTでくも膜下腔に高吸収域を認める場合は診断が可能であるが，出血が確認できない場合もある．髄液検査は，臨床的にくも膜下出血が疑われるがCTで確診できないときに行う．血性髄液があればくも膜下出血が疑われる．くも膜下出血と診断された場合は，脳血管撮影を行い，脳動脈瘤，脳血管奇形などの発見に努める．MRA，造影CTでも数mm以上の大きさの動脈瘤が検出さ

れる．

4) 脳血管性痴呆

NINDS の脳卒中分類の1つにとりあげられているが，多発性脳梗塞によって生じる場合が多い．

5) 高血圧性脳症

比較的まれな疾患．慢性高血圧症患者でコントロールが不良な場合に多い．拡張期血圧が 130 mmHg 以上で，頭痛を訴え，意識障害，痙攣をきたすこともある．ときに一過性の局所症状が出現する．乳頭浮腫がみられ，頭蓋内圧が亢進している．血圧を低下させることにより症状は改善する．

C. 急性期患者の一般的治療の原則

a) ベット上安静

脳血管障害急性期患者では血圧の変動に対して脳血流を一定に保つ脳循環 autoregulation が障害される場合が多く，起立性低血圧もしばしばみられる．急性期は頭部挙上をさける．症状安定後，徐々に頭部挙上，坐位，車椅子移乗，立位と進める．

b) 気道の確保・酸素吸入

脳血管障害患者の低酸素血症の原因：部分的な気道閉塞，低換気状態，嚥下性肺炎，無気肺など．

気道確保の体位（頭を後屈し，下顎を前方に突き出した形），口腔内・気道分泌物の吸引，air way による舌根沈下防止．体位，air way，吸引によっても気道確保が困難な場合は気管内挿管．PaO_2 75〜80 Torr，酸素飽和度 92％以上とするよう酸素の量を調節する．

c) 血圧管理

脳血管障害発症後の血圧上昇の原因：ストレス反応，膀胱充満，痛み，以前から存在する高血圧症，脳低酸素症や頭蓋内圧上昇に対する生理的反応．

膀胱を空にし，痛みをコントロールし，安静にさせれば血圧は低下する．また，頭蓋内圧を低下させることによって血圧が低下する場合もある．

i) 降圧目標

脳出血：収縮期血圧で 160〜180 mmHg,

くも膜下出血：収縮期血圧で 140 mmHg 以下,

脳梗塞：原則的には降圧しない．しかし，極度の高血圧（220/130 mmHg 以上）があり，そのために脳浮腫増強，脳圧亢進，虚血性心筋障害や心不全を併発し，心臓への負担を減らす必要がある場合，ヘパリン，ウロキナーゼ，t-PA など抗凝固療法や血栓溶解療法を施行中の患者で血圧上昇の認められる場合，大動脈解離による脳梗塞の場合は臨床症状に注意しながら降圧をはかる．

ⅱ) 降圧方法： ニフェジピン（アダラート®）10 mg の舌下投与（数時間おき），塩酸ジルチアゼム（ヘルベッサー®）5〜15 μg/kg/分の持続静注．

d) 導尿または尿道カテーテル留置

昏迷以上の意識障害では，排尿障害を伴うことが多い．導尿または尿道カテーテルを留置し，早急に排尿させる．

e) 補液，栄養

誤嚥をさけるため禁飲食．維持輸液（ソリタ-T 3 号®，フィジオゾール・3 号®，EL-3 号®など）を高張液の投与量も考慮し，1 日 1000〜1500 ml 投与．1 日の尿量の目標は 1000〜1500 ml．脱水状態は脳虚血を進展させ，心原性脳塞栓症では再発の原因となる．電解質の定期的チェックが必要．維持輸液のみでは十分なカロリー摂取ができないため，重症患者では，発症数日から 1 週間後には中心静脈栄養あるいは経管栄養を開始．

f) 合併症対策

消化管出血：重症例では抗潰瘍薬（H_2 遮断薬，マーロックス® など）を予防投与．

① 感染症：重症例では，広域スペクトラムの抗生物質を予防投与．

② 褥瘡予防：尿失禁対策・清拭・エアーマットの使用・局所のマッサージ．低タンパク状態の改善．

③ 痙攣：脳塞栓症に多い．ジアゼパム（セルシン®）10 mg を呼吸抑制に注意しながらゆっくり静注．予防にはフェニトイン（アレビアチン®）125 mg を生食 20 ml に溶かして 1 日 2 回静注する．

g) リハビリテーション・離床時期の判断

① 体位変換，麻痺肢の他動運動：肺炎，静脈血栓症，肺梗塞，褥瘡，関節拘縮などの予防のため，発症 24 時間以内に開始．

② 離床開始：意識障害がないかあってもごく軽度（JCS で 1 桁），症状の進行が停止している，全身状態が安定していることが必要．

D. 急性期の病型別特殊治療

1) 脳　梗　塞
a) 脳浮腫改善薬（脳圧下降薬）
　発症後あらゆる病型に用いる．濃グリセリン（グリセオール®）200 ml を 2 時間かけて 1 日 2〜6 回投与．脳血流改善作用，赤血球凝集能改善作用も有する．Na^+ が多く（=150 mEq/l），心不全患者には注意して用いる．糖尿病患者には血糖値の上昇，腎障害のある患者には腎機能の悪化に注意する．

b) 抗血栓療法（血栓溶解療法，抗凝固療法，抗血小板療法）
　臨床病型，発症後の時間，重症度に応じて治療法が異なる．

　ⅰ）発症後 3 時間以内：　米国では，あらゆる臨床病型に t-PA（alteplase 0.9 mg/kg）の静注が認可．患者は発症時間の明らかな症例のみとし，頭部 CT スキャンで脳梗塞の早期所見（脳溝の圧排，mass effect，浮腫，出血）がみられる症例，収縮期血圧が 185 mmHg 以上，拡張期血圧が 110 mmHg 以上の症例，症状が急速に回復している症例や症状が軽微のもの，NIHSS で 22 点以上の症例は適応とならない．発症後 36 時間以内の症候性脳出血が t-PA 群では多いので注意を要する．わが国では t-PA の静注は認可されていない．心原性脳塞栓症に対してウロキナーゼ 24〜48 万単位の動脈内投与が行われる場合がある．動脈内投与は静脈内投与に比べて血管の再開通率を高めるがその効果，適応は多数例での検討がなされていないため現在試験段階．

　ⅱ）発症後 48 時間以内

　① アテローム血栓性脳梗塞：選択的抗トロンビン薬であるアルガトロバン（最初の 2 日間は 60 mg/日，後の 5 日間は 20 mg/日を点滴投与する），またはトロンボキサン A_2 合成酵素阻害薬であるオザグレルナトリウム（カタクロット® 80 mg を生食 50 ml に溶解し 1 日 2 回投与，14 日間まで保険適用あり）．症状が進行している症例ではアルガトロバンが有効，アルガトロバンは点滴投与で速やかに安定した抗トロンビン作用がみられ調節が容易であること，アンチトロンビンⅢ非依存性，固相（血栓など）に存在するトロンビンも阻害する．外国では，アスピリン 160〜300 mg/日が投与される．しかし消化管出血に注意．

　② ラクナ梗塞：オザグレルナトリウム．

　③ 心原性脳塞栓症：再発予防のためヘパリンナトリウムを最初 3000 単位を bolus injection し，以後持続的に 1 日 15000〜20000 単位を APTT がコント

ロールの1.5～2倍になるように投与する．症状安定後ワルファリンに切り替え，INR 2.0～3.0の範囲に保つ．心原性脳塞栓症のうち，大梗塞，出血性脳梗塞が認められれば，発症後1週間以上ヘパリンの開始を延期させる．小梗塞で，出血性脳梗塞を認めなければ24～48時間以内にヘパリンを開始する．

 iii) 発症5日以内： アテローム血栓性脳梗塞またはラクナ梗塞ではウロキナーゼ6万単位/日，7日間の静脈内投与．新鮮血栓を溶解するよりもむしろ，微小循環の改善を目的とする．

c) 血液レオロジー因子改善療法

アテローム血栓性脳梗塞で高ヘマトクリット血症の場合では，低分子デキストランL®250mlを2時間で静注，朝夕2回．低分子デキストランL®投与によりヘマトクリットの低下，赤血球凝集能の低下がみられる．

d) 脳保護薬

現在研究開発中で，臨床使用できるものはない．

e) 低体温療法

脳梗塞重症例で，抗血栓療法を施行しても改善せず，脳ヘルニアに陥る危険のある症例に試験的に行われている．

2) 一過性脳虚血発作（TIA）

発症機序を考え，病態にあった治療を行う．

① 心原性TIAでは，基礎心疾患の治療，ヘパリン，ワルファリンなどの抗凝固薬の投与．

② 動脈原性塞栓（microembolic TIA）では抗血小板薬（アスピリン81～325mg/日またはチクロピジン200mg/日）が有効．頸動脈に70％以上の狭窄性病変や潰瘍性病変があれば頸動脈血管内膜切除術を考慮する．

③ 血行力学的TIAの場合は，血圧低下の起こった原因を検索しその病態にあった治療，たとえば起立性低血圧ではその予防を行う．

3) 脳出血

 i) 脳浮腫改善薬（脳圧下降薬）：「脳梗塞」の欄（p.316）参照．
 ii) 外科的治療の適応： 外科的治療法には，開頭血腫除去術，血腫吸引術，脳室ドレナージがある．

① 被殻出血・皮質下出血：昏迷～半昏睡を呈する例，血腫量30ml以上の中等～重症例では外科的治療法により生命予後が改善されるが，生存者の機能予後は不良のものが多い．血腫吸引術は手術侵襲が少なく，高齢者にも適応でき近年増加傾向にある．

② 視床出血：重症例に対して脳室ドレナージが適応される．
③ 小脳出血：最大径3cm以上で傾眠以上の意識障害を呈する例．

4） くも膜下出血

破裂脳動脈瘤の場合，再出血防止のための厳重な血圧管理と鎮静に努める．また，手術適応を決める．

E. 慢性期の治療

脳血管障害慢性期の治療の目標は，後遺症と再発予防にある．

1） 後遺症に対する治療

後遺症は片麻痺などの神経症状，自発性低下，知能低下などの精神症状，頭

表47 脳循環改善薬の分類

一般名	商品名	1日量	脳代謝賦活作用	降圧作用	抗血小板作用	赤血球変形能改善	冠血管拡張作用	増加の著しいもの椎骨脳底動脈血流
1．カルシウム拮抗薬								
1）ニルバジピン	ニバジール	4〜8 mg			○	○		
2．ニコチン酸誘導体								
1）ニコチン酸トコフェロール	ユベラ・ニコチネートなど	300〜600 mg				○		
3．パパベリン様作用薬								
1）マレイン酸シネパジド	ブレンディールなど	600 mg	○			○		
2）塩酸ジフェニドール	セフアドールなど	50 mg						◎
4．キサンチン誘導体								
1）ペントキシフィリン	トレンタールなど	300 mg	○		○	◎		
5．ビンカアルカロイド								
1）ビンポセチン	カラン	15 mg	○		○	○		
6．ヒスタミン類似化合物								
1）ベタヒスチン	メリスロンなど	18〜36 mg						◎
7．プロスタサイクリン作用増強物質								
1）イブジラスト	ケタス	30 mg			○			
8．α受容体遮断薬								
1）イフェンプロジル	セロクラールなど	60 mg	○					◎
2）ニセルゴリン	サアミオン	15 mg	○		○	○		
9．漢方薬								
1）黄連解毒湯	黄連解毒湯	1.5 g			○			

（◎は作用が強いことを意味する）

表48 脳代謝改善薬の分類

一般名	商品名	1日量	
		静注	経口
1. 脳代謝賦活薬（脳の生理的活性物質）			
1） シチコリン	ニコリンなど	250〜1000 mg	
2. その他の脳代謝賦活薬			
1） 幼牛血液抽出物	ソルコセリルなど	2〜4 ml	
3. 神経伝達機能改善を主体とする薬剤			
1） 塩酸アマンタジン	シンメトレル		100〜150 mg
2） 塩酸チアプリド	グラマリール		75〜150 mg
3） マレイン酸リスリド	オイナール, アポデール		0.075 mg
4） アニラセタム	ドラガノン		600 mg

重感，めまい感などの自覚症状，日常生活動作障害がある．片麻痺などの神経症状，日常生活動作障害に対しては，リハビリテーションを併用する．

　自覚症状：脳循環改善薬が効果的である．

　自発性低下などの精神症状：脳代謝改善薬あるいは神経伝達物質調整薬が有効．現在使用可能な脳循環代謝改善薬の一覧を表47, 48 に示す．脳卒中後遺症としてしばしばみられる痙縮，疼痛，痙攣に対しては以下のような治療薬を用いる

　痙縮：塩酸エペリゾン，バクロフェンなど．

　疼痛：ジアゼパム，カルバマゼピン，メキシレチンなど．

　痙攣：バルプロ酸，フェノバルビタール，フェニトインなど．

2） 再発予防

　ⅰ） 脳出血： 高血圧管理．

　ⅱ） 脳梗塞： 危険因子（高血圧，糖尿病，喫煙，心疾患，不整脈，肥満など）の発見，管理がもっとも重要．

　① アテローム血栓性脳梗塞：抗血小板療法；アスピリン 81〜325 mg/日，チクロピジン（パナルジン®）200 mg/日，消化管出血に注意．高度の頸動脈狭窄（70％以上）の場合は，頸動脈血管内膜切除術を考慮する．

　② ラクナ梗塞：抗血小板療法；チクロピジン 200 mg/日，単発性で主幹動脈に病変がない場合は投与しない場合もある．

　③ 心原性脳塞栓症：ワルファリンを投与し INR 2.0〜3.0 を目標にする．

9.2 神経変性疾患

神経の変性とは，神経系組織の退行性の変化をさし，神経系が系統的に障害される原因不明の疾患を神経変性疾患という．神経変性疾患のなかには，痴呆・錐体外路症状・運動ニューロン症状・小脳症状などを主症状とする疾患が含まれる．

A. 痴呆を主症状とする神経疾患

痴呆は，種々の疾患の影響・物質・原因（表49）に起因する認知障害を主症状とする疾患である．そのなかに，Alzheimer 型痴呆，血管性痴呆，HIVによる痴呆，頭部外傷による痴呆，Parkinson 病，Huntington 病，Pick 病，Creutzfeldt-Jakob 病などが含まれる．ここでは皮質に病変の主座がある Alzheimer 型痴呆，Lewy 小体型痴呆について主に述べる．

1) Alzheimer 型痴呆 (dementia of the Alzheimer's type)

1907年，Alois Alzheimer によって，はじめて報告された代表的な痴呆性疾患である．当初は Alzheimer 病を65歳未満，65歳以上を Alzheimer 型老年痴呆に分けて検討されてきたが，近年では疾患の多様性および連続性から Alzheimer 型痴呆に集約される方向にある．わが国における65歳以上の老人の約6％に痴呆がみられ，痴呆のうち約30％が Alzheimer 型痴呆とみられる．

a) 臨床症状 (表50)

主要症状は，徐々に進行する知的機能の低下である．

初期にみられる症状は，三好（1998）によれば近時記憶（100％），即時記憶（87.5％），時に関する見当識障害（76.4％），思考・判断力障害（70.8％），自発性低下（65.3％）の順にみられ，言語面では単語リスト再成困難，失名詞がみられる．

中期には，近時記憶，即時記憶についで遠隔記憶・錯記憶・健忘失語，時の他に場所に関する見当識障害が加わり，運動面では多動・歩行障害が加わり，人格面では無関心がみられる．

後期には，人に関する見当識障害も含めた知的機能の重度の障害，運動機能では寡動と四肢の筋固縮と屈曲肢位，膀胱直腸機能では両便失禁が認められ

表 49　痴呆の分類

I．痴呆が基礎疾患の臨床と検査の徴候に関連する疾患
  A．AIDS
  B．内分泌疾患：甲状腺機能低下症，Cushing 症候群，まれに下垂体機能低下症
  C．栄養不良：Wernicke-Korsakoff 症候群，亜急性連合性（脊髄）変性症（ビタミン B_{12} 欠乏症），ペラグラ
  D．慢性髄膜脳炎：進行麻痺，髄膜血管性梅毒，クリプトコッカス症
  E．肝レンズ核変性症：家族性（Wilson 病）と後天性
  F．慢性薬物中毒（CO 中毒も含む）
  G．遷延性低血糖あるいは低酸素血症
  H．傍腫瘍症候群
  I．重金属による曝露：砒素，ビスマス，金，マンガン，水銀
  J．透析性痴呆（現在まれ）
II．痴呆が基礎疾患ではなく，他の神経徴候に関連する疾患
  A．他の神経徴候を伴う
    1．Huntington 舞踏病
    2．Schilder 病と関連した脱髄疾患
    3．リピドーシス
    4．ミオクローヌスてんかん
    5．亜急性海綿状脳症：Creutzfeldt-Jakob 病，Gerstmann-Sträusler-Scheinker 病
    6．大脳小脳変性症（cerebrocerebellar degeneration）
    7．大脳基底核変性症
    8．痙性対麻痺に伴う痴呆
    9．進行性核上性麻痺
    10．Parkinson 病
    11．筋萎縮性側索硬化症と ALS-Parkinson-dementia-complex
    12．他のまれな遺伝性代謝疾患
  B．しばしば他の神経徴候を伴う
    1．多発性血栓性・塞栓性脳梗塞と Binswanger 病
    2．脳腫瘍あるいは脳膿瘍
    3．頭部外傷
    4．Marchiafava-Bignami 病
    5．交通性正常圧あるいは閉塞性水頭症
    6．進行性多巣性白質脳症
    7．Lewy 小体病
III．痴呆が神経学的に確たる疾患
  A．Alzheimer 病
  B．Pick 病
  C．AIDS の一部の症例
  D．進行性失語症候群
  E．前頭葉痴呆
  F．非特異的な変性疾患

(Adams, Victor and Ropper (1997) による)

表50 Alzheimer 型痴呆の臨床分類

1期（罹病期間 1～3年）	
記憶	新しい事柄の記憶が困難, 古い事柄の想起はやや困難
視空間認知	地誌的失見当, 構成力低下
言語	単語リスト再生困難, 失名詞
人格	無関心, ときに易刺激性
病的体験	悲哀感, 妄想
運動	正常
脳波	正常
CT/MRI	正常
PET/SPECT	両側頭頂葉後部の低代謝/低血流

2期（罹病期間 2～10年）	
記憶	新しい記憶, 古い記憶ともにさらに障害
視空間認知	構成力低下, 空間失見当
言語	流暢性失語
計算	失計算
行為	観念運動失行
人格	無関心あるいは易刺激性
病的体験	妄想
運動	不穏, 徘徊
脳波	基礎律動の徐波化
CT/MRI	正常あるいは脳室拡大, 脳溝の開大
PET/SPECT	両側頭頂葉・前頭葉低代謝/低血流

3期（罹病期間 8～12年）	
知的機能	高度に低下
運動	四肢固縮, 屈曲肢位
膀胱直腸機能	大小便失禁
脳波	全般性徐波化
CT/MRI	脳室拡大, 脳溝開大
PET/SPECT	両側頭頂葉・前頭葉低代謝/低血流

（Cummings・Benson, 西村訳, 1992 による）

る.

b) **診断と鑑別**

表51は, 米国精神医学会の 'Diagnostic and Statistical Manual of Mental Disorders' の DSM-IV の Alzheimer 型痴呆の診断基準を示す. その骨子は, 記銘力障害と大脳皮質症状をともに呈することである.

Alzheimer 型痴呆は, わが国ではほぼ同等の頻度を有する血管性痴呆との鑑別が重要である. 両者の鑑別は, 血管性痴呆のほうが, ①急性の発症, ②動揺する経過, ③脳卒中の既往, ④神経学的局所症候の要素が多く, ⑤痴呆のほうも人格が比較的保たれるまだら痴呆となる（表52）.

表51 DSM-IVの Alzheimer 型痴呆の診断基準

A．以下の両者を呈する多様な認知障害の出現
 (1) 記憶障害（新しい情報の学習能力あるいは過去に学習した内容の想起の障害）
 (2) 1つ以上の下記の認知障害
  (a)失語，(b)失行，(c)失認，(d)遂行機能（計画，組織化，順序付け，抽象化）の障害
B．A1・A2に該当する認知障害が，社会的あるいは職業的機能の障害の原因となり，以前の機能に比し明らかな低下がみられる
C．経過　発症は緩徐で持続性の低下
D．認知障害が他の原因に由来しない
E．障害は，せん妄状態の経過中には起こっていない
F．他の第1軸の疾患（うつ病・精神分裂病）によると考えないほうがよい障害

表52　Alzheimer 型痴呆と脳血管性痴呆の鑑別

	Alzheimer 型痴呆	血管性痴呆
発症様式	徐々に発症	急性発症ないし脳卒中の発症と時間的関連をもって発症
脳卒中の既往	なし	8割に明らかな脳卒中発作あり
経過	進行性悪化	動揺性 段階状悪化
痴呆の性質	全般性痴呆	まだら痴呆
病識	早期になくなる	末期まで残る
人格	早期より崩壊する	比較的よく保たれる
随伴症状	神経学的局所症候(−) 徘徊，多動， 濫集傾向を伴いやすい	神経学的局所症候(+) 感情失禁を伴いやすい
補助検査		
X線CT, MRI	脳萎縮，脳室拡大(+)	器質的脳血管病変(+)
脳血流	痴呆の出現後に低下	低下が痴呆に先行
PET	頭頂・側頭葉の $CMRO_2$ の低下	両側前頭葉の $CMRO_2$ の低下
その他	血中ないし髄液中の α_1 アンチキモトリプシンの増加	高血圧などの危険因子の合併が多い 他の動脈硬化所見の合併

（平井俊策，1996による）

c）　病理と病態（表53）

　病理所見としては，肉眼的にびまん性の脳萎縮がみられ，顕微鏡的には，①中心のアミロイドと嗜銀性の変性した神経突起よりなる老人斑が大脳皮質に観察され，さらに②皮質神経細胞内の胞体内に存在する過剰リン酸化タウ（τ）タンパクを主成分とする神経原線維変化（neurofibrillary tangle：NFT），ほかに③おもに海馬の神経細胞に，神経細胞脱落と相関するといわれている顆粒空胞変性（granulovacuolar degeneration）がみられる．関連する遺伝子としては，アミロイドの前駆タンパクである β タンパク（染色体21）・Presenilin 1 & 2（染色体14および1）・ApoE（ε 4）（染色体19）があげられている．

　病態としては，細胞脱落と神経原線維変化のみられるマイネルト核（無名

表53 主要な痴呆性疾患の鑑別

	Alzheimer病	Pick病	Lewy小体型痴呆
男女比	M＝F	M＜F	M＞F
臨床症状	失行, 失語	人格変化	精神症状
	視空間認知障害	失語	意識消失発作
皮質の障害	頭頂葉	前頭葉	びまん性
	側頭葉	側頭葉	
封入体	NFT*	Pick小体	Lewy小体
（病理）	老人斑		
	顆粒空胞変性		
	Hirano body		
タウタンパク	＋	＋	－
ユビキチン	－	－	＋
アミロイド	＋	－	－

*NFT：神経原線維変化（neurofibrillary tangle）.
(Geyer, Keating and Potts (1998) による)

核）からのコリン作動系投射線維の消失に伴い，海馬と皮質における choline-acetyltransferase (ChAT) の低下がみられる．

d) 画　像（表50）

① CT/MRI：初期には異常はみられず，中期には正常あるいは脳室拡大と脳溝の開大，前頭葉・側頭葉・頭頂葉の萎縮，後期には脳室拡大と脳溝の開大がみられる．

② PET/SPECT：初期には両側頭頂葉後部の代謝/血流の低下，中期・後期より両側の頭頂葉・側頭葉・前頭葉の代謝/血流の低下がみられる．

e) 治　療

① 痴呆の可逆性の原因である正常圧水頭症・甲状腺機能低下症・ビタミンB_{12}欠乏症などを除外する．

② acetylcholine esterase (Ach E) 阻害薬（抗コリンエステラーゼ薬）：すでに米国において Tacrine (tetrahydroaminoacridine or THA) および Donezepil が承認され，わが国においては治験実施中である．

③ 症状に対応した治療：うつ状態には三または四環系抗うつ薬，幻覚・せん妄にはハロペリドールなどの向精神薬を用いる．

2) Lewy小体型痴呆 (dementia with Lewy bodies：DLB)

小阪，吉村らにより報告された痴呆をきたす変性疾患であり，老年期痴呆のうち Alzheimer 型痴呆，脳血管性痴呆についで3番目に多い．

Kosaka (1990) は，びまん性 Lewy 小体病の概念を提唱し，Lewy 小体に老人斑や神経原線維変化を伴う通常型 (common form) と伴わない純粋型

(pure form) の 2 型に分類した．平均発症年齢はおのおの 69 歳と 33 歳で，男女比は 2 : 1 である．近年，Lewy 小体型痴呆に名称が統一された．

a) 臨床症状

臨床的には，①痴呆，②精神症状，③錐体外路症状が主要症状である．初発症状の頻度は，記憶障害，精神症状，パーキンソニズム，自律神経障害で，全経過では痴呆は全例（通常型・純粋型とも大部分重症）に，パーキンソニズムは 71.4 %（重症の割合は通常型では約 1/3，純粋型では約 4/5）にみられる．

b) 診断と鑑別

病理：肉眼的にはびまん性の脳萎縮を認め，顕微鏡的には，神経細胞の胞体内に存在する Lewy 小体（HE 染色で好酸性，抗 neurofilament 抗体・α シヌクレイン抗体陽性）が，大脳皮質や黒質にみられる．また前述したように，Lewy 小体の他に老人斑や神経原線維変化を伴う通常型と伴わない純粋型の 2 型に分類されている．

診断基準は 1996 年に決定され，鑑別としては Alzheimer 病，幻覚の出現しやすい Parkinson 病，失神を引き起こす自律神経ニューロパチー（原発性あるいは二次性）などを念頭におく必要がある．

c) 治療

① 錐体外路症状，とくにパーキンソニズムについては，Parkinson 病を参照されたい．抗コリン薬の投与は，痴呆を悪化させる可能性があり，本疾患では極力避ける必要がある．

② 痴呆に関しては，Alzheimer 型痴呆に準ずる．

B. 錐体外路症状を主症状とする神経疾患

錐体外路症状を主症状とする神経疾患は，不随意運動である振戦・アテトーゼ・ジストニア・舞踏運動を呈する神経疾患である．パーキンソニズム（parkinsonism）には，1）特発性パーキンソニズムである Parkinson 病，2）続発性パーキンソニズムとしては，①中毒性，②脳血管障害性，③脳炎後，さらに 3）パーキンソニズムを呈する関連疾患としては線条体黒質変性症，進行性核上性麻痺，Shy-Drager 症候群，オリーブ橋小脳萎縮症がある．紙数の都合上，おもな疾患である Parkinson 病，Huntington 病について述べる．

1) Parkinson 病 (Parkinson's disease)

James Parkinson により 1817 年振戦麻痺として報告された変性疾患で，通

常中高年者（40〜60歳）に発症し，女性にやや多く，10万人に対し推定50〜80人の頻度である．

a) 臨床症状と重症度分類

i) 臨床症状： ①安静時振戦（4〜6 Hz），②寡動（無動），③筋固縮，④姿勢反射障害，を4徴候としている．豊倉康夫ら（1978）によれば，初発症状としては，手のふるえか歩行障害が多く，動作緩慢，言葉が小さくなる，字が小さくなるなどがある．主徴候では，筋固縮がもっとも多く，ついで振戦（右＞左），寡動の順であり，臨床症候の主要なものは，前傾姿勢，小声，仮面様顔貌，小字症，Myerson 徴候（眉間の叩打を繰り返した際，瞬目が減衰しない徴候），手振りの減少である．臨床症候の頻度は，筋固縮，振戦，寡動，突進歩行を含む歩行障害，自律神経障害である便秘，言語障害，嚥下障害の順である．

ii) 重症度分類（Hoehn & Yahr の分類）： 重症度分類としては，Hoehn & Yahr の分類が広く用いられている．① Stage I は，症状は一側性のみで，通常機能障害がないかあっても軽度である．② Stage II は，症状は両側性か身体の中心部の障害で，姿勢保持の障害はない．③ Stage III は，立ち直り反射の障害の徴候がみられる．機能的には活動がある程度制限されるが，独力の生活が可能である．機能障害度は軽度から中等度である．④ Stage IV は，重篤な機能障害を認め，かろうじて支えられずに起立・歩行可能であるが，日常生活は高度に障害される．⑤ Stage V は，介助がないと，ベッドまたは車椅子に限定される．

b) 診断と鑑別

振戦あるいは寡動などの主要症候が，一側より始まり，L-ドパ（レボドパ）の投与で症状が著明に改善する場合は Parkinson 病を支持する．

鑑別すべき疾患は，1) 続発性パーキンソニズムとして，①中毒性：CO 中毒・Mn 中毒・薬物（スルピリド・チアプリド・メトロパラマイドなど），②脳血管障害性，③脳炎後，があり，2) パーキンソニズムを呈する関連疾患としては，線条体黒質変性症，進行性核上性麻痺，Shy-Drager 症候群，オリーブ橋小脳萎縮症がある．①既往歴，②内服薬，③症状の出現の仕方，④L-ドパが有効か否か，⑤頸のジストーション・垂直方向の眼球運動制限・痴呆の有無，⑥起立性低血圧の有無，⑦小脳症状の有無を検討し，上記疾患を除外する必要がある．

c) 病因と病態

Parkinson 病の病理の特徴：①黒質の緻密部などのメラニン含有神経細胞の消失と② Lewy 小体（上述参照）が，黒質メラニン含有神経細胞にみられる．

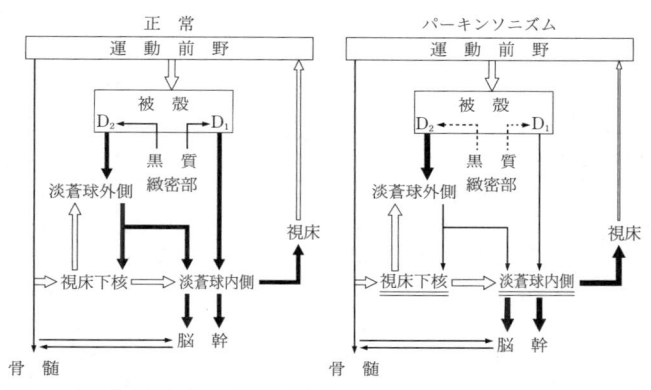

図 15 大脳基底核を介する運動回路 (Obeso, Delong *et al.*, 1997 による)
白矢：興奮性効果，黒矢：抑制性効果，二重下線：抑制性部位．

神経化学：①黒質でのドパミンの産生低下の結果，線条体でのドパミンの低下，②青斑核でのノルアドレナリンの低下を認める．最近では，DeLong らによって大脳基底核のネットワーク（図 15）が提唱され，その機序が解明されつつある．Parkinson 病では，ドパミンの産生低下により被殻・淡蒼球が抑制性に働き，その結果視床下核が過興奮となり寡動が惹起されると考えられる．

d) 治 療

Hoehn & Yahr の分類で Stage I-II の症例においては，振戦に対しては，抗コリン薬（塩酸トリヘキシフェニジル 2〜6 mg/日 など），塩酸アマンタジン（50〜150 mg/日），ドパミン受容体刺激薬（ブロモクリプチン 7.5〜15 mg/日，ペルゴリド 0.5〜2 mg/日 など）を単独あるいは併用して投与する．なお，高齢者らでは抗コリン薬（塩酸トリヘキシフェニジルなど）は知的低下を惹起させる可能性があるのでできるだけ使用は避ける．

Stage III 以上の症例においては，寡動が出現した時点で，Stage I-II の併用薬に加えて，L-ドパ-ドパミン脱炭酸酵素阻害薬の合剤（L-ドパ-カルビドパまたは L-ドパ-ベンセラジド）（100〜600 mg/日）を追加投与する．すくみ足が出現時，"kinesie paradoxale（矛盾性運動）"を利用し床に横線を書いて一歩を出やすくすると同時にドロキシドパ（300〜600 mg/日）を開始する．

最近では，内科的治療に抵抗性の症例では脳外科的に淡蒼球破壊術（pallidotomy）が施行されてきている．

なお，抗コリン薬では口渇・便秘・排尿困難，塩酸アマンタジンでは幻覚などの精神症状，ドパミン受容体刺激薬では悪心・嘔吐などの消化器症状，L-

ドパ/L-ドパ-ドパミン脱炭酸酵素阻害薬の合剤では，消化器症状・幻覚などの精神症状が出現するので，いずれの治療薬も注意を払いつつ少量より漸増投与する必要がある．

また，L-ドパ/L-ドパ-ドパミン脱炭酸酵素阻害薬の合剤の長期間の服用例では，① wearing-off 現象（L-ドパの効果持続時間が短縮し，症状悪化をきたす現象），② on-off 現象（L-ドパの服用時間とは無関係に，症状が悪化・改善する現象），③ peak-dose dyskinesia（L-ドパの血中濃度が peak のときに出現する不随意運動），④ onset-and end-of-dose dyskinesia（L-ドパの血中濃度が上昇あるいは下降時にみられる不随意運動）がみられる．①に対してはドパミン受容体刺激薬の強化，②に対してはL-ドパをゆっくり減量し，ドパミン受容体刺激薬の強化，L-ドパの再増量をし，③に対してはL-ドパの減量または少量頻回投与，④に対してはL-ドパの投与回数・投与量の増加およびドパミン受容体刺激薬の強化を実施する．しかし，突然のドパミン作動薬の中止は発熱・意識障害・筋固縮の増悪・CKの上昇などを主徴とする悪性症候群（syndrome malin）を惹起するので十分注意する必要がある．

2) Huntington病（Huntington's disease）

1872年 George Huntington により報告された舞踏運動と痴呆を主症状とする錐体外路疾患の代表的な疾患の1つであり，わが国では，欧米に比して頻度が少ない（0.2～0.4人/10万）．平均発症年齢は41歳（平均死亡年齢54.2歳）である．

a) 臨床症状

不随意運動・人格変化・痴呆を特徴とする．①不随意運動は，hyperkinesiaのうち，舞踏運動の範疇に属する運動がみられる．発症は徐々で，初期にみられるしかめ顔は，チックとまちがえられる．その後，顔面・舌・頸部・四肢近位・四肢遠位・体幹に非対称性の比較的速いスピードの不随意運動が出現する．②精神症状としては，攻撃性，落ちつきのなさ，無関心，爆発性精神病質，うつ状態などがみられる．③痴呆としては，認知の遅延化，知的機能の障害，記憶障害が初期にみられ，その後記憶障害・視空間認知・判断の悪化がすすみ，全般的な障害となる．

臨床病型には，1）古典型（classic hyperkinetic form），2）固縮型（rigid form）（Westphal variant）に分けられる．前者では前記3症状を伴い，不随意運動として舞踏運動を呈する．症例の90％はこの型に属する．後者は20歳以下の若年発症者の半数にみられ，病初期からパーキンソニズムを呈する．

b） 診断と鑑別

発症年齢は 2～70 歳で，通常，常染色体優性遺伝の遺伝形式をとる．上記臨床症状に加えて画像上頭部 X 線単純 CT や頭部 MRI では，尾状核の萎縮がみられることが特徴である．Levine‐Critchley 症候群（chorea‐acanthocytosis）では，舞踏運動のほかに舌・口唇の自咬症，腱反射低下を認め，著明な痴呆を伴わず，末梢血中に有棘赤血球（acanthocytosis）をみられる点が Huntington 病と異なる．

c） 病因

Gussella らのグループにより第 4 染色体（G 8 プローブ）に存在することが明らかにされて 10 年後に，第 4 染色体短腕に CAG リピートの異常伸長を伴う遺伝子 IT 15 が同定された．

d） 治療

古典型の不随意運動に対しては，抗ドパミン作用を有する薬物のうちドパミン受容体阻害作用を有するハロペリドールやクロルプロマジンが有効である．

精神症状に対しては，うつ状態では三環系抗うつ薬，易努性・易興奮性に対してはフェノチアジン系のペリシアジンを用いる．

C. 運動ニューロン障害を主症状とする神経疾患

1） 運動ニューロン障害の分類

上位および/または下位運動ニューロンの障害をきたす変性に起因する神経疾患をさし，原発性側索硬化症，筋萎縮性側索硬化症，脊髄性進行性筋萎縮症が含まれる．

2） 筋萎縮性側索硬化症（amyotrophic lateral sclerosis：ALS）

通常は，上位および下位運動ニューロンが障害される変性による神経疾患であり，孤発性と家族性の 2 型に大別される．近年，家族性 ALS の遺伝子解析からいくつかの遺伝因子（SOD, Glutamate など）が明らかにされつつある．

a） 臨床症状

発症年齢は，40 歳以上が 91 ％と多く，発生頻度は 1.5～7.0/10 万人で，男女比は 1.86：1 と男性に多い．

初発症状としては，四肢の筋力低下・筋萎縮，筋肉のピクツキ（筋線維束性収縮），嚥下・構音障害（球麻痺症状）がみられる．塚越（1988）によれば，筋萎縮の初発部位は，上肢筋（34.7 ％），下肢筋（29.8 ％），球筋（9.1 ％）

の順である．孤発性 ALS では上肢筋，球筋，下肢筋の順，家族性 ALS では下肢筋（75 %）が圧倒的に多かった．また筋萎縮の分布は，非対称性筋萎縮は全体で 74 %，家族性 ALS では 100 %で，筋萎縮の部位は，遠位筋優位 49 %，近位筋優位 39 %，びまん性 12 %で，孤発 ALS も同様で，家族性 ALS では近位筋優位 56 %，遠位筋優位 25 %，びまん性 25 %であった．膝蓋腱反射の亢進は 79 %，Babinski 徴候陽性は 70 %にみられる．

検査では CK 高値は 42 %にみられるが，通常正常値の 3 倍以内である．経過は，5 年未満が 90 %，発症から死亡までの罹病期間が 30.5 か月であった．通常，眼球運動障害，感覚障害，膀胱直腸障害，褥瘡は出現しない（ALS の陰性徴候）が，人工呼吸器装着例では眼球運動障害が出現することが確認されている．

b） 診断と鑑別

厚生省の診断基準にあるように，上位運動ニューロン徴候（錐体路徴候）と下位運動ニューロン徴候（前角徴候）が中核の徴候であるが，頚椎症，頚椎後縦靱帯骨化症，球脊髄性筋萎縮症，Kugelberg-Welander 病，原発性側索硬化症，HTLV-1 associated myelopathy (HAM)，脊髄小脳変性症，多発性神経炎（遺伝性，非遺伝性），多発性筋炎，進行性筋ジストロフィー症，脳幹および脊髄の腫瘍，多発性硬化症，偽性球麻痺は類似の症候を呈することからこれらを除外する必要がある．

c） 治療

近年，欧米において，glutamate 阻害薬である Riluzole が，延命効果があることから市販されてきている．他にモデル動物に有効であった種々の神経栄養因子について，運動ニューロン疾患患者において治験がなされてきているが，臨床症状を有意に改善させる神経栄養因子は見出されていない．以上から現時点の治療は，保存的治療に限定される．そのうえで呼吸筋麻痺が出現しそうな時点で人工呼吸器の装着を十分検討し，本人の意志を確認しつつ，その後の方針を決定する必要がある．

D. 運動失調を主症状とする神経疾患

小脳性運動失調を主症状とする変性疾患をさし，脊髄小脳変性症が含まれる．

1) 脊髄小脳変性症 (spinocerebellar degeneration：SCD)

脊髄小脳変性症は，従来は症候を主にした分類がなされてきたが，最近では病因，とくに遺伝子レベルでの解析がなされ，遺伝性を有無・発症年齢により以下のように分類される．

a) 分類

遺伝性と非遺伝性に大別される．遺伝性では常染色体優性である遺伝性オリーブ橋小脳萎縮症 (hereditary olivopontocerebellar atrophy：HOPCA), Machado-Joseph 病 (MJD), 遺伝性皮質小脳萎縮症 (hereditary cerebellar atrophy：HCA), 歯状核赤核淡蒼球ルイ体萎縮症 (dentate‐rubropallidoluysian atrophy：DRPLA), 遺伝性痙性対麻痺 (hereditary spastic paraplegia：HSP), 常染色体劣性では Friedreich 失調症，孤発性では多系統萎縮症であるオリーブ橋萎縮症 (olivoponto-cerebellar atrophy：OPCA), Shy-Drager 症候群 (Shy‐Drager syndrome：SDS), 線条体黒質変性症 (striatonigra degeneration：SND), 皮質小脳萎縮症 (cortical cerebellar atrophy：CCA) がある．

遺伝歴のない OPCA・CCA・SDS は 50 歳代，遺伝歴のある HCA は 40 歳代，HOPCA・MJD・DRPLA は 30 歳代，HSP・Friedreich 運動失調症は 10～20 歳代であり，男女比は，多くは 5：4 であるが，SDS は 5：1 と男子に著明に多く，HCA・DRPLA では 4：5 とやや女性に多い．

b) 臨床症状

平山・北 (1992) による臨床分析では，初発症状は，いずれも歩行障害がもっとも多く，ついで構音障害が多く，3 番目は多くは上肢機能障害の順で，SDS では排尿障害，SND ではパーキンソニズムである．

症状の中核をなすのは運動失調で，多くは高度～中等度に上下肢 (下肢＞上肢) にみられ，軽度～なしは HSP・SND が多い．パーキンソニズムや不随意運動は，OPCA・SDS・SND・DRPLA に多く，内容は OPCA・SDS・SND では振戦で DRPLA では舞踏運動であった．起立性低血圧・排尿障害などの自律神経症状は多系統萎縮症に含まれる OPCA・SDS・SND に多い．眼球運動症状は眼振・衝動性追従運動が多く，MJD・HCA・DRPLA では症状が進むと緩徐眼球運動を生ずる．錐体路徴候は，HSP では 80％に，MJD・HCA では 30～75％にみられる．

c) 診断と鑑別

脳血管障害，小脳炎や神経 Behçet を含めた炎症，腫瘍，多発性硬化症，薬物中毒，最近では傍腫瘍症候群のうちの抗 Hu・Yo 抗体が関連する亜急性小脳変性症など二次性の運動失調症を否定する必要がある．

表54 遺伝性脊髄小脳変性症と遺伝子

SCA 1	常染色体優性	6 p 22-p 23	CAG	運動失調, 錐体路障害, 不随意運動
SCA 2	常染色体優性	12 q 24.1	CAG	運動失調, 眼球運動障害
MJD/SCA 3	常染色体優性	14 q 32.1	CAG	運動失調, 眼球運動障害, 錐体外路症状, 筋萎縮
SCA 4	常染色体優性	16 q 24		運動失調, 錐体路障害, 感覚障害
SCA 5	常染色体優性	11 q 13	CAG?	運動失調
SCA 6	常染色体優性	19 p 13	CAG	運動失調
SCA 7	常染色体優性	3 p 12-p 13	CAG	運動失調, 網膜色素変性症
DRPLA	常染色体優性	12 p 12.1-p 13.3	CAG	ミオクローヌスてんかん, 舞踏運動, 運動失調, 痴呆
Friedreich	常染色体劣性	9 q 13	GAA	運動失調, 心筋障害

(後藤, 1998による, 著者一部改変)

d) 病因

近年の分子生物学的手法を用いた病態解析の進歩はめざましく, 遺伝性小脳失調症では従来の症候に基づいて分類がさらに細かく分けられてきており, 遺伝性小脳変性症についてはSCA 1〜SCA 7まで見出されている (表54).

e) 治療

現在保険で認められている小脳性運動失調症状に対する薬剤は, 甲状腺刺激ホルモン分泌促進ホルモン (TRH) (2〜8 mg/日を1〜3回/週あるいは毎日) の静注である. 効果のある場合は継続する. ミオクローヌスがみられる場合はクロナゼパムの投与, パーキンソニズムを認める際はL-ドパまたはL-ドパ-ドパミン脱炭酸酵素阻害薬の合剤を, 起立性低血圧がみられるときはドロキシドパを投与する.

10. 筋

A. 神経筋疾患の概念

1) 筋萎縮症と筋ジストロフィーとは

　神経筋疾患の診断は，運動単位（motor unit）を理解できれば困難ではない．神経筋疾患は別名運動単位病とよばれることもあり，運動単位の一部が障害されると弛緩性麻痺や筋肉のやせといった共通の症状が出現する．運動単位は脊髄前角に存在する運動ニューロンとその軸索，神経筋接合部（neuromuscular junction）と筋肉よりなる．たった3つのコンポーネントからなりたっているだけで，検査法も限られていることから診断がむずかしい分野ではない．

　運動ニューロン障害による疾患群は神経原性疾患とよばれる．運動ニューロン障害の多くは筋萎縮症（muscular atrophies）である．Charcot-Marie-Tooth病や多発性末梢神経炎のように脊髄より末梢で障害される病気も存在するのも事実ではあるが，全体的な理解としては運動ニューロンのみが障害されるのは筋萎縮症とまず覚えて欲しい．神経原性疾患の種類は筋疾患に比べて少ない．神経筋接合部疾患の代表的なものは重症筋無力症やEaton-Lambert症候群である．

　運動ニューロンやその軸索の障害から起こる病気は筋萎縮症（神経原性），その他の疾患はミオパチー（筋原性疾患）（myopathy）と大別する．筋ジストロフィーはミオパチー中もっとも患者数が多く，遺伝性で進行性筋力低下を呈する疾患群である（表55）．

表55　神経筋疾患

異常部位	代表的疾患
運動神経	筋萎縮性側索硬化症，脊髄性筋萎縮症
神経筋接合部	重症筋無力症
筋	ミオパチー（もっとも多いのが筋ジストロフィー）

2) 筋萎縮とは

　筋萎縮（muscle atrophy）という言葉は，顕微鏡的な筋細胞の直径の減少をさす場合と筋肉の容積が減少した場合の2つの状態をさす．しかし，筋萎縮

という言葉の本来の定義では，2番目の筋容積の減少の原因が神経原性のもののみをさしてきた．その証拠に筋萎縮症といえば脊髄性筋萎縮症（spinal muscular atrophy：SPMA），筋萎縮性側索硬化症（amyotophic lateral sclerosis：ALS）と明らかに神経原性疾患である．日本語では筋萎縮といってしまえばすべての筋容積減少をさすが，英語では筋のやせ（muscle wasting）と記載し，はっきりと神経原性障害と判明している場合にのみ atrophy という言葉を使う．ではミオパチーで筋肉がやせたらなんと記載するのであろうか．筋原性筋萎縮と書くのが学問的に正しいのであろう．日本ではすべてを総称して筋萎縮と記載するので区別する必要はない．筋萎縮は神経原性，筋原性萎縮だけではなく，一番頻度が高い筋容積の減少の原因は廃用性萎縮である．筋肉を使用しなければ筋力が1日に数％の割合で落ちていくとされている．再び元にもどすためには倍の日数が必要とされる．まれに頭頂葉障害で反対側に萎縮がみられるとされ，これは中枢性筋萎縮と分類される．

筋萎縮や筋力低下の分布を知ることは診断上きわめてたいせつである．原則的には神経原性疾患では四肢末梢に強い変化（遠位優位）を認めるし，筋原性疾患では四肢近位筋優位の筋力低下や筋萎縮を認める．しかし，原則には例外はつきものであり，ミオパチーでも遠位性筋ジストロフィー（三好ミオパチー，最近では肢帯型筋ジストロフィー（limb-girdle muscular dystrophy：LGMD）2Bと同一疾患であることが判明した）や筋強直性ジストロフィー（myotonic muscular dystrophy：MyD）などは遠位筋優位の障害をみる．逆に脊髄性筋萎縮症の一種である Kugelberg-Welander 病や Werdnig-Hoffmann 病では近位筋優位の障害がみられる．また顔面肩甲上腕型筋ジストロフィー（facioscapulohumeral muscular dystropy：FSH）では顔面や肩甲部，上腕に特有の筋のやせをみるし，背部を観察すると翼状肩甲をみる．顔面筋を侵す疾患としては他に，眼筋咽頭型筋ジストロフィー（oculopharyngeal muscular dystrophy：OPMD），重症筋無力症（myasthenia gravis：MG），筋強直性ジストロフィー，福山型先天性筋ジストロフィー（Fukuyama congenital muscuar dystrophy：FCMD）などがある．筋強直性ジストロフィーの顔貌は特有で hatchet face（斧状顔貌）とよばれる．側頭筋や胸鎖乳突筋のやせが特有なためである．

ときどき繰り返す筋力低下としては周期性四肢麻痺がある．筋疾患特有の症状としてミオトニー（myotonia）がある．ミオトニーは，随意収縮後に随意的に筋弛緩ができない状態をさす．Charcot-Marie-Tooth 病のような末梢神経疾患には知覚障害を伴いうる．しかし，同じ神経原性疾患でも脊髄性筋萎縮症には知覚障害は伴わないし，筋疾患でも知覚障害は出現しない．

B. 診断へのアプローチ

1) 病歴・家族歴・診察

神経筋疾患は遺伝子性疾患が多いので家族歴を詳細に調査して，数代にわたる家系図を記載する必要がある．診察に当たっては視診が重要である．神経筋疾患の歩行にはいろいろな特徴があり，筋ジストロフィーのように典型的に四肢近位筋が障害されると動揺性歩行（waddling gait）が生じる．下肢の前脛骨筋が障害されると鶏状歩行（steppage gait）がみられ，歩行の際には足を高くあげて歩く．Charcot-Marie-Tooth病では下腿が著しく萎縮しstalk legの状態となる．

近位筋障害では，診察の椅子に座るときにどすんと座るという特徴がある．床からの立ち上がりには，登攀性起立（Gowers' sign）がみられ，この症状は筋ジストロフィーだけではなく筋萎縮症や筋炎でもみられる．

診察では一般神経学的診察をしながら，近位筋優位障害なのか，それとも遠位筋優位障害なのか，それとも特異な筋障害分布をとっているかを確かめる．脳神経系では眼瞼下垂，外眼筋麻痺，舌の萎縮に注意する．舌に萎縮やfasciculationが認められたら，筋萎縮性側索硬化症と球脊髄性筋萎縮症（bulbo-spinal muscular atrophy, Kennedy-Alter-Sung症候群）が考えられる．重症筋無力症でも舌萎縮をみることがあるとされるが，まれである．翼状肩甲は顔面肩甲上腕型筋ジストロフィーに認められる．ミオトニー症状も見落とさないようにする．

2) 検　　査

まず血液検査で血清クレアチンキナーゼ（CK）値を測定する．CKは筋細胞が壊れて血中に漏出するのだと考えられている．正常値が200単位程度とすると，急性横紋筋融解症では数十万単位，筋ジストロフィーでは数千から数万単位，筋炎では数百単位程度に上昇すると考えておけばよい．ミオパチーでは，他に血清LDH，GOT，GPT，HBDなども上昇するので，肝炎と誤診されることも多い．筋疾患における肝障害のマーカーとしてはICDHが有用である，ミオパチーでもこの酵素だけは上昇しない．

つぎに画像診断として，CTやMRIを撮影する．近位筋優位なのか遠位筋優位障害なのかを判定するには有用である．Duchenne型筋ジストロフィーでは大殿筋がすっかり脂肪化する時点で歩行不能となるので，車椅子処方時期判定に有用である．

つぎに遺伝子異常が判明している遺伝性疾患であれば，遺伝子診断が行われることが多くなっている．しかし，遺伝子診断は倫理的問題がいまだ解決されているわけではないので，インフォームドコンセントをしっかり取り行うことが重要である．遺伝子異常が確認されれば確定診断となる．

筋電図検査は神経原性異常，筋原性異常，神経筋接合部異常を鑑別できる重要な検査法ではあるが，それぞれの部位での異常を質的に判断できるわけではないので，つぎのステップとして筋生検や神経生検が行われる．歴史的に筋疾患は病理学的に分類されてきており，筋疾患を疑えば筋生検の適応となる（図16）．

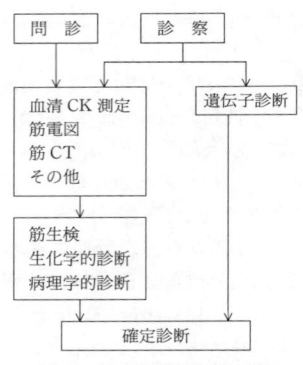

図16 神経筋疾患診断の流れ

C. 筋ジストロフィー

1) 分類

筋ジストロフィーは遺伝性・進行性筋力低下を呈するミオパチーと定義され，遺伝形式により分類される．分類は表56に示す．もっとも頻度が多いのはDuchenne型筋ジストロフィーであり，1986年頃に責任遺伝子（ジストロフィン遺伝子）が発見され，この遺伝子がコードするタンパク質もジストロフィンと命名された．その後，各種疾患遺伝子の研究が飛躍的に進み，多くの病型で責任遺伝子やタンパク質が発見された．

性染色体劣性遺伝病であるDuchenne型は，小児期に発症し20歳代で死亡する悲惨な疾患であることからもっとも有名で，一般に筋ジストロフィーといえばこの疾患をさす．ふくらはぎが異常に太くなるが，筋力は弱いことから仮性肥大とよばれる．仮性肥大は良性型であるBecker型でも認められる．Du-

表 56 筋ジストロフィーの分類

1. 性染色体劣性遺伝疾患		
仮性肥大型	Duchenne 型	DMD
	Becker 型	BMD
Emery Dreifuss 型		EDMD
2. 常染色体劣性遺伝疾患		
先天型（CMD）	merosin 欠乏症	
	福山型先天性筋ジストロフィー	FCMD
	その他	
肢帯型筋ジストロフィー		LGMD 2
3. 常染色体優性遺伝疾患		
眼筋咽頭型筋ジストロフィー		OPMD
顔面肩甲上腕型筋ジストロフィー		FSH
肢帯型筋ジストロフィー		LGMD 1

chenne 型がもっとも重症であるが，良性型の Becker 型も Xp 21 に存在する同じ遺伝子の異常で発生する．後者では遺伝子の障害の性質が違い，異常なジストロフィンが形成されて軽症となる．Duchenne 型ではジストロフィンタンパクは形成されない．最近では肢帯型筋ジストロフィーがとくに注目されており，毎年のように新しい病型が発見されつつある．わが国に多い福山型先天性筋ジストロフィーの遺伝子も発見されて，コードするタンパク質にはフクチンという名称が与えられた．福山型筋ジストロフィーでは大脳や小脳に polymicrogyria が認められて，臨床的には知能低下や痙攣を認める．顔面筋の萎縮も著明で独特の顔貌となる．脳と筋の両者を侵す疾患は福山型先天性筋ジストロフィーとミトコンドリア脳筋症だけである．肢帯型（LGMD 2）や先天型は常染色体劣性遺伝疾患である．常染色体優性遺伝疾患には肢帯型（LGMD 1）や眼筋咽頭型筋ジストロフィー，顔面肩甲上腕型筋ジストロフィーなどがある．常染色体優性遺伝型の肢帯型はまれである．肢帯型を除けば特殊な筋障害パターンをとるので診断はやさしい（表57）．

遺伝子の異常は筋強直型を除けば遺伝子の一部が欠けていたり（欠失），遺伝子が余分にあったり（重複），一部が置き換えられるなどの異常がみられる．症状は病型ごとにかわるが，共通の症状は進行性の筋力低下であり，病型ごとに障害される筋群が異なる．

筋緊張性ジストロフィーは常染色体優性遺伝型で，一人患者がみつかると，両親の片方や兄弟姉妹に複数の患者がみつかる．最近，第 19 染色体長腕にある myotonin protein kinase 遺伝子の異常が原因遺伝子と同定された．他の筋ジストロフィーとは異なる機構で発症し，3 つの核酸（CTG）の繰り返しが正常に比べて増えている．3 つの核酸繰り返し疾患（triplet disease）は，親よりも子どもで繰り返し数が増加するために世代交代するにしたがい，若く発

表57 筋ジストロフィーの各型と遺伝子（LGMD1はまれなので省略）

病型	遺伝子座	遺伝子名	タンパク質
DMD	Xp 21	DYS	dystrophin
BMD	Xp 21	DYS	dystrophin
EDMD	Xq 28	EMD	emerin
merosin deficiency	6 q 2	LAMA 2	merosin
FCMD	9 q 31	FCMD	fukutin
LGMD 2 A	15 q 15	LGMD 2 A	calpain 3
LGMD 2 B	2 p	LGMD 2 B	dysferlin
LGMD 2 C	13 q 12	LGMD 2 C	γ-sarcoglycan
LGMD 2 D	17 q 12	LGMD 2 D	α-sarcoglycan
LGMD 2 E	4 q 12	LGMD 2 E	β-sarcoglycan
LGMD 2 F	5 q 33	LGMD 2 F	δ-sarcoglycan
OPMD	14 q 11	OPMD	?
FSH	4 q 35	FSHD	?

症し，しかも重症化する．筋強直性ジストロフィーではこの繰り返し配列はexon 中ではなく intron 中にあり，遺伝子自体のみではなく周囲の遺伝子発現に障害を及ぼすのが原因ではないかと考えられている．ミオトニーとは運動をしたあと，即座に筋を弛緩できない状態をさす．モノを握ってから離そうとしてもすぐには手が開かない．通常は 30 歳ぐらいで発病するが，まれに生まれたときから発症する先天型がみられる．先天型は呼吸不全を伴い重症で乳幼児期に死亡することが多い．先天型患者の母親は筋緊張性ジストロフィーであることが多い．

筋強直性ジストロフィーでは筋症状のほかに白内障，糖尿病や性腺萎縮などを合併する．この病気の患者の性格は独特で，自分の世界に閉じこもり，病気であることを否定する患者が多いという特徴がある．血液ガスを調べると呼吸不全を呈している患者が多いが，呼吸不全の進行はおだやかで呼吸器を必要とすることは少なく，自覚症状にも乏しい．呼吸不全の原因は，末梢の呼吸筋萎縮というよりも呼吸中枢異常の関与が大きい．この病気では不整脈のために心ペースメーカーが必要となることも多いので，突然死の頻度が高いことに留意しておく必要がある．ミオトニー症状に対してジフェニルヒダントインやプロカインアミドの投薬が行われる．

2） 診断法と治療

筋ジストロフィーでは血清 CK は高度に上昇しており，針筋電図では筋原性所見がみられる．筋生検では壊死・再生がみられ，細胞は円形化し脂肪織の増殖が著しいという，いわゆる筋ジストロフィー変化が共通にみられる．免疫組織化学染色でタンパク質の異常を検出するか，遺伝子診断をするかがもっとも

確実な診断方法である。遺伝子診断については倫理的問題点が多く残されており，インフォームドコンセントをきちんととってから検査すべきである．

動物実験では遺伝子治療が成功しているが，ヒトではいまだ行われていない．薬物治療としては，副腎皮質ホルモン投与が効果的である．Duchenne型やBecker型の歩行可能例では，0.75 mg/kg体重を月に10日連続投与し，残りの20日は休薬する．進行を数年遅らせることができるといわれている．他の型では副腎皮質ホルモンの効果は確認されていない．合併症治療としては左心不全に対してジギタリス，利尿薬，ACE阻害薬，β遮断薬などが投与される．呼吸不全に対しては，鼻マスクによる陽圧式人工呼吸器治療が行われてよい成績が得られている．

3) 保因者診断と出生前診断

劣性遺伝子を1つもっているが無症状の人を保因者という．優性遺伝疾患では，異常遺伝子をもつ人は患者となるので保因者はいないのが原則である．遺伝子検査の発達により，保因者であるかどうかの診断（保因者診断）が可能となった．保因者や患者が妊娠した場合に，その胎児が患者かどうかの検査も可能となっている．胎児期や出生後早期には診断が可能であるから，発症するのが中年以降だとしても診断が早期からついてしまい，幼年期からの個人の運命をかえてしまうおそれもある．したがって保因者遺伝子診断や出生前診断を無制限に行うことには倫理的問題があるが，深刻な悩みを抱えている家族がこのような診断のうえ，人工流産を望む場合があることも事実である．現在，日本では胎児が患者であるからという理由での人工中絶は法的に許されていない．インフォームドコンセントをしっかりとって慎重に行う必要がある．

D. 先天性ミオパチー

1) 分　　類

先天性ミオパチーは先天性非進行性ミオパチーという名前もあるとおり，原則的には非進行性である．文字どおり生下時や生後間もなく発症し，floppy babyとして生まれてくることが多い．ただし，floppy babyの原因の多くは中枢神経系疾患であり，筋原性のものは少ない．先天性ミオパチーの分類は筋組織化学所見で行われた．ネマリンミオパチー（nemaline myopathy），中心核病（myotubular myopathy），セントラルコア病（central core disease），筋線維タイプ不均一症（タイプ1線維の直径が小さい）がおもな病型である

表 58 先天性ミオパチーと遺伝子

病　型	遺伝形式	遺伝子座	遺伝子名	タンパク質
nemaline myopathy	常染色体優性	1 q 21	TPM 3	tropomyosin
nemaline myopathy	常染色体劣性	2 q 21.2	NEM 2	?
central core disease	常染色体優性	19 q 13.1	RYR 1	ryanodine receptor
myotubular myopathy	性染色体劣性	Xq 28	MTMX	myotubularin

(表 58).

2) 診断法と治療

血清 CK は正常のこともあり,異常値を示すこともある.筋電図は筋原性所見を呈することが多いが正常のこともある.筋生検により確定診断されるが,最近では遺伝子診断も可能となりつつある.

治療は,非進行性であり,リハビリテーションにより筋力増強を心がける.薬物治療はない.重症型では呼吸不全となり,人工呼吸器治療が必要となる.

E. ミトコンドリアミオパチー

1) 分　類

ミトコンドリアは細胞内で ATP を産生する重要な器官であり,ミトコンドリア障害により筋細胞の機能障害が起こるのは当然である.ミトコンドリア遺伝子は,核内に存在するものと細胞質内に存在するものとの2つに分けられる.細胞質に存在するミトコンドリア遺伝子異常は,母系遺伝(細胞質遺伝)で子どもに伝えられる.最近では細胞質に存在するミトコンドリア遺伝子異常疾患,ミトコンドリア脳筋症が注目されている.ミトコンドリア脳筋症のうち MELAS (mitochondrial encephalomyopathy with lactic acidosis sometimes associated with stroke-like episodes), KSS (Kearns-Shy 症候群) または進行性外眼筋麻痺 (progressive external ophthalmoplegia : PEO) と MERRF (myoclonic epilepsy with ragged-red fibers : 福原病) の 3 つが頻度が高い (表 59).

表 59 ミトコンドリアミオパチーとミトコンドリア DNA

病　型	遺伝形式	ミトコンドリア DNA 異常	遺伝子部位
KSS	孤発性	大きな欠失	
MELAS	母系遺伝	3243 の A から G への変異が代表的	tRNA-Leu (UUR)
MERRF	母系遺伝	8344 の A から G への変異が代表的	tRNA-Lys

2) 診断と治療

臨床的には中枢神経と筋肉が両方侵される疾患はミトコンドリア異常症と福山型先天性筋ジストロフィーのみであると覚えていると鑑別診断がしやすい. 筋生検により組織化学的に ragged-red fiber の存在が共通して認められる. 筋生検により得られた組織でミトコンドリア酵素活性を検索し診断の手がかりとしていたが, 最近ではミトコンドリア DNA 遺伝子診断を行うことが多い.

治療は, コエンザイム Q_{10} の投与を行う.

F. 他の代謝性ミオパチー

1) 分類

筋のエネルギーは, ミトコンドリアで好気性代謝経路で産生される ATP と液体成分である細胞質で行われる嫌気性経路で産生される ATP の 2 つにより供給される. 持続的運動は前者の経路で得られた ATP によっており, ミトコンドリア異常によるミトコンドリアミオパチーが深刻な運動障害を引き起こすことが理解できよう. ミトコンドリア代謝では中性脂肪を好気性に代謝することにより ATP を産生するが, 脂肪酸をミトコンドリアに取り込めない場合は細胞質内に脂肪が蓄積する. これにはカルニチン欠乏症や CPT (carnitine palmitoyl transferase) 欠損症がある. 後者はミトコンドリア内膜に存在する酵素なので, ミトコンドリアミオパチーに分類されることも多い. 前者は全身型と筋型に分けられ, 日本では患者数が少ないがヨーロッパでは筋型の頻度が高い. カルニチンを経口投与すると症状が改善する. 全身型は肝不全が出現し予後不良といわれる.

細胞質における嫌気性代謝はグルコースの代謝異常であり, 糖原病として一括される. 糖原病には多くの病型が発見されており, 多くは常染色体劣性遺伝疾患である. 糖原病では細胞質内にグルコース代謝産物が蓄積する. ただし, II 型の acid maltase 欠損症では lysozome 中に糖が蓄積して, lysozome から細胞質に糖が漏出すると考えると理解しやすい. というのは, この酵素は細胞質のグルコース代謝経路にはのっていないので, 最初に勉強するときには理解がむずかしい疾患であるからである (表 60).

2) 診断法と治療

CK は中程度に上昇する. 脂肪代謝異常疾患では筋生検により筋細胞への脂肪蓄積を証明する. 糖原病では阻血下運動負荷試験が有名で, 血液乳酸の運動

表60 糖原病の各型と遺伝子

病型	遺伝形式	遺伝子座	遺伝子名	欠損酵素
II	常染色体劣性	17 q 23	GAA	acid maltase
V	常染色体劣性	11 q 13	PYGM	phosphorylase
VII	常染色体劣性	1 cenq 32	PFKM	phosphofructokinase
IX	性染色体劣性	Xq 13	PGK 1	phosphoglycerate kinase
X	常染色体劣性	7 p 12	PGAMM	phosphoglycerate mutase
XI	常染色体劣性	11 p 15.4	LDHA	lactic dehydrogenase

後の上昇を検索する検査である．II型では正常の結果が得られる．他の病型では阻血下運動後の乳酸上昇はない．つぎに筋生検で酵素欠損を組織化学的に証明する．phosphorylase, phosphofructokinase, lactic dehydrogenase の欠損はこの方法で簡単に証明できる．acid maltase 欠損症では lysozome の酵素である acid phosphatase が強陽性に染色されるので診断しやすい．他の型では筋生検により得られた筋組織の酵素活性を測定する必要がある．遺伝子診断も行われるようになりつつある．

糖原病には有効な治療法はなく，食事療法がすすめられる程度である．

G. 多発性筋炎

1) 分　類

筋炎は膠原病の一型と考えられており，筋細胞に対する自己抗体により発症するのが本態であろう．産生された自己抗体が皮膚組織をも傷害すれば皮膚筋炎となる．典型的症例では発熱・関節痛・筋痛を伴い，診断に困ることはないが，全身症状を欠く症例では肢帯型筋ジストロフィーや Becker 型筋ジストロフィー（男性のみ）や筋萎縮症との鑑別に悩むことが少なくない．筋ジストロフィーは30歳以降で発症するのはまれであり，これらの疾患の鑑別に発症年齢が重要な鑑別点となることが多い（表61）．

表61 多発性筋炎・皮膚筋炎の分類

1. 小児皮膚筋炎
2. 成人の多発性筋炎・皮膚筋炎
3. 悪性腫瘍に伴う多発性筋炎・皮膚筋炎
4. Overlap 症候群

(Engel and Banker による)

2) 診断法と治療

　眼周囲の紫色のヘリオトロープ疹や手背の発疹，Gottron 徴候をみれば皮膚筋炎としてよい．有名な筋痛は半数程度の患者にしか認められない．血清 CK は数百単位程度のことが多い．血清 Jo-1 抗体，抗核抗体，抗 DNA 抗体の出現などをみる．筋電図検査では筋原性所見に加え fibrillation potential を安静時にみる．筋生検では筋細胞の壊死・再生所見のほかに血管周囲や endomysium に小円型細胞浸潤（T細胞が多い）がみられる．これらの所見は非特異的所見であるが，筋束の周辺部に筋細胞萎縮が強い場合は perifascicular atrophy とよばれて小児皮膚筋炎の特異的所見である．

　治療としては，副腎皮質ホルモンの投与が第 1 選択である．体重 1 kg 当り 1 mg を 1 ないし 1.5 か月連日投与し漸減する．筋生検でタイプ 1 線維優位（タイプ 1 線維が全体の 55％以上）の場合は慢性期に入っており，ステロイドの効果については悲観的となる．発症後 6 か月以内に治療することがたいせつであり，慢性期になるとタイプ 1 線維優位となり，薬物治療効果が低下する．ほかに種々の免疫抑制薬を投与して有効であることもある．メトトレキサートやシクロホスファミドなどが多く用いられている．

11. 血　　液

11.1 貧　　血

A. 評　　価

　貧血とは，種々の原因によって末梢血中のヘモグロビン（Hb）濃度が，男性で 13 g/dl，女性で 11 g/dl 以下となった状態である．

　貧血に伴う症状（易疲労感，頭重感，めまい，耳鳴り，体動時の息切れ，動悸）の程度は，貧血の程度，進行速度と相関する．貧血の程度に比較して症状が軽い場合には，慢性に経過する貧血の可能性がある．急速に進行する貧血では，急性失血，溶血の可能性を考える．体動時の狭心痛，失神発作，心不全徴候を認める場合は，早急に貧血の治療（輸血を含む）を行う必要がある．

　貧血の評価には，ヘマトクリット（Ht）値，Hb 値，網赤血球数，赤血球数，末梢血塗抹標本上の赤血球形態が最低限必要である．平均赤血球容積（MCV）（fl）＝赤血球数（$\times 10^4/\mu l$）$\times 100 \div$ Ht 値（％）により貧血は小球性（80 以下），正球性（81〜100），大球性（101 以上）に分類され，そこから貧血の原因をある程度推定することができる．

　適切な治療を行っても貧血の改善が十分に得られない場合，臨床像と検査所見に矛盾のある場合は，貧血に複数の原因が存在することを考えてさらに検査を進める．

B. 治　　療

1）再生不良性貧血

　i）特発性が 80％をしめるが，20％は二次性である．原因の除去が可能な場合（薬剤など）は速やかに行う．

　ii）再生不良性貧血は，末梢血，骨髄所見より重症，中等症，軽症に分類され，それにより治療方針を決定する．

重症：骨髄が低形成で，顆粒球数<500/μl，血小板数<20000/μl，網赤血球数<20000/μl の少なくとも2項目を満たす．

中等症：顆粒球数<1000/μl，血小板数<50000/μl，網赤血球数<60000/μl の少なくとも2項目を満たす（重症例は除く）．

軽症：それ以外のもの．

iii) 重症例の治療： 同種骨髄移植あるいは免疫抑制療法が治療の第1選択である．診断早期より経験豊かな移植医と連携し，患者の治療に当たることが望ましい．患者の年齢が55歳以下でHLA型が一致した血縁者がいる場合は，速やかに同種骨髄移植を施行する．それ以外の場合はシクロスポリン(CSP)±抗胸腺免疫グロブリン(ATG)を開始する．通常，効果が認められるまでには3～6か月を要する．この間に効果が得られなければHLA型が適合した非血縁者からの同種骨髄移植を検討する．

iv) 中等症では免疫抑制療法が治療の第1選択となる．

v) 軽症例では無治療で経過観察するか，タンパク同化ホルモンによる治療を行う．

vi) 免疫抑制療法

① ATG：12 mg/kg/日の点滴静注を連日5日間行う．副作用として発熱，頭痛，発疹，アナフィラキシー，血小板減少症などが高率に認められるので，ステロイド(PSL)(1 mg/kg/日を9日間投与後漸減)を併用する．ATG投与中は感染症に十分注意を払う．

② CSP：3～5 mg/kg/日を分2～3で内服し造血回復の程度，腎障害，高カリウム血症などの副作用の程度によって投与量を調整する．

vii) タンパク同化ホルモン： オキシメソロン(アナドロール®) 2～3 mg/kg/日，あるいはメピチオスタン(チオデロン®) 20～30 mg/日を内服する．副作用として多毛，無月経，男性化，肝障害が認められる．

2) 骨髄異形成症候群 (myelodysplastic syndrome：MDS)

MDSでは同種骨髄移植が治癒を期待しうる唯一の治療法である．移植可能年齢(55歳以下)の患者では積極的にその可能性を考える．しかし，MDSはheterogenousな疾患であり，治癒は望めなくとも支持療法(輸血など)によって比較的長期に生存する症例がある．したがって移植は，以下の場合に適応とする．

① 致命的となりうる感染症，出血，あるいは頻回輸血による臓器傷害を起こす可能性の高い不応性貧血 (refractory anemia：RA)．

② 白血化の可能が高いと考えられるRA．

③ RAEB, RAEB-T, CMMoL.
④ international prognostic scoring system も参考とする.

　白血化した場合は，若年者であれば急性白血病に準じた化学療法を行う．60歳以上の高齢者では，シトシンアラビノシド（Ara-C）（キロサイド®）（10～20 mg/m²）の持続静注を2～3週間投与し，芽球量のコントロールをはかる.

　合併する感染症に対しては抗生物質とともに G-CSF を投与する．芽球の増加が認められても，中止することで多くの場合は再び減少する.

3） 鉄欠乏性貧血 （iron deficiency anemia：IDA）

　IDA は，日常診療のなかでもっとも多く遭遇する小球性貧血である．原因として，もっとも重要なのは慢性の失血であり，鉄分の補充とともに失血の原因をつきとめ，治療を行うことが重要である.

　鉄の補充は原則として経口鉄剤を用いて行う．治療によって網赤血球数は10～14日でピークになり，Hb 値は1～2か月で正常化する．クエン酸第一鉄ナトリウム（フェロミア®　100 mg）またはフマル酸第一鉄（フェルム®　100 mg）を投与する．経口鉄剤は吸収がよいので空腹時の内服が理想的であるが，胃腸障害（胃痛，嘔気，下痢，便秘など）を訴えることが多いので，食後あるいは食事と一緒に内服させる．緑茶，コーヒーなどとの同時摂取は治療効果にあまり影響を与えない．たいせつなことは規則正しく長期に鉄剤を内服することである.

　注射用鉄剤は，①消化管の器質的病変で鉄の吸収が著しく悪い，②副作用が強く経口摂取がまったく不可能，③経口投与を上回る鉄の需要（喪失）がある場合に限って用いる．注射用鉄剤を投与する場合は，必要総鉄量を計算し数日～数週に分けて投与する．アナフィラキシーを起こすことがあるので点滴もしくは緩速静注で投与する.

$$必要鉄量\ (mg) = 【2.7 \times (16-a) + 17】\times W$$

　　a：治療前の Hb 値（g/dl），W：体重（kg）

　鉄剤は Hb 値が正常化してから貯蔵鉄を補うためにさらに3～6か月投与を継続する．また，治療中止後も3～4か月ごとに検査を行い，再発のないことを確認する．短期間で再発する場合は基礎疾患の存在をもう一度検討する.

4） 巨赤芽球性貧血

　ビタミン B_{12} あるいは葉酸欠乏により起こる大球性（MCV＞120）貧血である.

　葉酸欠乏の原因として頻度の高いのは摂取低下（alcoholism），利用亢進

（妊娠，溶血性貧血），ビタミン B_{12} 欠乏の原因として頻度の高いのは悪性貧血（内因子の分泌欠如あるいは低下による吸収障害），胃全摘後である．葉酸の場合，数か月欠乏状態が続けば貧血となるが，ビタミン B_{12} の場合は最低 5〜10 年を要する．

葉酸は経口で補充する（フォリアミン® 5 mg/日）．ビタミン B_{12}（コバマイド® 1 mg）は通常筋肉注射で補充する．筋注は 7 日間連日，その後同量を毎週 2 か月間投与し，毎月 1 回の維持投与に移り，1〜2 年間の投与後に中止し経過をみる．経口投与も同様に有効である．

葉酸，ビタミン B_{12} の投与によって 48 時間以内に網赤血球数の増加が始まり，1 週間後にピークに達する．その後，6〜8 週間たって Hb 値は正常化する．

ビタミン B_{12} 欠乏患者の 1/3 は，同時に鉄欠乏状態にある．したがって治療効果が不十分な場合は，鉄欠乏の可能性を考え鉄剤の投与を開始する．

11.2 造血器悪性腫瘍

A. 患者へのアプローチ

1） 治療計画の立て方と患者への説明

治療計画を立てる場合，その疾患の治療成績，治療法についての最新の知識をもつことがたいせつである．文献報告に関しては，単に内容を鵜呑みにするのではなく，それが科学的評価に耐えうるものかを自分自身で判断する姿勢を忘れてはならない．

つぎに，その知識を元に予後因子，年齢，合併症，臓器傷害の程度（臓器の予備能），社会的背景，家族関係などを総合的に評価し治療計画を立てる．この場合，可能なかぎり長期的展望に立って計画を立てる．

治療計画を立てる場合には，治療目標を治癒におくか病勢のコントロールによる quality of life（QOL）の確保におくかを常に明確にしておく．治療目標は治療開始時ばかりでなく，治療を遂行する過程においても，治療に対する反応，副作用の程度，重症度などから，随時その見直しをしていく．

患者に治療計画について説明する場合には，①病名と病態（病気の現状），②それに対して選択できる治療法，③その効果（治療成績）と予測される副作用，合併症，それらに対する対策，④医療チームが選択する治療法についてで

きるだけわかりやすく時間をかけて説明する．

　説明を行う場合には医師と患者のみではなく患者家族，看護婦，ソシアルワーカーなどに積極的に参加してもらうことが望ましい．説明の内容は必ずカルテに詳細に正確に記載し，医療チームの共有の情報としていくことがたいせつである．繰り返し説明を行うことが重要である．患者からの質問を受けやすい関係，雰囲気をつくることにも心がける．

B. 治　　　療

1) 急性白血病

　治療の第1目標は化学療法（induction therapy）によって完全寛解（complete remission：CR）を得ることにある．完全寛解は骨髄の cellularity が＞20％で，三系統の細胞の分化，成熟が認められ，芽球が5％未満，末梢血の好中球数≧1500/μl，血小板数≧100000/μl で白血病芽球を認めない状態と定義される．

　急性骨髄性白血病（AML），急性前骨髄球性白血病（AML-M 3），急性リンパ性白血病（ALL）で治療方法が異なる．protocol の具体例を示す：

　① AML 年齢60以下：イダルビシン＋シタラビン（*JCO*, 10：1103, 1992）．
　② AML 年齢60以上：JALSG-87（*Cancer*, 71：3888, 1993）．
　③ AML M-3：ATRA（45 mg/m^2/日 内服）にて寛解導入をはかり，完全寛解後は JALSG-89（*JCO*, 14：204, 1996）に準じて治療を行う．
　④ ALL：CALGB 8811（*Blood*, 85：2025, 1995）．
　⑤ ALL L-3：BFM-86（*Blood*, 87：495, 1996）．

　再発例，寛解不成功例（2回の同じ induction therapy 後に完全寛解が得られない場合）では salvage chemotherapy を行う．high-dose Ara-C（シタラビン）（1〜3 g/m^2，3時間点滴を12時間ごとに8回）とミトキサントロン（10 mg/m^2/日静注を4日間）の併用が一般的である．寛解が1年以上続いた後で再発を認めた場合は，初回と同様の寛解導入を行ってもよい．

　造血幹細胞移植の適応：第1再発期以降および初回寛解導入不成功例は従来の化学療法によって治療を得ることはきわめてむずかしく，移植可能なドナーが得られれば，血縁者間，非血縁者間同種造血幹細胞移植の適応である．第1寛解期 AML，ALL では，化学療法を継続した場合に再発の可能性が高いと考えられる症例にかぎって同種造血幹細胞移植が適応となる．具体的にはAMLでは，①完全寛解導入までに2コース以上の化学療法を必要とした症

例，②t（8；21），t（15；17），inv（16）以外の染色体異常のある症例，③二次性およびMDSより移行した症例，④FAB分類M0，M6，M7．ALLでは，①年齢25歳以上の症例，②初診時白血球数が30000/μl以上の症例，③Philadelphia染色体およびその他の染色体異常（t(4；11)など）のある症例，④完全寛解導入までに28日以上を必要とした症例．

化学療法によって白血病細胞が著しく減少していれば，高齢者（55歳以上），または活動性の感染症がある患者のfebrile neutropeniaの治療としてG-CSFを投与してよい．

2） 慢性骨髄性白血病 (chronic myelogenous leukemia：CML)

CMLは慢性期→移行期→急性期（急性転化）と進行する．慢性期は，①末梢血/骨髄中の芽球が15％以下，②血小板数10万/μl以上，③Hb値≧7g/dl，④好塩基球20％≧，⑤blastoma，付加的染色体異常の新たな出現がない状態である．急性期は末梢血/骨髄中の芽球が30％をこえるか，blastomaを認める状態で，これ以外の状態を移行期と定義する．

a） 慢性期CMLの治療

慢性期CMLでは，同種骨髄移植とinterferon-α（IFN-α）が治療の第1選択となる．診断確定後は可能なかぎり速やかにIFN-αを開始する．

年齢が55歳以下で血縁者にHLA一致のドナーがいれば，早期の同種骨髄移植を行う．血縁者ドナーが得られない場合にはIFN-αを続行する．

3か月以内に血液学的完全寛解，1年以内に細胞遺伝学的完全寛解が得られればINF-αによる治療を続行する．もしこのような反応が得られず年齢55歳以下の場合は，HLA完全一致の非血縁者からの骨髄移植を行う．ドナーが得られなければIFN-αによる治療を続行する．

b） IFN-α療法

IFN-α（スミフェロン® 300〜600 mU）を，連日皮下注または筋注し，白血球数を3000〜5000/μlに維持するよう投与間隔，投与量を調整し維持量とする．

副作用はインフルエンザ様症状（発熱，悪寒，筋肉痛，全身倦怠感，食欲不振）がもっともよく認められるが，①鎮痛解熱薬の前投与（IFN-αの投与30分前に），②就眠前投与，③少量（50％）より開始し量を漸増するなどの処置で対処できる．この症状は白血球数が減少すれば軽減消失する．副作用で薬を中止せず投与を続行する工夫をすることがたいせつである．投与後期副作用として，持続する倦怠感，depression，体重減少，脱毛，不眠などを認めることがある．

IFN-α単独で良好なコントロールが得られない場合は，ヒドロキシカルバミド（ハイドレア®：500〜2000 mg/日内服）などの薬剤を併用する．

c) 移行期，急性期の治療

急性白血病に準じた化学療法を行う．急性期ではIFN-αは無効であるが，移行期ではIFN-αと化学療法の併用が行われることがある．

blastoma，脾腫の増大，脾梗塞による疼痛に対しては，放射線照射を行う．

移植可能な血縁ドナーがいて，患者の状態が骨髄移植に耐えうると判断されれば，積極的に同種骨髄移植を施行する．化学療法あるいはIFN-αにより慢性期，あるいはそれに近い状態が得られれば，非血縁者ドナーよりの同種骨髄移植を検討する．

3) 悪性リンパ腫 (malignant lymphoma)

悪性リンパ腫の治療方針決定に不可欠なのは組織診断と臨床病期である．組織診断の得られていない場合は治療を開始すべきではない．組織診断と臨床像の間に矛盾がある場合には，経験のある病理医のsecond opinionを求めるべきである．ここではworking formulationの国際分類に従って治療法を説明する．

a) 低悪性非Hodgkinリンパ腫

臨床病期I期，一部のII期では拡大放射線照射によって50％に治療を期待できる．それ以外の臨床病期では，無治療で経過観察し病勢の進行が認められた場合に化学療法，放射線治療を行う．

b) 中等度悪性非Hodgkinリンパ腫

Bulky病（最長径が10 cmあるいは最大胸部径の1/3の病変）のない臨床病期I，IE，II，IIE期の場合（節外病変が副鼻腔・骨・精巣・脳の場合を除く）はCHOP療法（シクロホスファミド 750 mg/m² 点滴静注，ビンクリステン 2 mg静注，ドキソルビシン 50 mg/m²をday 1に行い，プレドニゾロン 100 mgをday 1から5日間内服する）を3週ごとに3回施行後，involved field irradiation (IFR) (30〜40 Gy)を行う．

上記以外の臨床病期I〜II期の場合は，CHOP療法6回施行後，同様にIFR (30〜40 Gy)を行う．臨床病期III，IV期ではCHOP療法を行う．完全寛解が得られてから2コースを追加し，通常6〜8回施行する．再発例に対してはESHAP療法 (*JCO*, 12 : 1169, 1994) を行い，造血幹細胞移植を用いた大量療法の適応を検討する．

c) 高度悪性非Hodgkinリンパ腫

急性リンパ性白血病に準じた治療を行う（Burkittリンパ腫ではBFM-86,

lymphoblastic lymphoma では CALGB 8811 を用いる).

d) Hodgkin 病

①甲状軟骨より上,②鎖骨下リンパ節に病変を認めない腋窩,③縦隔の nodular sclerosis で MMR (CT でみた場合の腫瘍の最大横径と胸郭の最大横径の比) $\leqq 0.5$ の臨床病期 I 期の場合は放射線治療を行う.

上記以外の臨床病期 I-II 期では C-MOPP (シクロホスファミド 750 mg/m^2, ビンクリスチン 2 mg を day 1 と 8 に静注, プレドニゾロン 40 mg/m^2 とプロカルバジン 100 mg/m^2 を day 1 より 14 日間内服, これを 4 週間ごとに繰り返す) 3 コース施行後に放射線照射を行う.

放射線治療に関しては,経験豊かな放射線科医にコンサルトすること.

臨床病期 III-IV 期の Hodgkin 病では ABVD (ドキソルビシン 25 mg/m^2, ブレオマイシン 10 mg/m^2, ビンブラスチン 6 mg/m^2, ダカルバジン 375 mg/m^2 を day 1, 15 に静注. これを 4 週ごとに繰り返す) による治療を行う. 完全寛解が得られればさらに 2 コースを加える. 通常 4〜6 コースを施行する.

再発例に対しては ESHAP 療法を行い,造血幹細胞移植を用いた大量療法の適応を検討する.

e) 造血幹細胞移植の適応

年齢が 60 歳以下の患者では,造血幹細胞移植を治療の選択肢に加えることができる. その適応は専門医と相談して個々に決定する必要があるが,一般的には以下の場合にその適応を考える.

① 化学療法に感受性のある (通常の化学療法によって部分寛解以上の反応が得られる) 中等度悪性非 Hodgkin リンパ腫, Hodgkin 病の再発例 (完全寛解が得られ 1 年以内の再発例).

② 部分寛解, 第 1 完全寛解期の高度悪性非 Hodgkin リンパ腫.

4) 多発性骨髄腫 (multiple myeloma : MM)

多発性骨髄腫は M タンパク量, 腎機能, 貧血, 高カルシウム血症, 骨融解病変の有無によって I〜III の臨床病期に分けられる. 通常治療の対象となるのは symptomatic な Stage II〜III 期である.

メルファラン (0.15 mg/kg/日) と PSL (60 mg/日) の連日 7 日間投与を 6 週間ごとに繰り返すのが標準的治療である. メルファランは空腹時に内服し, 2〜3 週後の好中球数が 1000〜1500/μl となるように, その量を調節する.

VAD 療法 (ビンクリスチン 0.4 mg/日とドキソルビシン 9 mg/kg/日を 4 日間持続点滴, 加えてデキサメタゾン 40 mg/日の 4 日間内服. デキサメタゾンは day 9, 17 に繰り返す) の抗腫瘍効果はメルファラン+PSL と同等であ

るが,より早期に効果を期待することができる.原病による腎不全,高カルシウム血症,hyperviscosity などの合併症が認められる場合には,治療の第1選択である.VAD は,メルファラン+PSL に抵抗性となった症例の salvage 療法としても有効である.

55歳以下の症例で HLA 適合血縁者ドナーがいれば同種骨髄移植を選択することができ,60歳以下であれば自家末梢血幹細胞移植が可能である.自家移植を行う可能性がある場合には,造血幹細胞への傷害を避けるためにアルキル化薬を治療に用いることは避ける.移植の適応は移植専門医にコンサルトすることが望ましい.

すべての症例に骨病変の予防,進行の遅延を目的に4週間ごとにパミドロネート(アレディア®)(90 mg を生理食塩水 500 ml に溶解し3時間かけて点滴)投与する.

solitary plasmacytoma,骨融解に伴う局所的疼痛,髄外腫瘍による脊髄圧迫症状に対しては局所放射線療法(2〜3 Gy/日,総量 30 Gy)を行う.

C. 支持療法

1) 感染予防

i) 好中球減少状態での感染症の予防: 比較的急速に好中球減少(500/μl<)状態となり,それが1週間以上続くと予想される場合には,

① 医療従事者は患者に接する前に必ず流水で十分に手洗いを行う.

② 患者にはうがい,手洗いを励行し,状態が許すかぎりシャワーにて体の清潔を保つようにする.

③ 加熱食とする.

シプロフロキサシン(600 mg/日内服)およびフルコナゾール(100 mg/日)内服による感染予防は,耐性菌の colonization や感染症の機会を増すので,個々の症例で適応を検討しルーチンに行うべきではない.

ii) immunoglobulin (Ig) の予防的投与: Ig の予防的投与が有効と考えられるのは common variable immune deficiency の患者であり,150 mg/kg/日の Ig を4週間ごとに投与する.これ以外の場合には Ig の予防投与は一般的には用いるべきではない.

iii) *Pneumocystis carinii* 肺炎(PCP)の予防: ステロイドの長期大量投与が行われる場合,原疾患によって細胞性免疫が著しく障害されている場合(ATL など)にはトリメソプリム・サルファメトキサゾール(TMP/SMZ)

(バクタ®) 4錠/日を週に2日間内服させる.

iv) *Mycobacterium* の予防: 結核の既往があり,その治療が不十分であった症例,あるいは PPD 陽転時にイソニアジド (INH) の予防的投与を受けていなかった症例に,①ステロイド長期大量投与を行う場合,あるいは,②細胞性免疫が著しく障害される疾患が起こった場合は,INH 300 mg/日内服を行う.

v) 感染症の予防としての G-CSF の適応: 以下の場合に G-CSF の投与を適応とする.

① 40％以上の症例に febrile neutropenia が起こる強力な化学療法後.

② 原病,以前の化学療法などによって,すでに好中球減少状態にある患者に化学療法を行う場合.

③ 開放創などの感染巣となる可能性が高い病変,活動性の感染症がすでに存在する患者に化学療法を行う場合.

④ 以前に febrile neutropenia を起こしたことのある化学療法を繰り返す場合.

⑤ 造血幹細胞移植後の造血回復促進,あるいは生着不全の治療.

2) febrile neutropenia への対応

好中球減少時に 38℃以上の発熱 (febrile neutropenia) を認めた場合には,血液培養を 30 分間隔で 2 回 (静脈カテーテルの入っている場合は末梢血管とカテーテルの両方から検体を提出する),加えて便 (下痢のある場合),感染巣と考えられる部位よりの培養を早急に提出する.つぎに,培養の結果を待つことなく,速やかに抗生物質の投与を開始する.十分量の bacteriocidal な抗生物質 1〜2 剤を投与する.具体例を示す.

① 単剤投与:第 4 世代セフェム系 (セフェピーム®) か,カルバペネム系の抗生物質.

② 併用投与:アミノ配糖体系 (ゲンタマイシンかアミカシン)+βラクタム系抗生物質 (ピペラシリン),βラクタム系抗生物質 2 剤 (ピペラシリン+セフタジジム).

各施設で分離される菌の頻度が異なるので,それを参考に薬剤を選択することがたいせつである.

バンコマイシンは,①重症のカテーテルに伴う感染症,②すでに MRSA の colonization がありその感染症が強く疑われる場合を除いて,最初から投与しない.また投与開始後もバンコマイシンを必要とする起因菌が同定されなければ中止する.

抗生物質は原則として好中球数が≧500/μl に回復し，その他の感染防御機構（粘膜傷害など）が完全に修復されるまで投与する．

投与開始後に，①下熱が認められない，②下熱後に再度発熱が認められ，好中球数の回復にはなお時間がかかると考えられる場合には，培養を繰り返し抗生物質の変更あるいはアムホテリシン B（AMPH-B）の追加投与を検討する．AMPH-B は 1 mg の投与で，アナフィラキシーが起こらないことを確認した後で，0.1 mg/kg/日より点滴静注を開始し，2〜5 日で維持量（0.5〜1.0 mg/kg/日）とする．

①副鼻腔炎がない，②胸部 X 線で新たな浸潤影の出現がない，③ *C. glaburata*，*C. kruseii*，*Aspergillus* などの真菌の分担頻度が低い場合は AMPH-B の代わりにフルコナゾール（FCZ）（400 mg/日）の投与を行ってもよい．

解熱薬の投与：抗生物質などの効果を判定するために熱型を観察していくことはたいせつであるが，発熱が患者にとって不利益となる場合（心不全の合併，体力消耗が著しい場合など）には解熱薬（アセトアミノフェン）の投与を行う．ただし，非ステロイド系解熱薬は原則として使用しない．

3） 化学療法の副作用/合併症に対する対策

 i） 嘔吐： シスプラチン，ダカルバジン，アントラサイクリン系抗癌薬の投与，そのほか抗癌薬の大量投与前には制吐薬（グラニセトロン：40 mg を 30 分かけて点滴）を予防的に投与し，症状に合わせて適宜追加投与を行う．

 ii） 口内炎： 口腔内の清潔の保持に努め，疼痛に対しては，局所麻酔薬（キシロカインビスカス® など）やモルヒネの持続静注によって対応する．経口採取が十分でなくなった場合は，組織修復に必要なカロリー補給のために IVH を行う．

 iii） hyperleukocytosis： 白血病細胞が急速に末梢血中に増加し，急性骨髄性白血病では 75000/μl，慢性骨髄性白血病では 250000/μl をこえると脳出血，ARDS などの致命的な微少循環障害が起こる．急性前骨髄球性白血病に対する ATRA 治療後にも同様の症状が起こることがある（ATRA 症候群）．リンパ系腫瘍では起こりにくい．早急に化学療法を開始することが治療の第 1 選択であるが，緊急の場合は cell separator を用いて leukapheresis を行う．

 iv） 高カルシウム血症： 成人 T 細胞性白血病や多発性骨髄腫で認められることが多い．原病の治療に加えて生理食塩水の輸液と利尿薬（フロセミド）の投与，パミドロネート（アレディア®）90 mg の点滴を行う．造血器腫瘍で認められる高カルシウム血症にはステロイド投与も有効である．

v） 腫瘍融解症候群（tumor lysis syndrome：TLS）： 腫瘍量が著しく多い，化学療法に非常によく反応する腫瘍（Burkittリンパ腫などのリンパ系腫瘍）を治療する場合は，利尿薬と水分補給（2000～2500 ml/m²/日）により十分な利尿を確保し，アロプリノール（ザイロリック®）300 mg/日を投与し，TLSを予防する．治療開始後2～3日は患者の状態と尿量のチェック，血液検査を頻回に行い，電解質，代謝異常の補正をはかる．TLSは同時にDICを併発しやすいのでその予防，治療も必要である．

vi） 出血，感染症については別項参照．

4） erythropoietin（Epo）

腎不全以外にも貧血の治療として多くの疾患病態でその有用性が検討されてきたが，反応は内因性Epo産生量，骨髄機能，鉄の貯蔵量によって大きく異なる．

cost-effectivenessの面からみて，Epoの治療は内因性Epoの産生が不十分な場合（血清Epo値が＜100 mU/ml，または貧血の程度から予測されるEpo値を下回る，O/P ratio＜0.9）に適応とする．

11.3 止 血 異 常

A. 止血異常の評価

出血傾向を呈する患者を診察する機会はどの分野の診療においても少なからず存在する．詳細な問診と診察が重要であることはいうまでもないが，最終的には出血凝固系の検査により診断する．止血に関与する4大因子は，①血管（血管内皮細胞と内皮下組織），②血小板，③血液凝固因子，④線溶因子である．したがって出血傾向の原因も血管異常，血小板異常，凝固異常，線溶異常に大別できる．

実際の診断には，まず血小板の異常について血小板数と出血時間を，凝固異常についてAPTT（活性化部分トロンボプラスチン時間），PT（プロトロンビン時間），フィブリノゲンを測定する．これらスクリーニング検査により出血性疾患をおおまかに分類し，さらに二次検査により疾患を特定する．

1) 問診と身体所見

現病歴の他に既往歴として患者の過去の出血傾向の有無（抜歯，出産，その他の手術時の止血状況），薬剤の使用の有無，家族歴（出血症状，新生児死亡，脳梗塞，脳出血および血族結婚の有無など）を中心に聴取する．身体学的所見も重要で，出血斑によりおおまかな原因が示唆されることもある．すなわち，凝固因子の異常では出血斑は大きく，大関節内出血，筋肉内出血など大出血も珍しくないが，血小板および血管の異常では凝固因子の異常に比べ出血斑は小さく大出血はまれである．

2) 出血傾向を認める患者のスクリーニング検査

血小板数，APTT，PT，フィブリノゲン，出血時間（IVY法），その他（FDP，肝機能，腎機能，タンパク分画，Ig）を測定する．これらにより，大きく6つのカテゴリー（図17）に分類する．スクリーニングがすべて正常なら，血管異常（Henoch-Schönlein purpura など）や線溶亢進（FDP，PIC，プラスミノーゲン，α_2PI などを参考にする），XIII因子欠乏症（血漿XIII因子が正常の1％以下）を疑う．

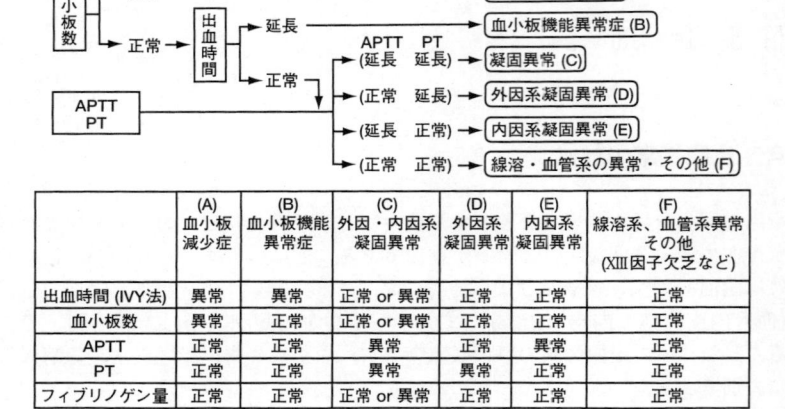

	(A) 血小板減少症	(B) 血小板機能異常症	(C) 外因・内因系凝固異常	(D) 外因系凝固異常	(E) 内因系凝固異常	(F) 線溶系，血管系異常その他（XIII因子欠乏など）
出血時間 (IVY法)	異常	異常	正常 or 異常	正常	正常	正常
血小板数	異常	正常	正常 or 異常	正常	正常	正常
APTT	正常	正常	異常	正常	異常	正常
PT	正常	正常	異常	異常	正常	正常
フィブリノゲン量	正常	正常	正常 or 異常	正常	正常	正常

図17 スクリーニング検査による出血，凝固異常の分類

3) 出血性疾患の二次検査

スクリーニング検査による暫定的診断に基づき，以下の手順で診断を進める．

i) 血小板減少症: まず, 偽性血小板減少症を除外する. 塗抹標本で血小板数を確認するかクエン酸加採血で血小板数を算定する. 骨髄穿刺で巨核球以外に異常がなく, 巨核球数が正常または増加のとき, 消費または破壊の亢進あるいは分布の異常と診断される. この場合, 脾腫の有無, PAIgG, 抗核抗体, 末血塗抹標本で破砕赤血球, FDP を調べる. 薬剤服用歴はもっとも重要である.

ii) 血小板機能異常症: まず, 血小板凝集能, 血小板粘着能 (血小板停滞率), von Willebrand 因子抗原 (vWF:Ag), von Willebrand 因子リストセチンコファクター活性 (vWF:RCo) を検査する. 一般に血小板機能検査は, 薬剤中止後1週間以上経過してから行う.

iii) 凝固異常症 (図18): APTT, PT ともに延長する場合はまず肝障害, DIC, 抗生物質 (とくにセファロスポリン系) やヘパリンの使用の有無を考える. これらが除外されたら凝固因子測定と循環抗凝血素の存在をみる.

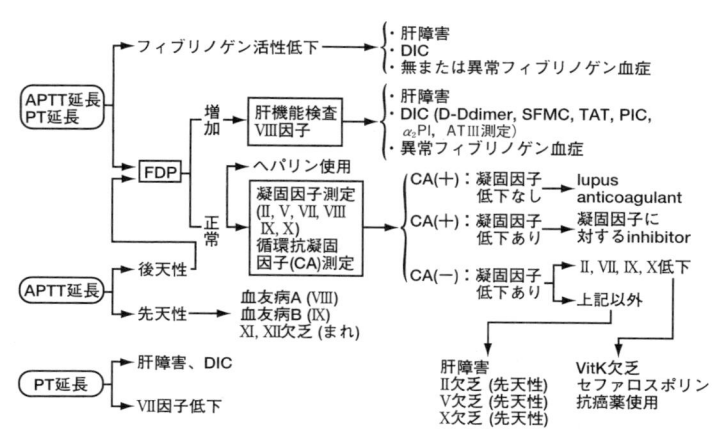

図18 凝固異常の診断

B. 血小板の異常とその治療計画

1) 特発性血小板減少性紫斑病 (ITP)

a) 診 断

ポイントは, 血小板減少をきたす基礎疾患を除外することである. すなわち検査所見上, 血液学的検査において血小板減少のみが唯一の異常所見で, 赤血

球,白血球は,数,形態ともに正常であり(出血による鉄欠乏性貧血の合併を除く),骨髄所見は低形成を認めず,巨核球数が正常〜増加で,赤芽球,顆粒球系の数や形態異常を認めないことである.免疫学的異常(血小板結合性 IgG〈PAIgG〉の増加やリンパ球サブセットの異常など)は診断の参考となるが診断根拠とはならない.

b) **治療**

治療の原則は,出血傾向の改善を治療目的とする.すなわち出血傾向がなければ血小板数が安定して $2\sim 3$ 万$/\mu l$ ならば治療目標達成と考える.ただし消化管や膀胱などの粘膜出血の場合は,必ず治療を必要とする.患者には外傷や外科手術の際には特別の注意と治療が必要であることを十分説明する.また,薬剤投与は種類を問わずなるべく控える.難治例,とくにステロイドや脾摘にまったく反応しない例では,診断をいま一度確認する.すなわち MDS などの可能性を除外する.

厚生省特定疾患特発性造血障害調査研究班のプロトコールを図 19 に示す.原則は,第 1 選択は副腎皮質ホルモン(1 mg/kg を 4 週間投与し,以降 5〜10 mg/1〜2 週で減量する),第 2 選択は脾摘(発病後 6 か月は行わない.永続的寛解率は約 50 %である),第 3 選択は免疫抑制薬である.このほかに一過性に血小板増加が必要な場合(抜歯,カテーテル検査,摘脾手術など)γ グロブリン大量療法が行われる.インタクトタイプの γ グロブリンを静注する.方法は 400 mg/kg/日の点滴静注を 5 日間連続して行う.80〜90 %に血小板上昇をみる.数週以内に血小板数は元のレベルにもどるので,手術は 5 日間の点滴静注終了直前〜直後に予定するとよい.

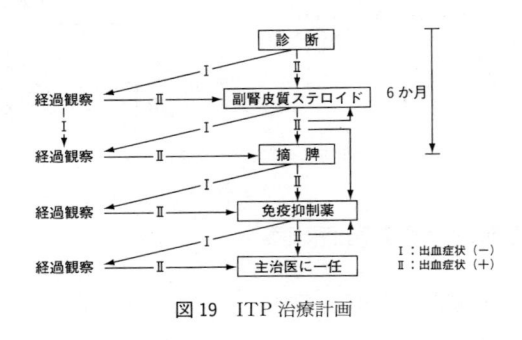

図 19 ITP 治療計画

2) TTP/HUS

血栓性血小板減少性紫斑(thrombotic thrombocytopenic purpura:TTP,

成人に多い）は溶血性尿毒症症候群（hemolytic uremic syndrome：HUS, 小児に多い）と前面に立つ臨床所見で異なるが, 共通の病態生理機構が想定されている. すなわち病理学的に細小動脈, 毛細管に微小血栓を認め, 血管内皮細胞の機能障害, とくに抗血栓性の喪失が何らかの機序で発生しているものと思われる（thrombotic microangiopathy：TMA）. 血管炎の所見は認めない. 基礎疾患として SLE, PN, RA や Sjögren 症候群などの膠原病を有するもの, 病原性大腸菌毒素（O-157 のベロ毒素など）などが原因となるもの, また抗癌薬（マイトマイシン C など）や骨髄移植後に発症するものがあるが, 原因不明のことも多い.

a) 診 断

3 主徴は血小板減少性紫斑病, 微小血管症性溶血性貧血（microangiopathic hemolytic anemia：MHA）と多彩な精神神経症状であり, これに発熱と腎症を加えて 5 主徴とよぶ. 症状としては 5 主徴のほかに, ときに腹痛などの消化器症状や関節痛, 筋肉痛を認めることがある. 臨床検査では末梢血に破砕赤血球（red cell fragmentation）を認めることがとくに重要で, これがみられない場合 TTP は否定的である. このほか溶血の所見（網状赤血球増加, 間接ビリルビン上昇, ハプトグロビン消失）をみるが凝固系（APTT や PT）は通常正常で FDP の上昇もわずかであることが DIC との決定的な相違である（凝固系の関与は少ない）. また, Coombs テストや抗核抗体は通常陰性である.

b) 治 療

比較的軽症の場合, 正常血漿（FFP など）輸注が奏効する場合もあるが, 重症例では血漿交換療法が主体となる. FFP は 8 ml/kg/日を連日投与して反応がみられればテーパリングする. 血漿交換療法は初回治療として循環血漿量の 1.5 容量を最初の 3 日間行い, 第 4〜9 病日には循環血漿量の 1 容量を 4 日間行う. しかし, 難治性再発性のことも多い. 副腎皮質ステロイドや, 微小血栓の改善を期待した抗血小板療法（アスピリン, ジピリダモールなど）が用いられることもある. 血小板輸血は通常禁忌である.

C. 凝固異常とその治療計画

1) 血 友 病

血友病 A は第Ⅷ因子が, 血友病 B は第Ⅸ因子が先天的に欠乏する疾患である. 出血症状は凝固障害のため深部出血が多く, 関節内, 筋肉内, 頭蓋内, 腎

出血などがみられる．第Ⅷ因子活性が≦1％を重症，1～5％を中等症，5％をこえる場合を軽症とよぶ．

a) 血友病A

欠損凝固因子の補充が基本である．軽症ではDDAVP（デスモプレシン）が有効であり，0.2～0.4 μg/kgを点滴静注する．効果は数時間持続するが，連日反復投与で効果は減弱する．補充療法は自発性または外傷による出血や，外科手術，抜歯などが適応となる．出血がない場合の予防的投与は，明らかに出血が予想される場合を除いて通常行わない．投与量は血中第Ⅷ因子レベルの目標を設定して行う．目標レベルは，皮下粘膜下出血で10～20％，関節筋肉内出血で20～40％，重篤な出血（腹腔内，頭蓋内，大血腫など）でははじめ50～100％，止血するまで20～50％，小手術では当日翌日50％，治癒まで30％程度，大手術では当日翌日で100％，治癒まで30～50％程度である．これらを達成するための1回輸注量（U/kg）の目安は，1/2×目標％である．たとえば目標レベルが40％であれば，20 U/kgを1回で投与する．製剤としてはクロスエイトM®，コージネイト®などがある．しばしば第Ⅷ因子抑制物質（インヒビター）が出現し輸注製剤の効果を減弱喪失させる．この場合バイパス療法としてプロトロンビン複合体製剤を用いるが，詳細は成書を参照されたい．

b) 血友病B

基本的に血友病Aと同様の基準で治療を行う．製剤としてはノバクトM®，クリスマシン-M®，ノバクトF®などがある．

2) DIC

a) 診 断

基礎疾患の存在，臨床症状や血液凝固学的検査所見から総合的に行う．検査所見では血小板数や活性化部分トロンボプラスチン時間（APTT），プロトロンビン時間（PT），プラスミノーゲン，アンチトロンビンⅢ（ATⅢ）など消費によって低下するマーカーに比べ，血小板活性化マーカー，凝固亢進マーカー（FDPおよびD-ダイマー，トロンビン-アンチトロンビンⅢ複合体（TAT）など）や線溶亢進マーカー（プラスミン-α_2プラスミンインヒビター複合体（PIC））は，より早期に異常を呈するものと考えられる．このなかでもっとも重要なのはFDPおよびD-ダイマーの上昇であり，これがみられない場合DICは否定的である（DICの病態の中心はトロンビンの生成とそれに伴うプラスミンの作用である）．しかし，これらの上昇はDICの診断の十分条件ではない．表62に厚生省の診断基準を記載した．

表62 厚生省特定疾患血液凝固異常症調査研究班のDIC診断基準

I. 基礎疾患　　　　　　得点
　　あり　　　　　　　　1
　　なし　　　　　　　　0

II. 臨床症状
　1. 出血症状（注1）
　　あり　　　　　　　　1
　　なし　　　　　　　　0
　2. 臓器症状
　　あり　　　　　　　　1
　　なし　　　　　　　　0

III. 検査成績
　1. 血清FDP値（μg/ml）
　　　40≦　　　　　　　3
　　　20≦　　＜40　　　2
　　　10≦　　＜20　　　1
　　　10＞　　　　　　　0
　2. 血小板数（×10^3/μl）（注1）
　　　50≧　　　　　　　3
　　　80≧　　＞50　　　2
　　　120≧　＞80　　　 1
　　　120＞　　　　　　0
　3. 血漿フィブリノゲン濃度（mg/dl）
　　　100≧　　　　　　 2
　　　150≧　＞100　　　1
　　　150＜　　　　　　0
　4. プロトロンビン時間
　　時間比（正常対照値で割った値）
　　　1.67≦　　　　　　2
　　　1.25≦　＜1.67　　1
　　　1.25＞　　　　　　0

IV. 判定（注2）
　1. 7点以上　　　DIC
　　 6点　　　　　DICの疑い（注3）
　　 5点以下　　　DICの可能性少ない
　2. 白血病その他注1に該当する疾患
　　 4点以上　　　DIC
　　 3点　　　　　DICの疑い（注3）
　　 2点以下　　　DICの可能性少ない

V. 診断のための補助的検査成績，所見
　1. 可溶性フィブリンモノマー陽性
　2. D-Dダイマーの高値
　3. トロンビン-アンチトロンビンIII複合体の高値
　4. プラスミン-α_2プラスミンインヒビター複合体の高値
　5. 病態の進展に伴う得点の増加傾向の出現，とくに数日内での血小板数あるいはフィブリノゲンの急激な減少傾向ないしFDPの急激な増加傾向の出現
　6. 抗凝固療法による改善

VI. 注1：白血病および類縁疾患，再生不良性貧血，抗腫瘍薬投与後など骨髄巨核球減少が顕著で，高度の血小板減少をみる場合は血小板数および出血症状の項は0点とし，判定はIV-2に従う．
　注2．基礎疾患が肝疾患の場合は以下の通りとする．
　　a．肝硬変および肝硬変に近い病態の慢性肝炎（組織上小葉改築傾向を認める慢性肝炎）の場合には，総得点から3点減点したうえで，IV-1の判定基準に従う．
　　b．劇症肝炎および上記を除く肝疾患の場合は，本診断基準をそのまま適用する．
　注3．DICの疑われる患者でV．診断のための補助的検査成績，所見のうち2項目以上満たせばDICと判定する．
VII. 除外規定
　1．本診断基準は新生児，産科領域のDICの診断には適用しない．
　2．本診断基準は劇症肝炎のDICの診断には適用しない．

b) 治療

　治療の原則は，その基礎疾患の治療を行うことであり，DICのトリガーとなる原因を除去することのみで対応できることも少なくない．しかし，病態が進み，微小血栓による臓器症状や出血症状が明らかになったときは，その病態に応じて抗凝固療法，補充療法が必要となる．

　i) 基礎疾患の治療：　もっとも重要である．しかし根治が望めない癌や，重症感染症などでは以下に述べる治療が必要となることが多い．

　ii) 補充療法：　消耗性凝固障害による出血症状が主体をなしているときは，補充療法が重要である．濃厚血小板を血小板数 $3 \times 10^4/\mu l$ 以下にならないように，また，新鮮凍結血漿をフィブリノゲン値が80〜100 mg/dl 程度を目安にそれぞれ補充する．

　iii) 抗凝固療法：　ヘパリン，低分子ヘパリンを用いる．ヘパリンはAT IIIと複合体を形成し，その抗トロンビン作用，抗Xa作用を増強することで抗凝固作用を呈するので，AT IIIが低値を示すときはその補充を必要とする．近年，比較的低用量が使用されることが多く，持続点滴で5 U/kg/時（5000〜10000 U/日）を用いる．AT IIIは70％以上となるよう1500倍/日を投与する．消化管出血，脳出血などがある場合は禁忌であり，血小板減少を伴うときは血小板輸血も同時に行う．出血副作用が心配される場合や比較的軽度で慢性の経過をとるDICではタンパク分解酵素阻害薬であるメシル酸ガベキサート，メシル酸ナファモスタットが好んで使用される．投与量は前者で1〜2 mg/kg/時，後者で0.1〜0.2 mg/kg/時である．これらの薬剤の効果はAT III濃度に依存しない．

　iv) 抗線溶薬：　抗線溶薬は原則として使用しない．しかしFDPが著明に高値で，線溶系の亢進が顕著で出血傾向のコントロールが困難かつ血栓による臓器症状が認められないときは，トラネキサム酸を投与することがある．し

かし,血栓の発生に十分注意する必要がある.

D. 止血異常をもつ患者の外科的処置への対応

出血傾向を有する患者の手術は日常頻回に遭遇する.この場合,まず表63に従って,手術の種類により出血のリスクを分類する.ここでは代表的な病態である血小板減少症と肝機能障害,それに抗凝固薬投与中の患者についてのみ述べる.詳細は成書を参照されたい.

表63 手術の出血のリスク評価

リスク	手術の種類	例
低	vital organ 以外 手術創が体表に限られる 手術創が小さい	リンパ節生検 抜歯
中	vital organ が含まれる 体の深部にかかわる術創 手術創が大きい	開胸術 開腹術 乳房切除
高	出血が手術結果を悪化する場合 出血が高頻度で起きる	脳外科手術,眼科手術, 心肺手術,前立腺手術, 止血のための手術

1) 血小板減少症

手術に必要な血小板数は低リスク手術で $50000/\mu l$,中リスク手術で $75000/\mu l$,高リスク手術で $100000/\mu l$ を目安にする.

2) 肝機能障害

肝障害による出血傾向の原因として凝固因子産生低下,異常フイブリノゲンの産生,血小板減少,血小板機能異常があげられる.対応としては PT 延長が正常対照の3秒以内(PT>50%)かつ低または中リスク手術の場合無治療,PT 延長が正常対照の3秒以上(PT<50%)または高リスク手術の場合新鮮凍結血漿(FFP)輸注,を原則とする.

3) 抗血小板薬,抗凝固薬投与中の患者

i) アスピリン: 予定手術の場合,アスピリンを手術1週間前に中止する.緊急手術ではほかに止血異常がない場合はそのまま,あればそれを是正し,かつ血小板輸血を行う.

ii) ヘパリン： 通常の製剤ではヘパリンの血中半減期は 2 時間以下である．予定手術で低または中リスク手術なら低用量ヘパリン（5 U/kg/時）に切り替える．高リスク手術なら 6〜12 時間前にヘパリンを中止する．緊急手術で低または中リスク手術なら低用量ヘパリン（5 U/kg/時）に切り替える．高リスク手術ならヘパリンを中止し硫酸プロタミン 1 mg/100 U ヘパリンを投与する．

iii) ワルファリン： 予定手術で低または中リスク手術なら PT を 15 秒以下または正常対照との時間差 3 秒以内とする．高リスク手術ならヘパリンに変更する（「ヘパリン」の項参照）．緊急手術で低リスクならワルファリンを中止のみ，中リスク手術ではワルファリンを中止し FFP を輸注し PT<15 秒とする．高リスク手術ではワルファリンを中止しビタミン K を投与し PT>50％ とする．

12. リウマチ

A. リウマチ治療の基本

1) リウマチ性疾患とは

リウマチ性疾患とは運動器（関節・筋・骨・靱帯・腱など）の痛みとこわばりをきたす疾患をいう。このなかには変形性関節症、感染性関節炎、結晶性関節炎（痛風など）、神経障害（Charcot関節など）、腫瘍など多数の疾患が含まれる。内科領域でとくに問題となるのは慢性関節リウマチ（RA）を代表とする広範性結合組織病（膠原病、膠原病関連疾患）で、本稿ではこれらの疾患を中心に述べる。

2) 治療の基本的な考え方

広範性結合組織病の治療は基礎療法、内科的治療、外科的治療からなる。病態と治療の関連を図20に示す。

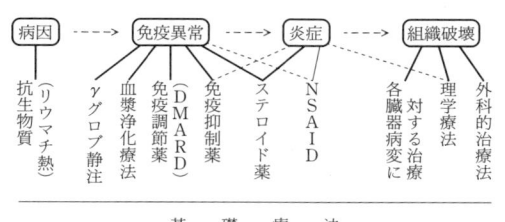

```
病因 ---→ 免疫異常 ---→ 炎症 ---→ 組織破壊
 │        │   │   │    │   │     │    │
抗(       γ 血 免 免    ス N    各 理   外
生リ      グ 漿 疫 疫    テ S    臓 学   科
物ウ      ロ 浄 調 抑    ロ A    器 療   的
質マ      ブ 化 節 制    イ I    病 法   治
 チ       リ 療 薬 薬    ド D    変          療
  熱      ン 法 ( (     薬       に          法
  )      静    D 免                対
         注    M 疫                す
               A 抑                る
               R 制                治
               D 薬                療
               )  )
─────────────────────────────────
          基　礎　療　法
```

図20　広範性結合組織病の病態と治療

広範性結合組織病の病因の多くは不明で、原病に対する治療の目標は、免疫異常の改善、炎症の軽減が中心となる。この目的のために副腎皮質グルココルチコイド薬（ステロイド薬）、非ステロイド抗炎症薬（NSAID）、免疫抑制薬、免疫調節薬が用いられる。ほかに血漿浄化療法やγグロブリン大量静注療法がある。近年、抗サイトカイン抗体などより特異的な治療法の開発もさかんだが、一般臨床に応用されるには至っていない。これらの治療法のなかでどれを選択するかの基準は、治療に伴うメリットとデメリットのバランスにある。

ステロイド薬は抗免疫, 抗炎症作用は強力だが, 副作用もまた重大である. したがって, 全身投与の適応は, ①生命予後に影響する病変がある, ②重大な機能障害を残す危険がある, ③日常生活動作が高度に障害され, ほかの治療で改善できない場合に限られる. 同時に, その疾患 (病態) に本薬の有効性が客観的に評価されていることが必要条件となる.

免疫抑制薬は効果の発現が遅く, 治療効果の評価が困難な場合が多いこと, また, 悪性腫瘍の発生など重大な副作用があることから, その適応は, ステロイド薬を用いるべき病態があり, ステロイド薬が無効か副作用のため継続困難な場合に用いるのが原則である. ただし, 免疫抑制薬の有効性がステロイド薬単独にまさることが明らかな場合は, ステロイド薬に先行して, あるいは併用して第1選択薬となる. Wegener 肉芽腫症, Behçet 病 (眼病変), RA, 乾癬性関節炎などである.

NSAID の長期投与に伴う副作用はステロイド薬, 免疫抑制薬に比べ少なく, したがって, その適応はこれらの薬剤に比べ広い.

免疫調節薬は主として RA に用いられる. RA の自然経過を変えうる薬剤として重要な位置をしめ, DMARD (disease modifing anti-rheumatic drugs) とよばれる. 強皮症 (SSc) や強直性脊椎炎などでも有効性が認められる.

血漿浄化療法の効果は一過性だが, 緊急に病態を改善する必要があるときには有力な治療法となる. 大量 γ グロブリン静注療法も多発性筋炎・皮膚筋炎などで有効性を認める論文が多い. しかし, 生物製剤で高価であることなどから, 有用性の評価や症例の選択は慎重でなければならない.

炎症の結果生じる組織障害に対する治療も重要で, 理学的治療, 各臓器障害に対する薬物療法, 外科的治療法が含まれる.

3) ステロイド薬

a) 種 類

リウマチ性疾患の治療には合成ステロイド薬 (表64) を用いる. 合成ステロイド薬を用いるおもな理由は鉱質コルチコイド作用が減弱されていることである. また, cortisol に較べ作用時間が長く, 効果も強い. 経口投与ではプレドニゾロンが多く用いられる. 使用経験が豊富であるうえに, 効果の持続や, 効力が中等度で用いやすい. メチルプレドニゾロン, デキサメタゾン, ベタメタゾンもよく用いられる. 外用薬や関節内注射などの局所投与の際には, 吸収や, 局所での残留などの点からそのほかの種類のステロイド薬も繁用される.

b) 作用機序

ステロイド薬は生体のほとんどあらゆる組織に作用する. その作用の多くは

表64 ステロイド薬の種類

種類	一般名	半減期		力価	
		血漿 (分)	生物学的 (時間)	グルココルチコイド活性 (相当量)	鉱質コルチコイド活性 (相当量)
short acting	ヒドロコルチゾン	90	8〜12	1	1
	コルチゾン	90	8〜12	0.8	0.8
intermediate acting	プレドニゾロン	200	18〜36	4	0.8
	メチルプレドニゾロン	200	18〜36	5	0
	トリアムシノロン	200	18〜36	5	0
long acting	パラメタゾン	300	36〜54	10	0
	ベタメタゾン	300	36〜54	30	0
	デキサメタゾン	300	36〜54	30	0

細胞質受容体との結合を介すると考えられている．本薬の薬理作用には抗腫瘍作用，脳浮腫改善作用などさまざまなものがあるが，リウマチ性疾患では抗免疫，抗炎症作用が期待される．本薬は病気の根本原因を治しているわけではないが，免疫異常や炎症の過程を抑制し，不可逆的な内臓病変の進行を防止することにより生命予後の改善に役立つのである．

c) 副作用

感染（易感染性，日和見感染，難治性，不顕性），精神障害，眼（白内障，緑内障），消化性潰瘍，糖代謝異常，高脂血症（動脈硬化の進展），骨（オステオポローシス，無菌性骨壊死症）はとくに重要である．なかでも，近年，少量でも長期にわたってステロイドを服用する例が多く，オステオポローシスと動脈硬化の進展は大きな問題となる．Cushing徴候（中心性肥満など）は目に現れる症状であり，ステロイド薬開始に当たって，その出現について十分に説明しておく．

副作用予防のため，感染予防，食事（食欲亢進に伴う体重増加，糖代謝異常・高脂血症・オステオポローシス予防のため適切なカロリー，動物性脂肪制限，高カルシウム摂取）に注意する．胃粘膜保護薬や活性化ビタミンD製剤の併用も行う．近年，オステオポローシスに対するエチドロン酸二ナトリウムの有効性が明らかになり，ステロイド誘発例にも効果がある．

副作用早期発見のため定期的に眼科診察を行う．無菌性骨壊死症の早期診断にはMRI検査が有用である．感染や精神障害などでは原病に伴う症状との鑑別がしばしば問題となる．

重大な副作用が出現した場合には，対症的な治療を行うとともに，ステロイド薬の早期の減量をはかる．しかし，原病の病態や，疾患活動性からただちに減量することが困難で，苦慮することが少なくない．まず，免疫抑制薬や血漿

浄化療法などほかの治療法を併用する．ステロイド薬の種類の変更も一法である．

d) 投与法

画一的な使い方はなく，それぞれの疾患，症例で用いるべき方法（種類，量，投与手段，期間）は異なる．全身的な効果を期待するときは全身投与を行う．経口投与と経静脈投与の投与量は同等である．局所投与は局所に高濃度のステロイドを作用させることができる一方，全身的な副作用の軽減がはかれる．

リウマチ性疾患ではまずはじめに必要にして十分な量（それぞれの疾患で経験的に認められた標準量があるが，実際の臨床の場では疾患活動性，患者背景などから総合的に判断する）を1日複数回に分け投与する．疾患活動性を抑制した後は徐々に（1～2週間に10％程度）減量するとともに，1日1回，隔日投与へ切り替える．投与量は一般に大量（プレドニゾロン 50 mg 以上/日），中等量（20～50 mg），少量（20 mg 以下）に分けられる．

特殊な投与法にステロイドパルス療法がある．本療法では超大量のステロイド（メチルプレドニゾロンで500～1000 mg程度）を短期間（3日連続）1時間以上かけて点滴静注する．鉱質コルチコイド作用がより小さいメチルプレドニゾロンが用いられる．はじめ全身性エリテマトーデス（SLE）腎症で行われ，当初は従来のステロイド大量投与で無効な例に有効なことが強調された．しかし，この点はその後の比較研究で確認されていない．むしろ，パルス療法の利点はより早く病態を改善させることによりその後のステロイド総投与量を減らし，総体的な副作用の軽減がはかれる可能性のあること，また，投与量が不十分なため効果が得られない可能性を除外できることが考えられる．パルス療法に伴う副作用は意外に少ないとされるが，本療法を契機に感染症，消化管出血，高度な糖代謝異常などをきたす例も経験され，その適応の判断は慎重であるべきである．

隔日投与法はステロイド薬を1日おきに，朝1回投与するもので，ステロイドの代謝に対する作用は24時間しか持続しないが，薬理作用は48時間持続するという考えに基づく．この結果，副作用を軽減する一方，治療効果の得られることが期待される．この際，intermediate acting の薬剤を用いる．本療法は副作用は確かに少ないが，活動期の病変に対する治療効果は弱い．リウマチ性疾患では維持療法時に隔日投与に切り替えるのがよい．

表65 NSAID の分類

分類	主要薬剤
サリチル酸系	アスピリン
アニリン系	アセトアミノフェン
アントラニール酸系	メフェナム酸,フルフェナム酸
プロピオン酸系	イブプロフェン,ロキソプロフェン,アルミノプロフェン,ケトプロフェン,ナプロキセン,オキサプロフェン,チアプロフェン酸
フェニール酢酸系	ジクロフェナック,フェンブフェン,アルクロフェナック
インドール酢酸系	インドメタシン,インドメタシンファルネシル,アセメタシン
ヘテロ酢酸系	トルメチン
ピラノ酢酸系	エトドラク
オキシカム系	アンピロキシカム,ピロキシカム
塩基性	チアラミド,メピリゾール,エモルファゾン

4) 非ステロイド抗炎症薬(NSAID)

a) 種類

多くの種類がある(表65).各薬剤の効果や副作用の現れ方は症例により異なり,どの NSAID がもっともすぐれているということはない.ただし,薬剤の種類によって,薬効,副作用にある程度共通した特徴がある.たとえばプロピオン酸系は作用は比較的穏やかで,副作用が少ない.サリチル酸系,インドール酸系,フェニール酢酸系は作用は確実だが,胃腸障害,中枢系などの副作用が比較的強い.ピロキシカム系は半減期が長く,服薬上の利点があるが副作用の点で注意が必要となる.フェナム酸系は鎮痛作用は強いが,抗炎症作用は弱い.非酸系は効果が弱く,リウマチ性疾患には用いない.ただし,こうした特徴は絶対的でなく,同系列でも薬剤により相違がある.近年,副作用の軽減,効果の持続などを目的に,プロドラッグ,徐放剤,腸溶剤なども開発されている.それぞれの系列や剤形のいくつかについて薬効,副作用の特徴を理解し,使い慣れておき,症例に応じ,期待する効果,作用時間,副作用を考慮して取捨選択する.

b) 作用機序

おもな作用機序はアラキドン酸代謝のシクロオキシナーゼ経路を阻害し,プロスタグランジン(PG)生合成の抑制を介すると考えられている.すなわち,炎症の進展には炎症性細胞から産成されるプロスタグランジンが重要で,NSAID はこれを抑制することで炎症を抑えるのである.

本剤は解熱,鎮痛,消炎効果の目的で用いられるが,抗血小板作用もあり,この意味での使用もなされる.

c) 副作用

胃腸障害,腎障害,肝障害,喘息発作の誘発,薬物アレルギーが重要であ

る.これらの副作用の多くはプロスタグランジン生合成の抑制を介しており,薬理効果と表裏の関係にある.近年,プロスタグランジン生合成抑制の臓器選択性や,炎症に関連するシクロオキシナーゼ(COX-2)の選択的抑制により,副作用を減弱させた薬剤も登場している.

消化性潰瘍のある患者への投与は禁忌だが,プロスタグランジン製剤であるミソプロストールを併用すれば投与可能である.ただし,ミソプロストールの閉経前の婦人への投与は原則禁忌である.

d) 投与法

経口薬が多く,注射薬は少ない.坐薬も繁用される.効果が強く,胃腸障害や肝障害が少ない利点がある一方,局所の副作用(下痢,痔疾の悪化など),血圧低下,使用しずらいなどの欠点がある.貼布薬・軟膏などの外用薬も用いられる.複数のNSAIDを同時に投与することはすすめられない.ただし,経口薬と坐薬のように投与方法が異なるときはそれぞれの特徴を生かすかたちで併用される場合がある.

5) 免疫抑制薬
a) 種類

アザチオプリン(AZP),シクロホスファミド(CP),メトトレキサート(MTX),ミゾリビン(Miz),シクロスポリン(CYA)が用いられる.保険適応はCYAのBehçet病眼病変(内服のみ)とMiz,MTXのRA,SLE腎病変である.

一般にAZPに比しCPは切れ味がよいが副作用も強く,MTXはその中間にある印象がある.Mizは副作用は少ない反面,効果も穏やかである.どの免疫抑制薬を選択すべきかは疾患によっても異なる(各疾患の項を参照).

b) 作用機序

AZP,CP,MTX,Mizは核酸代謝阻害薬で,細胞分裂を阻害する.あらゆる組織に作用しうるが,免疫系は免疫反応の際,著明な細胞増殖を伴うためこれらの薬剤の作用を受けやすく免疫抑制効果が現れる.CYAではヘルパーT細胞機能抑制が重要と考えられている.

c) 副作用

易感染性,日和見感染は重要で,ステロイド薬との併用ではとくに注意する.長期服用時には悪性腫瘍発現の可能性がある.共通の副作用としてAZP,CP,MTX,Mizでは骨髄抑制,胃腸障害,催奇性をみる.CPの出血性膀胱炎,MTXの間質性肺炎,肝障害は重要な副作用である.CYAは腎毒性が強く,消化器・中枢神経症状も多い.CYAの副作用は血中濃度依存性

で, 吸収に個人差が大きいため投与時には血中濃度を測定する. なお, AZP はアロプリノールにより作用が増強される.

d) 適 応 (2) 項参照)

当該疾患・病態における免疫抑制薬療法の位置づけ, 個々の患者の重症度, 背景因子を総合し, ほかに有力な治療法がない場合にのみ選択する. 若年者への投与はなるべく避ける.

e) 投与法

経口投与が多い. MTXでは注射も用いられる. CYAは注射薬にショックの危険性があり, 内服投与が原則である. 特殊な治療法としてCP大量間欠投与法がある. CP 300〜1000 mg/m^{2}を3週〜3か月ごとに点滴静注するもので, 副作用が減じ, 効果がすぐれていたと報告された. 出血性膀胱炎の危険を避ける目的でその後1000〜2000 mlの輸液を行う. 有用性の評価は今後に残されている.

6) 免疫調節薬

a) 種 類

注射金剤 (sodium aurothiomalate), ブシラミン, D-ペニシラミン, サラゾスルファピリジン, 経口金剤 (オーラノフィン), アクタリットがある. ロベンザリットは有効性と副作用の関係から現在, 用いられない. 作用機序には不明な点が多い.

b) 副作用

肝・腎障害, 骨髄障害, 間質性肺炎, 胃腸障害, 皮疹など共通した副作用がみられる. 金製剤では発疹の頻度が高く, D-ペニシラミンでは味覚障害や重症筋無力症など他の自己免疫疾患の誘発をみる.

c) 投与法

D-ペニシラミンは吸収の問題から食前投与し, 副作用軽減の目的でビタミンB$_6$を併用する.

B. 慢性関節リウマチ (RA)

1) 症状から診断へのアプローチ

診断のポイントは, ①特徴的な関節病変, ②全身炎症症状など関節外病変, ③血清免疫学的異常, ④急性炎症反応の4点である.

RA患者の大多数は関節痛を主訴に来院する. RAの関節炎の特徴は多発

性，対称性，持続性で，骨破壊を伴い，好発関節がある（とくに手足の小関節）ことである．1時間以上続く朝のこわばりも RA に特徴的である．

活動期には発熱（多くは微熱），全身倦怠感，体重減少などの全身炎症症状を伴うことが多い．また，皮下結節，間質性肺炎，胸膜炎など関節外病変もときに認められる．

検査ではリウマトイド因子を高率（70～80％）に認める．高γグロブリン血症を伴う場合も多い．大多数の例で赤沈，CRP など急性炎症反応を認め，活動性の指標となる．

診断は臨床所見，検査所見を総合して行う．米国リウマチ協会の分類基準は診断の参考となるが，必須なものではない．近年，より早期の RA を診断するための基準の作成が試みられている．RA の診断とともに，どのような RA なのか（活動性，ADL，病期，関節外病変の有無と種類）を正しく評価する．

2) 治 療 法
a) 治療の目標
治療の目標は生活の質（QOL）を高めることにある．このためには疾患活動性を抑制し，将来の機能障害の進展を防止するとともに，日常生活を有意義に，適切に過ごすための医学的・社会的・経済的なケアが必要となる．

b) 基礎療法
患者教育，安静と運動（リウマチ体操，日常生活のありかた），理学療法（温熱，冷却，水治，装具），食事・栄養，が含まれ，いずれも RA 治療の基盤をなす重要な項目である．

c) 薬物療法の原則
RA の経過を改善するための薬（抗リウマチ薬）と，症状を改善するための薬を併用する．前者には DMARD と免疫抑制薬が，後者には NSAID とステロイド薬が含まれる．前者は効果が出るまで1～3か月を要する遅効性の薬剤であるのに対し，後者は時間の単位で効果が現れる即効性の薬剤である．

抗リウマチ薬を用いる際，①効果発現まで時間がかかり，病勢が増強する時期には治療開始後，症状がむしろ強くなる場合のあること，②100％有効な薬はなく，A が無効な場合には B に切り替えるといった試行錯誤的な使用法にならざるをえないこと，③副作用に注意しなければならないことを説明する．

抗リウマチ薬の選択は有効率，副作用，患者背景（活動性の強さ，内臓病変・合併症など）を総合して判断する．筆者の経験では有効性は MTX＞注射金剤＝ブシラミン＝D-ペニシラミン＞サラゾスルファピリジン＝Miz＞経口金

剤＝アクタリットの順で高い．一方，副作用は MTX＞D-ペニシラミン＞注射金剤＝ブシラミン＞サラゾスルファピリジン＝Miz＞経口金剤＞アクタリットの順で強い．AZP と CYA は MTX と Miz の中間にある．MTX とサラゾスルファピリジンは効果発現が比較的早い．抗リウマチ薬は原則として単独投与するが，相加効果を期待して，複数の薬剤が投与されることも少なくない．

対症的治療では NSAID を用いるのが原則である．この場合，坐薬は有用性が高い．

d） RA におけるステロイド療法

RA 一般に対するステロイド薬使用の是非はいまだに議論の対象となっている．従来は用いないのを原則とした．消炎・鎮痛効果は強力だが病気の自然経過を変えるものでなく，減量，離脱が困難で長期使用に伴い重大な副作用が出現するためである．オステオポローシスはことに重要で，実際に，ステロイド薬の長期使用例に病的骨折が生じ，ADL に障害をきたす例は少なくなかった．しかし，近年，少量（プレドニゾロン 5 mg 以下）なら用いてよいとする考えも有力である．抗リウマチ薬により RA の活動性は改善される可能性が高いのだから，効果が現れるまでの間使用すること（橋渡し療法）は QOL 上，有用だとするものである．さらに，ステロイド薬投与例は非投与例に比べ RA 骨病変の進行が有意に少ないという成績も報告され，より積極的な意味で使用を推奨する立場もある．しかし，骨病変の進行の抑制効果はわずかで，少量といっても副作用は無視できないという反論もある．筆者はこれらの点を患者に説明したうえで，原則として用いない．しかし，ADL 上の障害が強く，患者が希望する場合は使用している．

血管炎（悪性関節リウマチ）や間質性肺炎などの重大な関節外症状を伴う場合，Felty 症候群では第 1 選択薬剤となる．

関節内投与は少数の関節に症状が持続している場合や関節症状のため ADL 上での障害が強い場合などでは有用性が高い．少なくとも 1 回/1 月以上の間隔をあける．

e） 薬物療法の実際

ⅰ） 少数関節に滑膜炎の所見を認めるが，まだ RA とは診断しえない症例

処方例）ロキソプロフェン 180 mg/日 経口，分 3，食後．

NSAID で経過観察する．症状が強くなければ貼布薬など外用薬のみで経過をみる．

ⅱ） RA と診断されるが活動性が高くない症例（罹患関節が少数にとどまる例）

処方例）①オーラノフィン 6 mg/日 経口，分 2，食後．

②ロキソプロフェン 180 mg/日 経口, 分 3, 食後.

RA と診断されれば DMARD を用いる. 活動性の軽い例では, オーラノフィン, アクタリットなど比較的副作用の少ない薬剤を用いる. 効果不十分な場合にはほかの DMARD に変更する. 自覚症状が軽ければ NSAID は用いなくてもよい.

iii) RA と診断され活動性が高い例（罹患関節数が多い, 炎症反応が強い）
処方例) ①ブシラミン 200 mg/日 経口, 分 2, 食後.
　　　　　または,
　　　　①金チオリンゴ酸ナトリウム 10～25 mg/週 筋注.
　　　　②ジクロフェナック 100 mg/日 坐薬, 分 2, 朝, 就眠前.

活動性が高い例にはブシラミンか注射金剤を用いる. 無効例はサラゾスルファピリジン（1 g/日 経口, 分 2, 食後）か D-ペニシラミン（200～300 mg/日 経口, 分 2～3, 食前）に切り換える. D-ペニシラミン使用時にはビタミン B_6（60 mg/日）を併用する. RA の関節痛は明け方に強く, 就眠前の NSAID の坐薬が有効である. 症例により, プレドニゾロン 5 mg/日（経口, 分 2, 朝, 夕, 食後）を加える（d 項参照）.

iv) 一般の DMARD で効果が不十分な例
処方例) ① Miz 150～300 mg/日 経口, 分 3, 食後.
　　　　　または,
　　　　① MTX 3.75～15 mg/週 経口, 食後；1.25～5 mg を 12 時間ごとに 3 回.
　　　　②は iii) と同じ.

MTX は効果の確実性は高いが, 間質性肺炎など重大な副作用があり, 一般に他の DMARD の効果が不十分な例に用いられる. より早期の例から用いることの是非は今後の検討課題である. 使用量について筆者は 15 mg/週まで用いうると考えている. 少量から開始し, 副作用・有効性をみながら徐々に増量する. 肝機能障害を高頻度にみるが, 軽度な場合（AST, ALT が正常上限の 2 倍以内）は, 葉酸を併用しながら（5 mg を MTX 最終服用後 48 時間目に投与）継続使用する. Miz, MTX 無効例や, 副作用例では AZP, CYA などほかの免疫抑制薬を試みる.

v) 活動性の間質性肺炎合併例
処方例) プレドニゾロン 30 mg/日 経口, 分 3, 食後.

RA 間質性肺炎にはステロイド薬が比較的有効である. 中等量で効果の現れる例が多い.

vi) 悪性関節リウマチ（全身性動脈炎型）

処方例) プレドニゾロン 50～60 mg/日 経口，分3，食後．

悪性関節リウマチは血管炎をはじめとする関節外症状を認め，難治性もしくは重篤な臨床病態を伴うRAと定義される．全身性動脈炎型と末梢動脈炎型に分けられる．前者は内臓諸臓器に血管炎が生じる予後不良な病型で，はじめから大量のステロイド薬を投与する．

f） 外科的療法

滑膜切除術（早期，晩期），関節機能回復術（人工関節置換術，変形矯正術），関節固定術がある．整形外科医との密接な提携とともに内科医にとっても手術の適切な時期などについてある程度の理解が必要である．

3） RA関連疾患の治療

a） 強直性脊椎炎

処方例) ①サラゾスルファピリジン 1 g/日 経口，分2，食後．
　　　　②ロキソプロフェン 180 mg/日 経口，分3，食後．

サラゾスルファピリジンが著効を示す．1 g/日で効果不十分な場合には増量する．

b） 乾癬性関節炎

処方例) ① MTX 3.75～15 mg/週 経口，食後；1.25～5 mg を 12 時間ごとに3回．
　　　　②ジクロフェナック 100 mg/日 坐薬，分2，朝，就眠前．

尋常性乾癬に伴う関節炎で，末梢関節炎型と脊椎・仙腸関節炎型がある．前者ではDIP関節を中心に骨破壊の強い関節炎が生じる．DMARDはあまり奏効せず，MTXが著効を示す．

C. 全身性エリテマトーデス (SLE)

1） 症状から診断へのアプローチ

診断のポイントはSLEに認められやすい臨床症状（Raynaud現象など末梢循環不全症状，紅斑，光線過敏症，口腔潰瘍，関節炎，漿膜炎，腎障害，中枢神経障害など）と抗核抗体など免疫学的異常の2点である．SLEの徴候は多彩で，特異的なものは少ない．診断は臨床症状と検査成績を総合してなされる．若い女性に多く，多臓器障害性であること，寛解増悪を繰り返すこともヒントとなる．抗核抗体はほぼ必発である．末梢血白血球・血小板数の減少や血清補体低下はSLEを示唆する．一般に全身症状に比し，CRP増加の程度が軽

い．抗二本鎖 DNA 抗体や抗 Sm 抗体など疾患特異的抗体を認めれば，診断は確実である．ただし，陰性例も少なくない．診断には ACR 改訂分類基準が参考となるが，絶対必要条件ではない．

2) 治療法
a) 治療の目標

SLE の病態は症例によって非常に異なっており，個々の症例に対し，適切な治療と生活指導が必要である．生命予後に直結した重大な病変を伴うことも多く，これらの病変の改善は緊急の課題となる．

b) 基礎療法

急性期は安静を保つ．病状が安定した後は，なるべくふつうの社会生活にもどるようにするが，強い日光・紫外線を避け（帽子や日焼け止めクリームなど），保温に心がける．妊娠に関しては重大な内臓病変がある場合を除き，できるだけ希望に沿うようにする．ただし，妊娠・出産は SLE の病態に悪影響を及ぼすこと，抗リン脂質抗体，抗 SSA 抗体陽性例はそれぞれ習慣性流産，心伝導障害を含む新生児ループス症候群の可能性のあることを説明し，出産後の生活の問題を含め家庭内でよく話し合って決めるように指導する．

c) 薬物療法の原則

画一的ではなく，個々の症例（重症度）により治療内容は異なる．その基本は A.2)項で述べた考え方である．

d) 薬物療法の実際

i) 急性炎症症状や発熱，関節炎，皮疹を認めるが臓器病変を伴わない症例

処方例）ロキソプロフェン 180 mg/日 経口，分3，食後．

原則として NSAID を投与する．症状の軽い例では無治療で経過をみる．発熱などの症状が改善しない場合は，少量のステロイド薬を用いる（プレドニゾロン 10〜20 mg/日）．

ii) 臓器病変を伴うが生命予後にただちに重大な危険が予測されない例：軽度の腎症（微小変化群や巣状増殖性ループス腎炎），胸膜炎など．

処方例）プレドニゾロン 30 mg/日 経口，分3，食後．

少量〜中等量のステロイド薬を用いる．

iii) 生命に重大な危険が予測される臓器病変を伴う例： びまん性増殖性ループス腎炎，ネフローゼ症候群，中枢神経ループス，心タンポナーデ，著明な血小板減少など．

処方例1）プレドニゾロン 60 mg/日 経口，分3，食後．

処方例2）メチルプレドニゾロン 500〜1000 mg/日 点滴静注，3日間連続，後療法として処方例1）．

ステロイドパルス療法を含む大量のステロイド薬を投与する．緊急に症状を改善する必要のある場合は血漿浄化療法を併用する．

無効か，ステロイド薬の副作用のため継続投与が困難な例には免疫抑制薬を併用，もしくは変更する．この際，CP大量間欠投与法（A.5).e）項参照）も選択肢の1つとなる．

D. 抗リン脂質抗体症候群（APS）

1） 症状から診断へのアプローチ

習慣性流産，血栓症，梅毒反応偽陽性から疑われることが多い．血小板減少症，SLEなどの際にも抗リン脂質抗体が調べられ診断される．抗リン脂質抗体検査には抗カルジオリピン β_2GPI 複合体抗体，抗カルジオリピン IgG 抗体，抗カルジオリピン IgM 抗体，ループス抗凝固因子などがある．

2） 治 療 法
a） 薬物療法の原則

急性期の治療，習慣性流産を起こす母親の妊娠時治療，血栓予防のための治療に分けられる．前2者ではステロイド薬が投与される．

b） 薬物療法の実際
ⅰ） 急性期の例

処方例）①プレドニゾロン 30〜60 mg/日 経口，分3，食後．
　　　　②ヘパリン 5000 U を初回静注後，10000〜30000 U/日を点滴静注．

血栓症状が出現したり，血小板の減少が高度になる急性期には抗リン脂質抗体産生抑制のためステロイド薬を用いる．また，血栓症に対する抗凝固療法としてヘパリンを用いる．これらの治療で奏効しない場合には免疫抑制薬を併用する．激症型など急速に状態を改善する必要のある場合は血漿交換療法を試みる．

ⅱ） 急性期を脱し，血栓予防が目的の例

処方例1）①アスピリン 81〜100 mg/日 経口，分1，朝．
　　　　　②ジピリダモール 150 mg/日 経口，分3，食後．
処方例2）ワルファリン 1〜4 mg/日 経口，分1，朝．

外国文献では血栓予防にワルファリンを用いたほうがよいとするものが多

い．しかし，筆者の経験ではジピリダモール，アスピリンなどの抗血小板薬で十分予防できる例が多い．チクロピジン（200〜300 mg/日），ペントキシフィリン（300 mg/日）なども用いられる．

iii) 習慣性流産を起こす母親の妊娠時の治療
処方例）①プレドニゾロン　30〜60 mg/日　経口，分3，食後．
　　　　②アスピリン　81〜100 mg/日　経口，分1，朝．

ステロイド薬投与は妊娠が判明した時点で始めることが多いが，妊娠早期に流産する例では妊娠に先んじて開始する場合がある．

E. 強皮症 (SSc)

1) 症状から診断へのアプローチ

Raynaud現象，皮膚のこわばりで発症する例が多い．診断上，皮膚硬化が重要である．末梢循環障害や消化管（蠕動機能低下），呼吸器（慢性間質性肺炎），心臓，腎臓（強皮症腎）など内臓病変に注意する．抗Scl-70抗体は特異的抗体で全身型に，抗セントロメア抗体は特異的ではないが現局型に多くみられる．

2) 治療法

a) 基礎療法

保温に努めRaynaud現象を避ける．手指の傷・ストレスに注意し，禁煙する．逆流性食道炎例では就眠時，上体をやや高くする．

b) 薬物療法の原則

対症療法が主体である．原病に対する治療としてD-ペニシラミンが用いられ，皮膚などの線維化を抑制する効果が認められている．ステロイド薬は内臓病変の進行を阻止しえず，原則として用いない．ただし，間質性肺炎の進行期などでは試みられる場合もある．

c) 薬物療法の実際

i) 皮膚硬化，Raynaud現象のみの例
処方例）①塩酸ジルチアゼム　180 mg/日　経口，分3，食後．
　　　　②アルプロスタジル　軟膏．
　　　　③D-ペニシラミン　200 mg/日　経口，分2，食前．
　　　　④ビタミンB_6　60 mg/日　経口，分2，食後．

皮膚硬化の軽度な例ではD-ペニシラミンは投与しない．末梢循環改善薬と

してカルシウム拮抗薬（ほかにニフェジピン（20 mg/日））のほかにシロスタゾール（200 mg/日），ベラプロストナトリウム（120 μg/日）などの抗血小板薬やプロスタグランジン製剤も用いられる．関節炎を伴う例にはNSAIDを併用する．

　ii） 皮膚潰瘍，手指壊疽など高度な末梢循環障害を伴う例
　処方例）アルプロスタジル 40〜100 μg 点滴静注．
　iii） 逆流性食道炎を伴う例
　処方例）①オメプラゾール 20 mg/日 経口，分1，食後，朝．
　　　　　②水酸化アルミニウム・ゲル，水酸化マグネシウム合剤 40 ml/日 経口，分4，食後，就眠前．

逆流性食道炎にはプロトンポンプインヒビターが有効である．便秘が強いときはピコスルフェートナトリウム（8〜15滴程度）などを，鼓腸が強いときはジメチコン（240 mg/日）を追加する．慢性の下痢が持続し，吸収不良症候群が疑われる場合は抗生物質を経口投与する（テトラサイクリン 1 g/日，分4）．

　iv） 慢性間質性肺炎を伴う例
　処方例）①D-ペニシラミン 200 mg/日 経口，分2，食前．
　　　　　②アンブロキソール 45 mg/日 経口，分3，食後．

急速進行例ではCPやステロイド薬の使用も考慮する．近年，SSc間質性肺炎にCPが有効との報告がみられるが，推計学的な裏づけはまだない．ステロイド薬は一般に無効とされるが，進行例の一部で有効な場合がある．D-ペニシラミンの有効性も確立していない．気道感染の予防と早期治療がたいせつである．

　v） 強皮症腎を伴う例
　処方例）①カプトリル-R® 75〜150 mg/日 経口，分3，食後．
　　　　　②ニフェジピン 40〜80 mg/日 経口，分2〜3，食後．
　　　　　③フロセミド 40〜360 mg/日 経口，分1〜3，食後．

ACE阻害薬を含む強力な降圧療法を行う．メチルドパ（250 mg）4錠/日，分4，ラベタロール（100 mg）3錠/日，分3，ヒドララジン（50 mg）4錠/日，分4，なども適宜追加する．

F. 多発性筋炎 (PM)・皮膚筋炎 (DM)

1) 症状から診断へのアプローチ

多くは筋力低下か皮膚症状で発症する．診断のポイントは，①両側近位筋の筋力低下，②CKなど筋性酵素の上昇，③筋電図での筋原性変化・脱神経電位，④筋生検での炎症性細胞浸潤，⑤皮膚筋炎に特徴的な皮膚症状（ヘリオトロープ疹など）である．間質性肺炎，心病変，悪性腫瘍の併発に注意する．

2) 治療法

a) 基礎療法

活動期には安静を保つ．皮膚筋炎例では紫外線の暴露に注意する．

b) 薬物療法の原則

ステロイド薬が第1選択薬である．ステロイド薬が無効か，副作用が強い場合には免疫抑制薬を用いる．γグロブリン大量静注療法の有効性も報告されている．

c) 薬物療法の実際

ⅰ) 定型例

処方例）プレドニゾロン 60 mg/日 経口，分3，食後．

ステロイド初期投与量は一般に大量を用いるが，筋力低下の軽い例ではより少量（30〜40 mg）でもよい．悪性腫瘍合併例では悪性腫瘍の治療を優先するが，筋炎の多くはステロイド薬に反応する．

ⅱ) ステロイド薬の初期投与量で無効な例

処方例1）メチルプレドニゾロン 500〜1000 mg/日 点滴静注，3日間連続，後療法としてⅰ）．

処方例2）MTX 5〜40 mg/週 筋注．

ステロイド薬を増量する．これでも効果不十分な例には免疫抑制薬を併用する．MTXは週1回5 mgから開始し週1回20〜40 mgまで増量する．経口投与も可能である．AZP, Miz, CP, CYAも用いられる．

ⅲ) 急性間質性肺炎合併皮膚筋炎例

処方例）メチルプレドニゾロン 500〜1000 mg/日 点滴静注，3日間連続，後療法としてⅰ）．

皮膚筋炎に伴う急性間質性肺炎のなかに急速に進行するきわめて重篤な病型がある．こうした例にははじめからステロイドパルス療法を含む強力な抗免疫療法を行う．CPパルス療法，CYAなど免疫抑制薬の併用も積極的に行うべ

きである．

G. 全身性血管炎

1） 症状から診断へのアプローチ

　結節性多発動脈炎（PN）は中小筋型動脈をおかす壊死性血管炎で，全身性血管炎の代表的疾患である．診断のポイントは，①中高齢者に多い，②発熱など全身炎症症状が強い，③腎臓，心臓，消化器，中枢神経，末梢神経（多発性単神経炎），皮膚など多彩な臓器病変を伴う点である．組織学的に壊死性血管炎を証明することで確診される．診断上，血管造影も有用である．細いレベルの血管（細・小動脈）に病変の主体がある病型（顕微鏡的 PN）では MPO-ANCA が高率に陽性となる．

　アレルギー性肉芽腫性血管炎は PN 様症状に加え，アレルギー疾患の既往，高度な末梢血好酸球増加，肺病変を伴う．Wegener 肉芽腫症は上気道・下気道・腎臓に病変が生じ，c-ANCA が特異的に陽性となる．側頭動脈炎は高齢者にみられ，リウマチ性多発筋痛症（PMR）をときに合併する．PMR は首から肩，腰帯部を中心に痛みとこわばりを呈する疾患で，朝症状が強い．赤沈の高度亢進が特徴的で，筋肉に関連した検査には異常がない．高安動脈炎は若い女性に多く，大動脈，およびその分岐の血管炎である．

2） 血管炎症候群の治療法
a） 薬物療法の原則

　血管炎症候群の治療には共通点が多い．すなわち，大多数の症例でステロイド薬が第 1 選択薬になること，CP をはじめとする免疫抑制薬が比較的有効であることである．

b） 薬物療法の実際
　ⅰ） PN

　処方例）プレドニゾロン 60 mg/日 経口，分 3，食後．

　大量のステロイド薬を投与する．重症例ではステロイドパルス療法を行う．治療効果が不十分な場合には，CP 大量間欠投与を含む免疫抑制薬の併用を行う．

　ⅱ） アレルギー性肉芽腫性血管炎

　処方例）プレドニゾロン 60 mg/日 経口，分 3，食後．

　PN に比べて一般に治療反応性はよいが，消化管病変（とくに腸管穿孔）に

iii) Wegener 肉芽腫症
処方例）①プレドニゾロン 60 mg/日 経口，分3，食後．
②CP 100 mg/日 経口，分2，朝，昼，食後．
CP が有効で，ステロイド薬と併用する．
iv) 側頭動脈炎，高安動脈炎，過敏性血管炎
処方例）プレドニゾロン 30～60 mg/日 経口，分3，食後．
重症度に応じて中等～大量のステロイド薬を投与する．
v) PMR
処方例）プレドニゾロン 20 mg/日 経口，分3，食後．
少量のステロイド薬が著効を示す．

H. Behçet病

1) 症状から診断へのアプローチ

診断のポイントは，①口腔内アフタ，②外陰部潰瘍，③ブドウ膜炎，④皮疹（結節性紅斑，毛嚢炎様皮疹，針反応）である．HLA B 51 も参考となる．消化管（潰瘍）・血管（血栓性静脈炎，動脈炎）・中枢神経病変にも注意する．

2) 治療法

a) 基礎療法

感染予防，過労に注意し，禁煙を指導する．

b) 薬物療法の原則

外用薬のみの例から，NSAID，コルヒチン，免疫抑制薬，ステロイド薬の投与の必要な例までさまざまである．重症度や障害病変に応じて判断する．免疫抑制薬が比較的有効である．

c) 薬物療法の実際

i) 口腔内アフタ，皮膚症状を伴うが炎症が軽度な例
処方例）①アゼラスチン 2～4 mg/日 経口，分2，朝，夕，食後．
②ステロイド外用薬（口腔用）．
③抗生物質含有ステロイド軟膏．
ii) 発熱，結節性紅斑，関節炎などを伴い，比較的炎症の強い例
処方例）①ロキソプロフェン 180 mg/日 経口，分3，食後．
②コルヒチン 0.5～1 mg/日 経口，分1～2，食後．

軽症例では①のみでよい．
iii) ブドウ膜炎を伴う例
処方例）①ステロイド外用薬．
　　　　②CYA 100〜200 mg/日 経口，分2，食後．
　　　　加えてii）の①，②．
効果不十分の場合，AZPなどほかの免疫抑制薬へ変更，または，併用する．
iv) 血管，消化管，神経病変を伴う例
処方例1）プレドニゾロン 30〜60 mg/日 経口，分3，食後．
処方例2）AZP 100〜150 mg/日 経口，分2〜3，食後．
消化管病変にはサラゾスルファピリジン（3〜4.5 g/日，分2〜3，食後）を加え，血管病変には抗血小板薬，抗凝固薬も併用する．

I. Sjögren 症候群

1) 症状から診断へのアプローチ

診断のポイントは，①口・眼乾燥症状，②唾液腺腫脹である．乾燥性角結膜炎の証明，唾液腺造影，唾液腺シンチ，口唇生検，抗SSB体抗体などで確診される．抗SSA体抗体陽性の頻度が高いが，特異的ではない．腎尿細管性アシドーシスの合併に注意する．

2) 治療法
a) 基礎療法
ブラッシング，うがいを励行し，口腔内の清浄，う歯・気道感染予防に努める．
b) 薬物療法の原則
乾燥症状のみのときは外用薬が主体である．眼病変の治療は眼科に依頼する．関節症状が強いときはNSAIDを加える．
c) 薬物療法の実際
i) 乾燥症状のみの例
処方例）①パロチン．
　　　　②ブロムヘキシン 12 mg/日 経口，分3，食後．
　　　　③人工涙液．
ii) 関節痛や疼痛のある唾液腺腫脹を伴う例
処方例）ジクロフェナック 75 mg/日 経口，分3，食後．

V. 臨床薬理学

A. 薬物療法における臨床薬理学的視点

臨床薬理学 (clinical pharmacology) は,「薬物の人体における作用と動態を研究し,合理的薬物治療を確立するための科学」と定義されている.すなわち,薬物治療の科学性を追求し,有効性と安全性を最大限に高める治療法を個々の患者について実現することを目的とする.

薬物の用法・用量と薬効・副作用の関係を臨床薬理学的に論じるためには,薬物濃度との関連性に基づいてとらえる (図1).すなわち,用法・用量とそれによって到達する薬物血中濃度との関係 (pharmacokinetics, 薬物動態) と,薬物血中濃度 (生体に対する薬物曝露) と薬理反応強度 (治療効果,副作用) との関係 (pharmacodynamics, 薬力学) に分けて考える.有効性あるいは安全性と薬物濃度との相関性が認められる場合,用法・用量を変更したときの薬物曝露量に対する治療効果を予測でき,用量調節の科学的根拠となる.臨床において薬物濃度とは通常血中濃度をさすが,作用部位が組織内あるいは細胞内で活性化されて薬効を発現するなどの場合においては,薬物血中濃度は組織内濃度を間接的に反映しうる場合がある.

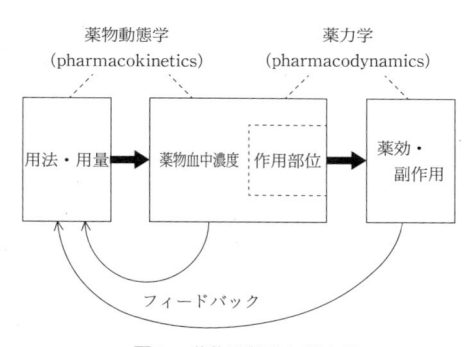

図1 薬物動態学と薬力学

薬剤の適正使用とは，個々の患者に対して最適な薬剤を選択し，最適な用量を，最適なタイミングで投与することといえる．医薬品添付文書には標準用量が記載されているが，本来，「薬は匙加減」といわれるように，適用する患者に合わせて個別に最適化することが，有効性と安全性を保障するうえで重要である．

同一用量の薬剤を服用しても人によって治療効果の異なる原因として，同一用量であっても薬物血中濃度が等しくならない，あるいは同一濃度となっても薬理効果・副作用発現の強さが異なることがあげられる．前者は薬物動態の個人差に基づくものであり，後者は各個人の薬に対する感受性 (pharmacodynamics) の違いによる．近年，多くの薬物について臨床薬理学的研究が進んだ結果，薬物の薬理作用は投与量よりも薬物濃度に強く依存し，薬物血中濃度が治療効果や副作用発現の重要な判断基準になることが明らかにされてきた．また，従来，治療効果の個人差が大きいと考えられていた薬物のかなりの部分は，体内薬物動態の個人差に由来することが明らかになってきた．すなわち，投与部位から体循環系への吸収，各組織への分布，タンパク結合，肝臓での代謝，腎臓からの排泄は，薬物血中濃度を規定する要因であり，これら各過程に認められる個人差が，同じ投与量を服用しても患者間で血中濃度の異なる原因となる．さらに，健常人では概して個人差は小さくても，患者においては重症度，併発疾患，肝機能，腎機能，消化器機能，年齢，喫煙，併用薬など種々の要因により大きな個人差を引き起こしうるのが通例である．

B. TDMと投与設計

1) TDMの臨床的意義

TDM (therapeutic drug monitoring, 薬物治療管理) とは，個々の患者の薬物血中濃度を測定し，望ましい有効治療濃度に収まるように用量・用法を個別化することにより，薬物療法の有効性と安全性を保障する方法論である．1981年に特定薬剤治療管理料としてその測定経費と治療管理に対する診療報酬上の裏付けが認められて以来，医療機関内で簡便に測定できる分析技術の進歩とも相まって，現在では広く医療の場で活用されるに至っている．

TDMが臨床的意義を有する基本的条件として，①信頼できる測定方法が確立されている，②薬効・副作用を発現する分子種（親化合物または代謝物）が同定されている，③血中濃度と薬効あるいは副作用発現が相関する，④有効治療濃度域が狭い，⑤体内動態の個人差が大きい，⑥種々の要因（肝機能，腎機

能,年齢,薬物相互作用など)により体内動態が影響を受ける,⑦副作用が重篤である,などがあげられる.とくに,ジギタリス製剤,移植後の免疫抑制薬(シクロスポリン,タクロリムス),メトトレキサート大量療法,抗てんかん薬,アミノ配糖体類,バンコマイシン,テオフィリンなどを有効かつ安全に投与するためには必ず薬物血中濃度をモニタリングする.表1に保険適用の対象となっている薬物の有効血中濃度域と採血のタイミングをまとめた.

TDM が臨床的意義を有するためには,測定された薬物血中濃度を正しく解釈し,投与設計に反映させなければならない.図2 に TDM に基づく個別投与設計の流れを示す.まず,対象患者の診断が確定すると治療方針が決定される.第1の選択は薬剤の選択である.この際,医薬品情報として効能・効果が重要な役割を果たすことはいうまでもない.つぎに,選択された薬剤について用法・用量を決定する.患者における影響因子に関する情報が充実していれば,対象患者の体重,年齢,腎機能,肝機能などに応じた薬物動態値から至適な初期投与量を算出しうる.そうでなければ,とりあえず標準用量を初期投与量とする.薬物投与後は,①治療効果や副作用発現の有無に関して臨床評価を行うとともに薬物血中濃度を測定する,②その測定値を臨床薬理学的知識に基づいて解析し,有効性・安全性との関連性において解釈を加える,③血中濃度

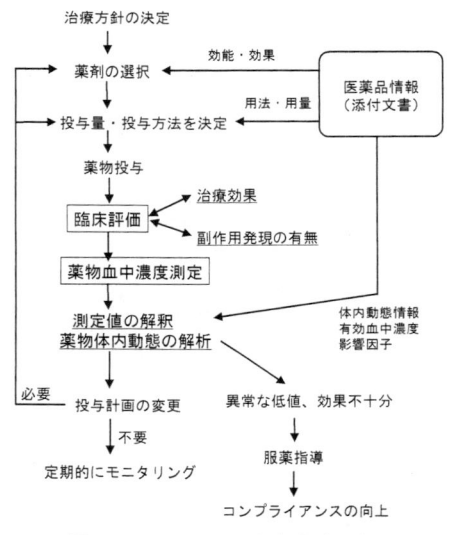

図2 TDM に基づく投与設計の流れ

表1 TDMの対象となる薬物の有効血中濃度と採血のタイミング

薬物名	有効治療濃度域	採血タイミング
フェノバルビタール	10～25 μg/ml	投与直前
フェニトイン	10～20 μg/ml	投与直前
カルバマゼピン	4～8 μg/ml	投与直前
ゾニサミド	10～40 μg/ml	投与直前
エトスクシミド	40～100 μg/ml	投与直前
プリミドン	5～15 μg/ml	投与直前
バルプロ酸	50～100 μg/ml	投与直前
ニトラゼパム	80～200 ng/ml	投与直前
ジアゼパム	0.6～1 μg/ml	投与直前
クロナゼパム	13～90 ng/ml	投与直前
ハロペリドール	3～17 ng/ml	投与直前
ジゴキシン	0.5～2 ng/ml	投与直前
ジギトキシン	10～25 ng/ml	投与直前
アミカシン	20～30 μg/ml	ピーク時
	<10 μg/ml	トラフ時
ゲンタマイシン	5～10 μg/ml	ピーク時
	<2 μg/ml	トラフ時
トブラマイシン	5～10 μg/ml	ピーク時
	<2 μg/ml	トラフ時
カナマイシン	20～30 μg/ml	ピーク時
	<10 μg/ml	トラフ時
ジベカシン	5～10 μg/ml	ピーク時
	<2 μg/ml	トラフ時
ストレプトマイシン	20～30 μg/ml	ピーク時
	<5 μg/ml	トラフ時
ネチルマイシン	5～10 μg/ml	ピーク時
	<2 μg/ml	トラフ時
イセパマイシン	<35 μg/ml	ピーク時
	<10 μg/ml	トラフ時
バンコマイシン	25～40 μg/ml	ピーク時
	<10 μg/ml	トラフ時
アルベカシン	7～9 μg/ml	ピーク時
	<2 μg/ml	トラフ時
テオフィリン	8～20 μg/ml	投与直前
リドカイン	2～5 μg/ml	
プロカインアミド	4～8 μg/ml	投与直前
N-アセチルプロカインアミド	6～20 μg/ml	投与直前
キニジン	3～6 μg/ml	投与直前
アプリンジン	0.25～1.25 μg/ml	投与直前
ジソピラミド	2～5 μg/ml	投与直前
プロプラノロール	10～100 ng/ml	投与直前
アセトアミノフェン	1～10 μg/ml	投与直前
サリチル酸	150～300 μg/ml	投与直前

メトトレキサート	<10 μM	投与 24 時間後
(ロイコボリン救援療法)	<1 μM	投与 48 時間後
	<0.1 μM	投与 72 時間後
シクロスポリン全血	100〜300 ng/ml	投与直前
タクロリムス全血	5〜20 ng/ml	投与直前
リチウム	0.6〜1.2 mEq/l	投与直前

が有効治療域内になくかつ治療効果が不十分である場合，もしくは血中濃度が治療域を上回っておりかつ副作用の疑いがある場合には，薬物動態理論に基づいて解析し，血中濃度を有効域内にコントロールしうる最適の投与量・投与間隔を求める．④一方，血中濃度が有効治療域内にあるにもかかわらず効果が認められない場合には，増量するのではなく薬剤の選択の段階から考え直すことになる．このように，TDM は医師が治療上の意思決定を行ううえで重要な役割を果たす．さらに，異常に低い血中濃度値が得られた場合にはノンコンプライアンスが疑われ，その原因を明らかにするために服薬指導の対象となる．

2) 薬物血中濃度測定の実際

TDM における薬物濃度測定には，迅速性と簡便性に加え少量の血液で臨床的に満足しうる測定感度が要求されることから，酵素免疫測定法（EIA）が広く用いられている．現在普及しているのは，蛍光偏光免疫測定法（FPIA 法，TDX®，TDXFLX®），マイクロパーティクルを用いた EIA 法（IMx®），homogeneous EIA 法（EMIT®），ドライ・イムノアッセイ法（OPUS®）などである．免疫学的測定法の問題点は類似化合物との交差反応である．とくに腎障害患者や妊婦などでの存在が知られている内因性ジギタリス様物質は，ジゴキシン測定値に影響するため注意を要する．

検体としては一般に血清を用いるため得られる濃度は血清中薬物濃度であり，アルブミンなど血漿タンパク質に結合した結合型薬物濃度と遊離型の非結合型薬物濃度の和に相当する．薬効に直接関係する非結合型薬物濃度を測定する場合には，限外濾過による分離と高感度測定法が要求される．また，シクロスポリンは血球移行性に温度依存性があるため，血清を分離せず全血中濃度として測定される．同様にタクロリムスも全血中濃度を測定する．

TDM に関する診療報酬は特定薬剤治療管理料とよばれる．これには，薬物血中濃度測定，その測定にかかわる採血および測定結果に基づく投与量管理にかかわる費用が含まれるものであり，同一暦月につき 1 回限り算定する．基本的には 1 月当り 500 点であるが，安定した至適血中濃度を得るために頻回に測定が行われる初回月は 300 点を加算，臓器移植後に免疫抑制薬（シクロスポリ

ン,タクロリムス)の投与管理する場合は移植月から3か月間は3000点の加算,同一月に複数の抗てんかん薬を測定した場合は1000点,一方で4か月目以降の測定に関しては多くの場合250点に減らすなど,薬物治療上の要求に基づいた細かな規定とされている(1998年現在).

3) 異常値が認められたときの対応

測定された血中濃度がその薬物の有効治療域よりもかなり高いときは速やかに適切な対応をとらねばならない.まず,処方内容と血中濃度の関係を,同一患者の過去の薬歴および検査歴と照らし合わせ,最近の病状の変化,とくに副作用発現の有無と腎・肝機能を確認する.合わせて,採血のタイミングや患者の服用方法にまちがいがないか確認する.人為的ミスによる一過性の上昇でなければ,至適用量に減量する投与計画を立てる.

血中濃度が中毒域に達する原因として,効果不足による不用意な増量,肝・腎臓など薬物処理臓器の機能低下,併用薬による薬物相互作用などが考えられ,このような場合には,投与計画の見直しが必要である.外来患者の場合には,他の病院で処方された薬や大衆薬との相互作用の可能性もあり患者からの情報収集も必要となる.一方,患者の状態や処方内容からは明確な理由が見つからず副作用も認められない場合は,ただちに減量せずに近い機会に再測定を行う.たとえば,ジゴキシン濃度測定に対する内因性ジギタリス様物質の妨害,採血時間の誤り,採血方法の誤り(点滴用カテーテルから採血した)などが考えられる.ジゴキシンの場合,投与後5~6時間までに採血すると,心筋への移行が平衡に達していないのでみかけ上血中濃度が高くても問題ない.逆に,それ以降の時間帯で高い濃度が続くと副作用発現の危険性が高い.

一方,薬物血中濃度が治療域を下回ったときにも患者の服薬状況を確認する.薬物体内動態の変動幅をはるかに逸脱した血中濃度の低下は,ほとんどがコンプライアンス不良が原因である.その際,原因を究明するとともに,指示どおりに服用することのたいせつさを患者に説明し納得させることが必要である.薬剤師による服薬指導が功を奏することが多い.

コンプライアンスに問題なくかつ治療域を下回ったからといって,単純に増量という判断を下せないことがある.一般の有効治療濃度はあくまで平均的な目安であり,有効濃度にも個人差がある.また,薬物相互作用や血漿タンパク濃度の低下により,非結合型分率が上昇している場合には,みかけ上血中濃度は低下するが非結合型薬物濃度は上昇していることから増量は副作用発現を招く.さらに,抗てんかん薬の多剤併用の場合,ある薬物の濃度が治療域以下であっても全体として治療効果が十分であれば増量の必要はない.現在,目安と

されている有効血中濃度は単剤での治療濃度であり,多剤併用時の有効濃度は確立されていない.したがって,患者の状況を把握し,治療効果が不十分で血中濃度が低いときに増量の対象となる.この際,薬物動態の解析を行えば,投与量の上限を示すことができ,治療方針決定におおいに役立つ.

4) 薬物動態パラメータ

臨床で測定される薬物血中濃度は,個々の患者の病態生理学的因子,環境因子,遺伝的因子,投与歴(投与量,投与方法),ならびに投与から採血までの経過時間の関数として複雑に変化している血中濃度-時間曲線上のある1点を観測しているにすぎない.したがって,その測定値を解釈し投与計画の妥当性を判断するためには,薬物動態学に基づく解析を必要とする.薬物動態を記述するモデルが得られれば,投与量・投与方法を変更したとき,あるいは腎・肝機能障害により体内からの消失速度が変化したときでも血中濃度-時間推移を予測することができ,個々の患者に対する至適投与設計を行うことができる.

基本的な薬物動態パラメータ4種(分布容積,クリアランス,半減期,バイオアベイラビリティ)の臨床的意味と投与設計における利用法は,測定された血中濃度データを活用するうえで必要となる知識である.

薬物は常に投与量として生体に与えられるのに対し,測定値として得られるのは血中濃度である.そこで,体内薬物量と薬物血中濃度との比として,分布容積(Vd)というパラメータが用いられる.投与設計に際して,Vdは,ある目標血中濃度に速やかに到達させるのに要する薬物投与量を計算するのに利用される.すなわち,

　　初回負荷量 (initial loading dose)=目標血中濃度×分布容積

として得られる.

生物学的半減期 ($t_{1/2}$) とは,薬物血中濃度が初期濃度の半分に下がるまでに要する時間であり,投与設計への利用として,連続投与時における至適投与間隔 (τ) を設定するのに用いられる.すなわち,MEC を minimum effective concentration (最低有効濃度), MSC を maximum safe concentration (最大安全濃度) とすると, $\tau < \dfrac{t_{1/2}}{0.693} \ln \dfrac{MSC}{MEC}$ によって投与間隔の上限が示される.ここで,MEC と MSC の間が有効治療濃度に相当する.さらに,半減期は定常状態に到達するまでの時間を推定するのによく用いられる.すなわち,$t_{1/2}$ の4倍相当時間経過時点で血中濃度は定常状態血中濃度 (C_{ss}) の93.7%に到達し,$t_{1/2}$ の5倍経過時点で C_{ss} の96.9%に到達する.この関係は,投与開始後,定常状態に達するまでに要する時間や処方変更後,新たな定

常状態に達するまでに要する時間を推定するのに利用される．

定常状態とは，生体からの消失速度と維持投与速度が等しくなり，みかけ上血中濃度が一定となった状態を示す．クリアランス (CL) は，定常状態での消失速度とそのときの血中濃度との比を表すことから，クリアランス＝持続投与速度/C_{ss} の関係が得られる．この関係を投与設計に応用すれば，ある目標血中濃度を維持するのに必要な投与速度は，クリアランスを用いて下記の関係から求めることができる．

　　維持投与速度＝目標血中濃度×クリアランス

さらに，投与間隔一定の連続投与における一回投与量 (維持投与量) は，投与速度×投与間隔で与えられることから，

　　維持投与量 (maintenance dose)
　　　　＝目標血中濃度×クリアランス×投与間隔

で求められる．

バイオアベイラビリティ (生体内利用率) とは，薬理活性を有する薬物の吸収率と吸収速度，すなわち血管外に投与された薬物のうち体循環系へ到達した薬物の割合と速度をさす．吸収率 (F) は，静注時の投与量から内服，筋注，皮下注など血管外投与時の投与量へ換算する場合に利用する．たとえば，内服の維持投与量は，

　　維持投与量＝目標血中濃度×クリアランス×投与間隔/F

で与えられる．

5) 投与設計の実際

薬物血中濃度を解釈するに際しては，服用後何時間目の値であるかという時間情報がきわめて重要であり，一般の血液生化学検査などと大きく異なる点である．この服用時刻 (点滴の場合，開始時刻と終了時刻) と採血時刻の正確な記録がなければ測定値の解釈は不可能であり，その重要性を十分に認識しなければならない．

多くの場合，血中濃度モニタリングは定常状態でのトラフ濃度測定を基本とする (図 3)．それは，目標濃度を維持するための投与量を判断することが容易だからである．投与開始後，あるいは処方変更後，定常状態に達するまでには，生体内半減期の 4～5 倍以上の経過時間を要することを考慮して，採血の時期を計画する．1 日のなかでの採血のタイミングは投与直前のトラフ値が一般的である．これは，ピーク付近は吸収の影響を受けばらつきが大きくなることに加え，各患者で何時がピークになるかを正確に予測できないことから，1 点測定の場合，ピークよりもトラフ濃度が用いられる．

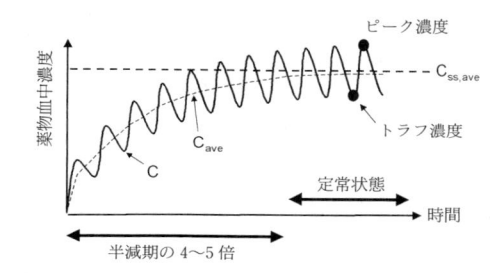

図3　繰り返し投与時の薬物血中濃度-時間推移

C：日内変動を考慮した血中濃度推移（実線），C_{ave}：平均血中濃度推移（点線），$C_{ss,ave}$：定常状態平均血中濃度（破線）．

アミノ配糖体類やバンコマイシンのように副作用が重篤な場合，ピークとトラフを両方モニターして安全性にとくに気を配る（図4）．一般に，ピーク濃度が高すぎる場合は投与量を減量し，ピーク濃度が治療域内にもかかわらずトラフ濃度が高すぎる場合は投与間隔を延長する．薬物血中濃度の減衰が2相性を示す場合は，薬効・毒性と相関する相における血中濃度モニタリングが基本となる．たとえば，バンコマイシンでは点滴終了直後ではなく，分布相が終了した時点での濃度（約1～2時間後）をピークとみなす．

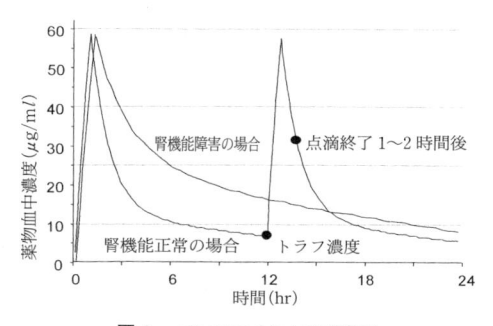

図4　バンコマイシンの TDM

有効性を確保し，かつ副作用の発現を避けるため，血中濃度をモニタリングすることが望ましい．点滴終了1～2時間後の血中濃度は 25～40 μg/ml，最低血中濃度は 10 μg/ml をこえないことが望ましい．点滴終了1～2時間後の血中濃度が 60～80 μg/ml 以上，最低血中濃度が 30 μg/ml 以上継続すると，聴覚障害，腎障害などの副作用が発現する可能性がある（添付文書より）．腎機能障害を有する場合は，薬物の消失が遅くなり，通常の投与間隔では蓄積により最低血中濃度（トラフ濃度）が高くなる．このような場合は，図中で示したように投与間隔を長くする．

より精密な解析が必要となるケースとして，日内の血中濃度の変動をも考慮したい場合，投与開始後あるいは処方変更後から定常状態に到達するまでの経時推移を予測したいとき，中毒域にある血中濃度が治療域に下がるまでに要する休薬日数を推定したいとき，相互作用を有する併用薬を変更した際の血中濃度推移を予想したいとき等々が考えられる．このような場合には，薬物動態を記述する数学モデル（コンパートメント・モデル）に基づいて血中濃度推移をシミュレーションすることが可能である．実際の計算においては，パーソナルコンピュータが広く利用されている．

最近は，1点の血中濃度測定値からでも個々の患者固有の薬物動態パラメータ，ならびに血中濃度-時間推移を予測できる解析法が開発され，日常のTDM に活用されている．図5に一例を示す．中毒域にある薬物血中濃度を治療域まで下げるにはどれぐらいの期間休薬すればよいか，個々の患者の投与量をどれぐらいにすれば目標濃度を維持できるか，次回はいつ採血すればよいかなどの意思決定に，薬物動態理論に基づく解析は有用である．図5のようなシミュレーショングラフを用いる解析サービスは，多くの場合，病院薬剤部で実施されている．

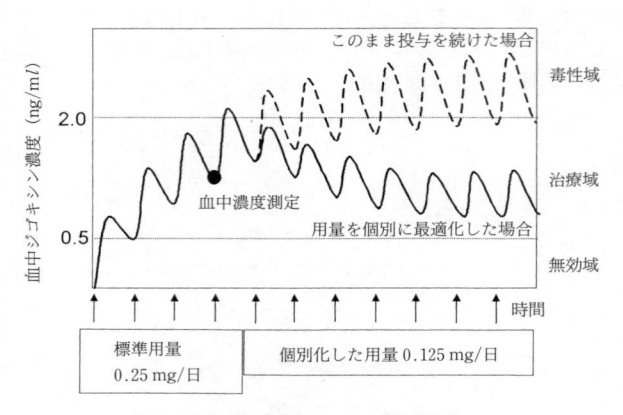

図5 薬物血中濃度に基づく至適投与設計

一般に，匙加減がむずかしい薬物に関して，個々の患者に最適な投与量・投与方法を設定するうえで，TDM は有力な判断基準となる．

C. 薬物相互作用

1) 薬物相互作用をとらえる臨床薬理学的枠組み

現在,成書にまとめられた相互作用の種類は相当な数にのぼり,膨大な情報量になりつつある.薬物相互作用を系統的にとらえるためには,機序に基づいて整理することが求められる.それにより同様の機序に基づく相互作用を統一的に理解し,回避法や代替薬を適切に判断しえるからである.

薬物相互作用を機序に基づいて分類する場合,臨床薬理学的観点から2通りに大別される.第1は,併用薬Bの存在によって薬物Aの投与量と血中濃度の関係が変化する薬物動態学的相互作用であり,その原因として,薬物の吸収・体内分布・代謝・排泄に対する影響が考えられる.たとえば,薬物代謝の阻害により血中濃度が上昇し半減期が延長することによって標準用量であっても毒性域に到達してしまう(図6A).第2の機序として,併用薬Bの存在によって薬物Aの血中濃度と薬効との関係に変化が生じる薬力学的相互作用であり,作用部位における感受性の変化によるものと考えられる(図6B).

後者の薬力学的相互作用は,薬理作用機序に基づくため比較的理解しやすい.ところが,前者の薬物動態学的相互作用は,薬理活性・適応症・処方される診療科がまったく異なる2剤間であっても,それらの化学的性質により重大な相互作用を引き起こすことがあり,臨床医にとっては注意を要する.

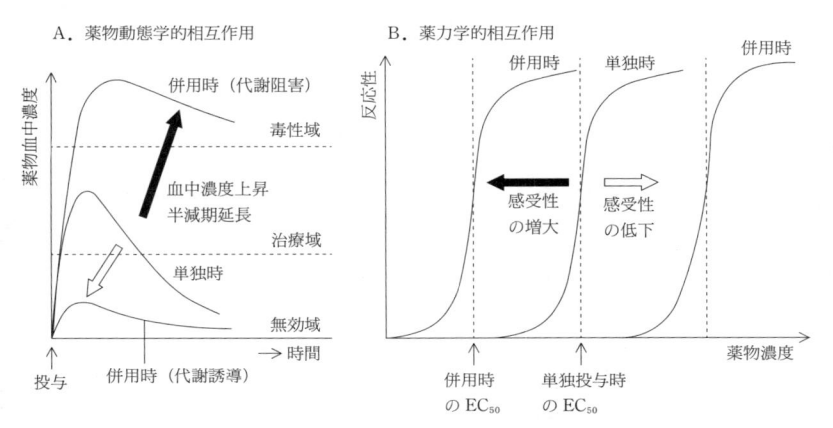

図6 薬物動態学的相互作用と薬力学的相互作用

2) 薬物動態学的相互作用

薬物の体内動態,すなわち用法・用量と薬物血中濃度との関係における薬物相互作用は,吸収,分布,代謝,排泄の各過程で考えられ,以下に例をあげる.

a) 吸収に関する相互作用

消化管から吸収過程で起こる相互作用の機序として,吸着,複合体形成,消化管内 pH の変動,消化管運動性の変化があげられる.抗高脂血症薬コレスチラミン(クエストラン®)は陰イオン交換樹脂であり,消化管内でコレステロールの吸収を阻害することによって本来の薬効を発現するが,胆汁酸のみならずジゴキシンやワルファリンをも吸着するため,併用投与ではこれらの薬物の吸収が阻害される.

ニューキノロン系抗菌薬は,2価あるいは3価の金属イオン(Fe^{2+}, Mg^{2+}, Al^{3+}, Ca^{2+})と不溶性の複合体を形成するため,これらを含む制酸薬や鉄剤と併用すると吸収が著しく阻害される.図7は,シプロフロキサシン(シプロキサン®,CPFX)と水酸化マグネシウム・水酸化アルミニウムを含む制酸薬との併用により,血中濃度が著しく低下し,事実上抗菌活性は期待できないことを示している.この場合,制酸薬を2時間半前に投与しても吸収阻害は認められる.この問題を回避する手段として以下の方法が考えられる.

対策1:CPFX の吸収は約2時間で完了することから,CPFX を先に投与し,2時間以上時間差をあけて制酸薬を投与する.

対策2:金属イオンとの複合体形成能は個々のニューキノロン薬によって異なるため,比較的影響の少ない薬剤を選択する.CPFX,ノルフロキサシン

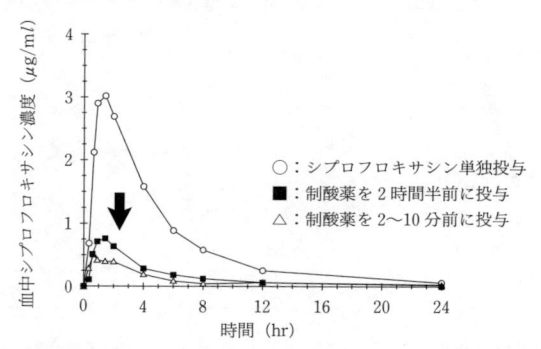

図7 水酸化マグネシウム・水酸化アルミニウムを含有する制酸薬との併用によるシプロフロキサシンの消化管吸収の阻害
(Nix, D.E. *et al.*: *Clin Pharmacol Ther*, 46, 1989 より引用)

（バクシダール®），エノキサシン（フルマーク®），トスフロキサシン（オゼックス®）は影響の程度が大きく，逆にオフロキサシン（タリビッド®），レボフロキサシン（クラビット®），ロメフロキサシン（ロメバクト®），スパルフロキサシン（スパラ®），フレロキサシン（メガロシン®）は比較的影響が少ない．また，ニューキノロン薬から経口セフェム薬に切り替える方法もある．

対策3：アルミゲル®，マーロックス®，コランチル®，アルサルミン®，アドソルビン®などは金属イオンを含む制酸薬であり，ニューキノロン薬との併用は避けるべきである．その代替薬としてファモチジン（ガスター®），テプレノン（セルベックス®）など金属イオンを含まない薬剤の選択が考慮される．また，大衆薬の胃薬にも金属イオンを含有する品目が多いので（中外胃腸薬，キャベジンコーワ新胃腸薬，タケダ胃腸薬A，新三共胃腸薬，太田胃散，パンシロンGなど），患者がそれらを買い求めていないか注意を要する．

消化管内における不溶性複合体形成という相互作用はテトラサイクリン類と金属イオンとの間にも認められ，制酸薬や鉄剤のみならず牛乳と同時に服用してもCa^{2+}と複合体を形成して吸収が阻害される．一方，抗真菌薬グリセオフルビンを牛乳とともに服用すると，脂肪が胆汁分泌を促し本薬の溶解性と吸収性を改善する．また，古くから鉄剤をお茶とともに服用すると鉄とタンニンが不溶性錯体を形成してよくないといわれてきたが，実際に禁茶群と飲茶群で3か月間の貧血改善効果を比較するとまったく差がなく，現在ではお茶を制限する必要はないとされている．

コリン作動薬メトクロプラミド（プリンペラン®）は，消化管運動を亢進させ，胃内容排出速度を促進するので，アセトアミノフェン，アスピリン，アルコールなどの消化管吸収が促進される．これとは逆に，抗コリン作動薬プロパンテリン（プロ・バンサイン®）は消化管運動を抑制するので胃内容排出速度を遅らせ，よって薬物の吸収を遅延させる．

b） 分布に関する相互作用

薬物の体内分布における相互作用としてもっとも重要なのは，血漿タンパク結合の置換による非結合型薬物濃度の上昇である．いわゆる薬物血中濃度とは，血漿タンパクに結合した結合型薬物濃度とフリーの非結合型薬物濃度の和を意味することから総薬物濃度ともいわれる（図8）．薬物の結合する血漿タンパクとしてアルブミンが代表的であるが，塩基性薬物では$α_1$酸性糖タンパク質への結合が大きい場合もある．血中から組織に移行し薬理活性を発揮する分子種は非結合型薬物であるため，タンパク結合に競合置換が起こり非結合型薬物濃度に変化が生じた場合は，薬物動態や薬効・毒性に変化が生じる．

スルホニル尿素（SU）系経口血糖降下薬であるトルブタミド（ラスチノン®

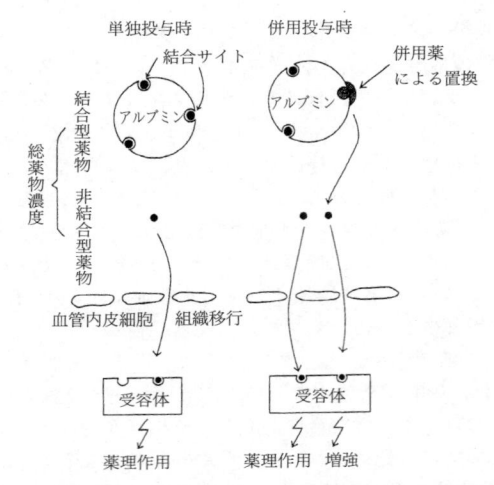

図8 血漿タンパク結合の置換により薬理作用の増強を引き起こす相互作用

など), アセトヘキサミド (ジメリン®), クロルプロパミド (ダイヤビニーズ® など) をピラゾロン系抗炎症薬ケトフェニルブタゾン, サリチル酸製剤, サルファ剤などと併用すると, SU薬の血漿タンパク結合を阻害して作用を増強することにより低血糖を引き起こす.

抗凝固薬ワルファリンの血漿中非結合型分率はわずか2％であるが, ケトフェニルブダゾンを併用するとタンパク結合の置換により非結合型分率が上昇し, よって薬効の増強することが知られている. また, 抗てんかん薬フェニトイン (アレビアチン® など) は, バルプロ酸 (デパケン® など) と併用すると非結合型分率が上昇し作用が増強するので, 中毒の発現を避けるために単独投与時より低めに血中濃度を設定する必要がある.

c) 排泄に関する相互作用

薬物およびその代謝物は尿中排泄あるいは胆汁排泄により体外へ排出される. 腎排泄は糸球体濾過, 尿細管分泌, 尿細管再吸収から構成され, 腎血流量, 血漿タンパク結合, 尿pHなど種々の要因により影響を受ける. 尿細管分泌は薬物輸送担体による能動輸送であり, 輸送担体への結合において拮抗的あるいは非拮抗的な分泌阻害が起こると薬物相互作用として現れる. 尿細管分泌を担う輸送担体として, 酸性薬物を輸送する有機アニオン輸送系, 塩基性薬物を輸送する有機カチオン輸送系, そしてP糖タンパク質が知られている.

ペニシリンやセファロスポリン系抗生物質をプロベネシドと併用すると有機

アニオン輸送系が阻害され,抗生物質の排泄が遅延し半減期が延長する.メトトレキサート,サリチル酸,スルホンアミドも輸送基質となるため,有機アニオン輸送系を介する相互作用に注意する必要がある.

強心配糖体ジゴキシンの主たる消失経路は腎排泄であり,キニジン,ベラパミル(ワソラン®),スピロノラクトン(アルダクトンA®)など併用時に腎排泄が低下し血中濃度の上昇を引き起こすことは臨床上有名な相互作用である.近年,ジゴキシンの腎排泄機構ならびに相互作用機構が解明され,尿細管上皮細胞刷子縁膜に存在する輸送担体P糖タンパク質を介した機構が明らかにされた.すなわち,ジゴキシンはP糖タンパク質によって排泄されるが,キニジン,ベラパミル,スピロノラクトン,シクロスポリンはP糖タンパク質と結合して活性を阻害するため,ジゴキシンの尿中排泄を低下させ,よって血中ジゴキシン濃度の上昇を引き起こす.この機構により,薬理活性や適応の異なる種々の薬物とジゴキシンとの幅広い相互作用が,P糖タンパク質を介するメカニズムとして一元的にとらえることができた.また,今後登場する新薬でP糖タンパク質阻害活性を有する薬物はジゴキシン腎排泄を阻害しうるという予測にも応用できる.

尿細管再吸収は,ほとんどの場合,非イオン型分子が単純拡散によって尿管腔から血液内へ再吸収されると考えられている.そこで考えられる相互作用としては,尿pHの変動によって解離型と分子型の存在比率が変化し,結果として再吸収の変化することがあげられる.たとえば,炭酸水素ナトリウム投与によるアルカリ尿において,酸性薬物サリチル酸の再吸収が抑制され腎排泄が促進されるが,逆に塩基性薬物の腎排泄は抑制される.

d) 代謝に関する相互作用

薬物相互作用のなかでもっとも頻度の高いのは薬物代謝に関するものである.薬物を代謝する主要臓器は肝臓であり,チトクロームP450をはじめとして多くの代謝酵素が存在する.P450のみならず,薬物代謝にかかわる酵素系は一般に基質特異性が低いため,多くの薬物相互作用が存在する.また,肝門脈系は腸管で吸収された薬物が最初に通過する臓器であるため,そこでの初回通過代謝は薬物のバイオアベイラビリティを決定する.

代謝がかかわる相互作用の様式として,代謝阻害と代謝誘導の2種が考えられる(図6).P450による薬物代謝を阻害し薬物血中濃度を上昇させる物質として,シメチジン,エリスロマイシン,アゾール系抗真菌薬(イトラコナゾールなど),グレープフルーツジュースがよく知られている.一方,リファンピシン,フェニトイン,フェノバルビタール,カルバマゼピンや喫煙は,薬物代謝酵素を誘導し活性を増大させることによって,薬効を減弱させる.カルバマ

ゼピンは自己誘導を起こすことも知られており，初回投与時よりも連続投与時の半減期が有意に短くなる．

ソリブジンとフルオロウラシル系抗癌薬の併用による死亡事故も薬物代謝の阻害が原因となった．5-FU，テガフール（フトラフール®，UFT®）などフルオロウラシル系抗癌薬を生体内で分解・解毒する酵素は，ジヒドロピリミジンデヒドロゲナーゼ（DPD）である．一方，ソリブジン（ユースビル®）の代謝物であるブロモビニルウラシル（BVU）は，DPDに対して非常に強力な阻害作用を有するため，両者が併用されると5-FUの血中濃度が異常に上昇し致死的な副作用を引き起こす．

代謝阻害により血中濃度が異常に上昇し薬効が強く出すぎる相互作用は，トリアゾラム（ハルシオン®）とアゾール系抗真菌薬の組合せでも報告されている（図9）．トリアゾラムは本来，超短期作用型のベンゾジアゼピン誘導体であるが，ケトコナゾールあるいはイトラコナゾール（イトリゾール®）と併用すると，AUCは20倍以上に増大し，半減期も6〜7倍に延長した．さらに，併用時の投与17時間後のトリアゾラム血中濃度は，単独投与時のピーク濃度より高く，催眠作用が遷延した．この相互作用機序は，チトクロームP450 CYP3A4による代謝を阻害するためとされている．ケトコナゾール内服薬はわが国では発売されていないため，同系統のイトラコナゾール，ミコナゾール（フロリード®），フルコナゾール（ジフルカン®）が併用禁忌となる．

3） 薬力学的相互作用

薬物濃度と作用点（受容体）における感受性に変動を与えることによって反応強度を変化させる相互作用を薬力学的相互作用と分類する．この場合，薬物血中濃度はまったく変化せず，作用点においてアゴニストあるいはアンタゴニストとして働くことにより作用の増強あるいは減弱を引き起こす機序に基づく．典型的な例を以下に述べる．

低カリウム血症において心筋のジギタリス感受性が亢進することから，サイアザイド系やループ利尿薬のようにカリウム排泄型利尿薬を併用する際には，ジギタリス中毒に注意するとともに，カリウム値を厳重にモニターしかつ補充すべきである．また，Ca^{2+}とジギタリスは心筋に対して類似した効果を示すことから，高カルシウム血症はジギタリス中毒を起こしやすくする．逆に，カリウム製剤，抗アルドステロン薬による高カリウム血症はジギタリスの強心作用を抑制する．

SU薬の血糖降下作用に対する薬力学的相互作用として，インスリン分泌，インスリン作用，糖新生，糖利用の各プロセスに対する影響があげられる．糖

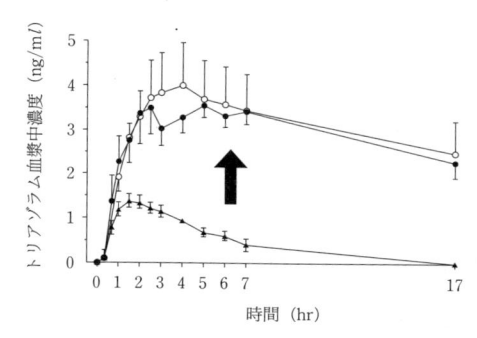

図9 トリアゾラムとアゾール系抗真菌薬との相互作用

1) ケトコナゾールとイトラコナゾールは，トリアゾラムの濃度時間曲線下面積 $\{AUC\ (0-\infty)\}$ をそれぞれ22倍と27倍（$p<0.001$），最高血中濃度を3倍（$p<0.001$），消失半減期を6倍と7倍（$p<0.001$）に増加させた．
2) トリアゾラムとこれらの抗真菌薬を併用投与した場合の17時間後のトリアゾラム血中濃度は，トリアゾラム単独投与した場合の最高血中濃度よりも高かった．
3) 薬理学的作用は，抗真菌薬と併用投与した場合，プラセボ投与に比し有意に強かった．
▲：トリアゾラム 0.25 mg＋プラセボ
●：トリアゾラム 0.25 mg＋ケトコナゾール 400 mg
○：トリアゾラム 0.25 mg＋イトラコナゾール 200 mg
(Varhe, A. *et al.*: *Clin Pharmacol Ther*, 56, 1994 より引用)

新生による血糖上昇は β_2 受容体刺激を介するものであるが，β 遮断薬は糖新生抑制により低血糖を遷延させる．その対策として，β_1 選択性あるいは内因性交感神経刺激作用（ISA）を有する薬物を用いる．さらに，非選択性の β 遮断薬ではインスリン分泌機能を抑制しSU薬の作用を減弱させて血糖コントロール不良に陥るため，β_1 選択性の薬物を用いる．また，副腎皮質ステロイドは肝臓での糖新生を促進し，血糖を上昇させてSU薬・インスリン製剤の作用を減弱させる．

食物と薬物との薬力学相互作用として，納豆摂取によるワルファリンの抗凝固作用減弱がよく知られている．ワルファリンは本来，活性型ビタミンKの産生を阻害することによって凝固因子の活性化を抑え，抗凝固作用を発現するのであるが，納豆菌が腸内で大量のビタミンKを産生し，ワルファリンの作用を減弱させてしまうのがその機序とされている．したがって，ワルファリン服用中の患者に対しては納豆を摂取しないように指導する必要がある．同様の理由により，ケイツー®やグラケー®などのビタミンK製剤もワルファリンと併用禁忌である．

D. 医療保険制度

わが国は，1961年に国民皆保険制度が創設されて以来，医療保険制度に基づく診療が行われている．その内容は，「保険医療機関及び保険医療養担当規則」（療担規則）に規定されており，以下に投薬に関する要点について紹介する．

まず，医師法第22条において，「医師は，患者に対し治療上薬剤を調剤して投与する必要があると認めた場合には，患者又は現にその看護に当たっている者に対して処方せんを交付しなければならない．」とあり，これに対して，薬剤師法第24条では，「薬剤師は，処方せん中に疑わしい点があるときは，その処方せんを交付した医師，歯科医師又は獣医師に問い合わせて，その疑わしい点を確かめた後でなければ，これによって調剤してはならない．」と，処方せんの鑑査義務規定が設けられている．さらに，薬剤師法第25条の2において，「薬剤師は，販売又は授与の目的で調剤したときは，患者又は現にその看護に当たっている者に対し，調剤した薬剤の適正な使用のために必要な情報を提供しなければならない．」という情報提供（服薬説明）の義務規定がある．

療養担当規則の第2章保険医の診療方針，第12条（診療の一般的方針）において，「保険医の診療は，一般に医師又は歯科医師として診療の必要があると認められる疾患又は負傷に対して，適確な診断をもととし，患者の健康の維持増進上妥当適切に行われなければならない．」と規定されており，ここでの「妥当適切」の意味するところは，薬事法に基づき厚生大臣が承認した「効能・効果，用法・用量」の範囲内において投薬することとされている．換言すれば，薬剤ごとに添付文書中に示された効能・効果と用法・用量が保険診療の枠内となる．

投薬日数に関しては以下の制限が設けられている．まず，療養担当規則第20条（診療の具体的方針）において，

(1)内服薬は1回14日分を限度とし，外用薬は1回7日分を限度として投与する．

(2)長期の旅行等特殊な事情がある場合において，必要最小限の範囲において，1回30日分を限度として投与する．

(3)内用薬は，厚生大臣の定める疾患に罹患しているものに対し，症状の経過に応じて，1回30日分又は90日分を限度として投与する．

(4)外用薬は，厚生大臣の定める疾患に罹患しているものに対し，症状の経過に応じて，1回14日分又は30日分を限度として投与する．

と決められている．さらに，厚生省告示第111号において，「新医薬品については厚生大臣の定める内服薬及び疾患であっても薬価収載の日以後2年を経過する日の属する月の末日まで1回14日分を限度として投薬する．」とあり，発売後2年以内の新薬については14日分をこえて処方することはできない．

　麻薬や向精神薬に関しては，療養担当規則のみならず麻薬及び向精神薬取締法による厳重な管理と使用が義務づけられている．

最近出された主な緊急安全性情報

　厚生省医薬安全局安全対策課では製薬企業，モニター医療施設より報告された副作用報告を集計し，副作用調査会による分析結果を踏まえて，臨床医に情報をフィードバックするシステムをつくっている．ここでは，臨床医に配布された安全情報のうち，とくに重要で緊急性を要すると判断されるものとして製薬企業から最近出された緊急安全性情報を収載した．なお，最新の情報は厚生省のホームページに掲載されており，インターネットで閲覧可能である（URL：http://www.mhw.go.jp）．

●**テルフェナジン錠**（商品名：トリルダン）
　　　1997年2月13日発表
　　　トリルダン錠（テルフェナジン）投与中のQT延長，心室性不整脈の発現について
1．次のハイリスク患者には投与しないこと．
　　　イトラコナゾール，ミコナゾール，エリスロマイシンまたはクラリスロマイシンを投与中の患者
　　　重篤な肝障害のある患者
　　　先天性QT延長症候群のある患者
　　　QT延長を起こしやすい患者（低カリウム血症，低マグネシウム血症，透析中，β遮断薬を除く抗不整脈薬，利尿薬，向精神薬（フェノチアジン系，三環系・四環系抗うつ薬），プロブコールを投与中の患者）
　　　心不全，心筋梗塞，徐脈のある患者
2．次の患者には慎重投与すること．
　　　フルコナゾール，ジョサマイシンまたはオレアンドマイシンを投与中の患者
　　　肝障害のある患者
　　　心疾患のある患者
　　　高齢者
3．異常が認められた場合には直ちに投与を中止し，適切な処置を行うこと．
　　　ふらつき，めまい，動悸，失神等があらわれた場合には，重篤な不整

脈が発生している可能性があるので，直ちに投与を中止し，心電図検査を含む適切な処置を行うこと．

●ガドペンテト酸ジメグルミン（商品名：マグネビスト）

1997年6月23日発表

マグネビスト（ガドペンテト酸ジメグルミン）投与によるショック，アナフィラキシー様症状の発現について

1. ショック，アナフィラキシー様症状等の重篤な副作用が発現することがある．
2. 本剤の投与にあたっては，必ず救急処置の準備を行うこと．
3. 気管支喘息の患者には原則として使用しないこと．
   特に気管支喘息患者ではそれ以外の患者よりも高い頻度で重篤な副作用が発現するおそれがある．
4. アレルギー体質について十分な問診を行うこと．

●塩酸イリノテカン製剤（販売名：カンプト注，トポテシン注）

1997年7月28日発表

トポテシン注（塩酸イリノテカン）と骨髄機能抑制について

1. 十分な経験を持つ医師による使用
   癌化学療法に十分な経験を持つ医師のもとで，本剤の投与が適切と判断される症例についてのみ投与すること．
2. 患者への十分な説明
   本剤の使用にあたっては，患者またはその家族に有効性および危険性を十分説明し，同意を得てから投与を開始すること．
3. 末梢血液検査の実施と確認
   投与予定日（投与前24時間以内）に末梢血液検査を必ず実施し結果を確認してから，本剤投与の適否を慎重に判断すること．
4. 骨髄機能抑制が疑われる場合の投与中止
   ①投与予定日の白血球数が3,000/mm^{3}未満または血小板数が10万/mm^{3}未満の場合には，本剤の投与を中止または延期すること．
   ②投与予定日の白血球数が3,000/mm^{3}以上かつ血小板数が10万/mm^{3}以上であっても，白血球数または血小板数が急激な減少傾向にあるなど，骨髄機能抑制が疑われる場合には，本剤の投与を中止または延期すること．
5. 投与後も引き続き血液所見を観察すること．

投与後2週間は，特に頻回に末梢血液検査を実施するなど，極めて注意深く観察すること．

●抗菌処理カテーテル

1997年8月14日発表

アローガード中心静脈カテーテルセット（07B輸第0634号，承認：平成7年8月22日），アローガードブラッドアクセスカテーテルセット（07B輸第1169号，承認：平成7年12月4日）使用時のアナフィラキシー・ショックについて

1．クロルヘキシジン（ヒビテン等の消毒剤），スルファジアジン銀，サルファ剤による過敏症の有無について，使用前に必ず問診，プリックテスト等により確認し，過敏症が疑われる場合は使用しないでください．
2．使用の際には，直ちに救命処置を行える態勢を準備してください．
3．挿入直後は慎重に観察し，万一，アナフィラキシー・ショックが発現した場合は，直ちにカテーテルを抜去し，必要な救命処置を行ってください．

●吸入用臭化水素酸フェノテロール製剤（販売名：ベロテックエロゾル）

1997年5月19日発表

ベロテックエロゾル（臭化水素酸フェノテロール定量噴霧式吸入剤）の過量投与と喘息死について

1．本剤の使用は，患者または保護者が適正な使用方法について十分に理解しており，過量投与になるおそれのないことが確認されている場合に限ること．

　　患者または保護者に対し，本剤の過度の使用により，不整脈，心停止等の重篤な副作用が発現する危険性があることを理解させること．
2．本剤の小児への投与は，他の β_2 刺激薬吸入剤が無効な場合に限ること．本剤は1回噴霧中に臭化水素酸フェノテロール0.2 mgを含有しており，小児への安全性が確立していないので，投与しないことが望ましい．

●糖尿病治療薬トログリタゾン（販売名：ノスカール錠100，ノスカール錠200）

1997年12月1日発表

糖尿病治療薬トログリタゾン（ノスカール）投与に伴う重篤な肝障害に関する緊急安全性情報の配布について

1. 劇症肝炎等の重篤な肝障害が発現することがあるので，少なくとも1カ月に1回，肝機能検査を行うこと．
2. GOT, GPT値の上昇等肝機能検査値の異常，黄疸が認められた場合は，投与を中止し，適切な処置を講ずること．
3. 副作用として肝障害が発生する場合があることをあらかじめ患者に説明するとともに，悪心・嘔吐，全身倦怠感，食欲不振，尿黄染等があらわれた場合には，本剤の服用を中止し，直ちに受診するよう患者に注意を行うこと．

●フルタミド（販売名：オダイン錠）

1998年8月7日発表

オダイン錠（フルタミド）投与に伴う重篤な肝障害について

1. 劇症肝炎等の重篤な肝障害による死亡例が報告されているので，定期的（少なくとも1カ月に1回）に肝機能検査を行うなど，患者の状態を十分に観察すること．
2. GOT, GPT, LDH, AL-P, γ-GTP, ビリルビンの上昇等の異常が認められた場合には投与を中止し，適切な処置を行うこと．
3. 副作用として肝障害が発生する場合があることをあらかじめ患者に説明するとともに，食欲不振，悪心，嘔吐，全身倦怠感，掻痒，発疹，黄疸等があらわれた場合には，本剤の投与を中止し，直ちに受診するよう患者を指導すること．

●硫酸セフォセリス（販売名：ウィンセフ点滴用）

1998年12月18日発表

ウィンセフ注（硫酸セフォセリス）投与に伴う中枢神経症状について

1. 透析患者および腎不全患者には投与しないでください．
   痙攣，意識障害等の中枢神経症状発現例のうち，28例（62％）が透析患者や腎不全患者でした．これらの患者では重篤な痙攣，意識障害等の中枢神経症状が特にあらわれやすいので投与しないでください．
2. 高齢者には原則として投与しないでください．

中枢神経症状発現例のうち，65歳以上の高齢者は28例（62%）で，そのうち16例（36%）が透析および腎不全患者でした．高齢者では，加齢に伴い腎機能が低下している例がある等，危険性が高いので，治療上特に必要な場合以外は投与しないでください．

● **塩酸チクロピジン**（販売名：パナルジン錠，パナルジン細粒）
1999年6月30日発表
塩酸チクロピジン投与による血栓性血小板減少性紫斑病（TTP）について
血栓性血小板減少性紫斑病（TTP），無顆粒球症，重篤な肝障害等の重大な副作用が主に投与開始後数カ月以内に発現し，死亡に至る例も報告されている．

1. 投与開始後2カ月間は，特に上記副作用の初期症状の発現に十分留意し，原則として2週に1回の血球算定，肝機能検査を行い，上記副作用の発現が認められた場合には，直ちに投与を中止し，適切な処置を行うこと．本剤投与中は定期的に血液検査を行い，上記副作用の発現に注意すること．
2. 本剤投与中，患者の状態から血栓性血小板減少性紫斑病，顆粒球減少，肝障害の発現等が疑われた場合には，投与を中止し，必要に応じて血液像もしくは肝機能検査を実施し，適切な処置を行うこと．
3. 本剤の投与にあたっては，あらかじめ上記副作用が発生する場合があることを患者に説明するとともに，副作用を示唆する症状があらわれた場合には，服用を中止し，直ちに医師等に連絡するよう患者を指導すること．

事項索引

ア

アシドーシス　12
アニオンギャップ　13
アルカリ利尿　99
アルカローシス　12
アルコール　5
アルブミン　28
アレルギー/アナフィラキシー反応　32
アンプリコア法　194
朝のこわばり　372

イ

イオン化 Ca　10
インターフェロン療法　253
インフルエンザ菌　36
医療保険制度　402
胃洗浄　99
胃粘膜防御機構　209
萎縮　57
一括ポリペクトミー　237

ウ

ウインドウ期　244
うら試験　23
右心カテーテル法　186
植え込み型除細動器　182
運動指導　109
運動失調　330
運動の奨励　133
運動負荷心電図　108
運動療法　108

エ

栄養　13
塩基　11
塩分制限　4
遠隔転移型（小細胞肺癌）　198

オ

おもて試験　23

黄色ブドウ球菌　36
黄疸　254
嘔吐　69

カ

カテーテルアブレーション　182
カロリー　1
ガス壊疽　118
下顎呼吸　79
下部消化管　222
下部食道括約筋　208
家庭血圧　132
痂皮　58
過剰リン酸化タウタンパク　323
開腹手術　237
咳嗽　136
喀痰細胞診　196
活性炭　99
肝炎ウイルスマーカー　242, 243, 248, 252
肝機能障害　289
肝硬変の重症度分類　219
肝線維化マーカー　243
肝臓　242
肝動脈塞栓療法　257
冠動脈バイパス術　154
冠動脈プラーク　154
間接グロブリン試験　24
感染抗体　244
関節筋肉内出血　360
関節痛　371
眼症状　285

キ

危険因子　124
気管支肺胞洗浄法　191
気管内挿管　75
偽憩室　235
偽ポリポーシス　228
丘疹　56
急性出血　28
救急救命士　77

胸郭内限局型（小細胞肺癌） 198
胸腔鏡下肺生検 192
胸背部痛 87
凝固第Ⅷ因子 25
局面 57
緊急内視鏡検査 216
緊急 PTCD 263

ク

クラミジア 45,46
クリアランス 392
クレブシエラ 36
グラム染色 37
グルカゴン負荷試験 108
グルココルチコイド 307
空腹時血糖 105
口すぼめ呼吸 184

ケ

経気管支肺生検 191
経頸静脈的肝内門脈肝静脈瘻形成術 219
経皮経肝食道静脈瘤側副血行路塞栓術 219
経皮的冠動脈形成術 153
経皮ペーシング 80
経鼻 CPAP 療法 199
頸動脈洞マッサージ 174
鶏状歩行 335
血圧管理 115
血液型 23
血液型不適合 30
血液浄化法 99
血液透析 281,282
血液培養 38
血管外溶血 30
血管拡張療法 158
血管内溶血 30
血球凝集反応 23
血小板 25
血小板輸血不応状態 33
血清抗体 211
血清 C ペプチド値 108
血漿 25
血漿交換療法 359,377
血栓溶解療法 81,82
血中インスリン 106
検尿 91
原発疹 58
減塩 133

コ

コリンエステラーゼ低値 98
コレステロール制限 5
コンパートメント・モデル 394
コンプライアンス 390
呼吸器 184
甲状腺 284
交差適合試験 24
好酸球 275
抗基底膜抗体 273
抗凝固療法 179
抗血栓療法 316
抗甲状腺抗体 287
抗セントロメア抗体 378
抗体スクリーニング 24
抗ミトコンドリア抗体 259
抗 D 免疫抗体 24
抗 GAD 抗体 106
抗 HLA 同種抗体 33
抗 Hu・Yo 抗体 331
抗 M_2 抗体 259
抗 Scl-70 抗体 378
更年期女性 131
肛門周囲膿瘍 241
紅斑 56,58
高クロール性代謝性アシドーシス 275
膠原病肺 192
膠質浸透圧 7
国際疾病分類 ICD-10 51

サ

再灌流療法 81
細胞外液 7
細胞内液 7
催吐 99
在宅酸素療法 185,200
在宅人工呼吸療法 200
三大栄養素 2
酸 11

シ

シクロオキシナーゼ経路 369
シャント 116
ショック指数 83
ショックスコア 83
シンチグラム 275
ジストロフィン遺伝子 336
ジピリダモール負荷心筋シンチグラム 151

事 項 索 引 413

支持療法 53
止血異常 355
脂肪便 267
紫斑 56
嗜好品 5
自殺企図 97
持続血液濾過透析 20, 281
腫瘍マーカー 243
十二指腸ゾンデ法（リヨン法） 261
重症度評価（救急治療） 73
重篤な出血 360
循環器 145
初期輸液 17
除細動 75
上部消化管 204
食塩摂取量 279
食事療法 1
食道離断術 219
食品交換表 2
心室固有調律 167
心タンポナーデ 81
心電図 R-R 間隔変動係数 116
心電図同期 79
心肺蘇生術 75
心肺停止 74
心不全診断基準 158
神経 308
神経ブロック 70
振戦せん妄 55
浸透圧利尿 19
深部出血 361
新犬山分類 252, 253
人工甘味料 6
人工膠質液 28
腎糸球体基底膜 273

ス

ステロイド治療 276
ステロイドパルス療法 368
スパイロメトリー 184
スライディングスケール 112, 121
水疱 57
膵 261
錐体外路症状 324, 326
髄膜炎菌 36

セ

セロタイプ 252
生体内利用率 392

成分採血 25
成分輸血療法 27
性行為 246
清涼飲料 6
清涼飲料水ケトーシス 6
赤血球 25
赤血球円柱 276
赤血球系抗原 23
洗浄赤血球 28
線溶亢進 356
全血採血 25
前傾姿勢 326

ソ

ソマトメジン C 297
阻血下運動負荷試験 342
粗動波 176
続発疹 58

タ

タール便 215
タンパク制限 3, 115
タンパク摂取量 3, 278
多血小板血漿 25
多剤併用化学療法 197
体液量 8
体外衝撃波結石破砕術 263
体外ペーシングの適応 149
体重減少 65
苔癬 57
大腸菌 36
大腸菌 O 157 49
大動脈内バルーンポンプ 155
代謝水 19
代謝性アシドーシス 12, 82
代謝性アルカローシス 12, 214
樽状変形 184
胆道 261

チ

遅延型溶血反応 31
窒素係数 13
中和抗体 244
直接抗グロブリン試験 32

テ

デキサメタゾン抑制試験 301
低血糖 85, 110, 114
低体温 102

低濃度吸収域 184
電解質 8
電気的除細動 179

ト

トリアージ 73
トリグリセライド 124
ドレナージ 262
登攀性起立 335
透析療法 116, 162, 281, 282
糖尿病性ケトアシドーシス 119
糖尿病妊婦 121
同意書 22
動揺性歩行 335
特定薬剤治療管理料 386

ナ

ナイアシンテスト 226
内科的予防的投与 40
内視鏡検査 212
内視鏡的止血術 216
内視鏡的静脈瘤結紮術 218
内視鏡的静脈瘤硬化療法 217
内視鏡的粘膜切除術 237
内分泌 284

ニ

24時間血圧測定 132
二次心肺蘇生術 74
二次暴露 102
乳酸アシドーシス 79
尿ケトン体 106
尿酸 6
尿酸値 142
尿培養 38
妊娠 140
認知療法 53

ネ

捻髪音 190

ノ

濃厚赤血球 26
膿疱 57

ハ

バイオアベイラビリティ 392
バランスシート 19
バルビツレート 101

パラコート 101
羽ばたき振戦 249, 254, 258
破砕赤血球 359
肺移植 203
肺炎球菌 36
肺炎菌 35
肺動脈楔入圧 81
肺容量縮小手術 202
廃用性萎縮 334
白血球除去赤血球 28
発癌遺伝子 256
発熱 65
斑 56

ヒ

ビスホスホネート 306
ビタミンK依存性凝固因子 293
ピークフロー 186
びらん 58
皮下粘膜下出血 360
皮疹 56
脾摘 358
肥満 1, 133
非挿管下陽圧換気法 201
非薬物治療 126
非溶血性急性反応 32
非溶血性発熱反応 32
粃糠疹 58
微小血栓 362
微量アルブミン尿 3, 115, 274
微量元素 13
必須脂肪酸 17
必須ビタミン 13
標準体重 3

フ

フェノチアジン誘導体 101
ブドウ球菌 61
プレホスピタル 73
プロスタグランジン 369
不感蒸泄 8, 19
不規則IgG抗体 24
不適合 23
不飽和脂肪酸 5
不眠 54
敷石像 232
腹水 254, 255
腹痛 90
腹部超音波検査 253

腹膜還流　267
腹膜透析　20, 282
腹腔鏡下大腸切除　237
分娩　122

ヘ

ベロトキシン産生大腸菌　277
ベロ毒素　359
ペースメーカー　181
ペニシリン耐性肺炎球菌　44, 49
便秘　69

ホ

ポリソムノグラフィー　199
ポリペクトミー　236
保因者診断　339
拇指圧痕　234
放射線療法　70
飽和脂肪酸　5, 126
膨疹　57
乏尿　19
発疹　56

マ

マイコプラズマ　35, 45, 46
末梢抗白血球細胞質抗体　273

ム

無症候性キャリア　250

メ

メサンジウム細胞　270
メチシリン耐性黄色ブドウ球菌　43, 48, 276

ヤ

薬物相互作用　395
薬物動態パラメータ　391
薬物の回し打ち　246

ユ

輸液　7
輸液療法　7
輸血　21
有機リン　100

ヨ

予測的投与　39
予防全脳照射　198
痒疹　57

陽圧呼吸法　199
溶血反応　30

ラ

ラピッドウレアーゼ法　211
落屑　58

リ

リケッチア　46
リパーゼ活性　127
リピオドール集積　257
リポジストロフィー　114
リポタンパクリパーゼ　130
リンパ球サブセット　191
リンパ球幼若化試験　260
理想体重　1, 125
離脱症状　55
緑膿菌　36
輪状甲状軟骨間膜切開　96
臨床薬理学　385
鱗屑　58

レ

レギチン試験　302
レジオネラ　45

ロ

ローマ診断基準　238

ワ

ワクチン　249

欧　文

A群溶血連鎖球菌　61
ABO式血液型　23
ABO式血液型不適合　23
ACLS　73, 74, 75
AFP　256
Agency for Health Care Policy and Research (AHCPR)　64
API (ankle pressure index)　117, 119
asystole　75
ATG　345

bacteriological statistics　35
Barrett食道　208
base excess　79
best supportive care (BSC)　197
BLS (basic life support)　73

body mass index (BMI) 1, 125
Braunwaldの定義 154

^{13}C尿素呼気試験 211
Ca 10
cardioversion 79
CAV療法 198
CD抗原 225
chemoembolization 257
Child-Pugh基準 219
C_3 nephritic factor 272
Coma Cocktail 87
Courvoirsier徴候 263
CPA 74, 75, 77
CPR 75, 77
creeping thyroiditis 293
Cushing徴候 367
CVP 19

D^{u}抗原 24
de nove発癌説 236
DNRオーダー 76
DSM-IV 51
DU-PAN 2 268

E型肝炎ウイルス 246
erythropoietin (Epo) 355
ESWL 263, 267

febrile neutropenia 353
fibrillation potential 343
FT$_3$ 286

γ-グロブリン大量療法 358
GCS (Glasgow Coma Scale) 84
Gottron徴候 343

Hct値 19
*Helicobacter pylori*菌 209, 210
Henderson-Hasselbalchの式 11
HLA適合血小板 33
Hoehn & Yahrの分類 326
Hoover徴候 184
Hugh-Jones分類 190

^{123}I摂取率 287
IFN-α療法 349
IgM型冷式 23
immunoglobulin (Ig) 352

international prognostic scoring system 346

JCS (Japan Coma Scale) 84

K 9

Landsteinerの法則 24
ICD 182
LDLコレステロール 124
LDL受容体 128
Lewis型血液型 268
Lewy小体 325, 326
LPL 130

Mg 10
MRSA 43, 48, 276
MTD法 194
Murphy徴候 261, 262
Myerson徴候 326

Na 8
NASH 258
nibeou 222
Nikolsky現象 61
NINDSの脳血管障害の分類III 308
NIPPV 201
NOガス 186
NPC (非タンパク熱量) 13

P 10
partial left ventriculectomy 163
PEEP 157
PEIT 257
PIVKA-II 243, 256
PMCT 257
pre-C mutant type 252
PRSP 44, 49
PSG 199
PTCA 81
Pugh score 256
pulseless electrical activity (PEA) 75

QT間隔延長 98
quality of life (QOL) 347

RCサイン 255
rebound 253
red colour sign 220

red man syndrome 48
Rh式血液型 24
Rh(D)抗原 24
Rubenstein分類 165

Sengstaken-Blakemore tube（S-Bチューブ） 217, 218
seroconversion 252
Sicilian Gambitの分類 163
Sick Day Rule 114
SLX 268
Somogyi effect 112
SPECT 312

T_3抑制試験 289
TAE 257
TG 124
TNM分類 196
transjugular intrahepatic portosystemic shunt 255
TSH受容体抗体（TRAb） 286

Valsalva法 174
vasovagal reflex 180
Vaughan Williams分類 163
Vero毒素 223
VMA 302
volume reduction surgery 202
von Willebrand因子抗原 357
von Willebrand因子プロセッシング酵素 30
von Willebrand因子リストセチンコファクター活性 357

working formulationの国際分類 350

Ziehl-Neelsen染色 194

病名索引

ア

アナフィラキシー 79,94
アナフィラキシーショック 78,82
アテローム血栓性脳梗塞 310
アフタ 231
アミロイドーシス 277
アメーバ赤痢 225
アルコール依存 55
アルコール性肝炎 258
アルコール性肝硬変 258
アルコール性肝障害 257
アルコール性脂肪肝 258
アレルギー性(Ⅳ型)湿疹 59
アレルギー性肉芽腫性血管炎 381
アンドロゲン過剰産生症候群 302
亜急性甲状腺炎 293
悪性関節リウマチ 373
悪性貧血 29
悪性リンパ腫 350
安定狭心症 150

イ

Ⅰ度房室ブロック 167
イレウス 222
胃静脈瘤 220
胃食道逆流症 204
異型狭心症 156
意識障害 84
一過性脳虚血発作 309,317

ウ

ウイルス感染症 35
ウイルス性腸炎 224
うつ状態 51,54
右心室梗塞 146
右心不全 186
運動ニューロン障害 329

エ

エイズ 47,193

壊死性筋膜炎 61
遠位性筋ジストロフィー 334

オ

オステオポローシス 367
横紋筋融解症 128,279

カ

カテコラミン感受性心室頻拍 172
カリニ肺炎 47,193
カンジダ症 62
下垂体偶発腫 299
下垂体疾患 296
下垂体ホルモン過剰症 297
下垂体ホルモン不足 296
家族性Ⅲ型高脂血症 129
家族性高コレステロール血症 129
過換気症候群 53,96
過敏性腸症候群 238
過敏性肺臓炎 190,191,192
外痔核 241
疥癬 61
解離性大動脈瘤 64
潰瘍 58
潰瘍性大腸炎 227
拡張機能不全 162
褐色細胞腫 302
完全房室ブロック 167,181
肺炎 246,249,250
肝癌 256
肝硬変 254
肝細胞癌 255,256
肝性脳症 86,256
肝内占拠性病変 256
肝不全 30
冠動脈疾患 125,126
乾癬性関節炎 375
間質性腎炎 275
間質性肺炎 373,380
間質性肺疾患 187
感染性骨髄炎 65

病 名 索 引 419

感染性ショック 78,80,83
感染性脊椎炎 65
感染性腸炎 223

キ

気管支炎 46,184
気管支喘息 95,186
気胸 95
気分障害 51
機械的イレウス 222
機能的イレウス 222
起立性低血圧 180
偽膜性腸炎 224
逆流症 208
逆流性食道炎 208
急性胃炎 209
急性胃粘膜病変 209
急性化膿性胆管炎 263
急性肝炎 246
急性肝不全 30
急性間質性腎炎 274
急性間質性肺炎 380
急性感染後糸球体腎炎 276
急性呼吸窮迫症候群 33,95
急性喉頭蓋炎 94
急性骨髄性白血病 348
急性心筋炎 167
急性心筋梗塞 81,90,145,167,183
急性心内膜炎 39
急性心不全 156
急性腎不全 19,20,280
急性膵炎 92,264
急性前骨髄球性白血病 348
急性続発性細菌性腹膜炎 92
急性大動脈解離 81,82,89,91
急性大動脈瘤切迫破裂 91
急性胆管炎 92
急性胆道感染症 261
急性虫垂炎 93
急性腸間膜虚血 93
急性痛風発作 143
急性肺傷害 33
急性肺損傷 95
急性白血病 39,47,348
急性貧血 28
急性副腎不全 300
急性腹症 119
急性腹膜炎 92
急性リンパ性白血病 348

急速進行性糸球体腎炎 273
巨赤芽球性貧血 346
虚血性心疾患 130
虚血性腸炎 234
狭心症 150
強直性脊椎炎 375
強皮症 378
凝固異常症 357,359
筋萎縮症 333
筋萎縮性側索硬化症 329,334
筋強直性ジストロフィー 334,338
筋緊張性ジストロフィー 337
筋ジストロフィー 333,336
筋疾患 333
緊張性気胸 79

ク

クリオグロブリン血症 277
クリプトコックス髄膜炎 39
クローン病 231
クロロキン耐性熱帯熱マラリア 46
グルココルチコイド産生過剰症候群 301
くも膜下出血 86,308,309,313

ケ

憩室炎 240
憩室症 240
劇症肝炎 248,249
血液量減少性ショック 78
血管性浮腫 57
血小板機能異常症 357
血小板減少症 29,357
血小板減少性紫斑病 359
血栓性外痔核 241
血栓性血小板減少性紫斑病 277,358
血友病 359
血友病 A 360
血友病 B 360
結石 262
結節性紅斑 58
結節性多発動脈炎 381
結節性動脈炎 273
顕微鏡的多発血管炎 273
幻覚 70
原発性アルドステロン症 301
原発性胆汁性肝硬変 259
腱黄色腫 130
腱索断裂 149

コ

コレステロール系結石 262
呼吸器感染症 193
呼吸困難 70, 93
呼吸不全 200
固定薬疹 61
甲状腺悪性リンパ腫 292
甲状腺機能亢進症 285
甲状腺機能障害 173
甲状腺機能低下症 165, 285, 292, 295
甲状腺腫 285
抗リン脂質抗体症候群 377
高アルドステロン血症 13
高カリウム血症 10
高カルシウム血症 305, 354
抗基底膜病 273
高血圧 4, 131, 132
高血圧緊急症 138
高血圧性腎硬化症 271
高血圧性脳症 314
高コレステロール血症 129
高脂血症 124, 130, 271, 279
高中性脂肪血症 5
高度悪性非 Hodgkin リンパ腫 350
高度房室ブロック 167
高トリグリセライド血症 130
高ナトリウム血症 8
高尿酸血症 142
高齢者高血圧 139
高齢者糖尿病 122
絞扼性イレウス 92
鉱質コルチコイド産生過剰症候群 301
喉頭浮腫 96, 137
構音障害 331
酵素欠損症 302
膠原病 167, 365
黒色表皮腫 63
骨粗鬆症 65, 271
骨髄異形成症候群 345
骨盤内炎症性疾患 46

サ

サルコイドーシス 192
坐骨神経痛 64, 66
再生不良性貧血 29, 344
細小血管障害 114
細菌感染症 35, 61
細菌性髄膜炎 36, 39
細菌性腹膜炎 92
錯乱 70

シ

XIII因子欠乏症 356
ショック 78
ジギタリス中毒 172
じんま疹 60
じんま疹様血管炎 57
子宮外妊娠 92
市中感染細菌性髄膜炎 36
市中感染肺炎 35, 36
市中肺炎 193
肢帯型筋ジストロフィー 337
脂質代謝異常 139
脂肪肝 257
脂漏性角化症 63
自己免疫性肝炎 259
持続性心室頻拍 171
痔核 241
痔瘻 241
失神 179
湿疹 59
腫瘍性甲状腺疾患 294
腫瘍融解症候群 355
周期性四肢麻痺 334
収縮機能不全 158
縦走潰瘍 232, 234
徐脈 80, 148
徐脈性不整脈 165
徐脈頻脈症候群 165, 181
小細胞癌 196
小脳出血 86
消化管感染症 46
消化性潰瘍 210
症状精神病 51
掌蹠膿疱症 57
上室性不整脈 174
上腸管膜動脈閉塞 90
上部消化管出血 215
食中毒 223
食道静脈瘤 217
心筋梗塞 88, 90, 145, 167, 183
心原性ショック 78, 81, 146
心原性失神 181
心原性脳塞栓症 310
心原性肺水腫 94
心室細動 148, 173
心室性期外収縮 148, 168

心室性不整脈 168
心室中隔穿孔 149
心室破壊 149
心室瘤 149
心室頻拍 148
心内膜炎 39, 48
心不全 156
心房細動 148, 177
心房粗動 176
身体表現性障害 51
神経原性ショック 78
神経症 51
神経変性疾患 320
尋常性湿疹 59
腎実質性障害 141
腎性腎不全 19
腎不全 19, 20, 280

ス

睡眠時無呼吸症候群 198
睡眠中低酸素血症 198
膵炎 92, 264
膵癌 268

セ

生活習慣病 105
精神障害 51
成長障害 234
脊髄性筋萎縮症 334
脊椎圧迫骨折 65
脊髄小脳変性症 331
接触皮膚炎 59
腺腫内癌 236
先天性酵素欠損症 302
先天性ミオパチー 339
潜在性甲状腺機能亢進症 286
潜在性甲状腺機能低下症 286
全身性エリテマトーデス 375
全身性血管炎 381
喘息 95, 186
前立腺炎 46

ソ

巣状硬化症 270
巣状糸球体硬化症 131, 271
造血器悪性腫瘍 347
総胆管結石 263

タ

タイプI糖尿病 274
タイプII糖尿病 274
多形滲出性紅斑 58
多臓器不全 20, 83
多発性筋炎 342, 380
多発性骨髄腫 351
帯状疱疹 62
帯状疱疹後神経痛 63
大血管障害 118
大腸癌 235
大腸ポリープ 235
大動脈解離 89, 90
大動脈緊急症 82
大動脈瘤切迫破裂 82, 90
大動脈瘤破裂 64
代謝性ミオパチー 341
代償性肝硬変 254
脱水症 8, 12
丹毒 61
単純疱疹 62
胆管炎 38, 92
胆管細胞癌 256
胆石 262
胆道感染症 261
胆嚢炎 261, 262
胆嚢内結石 262
胆嚢ポリープ 264

チ

痴呆 314, 323
虫垂炎 93
中等度悪性非 Hodgkin リンパ腫 350
中毒 96, 223
中毒疹 60
腸間膜動脈血栓・塞栓症 91
腸球菌心内膜炎 38
腸結核 226
陳旧性心筋梗塞 183

ツ

痛風発作 143
椎間板ヘルニア 66

テ

ディスペプシア 204
低悪性非 Hodgkin リンパ腫 350
低カリウム血症 12

低酸素血症 198
低ナトリウム血症 8
適応障害 52
鉄欠乏性貧血 29,346
電解質異常 86
伝染性単核症 248

ト

疼痛 67
糖原病 341
糖尿病 105,130,139,271
糖尿病性壊疽 118
糖尿病性昏睡 86
糖尿病性神経障害 116
糖尿病性腎症 3,4,115,274
糖尿病性網膜症 114
洞不全症候群 181
特発性間質性肺炎 190
特発性血小板減少性紫斑病 357
特発性持続性心室頻拍 171
特発性粘液水腫 285,291
特発性肺線維症 192
特発性複合型高脂血症 130
鈍的胸腹部外傷 81

ナ

内因性うつ病 52
内因性高トリグリセライド血症 130
内痔核 241
難治性心不全 162

ニ

II度房室ブロック Mobitz 型 167
II度房室ブロック Wenckebach 型 167
二次性糖尿病 267
乳頭筋断裂 149
尿毒症性脳症 86
尿崩症 19
尿路感染症 35

ネ

ネフローゼ症候群 3,131,270
粘液水腫 285,291

ノ

脳血管障害 140,308
脳血管性痴呆 314,323
脳梗塞 87,310,316
脳出血 86,309,312,317

脳浮腫 120

ハ

バゾプレッシン不適切分泌症候群 8,18,307
パニック障害 53
パニック発作 53
播種状紅斑丘疹型薬疹 60
馬尾症候群 65
肺うっ血 157
肺炎 36,48,193
肺炎球菌肺炎 38
肺癌 196
肺結核 194
肺高血圧 186
肺水腫 94,157
肺性心 185
肺性脳症 86
肺線維症 173,192
肺塞栓 82,89
肺胞タンパク症 191
肺胞微石症 191
敗血症 20,48
白癬 62
白内障 271
白血病 39,47,348
橋本病 291,295

ヒ

びまん性間質性肺炎 192
びまん性汎気管支炎 185
日和見感染症 193,367
皮下気腫 79
皮脂欠乏性湿疹 63
皮膚炎 59
皮膚筋炎 380
皮膚描記症 57
肥大型閉塞性心筋症 182
非持続性心室頻拍 170
非小細胞癌 196
非心原性肺水腫 95
非代償性肝硬変 254
非定型抗酸菌症 194,195
非免疫性血管炎 273
脾機能亢進症 255
微小血管症性溶血性貧血 359
微小変化群 270
百日咳 45
広場恐怖 53
貧血 29,344

頻脈性不整脈　79

フ

プロラクチン産生過剰症　297
不安障害　51
不安神経症　53
不安定狭心症　154
不整脈　148, 163
浮腫　57, 96, 120, 137
副腎偶発腫　303
副腎不全　299
副腎ホルモン過剰産生症候群　301
副鼻腔炎　185
福原病　340
福山型筋ジストロフィー　337
腹腔内感染症　47

ヘ

ペットボトル症候群　6
閉塞性ショック　78

ホ

歩行障害　331
蜂窩織炎　61
放射線肺炎　190
房室結節リエントリー性頻拍　174
房室ブロック　167
房室リエントリー性頻拍　174
発作性上室頻拍症　174
発作性夜間血色素尿症　28

マ

麻痺性イレウス　225
膜性腎症　272
膜性増殖性糸球体腎炎　272, 276
末端肥大症　297
慢性肝炎　250
慢性間質性腎炎　275
慢性関節リウマチ　371
慢性気管支炎　46, 184
慢性呼吸不全　200
慢性骨髄性白血病　349
慢性心不全　157
慢性腎不全　28, 278
慢性膵炎　266
慢性胆嚢炎　261, 262
慢性痛風関節炎　143
慢性貧血　28
慢性副鼻腔炎　185

慢性閉塞性肺疾患　184

ミ

ミオパチー　339
ミトコンドリア脳筋症　337
ミトコンドリアミオパチー　340

ム

無顆粒球症　289
無症候性心筋虚血　156
無痛性甲状腺炎　291

メ

めまい　179
免疫性血小板減少症　29
免疫複合体病　273

ヤ

薬剤性肝障害　259
薬剤性間質性肺炎　190
薬剤性肺炎　192
薬疹　60
薬物中毒　97

ユ

輸血後移植片対宿主病　33
輸血後肝炎　25
有痛性神経障害　117
幽門狭窄　214

ヨ

溶血性尿毒症　277
溶血性尿毒症症候群　358
腰痛症　63, 64, 65, 66
抑うつ神経症　52

ラ

ラクナ梗塞　310
ラクナ症候群　310

リ

リウマチ　365

ル

類上皮細胞肉芽腫　226

ロ

老人性乾皮症　63
老人性疣贅　63

欧 文

A 型肝炎　246
Adams-Stokes syndrome　171
Alport 症候群　270, 271
ALL　348
Alzheimer 型痴呆　320, 323
AML　348
ARDS　33, 95
ATRA 症候群　354

B 型肝炎　246
B 型急性肝炎　247
B 型慢性肝炎　250
Basedow 病　287, 295
Behçet 病　382
BOOP　191
Brugada 型心室細動　173

C 型肝炎　246
C 型急性肝炎　247
C 型慢性肝炎　250, 253
Churg-Strauss 病　273
CML　349
CO_2 ナルコーシス　96
Creutzfeldt-Jakob 病　34
Cushing 症候群　301
Cushing 病　297

DIC　30, 360
Dieulafoy 潰瘍　216
DM　380
Duchenne 型筋ジストロフィー　336

E 型肝炎　246

Goodpasture 症候群　273
GVHD　33

hemolytic uremic syndrome (HUS)　49
Henoch-Schönlein purpura　356
Hodgkin 病　351
Huntington 病　328
HUS　358
hyperleukocytosis　354

IgA 腎症　275

ITP　357

Kaposi 水痘様発疹症　62
Korsakoff 病　55
Kearns-Shy 症候群　340
Kugelberg-Welander 病　334

Lewy 小体型痴呆　324

Mallory-Weiss 症候群　215
MELAS　340
MERRF　340
MM　351
MRSA 腸炎　225

NSAID 潰瘍　213

Parkinson 病　325
PM　342, 380
Pneumocystis carinii 肺炎 (PCP)　352
PNH　28
PVC　148, 168

Quincke 浮腫　57, 60

SIADH　8, 18, 307
sick sinus syndrome (SSS)　165
Sjögren 症候群　383
SLE　375
SLE 腎症　276
SSc　378
Stevens-Johnson 症候群　61
Sweet 病　58
syndrome X　133

TEN (toxic epidermal necrolysis)　61
TIA　309, 317
Tooth 病　333
torsades de pointes (TdP)　170
TRALI　33
triplet disease　337
TTP/HUS　30, 358

Wegener 肉芽腫症　273, 381
Werdnig-Hoffmann 病　334
Wernicke 脳症　55, 86

薬剤名索引

ア

α グリコシダーゼ阻害薬　110, 111
$α_1$ 遮断薬　134
ATP　175
アカルボース　110, 111
アクタリット　371, 373, 374
アザチオプリン　192, 233, 370
アシクロビル　62, 63
アスピリン　68, 145, 152, 154, 156, 214, 290, 316, 317, 359, 363, 377, 378
アセタゾールアミド　199
アセチルシステイン　100
アセトアミノフェン　66, 100
アセトヘキサミド　109, 274
アテノロール　134, 152, 171, 176
アドリアマイシン　198
アトロピン　76, 80, 100, 166, 170, 265
アプリンジン　170
アミオダロン　172, 173
アミトリプチリン　52, 71
アミノ酸製剤　16
アミノ配糖体抗生物質（AMGS）　38, 44, 45, 118, 393
アミノフィリン　95, 157
アミノレバン®　16
アムリノン　161
アムロジピン　138, 156, 159
アモキサピン　52
アモキシシリン　42, 212
アルガトロバン　87, 316
アルドース還元酵素阻害薬　117
アルブミン製剤　255
アルプラゾラム　52, 54
アルプロスタジル　378
アルプロスタジルアルファデクス　118
アルベカシン　45
アロプリノール　143
アンギオテンシン変換酵素（ACE）阻害薬　117, 136, 159, 274, 278, 339
アンギオテンシン受容体拮抗薬　138
アンピシリン　42, 92, 94
アンブロキソール　379

イ

イオン交換樹脂　10
イコサペント酸エチル　129
イソソルビド　94, 157
イソニアジド　353
イソニコチン酸ヒドラジド　226
イソプロテレノール　95, 166, 170, 171
イブプロフェンピコノール　59
イミプラミン　52, 54
イリノテカン　197, 406
インスリン　19, 112, 290
インスリン抵抗性改善薬　110, 111
インドメタシン　143, 210
インフルエンザワクチン　49
胃粘膜防御因子製剤　207
維持高カロリー輸液　18
維持輸液　18
陰イオン交換樹脂薬　127

ウ

ウリナスタチン　92
ウルソデスオキシコール酸　263
ウレパール®　63
ウロキナーゼ　315, 316

エ

H_2 受容体拮抗薬　207, 209, 210, 213
HMG-COA 還元酵素阻害薬　127
エスタゾラム　55
エタンブトール　194, 226
エチゾラム　52
エトポシド　198
エナラプリル　116, 137, 159
エパルレスタット　117
エピネフリン　75, 76, 79, 94, 166
エリスロマイシン　46, 185, 223
エレメンタルダイエット　232
塩酸アマンタジン　327, 328

薬剤名索引

塩酸アミトリプチリン 118
塩酸イトプリド 207
塩酸エペリゾン 319
塩酸ケタミン 71
塩酸ジルチアゼム 378
塩酸テルビナフィン 62
塩酸トリヘキシフェニジル 327
塩酸ナロキソン 70
塩酸バンコマイシン 225
塩酸メキシレチン 117
塩酸ロペラミド 118

オ

オーラノフィン 371, 373, 374
オキセサゼイン 207, 210
オクトレオチド 297
オザクレル 87
オザグレルナトリウム 316
オフロキサシン 46
オメプラゾール 212, 214, 379
オルシプレナリン 95
オルプリノン 161
オレイン酸モノエタノールアミン 218, 220

カ

カプトプリル 159
カプトリル-R® 379
カリウム保持性利尿薬 134
カリメート® 10
カルシウム拮抗薬 138, 152, 153, 155, 278, 290
カルシトニン 306
カルチコール® 10
カルバペネム系抗生物質 40, 44
カルバマゼピン 46, 71, 319
カルベジロール 161
カルペリチド 162
ガンシクロビル 224

キ

キナプリル 159
キニジン 170, 172, 179
吸入ステロイド 187
強心薬 161
金チオリンゴ酸ナトリウム 374

ク

クエン酸マグネシウム 99
クエン酸モサプリド 207

クラリスロマイシン 46, 61, 185, 195, 212
クリスマシン-M® 360
クリノフィブラート 128
クリンダマイシン 47, 118
クロスエイトM® 360
クロタミトン 61
クロナゼパム 332
クロフィブラート 128
クロルフェニラミン 82
グリクラジド 109
グリセオール® 85, 316
グリベンクラミド 108, 109, 110, 274

ケ

ケイキサレート® 10
ケナコルト-A® 59
ケノデオキシコール酸 263
経口金剤 372
経口糖尿病治療薬 109
血小板製剤 29
血漿分画製剤 25
嫌酒剤 55

コ

コエンザイム Q_{10} 341
コージネイト® 360
コートロシン® 299
コレスチラミン 396
コンクライト-P® 21
甲状腺刺激ホルモン分泌促進ホルモン 332
抗アルドステロン薬 134
抗狭心症薬 155
抗胸腺免疫グロブリン 345
抗菌薬 42, 212
抗コリン薬 185, 206, 262, 263
抗生物質 35, 275
抗ヒスタミン薬 60, 79
抗ロイコトリエン受容体拮抗薬 187
高カロリー輸液 16, 113

サ

サイアザイド系利尿薬 134, 160
サラゾスルファピリジン 228, 372, 374, 375
サリチル酸製剤 398
サルファ剤 398
サルブタモール 95
酢酸フルドロコルチゾン 118
三環系抗うつ薬 101

シ

シアナミド　55
シアノアクリレート　220
シクロスポリン　230, 273, 345, 370
シクロホスファミド　192, 198, 270, 273, 343, 370, 371
シサプリド　117, 207, 209
シスプラチン　197, 198
シプロフロキサシン　46, 47
シメチジン　172
シロスタゾール　117, 379
シンバスタチン　127
シンフィブラート　128
ジアゼパム　55, 169, 315
ジギタリス　160, 167, 172, 290, 339
ジクロフェナック　374, 375, 383
ジゴキシン　148, 176, 177, 178, 399
ジソピラミド　172, 176, 179
ジピリダモール　359, 378
ジフェニルヒダントイン　338
ジフェンヒドラミン　82
ジルチアゼム　86, 153, 156
脂肪乳剤　16
脂溶性ビタミン　13
臭化ジスチグミン　70
臭化ブチルスコポラミン　210, 223
重炭酸ナトリウム　280
硝酸イソソルビド　159
硝酸薬　152
新鮮凍結血漿　25, 30, 255, 359

ス

ステロイド　79, 82, 228, 273, 366
ストレプトマイシン　45, 194
スパルフロキサシン　46
スピロノラクトン　134, 160, 255, 301
スルピリド　52, 207, 326
スルフォニル尿素薬（SU薬）　110, 398
水酸化アルミゲル　209
水酸マグネシウム　209
水溶性ビタミン　13

セ

セファマイシン系　43, 44
セファロスポリン系　43, 44
セファロジリン　118
セフェピム　44
セフェム系　38, 43, 61

セフォペラジンナトリウム　44, 262
セフタジジム　44, 92, 93
セフトリアキソン　44
セフメタゾールナトリウム　262
センノシド　69
全血製剤　27

ソ

ゾピクロン　55
速効型インスリン　120

タ

タンパク分解酵素阻害薬　264
第1世代セフェム系薬　43
第2世代セフェム系薬　44, 118
第3世代セフェム系薬　40, 44, 118
単一組成高濃度電解質輸液剤　16

チ

チアプリド　326
チアマゾール　288, 295
チクロピジン　154, 317, 319, 378, 409
注射金剤　371, 372
沈降炭酸カルシウム　279
鎮痛補助薬　71

テ

t-PA　315, 316
テイコプラニン　48
テオフィリン　46, 95, 185, 187
テトラサイクリン系抗生物質　46
デスモプレシン（DDAVP）　360
デノパミン　161
低分子デキストランL®　317
低分子ヘパリン　362

ト

トラザミド　274
トラネキサム酸　362
トリアゾラム　54, 55
トリアムテレン　302
トリメトプリム・スルファメトキサゾール　47
トルナフタート　62
トルブタミド　109
トログリタゾン　110, 111, 408
ドカルパミン　161
ドキサゾシン　136
ドキシサイクリン　46

ドセタキセル　197
ドパミン　76, 80, 81, 82, 161, 166, 281
ドパミン脱炭酸酵素阻害薬　328
ドブタミン　80, 81, 82, 157, 161
ドロキシドパ　327, 332
ドンペリドン　69

ナ

ナプロキセン　68

ニ

ニカルジピン　89
ニコチン酸系　128, 130
ニコモール　129
ニセリトロール　129
ニトラゼパム　55
ニトログリセリン　89, 94, 95, 145, 152, 155, 157
ニフェジピン　86, 156, 162, 379
ニューキノロン系抗菌薬　46, 223, 396
尿酸合成阻害薬　143
尿酸排泄促進薬　143

ネ

ネオアミュー®　16, 20

ノ

ノバクトF®　360
ノバクトM®　360
ノルエピネフリン　83
ノルフロキサシン　47
脳圧降下薬　85
濃厚赤血球製剤　28

ハ

ハロペリドール　55, 161
バクロフェン　319
バルプロ酸　319
バンコマイシン　44, 48, 353, 393
パシドロネート　352
パントテン酸　223
肺炎球菌ワクチン　49
白血球除去製剤　32

ヒ

ヒドララジン　159, 379
ヒドロクロロチアジド　160
ヒドロコルチゾン　95, 299, 300
ビグアナイド薬　110, 111

ビソプロロール　160
ビタミンB_6　378
ビダラビン　62, 63
ビホナゾール　62
ビンクリスチン　198
ビンデシン　197
ピコスルファート　69
ピペラシリンナトリウム　42, 92, 262
ピモベンダン　162
ピラジナミド　194
ピルジカイニド　179
ピルメノール　172
非ステロイド抗炎症薬（NSAID）　59, 66, 91, 275, 294, 369

フ

ファモチジン　92, 214
フィブラート系薬剤　128, 130
フェニトイン　71, 315, 319
フェノバルビタール　319
フェロジピン　159
フラバスタチン　127
フルオロウラシル系抗癌薬（5-FU）　268, 400
フルニトラゼパム　55
フルマゼニル　87
フルラゼパム　55
フレカイニド　172, 179
フロセミド　95, 99, 157, 160, 255, 379
フロプロピオン　263
フロモキセフ　92
ブシラミン　371, 372, 374
ブチロフェノン　161
ブフェキサマク　59
ブロチゾラム　55
ブロムヘキシン　383
ブロモクリプチン　298
プラバスタチン　126, 127
プレドニゾロン　185, 187, 192, 228, 233, 270, 271, 273, 294, 307, 373, 375, 376, 377, 378, 380
プロカインアミド　172, 175, 177, 338
プロクロルペラジン　69
プロスタグランディン　223
プロタミン　155
プロトロンビン複合体製剤　360
プロトンポンプ阻害薬　209, 210, 212, 213
プロパフェノン　172
プロパンテリン　397

プロピルチオウラシル 288
プロブコール 128
プロプラノロール 89, 171, 172, 219
プロベネシド 143
副腎皮質ステロイド 59
副腎皮質ホルモン 339, 343, 358
複合電解質輸液 15

ヘ

βラクタマーゼ耐性ペニシリン 43
β遮断薬 134, 152, 155, 160, 178, 290, 339
$β_2$刺激薬 185, 187
ヘパリン 155, 315, 317, 362, 364, 377
ヘパリンナトリウム 316
ヘルベッサー® 315
ベクロメタゾン 187
ベザフィブラート 128
ベスナリノン 161
ベタメタゾン 71
ベナゼプリル 137
ベニジピン 138
ベプリジル 177
ベラパミル 79, 153, 162, 171, 172, 175, 176, 177, 178
ベラプロストナトリウム 379
ベンゾジアゼピン 55, 101
ペチジン 89
D-ペニシラミン 371, 372, 374, 378, 379
ペニシリン系抗生物質 37, 42
ペペニシリンG 42
ペンタゾシン 68, 91, 92, 210, 263, 265
ペントキシフィリン 378

ホ

ホスカルネット 224
ホスホジエステラーゼ阻害薬 157, 161
ホスホマイシン 223
ポリドカノール 218
放射線照射製剤 34

マ

マーロックス® 210
マイトマイシンC 197
マイナートランキライザー 207, 239
マグネゾール® 170
マクロライド系抗生物質 45
マプロチリン 52

ミ

ミアンセリン 52
ミソプロストール 214, 370
ミゾリビン 370, 372
ミノサイクリン 46

ム

ムスカリン受容体拮抗薬 213
ムピロシン軟膏 49

メ

メイロン® 10, 77, 82, 99
メキシレチン 71, 169, 170, 171, 172, 319
メコバラミン 117
メサラジン 229
メシル酸ガベキサート 362
メシル酸ナファモスタット 362
メチルドパ 379
メチルプレドニゾロン 95, 230, 368, 377, 380
メトクロプラミド 69, 207, 209, 223, 397
メトトレキサート 233, 343, 370, 372, 374, 375
メトホルミン 110, 111
メトプロロール 134, 152, 160, 171, 176
メトラゾン 160
メトロニダゾール 212, 225, 226, 233
メロペネム 44
免疫調節薬 371
免疫抑制薬 358, 370

モ

モキソラクタム 43
モノバクタム系抗生物質 45
モルヒネ 67, 68, 69, 70, 89, 94, 145, 157, 262, 263, 265

ユ

輸液製剤 15, 16
輸液用血液製剤 25

ラ

ランソプラゾール 212
酪酸ヒドロコルチゾン 63

リ

リシノプリル 159
リドカイン 170, 172
リファンピシン 194, 226

リマプロストアルファデクス 117
利尿薬 160, 339
硫酸アトロピン 148
硫酸アルベカシン 225
硫酸ストレプトマイシン 226
硫酸プロタミン 364

ル

ループ利尿薬 160

レ

レボチロキシン 292, 296
レボフロキサシン 47
レボメプロマジン 52

ロ

ロイコボリン 238
ロキシスロマイシン 46, 185
ロキソプロフェン 374, 375, 376
ロサルタン 159
ロベンザリット 371

ワ

ワルファリン 172, 317, 364, 377, 401
ワルファリンカリウム 290

memo

memo

編者略歴

池田康夫(いけだ・やすお)
1944年　東京都に生まれる
1968年　慶應義塾大学医学部卒業
現　在　慶應義塾大学医学部教授
　　　　医学博士

日比紀文(ひび・としふみ)
1947年　和歌山県に生まれる
1973年　慶應義塾大学医学部卒業
現　在　慶應義塾大学医学部教授
　　　　医学博士

鈴木洋通(すずき・ひろみち)
1947年　東京都に生まれる
1975年　北海道大学医学部卒業
現　在　埼玉医科大学医学部教授
　　　　医学博士

内科実地診療必携（普及版）

定価はカバーに表示

1999年12月1日　初　版第1刷
2012年7月25日　普及版第1刷

編　者　池　田　康　夫
　　　　日　比　紀　文
　　　　鈴　木　洋　通
発行者　朝　倉　邦　造
発行所　株式会社　朝　倉　書　店
東京都新宿区新小川町 6-29
郵便番号　162-8707
電話　03(3260)0141
FAX　03(3260)0180
http://www.asakura.co.jp

〈検印省略〉

© 1999〈無断複写・転載を禁ず〉

壮光舎印刷・渡辺製本

ISBN 978-4-254-32242-2　C 3047

Printed in Japan

JCOPY ＜(社)出版者著作権管理機構　委託出版物＞

本書の無断複写は著作権法上での例外を除き禁じられています．複写される場合は，そのつど事前に，(社)出版者著作権管理機構（電話 03-3513-6969，FAX 03-3513-6979, e-mail: info@jcopy.or.jp）の許諾を得てください．